多水平统计模型及其在预防和临床医学中的应用

杨 珉 张菊英 主编

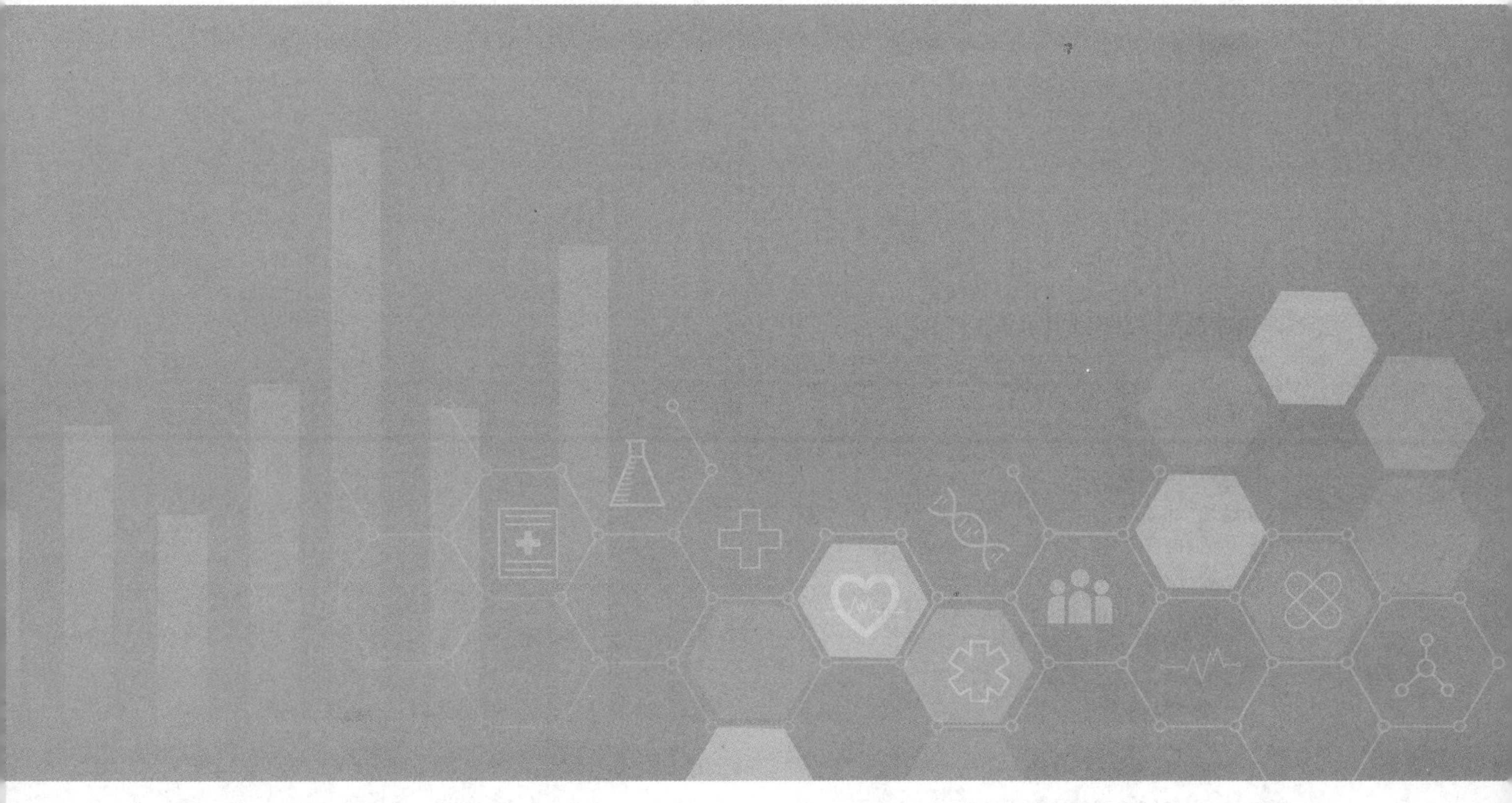

中国统计出版社
China Statistics Press

图书在版编目(CIP)数据

多水平统计模型及其在预防和临床医学中的应用 / 杨珉，张菊英主编. —— 北京 ：中国统计出版社，2023.11

ISBN 978－7－5230－0309－1

Ⅰ. ①多… Ⅱ. ①杨… ②张… Ⅲ. ①医学统计－统计模型②公共卫生－卫生统计－统计模型 Ⅳ. ①R195.1

中国国家版本馆 CIP 数据核字(2023)第 208184 号

多水平统计模型及其在预防和临床医学中的应用

作　　者/杨　珉　张菊英
责任编辑/熊丹书
封面设计/李　静
出版发行/中国统计出版社
通信地址/北京市丰台区西三环南路甲 6 号　邮政编码/100073
发行电话/邮购(010)63376909　书店(010)68783171
网　　址/http://www.zgtjcbs.com
印　　刷/三河市双峰印刷装订有限公司
经　　销/新华书店
开　　本/880×1230mm　1/16
字　　数/681 千字
印　　张/23.75
版　　别/2023 年 11 月第 1 版
版　　次/2023 年 11 月第 1 次印刷
定　　价/72.00 元

编委会

主　　编: 杨　珉（四川大学华西公共卫生学院）

张菊英（四川大学华西公共卫生学院）

编　　委:（按姓氏笔画）

任　燕（四川大学华西医院）

刘霖芯（清华大学医学院）

刘巧兰（四川大学华西公共卫生学院）

朱彩蓉（四川大学华西公共卫生学院）

沈卓之（重庆市疾病预防控制中心）

陈　峰（南京医科大学公共卫生学院）

赵　杨（南京医科大学公共卫生学院）

郭　冰（四川大学华西公共卫生学院）

学术秘书: 黄守瑞　王乐乐

前　言

二十世纪七十年代末到八十年代初，英国伦敦大学的 Harvey Goldstein 教授就儿童生长发育研究中的重复测量数据结构特征对传统统计模型的分析方法提出了质疑(Goldstein H，1979)。其问题的焦点在于传统回归模型中的反应变量独立性假设完全不适用于重复测量的数据，因为重复测量的反应变量在个体内有强相关。之后 Goldstein 教授在学校教育效益研究中发现与重复测量数据相似的数据结构和统计分析方法问题，因为学生学习成绩在学校内不独立，同一所学校的学生间成绩有聚集或相关性。1985 年他提出了多水平模型(multilevel models)(Goldstein H，1985) 以及用于多水平模型参数估计的迭代广义线性最小二乘算法(Iterative Generalized Least Square ，IGLS)，并推出了专用计算程序 ML2 (multilevel models for 2-level data)。从 1990 年到 2000 年，Goldstein 教授的研究团队在英国经济学和社会学研究基金会(Economic and Social Researc Council，ESRC)连续不断地资助下，将多水平模型的专用计算程序进一步推广至 ML3，MLn，MLwiN (Multilevel models for N level data-Window Version)(Rasbash et al，2000)。同期美国教育统计学家 Stephen Randenbu 教授 1986 年针对教育和社会学中的非独立的结构数据分析提出了层次模型理论(Hierachical Models)(Raudenbush 1986，1988)。他将 expectation-maximization(E-M)算法用于层次模型估计并推出了专用计算程序 HLM(Hierarchical Linear Models)(Raudenbush and Bryk，1992)。该程序也已经从最初的仅拟合两水平数据的菜单一对话式格式发展到如今的微软窗户式程序，并能友好地拟合多种数据形式的包含三水平结构的模型，如线性模型，Logistic 模型，Poisson 模型和有序/无序分类的多项式模型(multinomial models)等。

在以上两位教育统计学界先驱提出的处理有层次结构数据的模型方法和计算程序的带动下，其应用领域从最初的教育学和社会学扩展到其他更多的应用领域包括医疗卫生、心理学、经济学和地理学等。应用需求使得现有的各大中型综合统计软件包从二十世纪九十年代中一后期逐渐增加了拟合多水平模型的功能块。如 SAS 从 1996 年开始新增 MIXED 过程以拟合含多水平结构的线性模型，到目前为止，它的 NLMIXED 过程可以拟合含多水平结构的非线性模型，如 Logistic，Poisson 和有序/无序分类数据的多项式模型。SPSS 软件包从版本 11 亦可以拟合多水平的线性模型，包含对重复测量数据的分析模型。Stata 统计软件目前亦有相应指令拟合含两水平结构的基本线性模型和非线性的基本 Logistic 及 Poisson 模型。对于更复杂的三水平模型，Stata 亦有特别的宏程序 GLMMA 可实现模型拟合；Splus 统计软件包也在二十世纪九十年代末期专门设计了子程序 R 来实现对多水平模型的分析，有越来越多的用户贡献了针对不同数据类型的多水平模型程序包。心理学领域广泛应用的结构方程模型(SEM)分析软件 Mplus(Muthén，L. K. and Muthén，B. O. (1998－2017))也从 2000 年以后逐渐加入了多水平模型与结构方程模型结合的分析功能。很多小型统计软件如 Systat 和 Genstat 现今都有标准的工具处理多水平数据，拟合基本的多水平统计模型。

不同分析软件针对不同学科领域的用户，对模型的命名不统一，如多水平模型(Multilevel model)、层次结构模型(Hierarchical model)、混合效应模型(Mixed effects model)等。不同软件在拟合多水平模型时所用的模型估计方法和计算机算法不同，使得所拟合模型的结果也略有差别，而且在计算速度、处理模型的效益和数据量的局限性上都有差别。原英国伦敦大学教育研究所的多水平模型研究中心在 2002—2004 年间组织了多个国家的有关学者对当前国际常用的 14 个统计软件包中的多水平模型功能做全面和详细的总结复习，并在各个软件包间作对比。其结果在该中心的万维网页中向国际上的学者开放交流(http://www.bristol.ac.uk/cmm/learning/mmsoftware/)，并还在不断加以补充和完善。此研究项目将不同学科领域的多水平模型方法学研究和计算工具有效地整合，进一步推动了其应用。此外，从 2000 年以来，基于贝叶斯理论的多水平统计模型估计方法也逐步发展成熟，是解决复杂的、非经典结构的随机效应模型的有力工具，专门的软件有 WinBugs (Lunn, D. J. et ct, 2000)，MLwiN 和 R 软件也纳入了相应的估计工具。

多水平模型的方法研究和应用在中国大陆医学卫生领域的发展有以下主要时间事件点 (1995—2022)。1995 年英国伦敦大学教育研究所多水平模型开发和研究团队的核心成员 Jone Rasbash 和杨珉研究员受英国文化交流处(British Council) 支持在中央教育科学研究所首次介绍了多水平统计模型及其在教育研究中的应用。1996 年杨珉研究员受国家人事部支持应邀到中国预防医学院举办了第一次多水平统计模型学习班，学员主要是来自各大医学院校的卫生统计和流行病学的研究生。1999 年原华西医科大学公共卫生学院卫生统计学研究者将《多水平模型在社会学中的应用》(Goldstein H, 1987) 一书翻译成中文，使国内的学者有了第一本多水平模型的参考书(李晓松主译，1999)。2007 年，北京大学医学出版社出版发行了《医学和公共卫生研究常用多水平统计模型》(杨珉和李晓松，2007)。该书从医学和卫生研究的实际问题和真实数据入手，对原本复杂的统计模型做介绍，重点阐明如何基于实际问题和数据特征构建相应的多水平模型和如何解释模型中的参数估计值，并结合实例给出模型拟合过程的统计软件 MLwiN，SAS，Stata，SPSS 等的操作程序。该书配有书中使用的数据光盘，以便于读者自学操作，成为国内医学卫生界学者和研究生的第一本关于多水平统计模型应用的专业参考书和教科书。四川大学华西公共卫生学院一直将此书作为医学专业研究生的教科书，开设有多水平模型课程。随着多水平统计模型的应用价值被越来越多的应用学者所重视，对此方法的深入学习了解和正确应用就成为了教育、医学卫生及社会学研究人员的迫切需要。从 2002 年到 2013 年间，基于该书的内容，杨珉协同原华西医科大学卫生统计学张菊英先后在北京大学、原华西医科大学、南京医科大学、第四军医大学、大理医学院和宾州医学院举办了多期多水平统计模型培训班，使更多的医学界学者知晓和学习多水平统计模型的应用。2013 年中国统计出版社出版、徐天和总主编的《中国医学统计百科全书：多元统计分册》中加入了多水平模型条目(柳青，2013)，由本书主编杨珉负责简单介绍了 14 条多水平模型基本算法和常用模型的定义和解释。2019 年出版的《生物医学统计研究的统计方法》中含多水平模型一章，介绍基本模型和应用举例(方积乾，2019)。

在其他学科，《线性混合效应模型影响分析》的作者研究了线性混合效应模型的影响分析问题，重点在基于 Q 函数方法如何应用于该模型的统计诊断及 6 种协方差结构模型下的 Cook 型诊断统计量，适用于对混合模型诊断方法感兴趣的研究者(费宇和潘建新，2005)。王济川、谢海义和姜宝法(2008)编写的多层统计分析模型重点介绍了如何应用 SAS 软件分析多水平(层次)数据。石磊、向其凤和陈飞(2013)将多水平模型及其应用在经济学领域做了推广应用介绍。2014 年由科学出版社出版发行的《混合效应模型在林业建模中的应用》(姜立春和李凤日，2014)一书针对林业学者介绍了如何用 SAS 和 S-Plus 软件拟合混合效应模型。2020 年北京师范大学出版集团出版的《多水平模型应用》一书基于实例介绍了包含 Mplus 的多种统计软件的操作使用，为心理和行为学领域的研究者提供了应用工具（郭伯良，2020）。

随着经典的多水平统计模型以及相应的随机效应模型在国内医学卫生研究中广泛接受和应用，结合学界的众多研究数据特征，多水平模型方法的扩展和新的应用也随之出现。从 2012 年到目前为止，国内医学界学者已提出一些多水平模型的新应用，典型的例子如多水平模型在新药生物等效性评价中的应用（沈卓之 2012）、在一致性评价中的应用（刘霖芯等 2018）、在阶梯试验设计效果评价中的应用（任燕等 2017）等，不仅扩大了该模型的应用领域，也是对应用医学统计学科发展的新贡献。

本书遵循 2007 年《医学和公共卫生研究常用多水平统计模型》的编写风格，针对医学卫生学界的学者，将原有的章节内容作必要的补充，适当的修改，必要的内容和实例更新并增加统计软件（含 MLwiN、SAS、SPSS、Stata、R 等）的实例操作过程，使之具有更好的可读性、参考性和自学性。同时增加了五个新章节介绍近十年来国内学者提出的多水平模型创新应用范例，其内容都已经通过国际或国内核心杂志同行评议。

本书第 1 章介绍多水平随机截距模型，包含模型的定义、参数的解释、假设检验、残差的应用和模型预测，是后续内容的基层。第 2 章介绍随机系数模型，从通俗易懂的随机斜率的定义和应用介绍此类模型的概念及其参数估计值的解释。并将随机系数模型扩展到具有复杂方差结构的模型，与第 3 章的重复测量模型的方差结构衔接。第 3 章用多个典型的医学研究实例介绍重复测量资料的多水平模型的定义、拟合、模型的拟合优度比较与参数解释，是随机系数模型的经典应用。第 4 章的多个反应变量的多水平模型是新内容，也是第 4 章内容的扩展，给读者同时拟合两个以上的连续反应变量的多水平模型的基本方法和工具，也是下一章两分类变量的深入分析的基础。第 5 章针对两分类资料，不仅介绍了经典的多水平 logistic 模型，还介绍了两个两分类反应变量的联合多水平 logistic 模型，此模型很容易推广到 3 个以及更多的两分类反应变量的联合分析。第 6 章是新增内容，介绍多项分类数据的多水平模型，包含无序和有序多项分类数据的比例比数模型的拟合分析与解释，使多水平模型的应用范围更广泛。第 7 章为经典的多水平 Poisson 模型，重点梳理了 Poisson 模型、超 Poisson 模型和负二项分布模型间的关联，以及如何用不同软件拟合这些模型。第 8 章首次介绍生物等效性研究中的多水平模型，是第 2 章随机系数模型的扩展和应用，是新药开发研究的有效分析方法。第 9 章首次介绍信度分析中的多水平模型，从理论和实证上把相关系数、方差分析、组内相关系数与多水平模型相同和不同做比较，模型覆盖了连续变量和两分类变量，为信度分析提供了一种新的分析方法。第 10 章的阶梯设计试验效果评价中的多水平模型亦是新增内容。结合我国卫生政策评价的研究实例，阐述了用多水平模型评价干预效果的剂量——反应效应的优势，与常用的双重差分模型做比较，对卫生管理和政策干预效果研究有特别的参考价值。第 11 章（meta 分析）重点介绍了 meta 分析中的集合数据、个体数据和集合—个体混合数据的常用多水平模型及结果解释，是对 Cochran 循证医学中心数据分析指南主流方法的补充。第 12 章多水平生存时间的统计模型在 2007 一书的基础上，全面介绍了多水平条件下的比例风险模型、分段指数模型（PWE）、离散—时间模型、加速死亡时间模型和脆弱模型，以及这些模型间的关系和结果解释。最后一章第 13 章为新内容，主要针对方法学研究者，也供应用型研究者参考。内容以介绍模型估计方法为主，其中含最小二乘估计、广义最小二乘估计、迭代广义最小二乘估计、限制性迭代广义最小二乘估计，EM 估计和贝叶斯理论下的蒙特卡洛马尔科夫（MCMC）估计。对这些方法的介绍亦是从实例引入并辅以结果显示过程。

本书的主编杨珉亦是第一版(2007)的主编,在英国原多水平模型研究中心从事模型开发应用和推广 12 年,也是将多水平模型从英国引入国内医学卫生界的第一人。主编张菊英从 2006 年开始长期协助杨珉在国内开办多水平模型学习班,是华西公共卫生学院研究生多水平模型课程的主持人,对多水平模型的应用具有比较丰富的经验。本书的编委都是具有医学统计和流行病学博士学历的学者,在所编写内容领域有丰富的研究经历和认可的学术产出,多数也是 2007 年版本的原章节编委。

在本书的修订过程中,四川大学华西公共卫生学院流行病与卫生统计学系黄守瑞和王乐乐两位博士研究生先后承担了本书的学术秘书工作,他们与唐雪薇、杨绍坤、潘先鏊、何从源以及古苓汐等多名硕士研究生一起为本书的例题结果复核、书稿编排及校对等工作付出了辛勤的劳动,在此一并致谢。

杨珉

2023 年

目　录

第 1 章　多水平的随机截距模型

在文献中，多水平模型(multilevel model)有多种称谓，如随机系数模型(random coefficient model)、层次模型(hierarchical model)、混合效应模型(mixed-effects model)或混合模型(mixed model)。文献所提及的这些模型在算法或在应用领域的普及程度上或许有差别，但它们均用于处理具有层次结构的数据或非独立误差数据。本章将介绍多水平模型中最基础的随机截距模型(random intercept model)，也称为方差成分模型(variance component model)。

本章利用一项居民血压收缩压及其相关因素的调查研究，说明随机截距模型的基本定义、实际应用以及结果解释。

例 1.1　某研究采用多阶段分层整群随机抽样，先在某地随机抽取 89 个乡镇，再在每个乡镇随机抽取若干居民，共计纳入 2376 名居民(Zhao X et al 2021)。研究者对每名入选居民测量其腰臀比和收缩压，并从相关资料获取乡镇平均食盐摄入量，变量如下：

乡镇编号(*town*)：每个乡镇的编码，作为水平 2 单位。

个人编号(*id*)：居民的个人编码，作为水平 1 单位。

收缩压(*sbp*)：居民的收缩压值，为本研究的反应变量。

腰臀比(*whr*)：居民的腰臀比，为水平 1 单位的解释变量。该变量已进行了标准化转换，即原始数据与样本均值(0.881)的差值除以样本标准差(0.071)。

乡镇平均食盐摄入量(*salt*)：每个研究对象所在乡镇的居民平均每周食盐摄入量，为本研究的水平 2 的解释变量。

该研究与调查居民相关的数据整理如表 1.1 所示，与调查乡镇相关的数据整理如表 1.2 所示。

表 1.1　2376 名调查居民有关数据

个体编号 *id*	乡镇编号 *town*	腰臀比 *whr*	收缩压 *sbp*(mmHg)
1	1	−0.049	149.667
2	1	−0.078	108.333
⋮	⋮	⋮	⋮
15	2	−0.032	111.333
16	2	0.039	129.667
⋮	⋮	⋮	⋮
2375	89	0.026	119.667
2376	89	0.130	139.000

表 1.2　89 个调查乡镇有关数据

乡镇编号 *town*	乡镇平均食盐摄入量 *salt*(g/w)
1	40.10
2	41.27
3	48.60
⋮	⋮
89	47.49

该研究抽样结构如图 1.1。

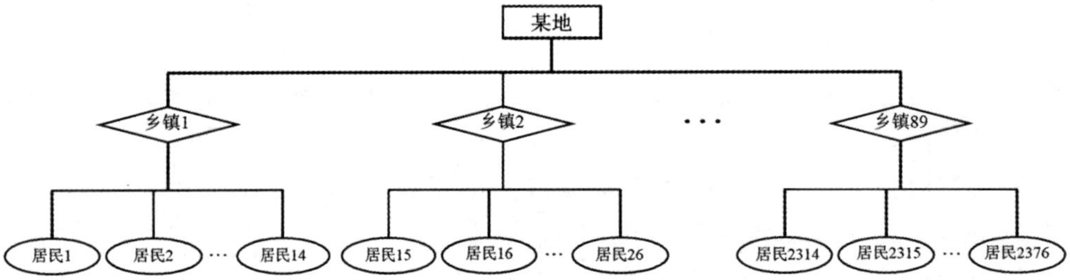

图 1.1　数据结构示意图

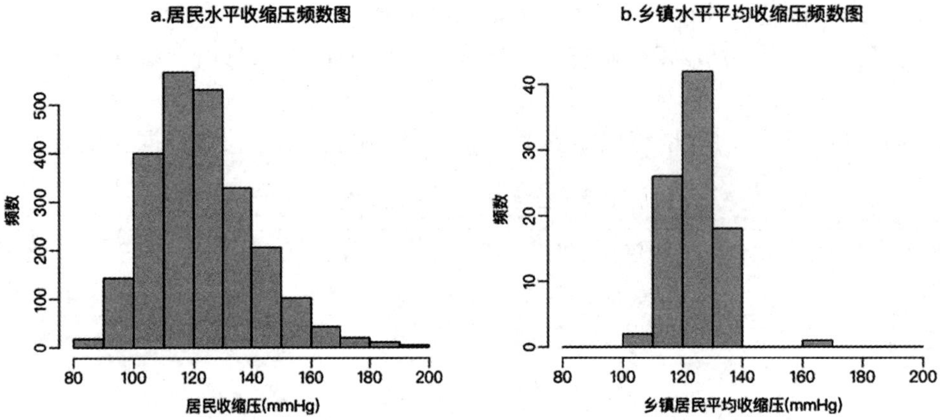

图 1.2　居民收缩压和乡镇居民平均收缩压直方图

图 1.2 为居民水平收缩压和乡镇水平平均收缩压的频数直方图。相比于居民水平，乡镇水平收缩压数据虽然集中趋势相近，但离散趋势存在明显差异。

为帮助基层医疗卫生机构更好地管理高血压人群，研究者关注以下三个问题：

(1)不同乡镇间居民收缩压是否有差别?

(2)居民收缩压是否受到腰臀比的影响?

(3)居民收缩压是否受到乡镇平均食盐摄入量的影响?

1.1　经典回归模型

面对上述层次结构数据中的关联分析问题，经典回归模型通常有三种解决策略，分别是：基于个体水平的回归分析、基于群组水平的回归分析及两步回归法。

1.1.1　基于个体水平的回归分析

基于个体水平的回归分析策略是选择低水平（即例 1.1 中的居民水平）作为回归分析的基本单元，将高水平（即例 1.1 中的乡镇水平）的数据（乡镇居民平均食盐摄入量）进行拉伸，转为居民水平对应变量，即在同一乡镇的居民乡镇平均食盐摄入量取值相同，此时数据结构如表 1.3 所示。建模策略是建立经典回归模型 $y_i = \boldsymbol{X\beta} + e_{0i}$，其中 y_i 表示第 i 个居民收缩压，$\boldsymbol{X}$ 包含截距项、居民个体腰臀比（低水平变量）和乡镇平均食盐摄入量（高水平变量）。具体模型构建如下 $\hat{sbp}_i = \beta_0 + \beta_1 whr_i + \beta_2 salt_i$。该策略以低水平作为分析的基本单元，经典回归分析要求数据满足独立性假设，即任意两居民收缩压之间相互独立，若数据不满足独立性假设，将导致回归系数及其标准误的估计出现偏差。

表 1.3　个体水平拉伸后数据结构展示

乡镇编号 *town*	个体编号 *id*	腰臀比 whr_i	收缩压 sbp_i(mmHg)	乡镇平均食盐摄入量 $salt_i$(g/w)
1	1	−0.688	149.667	40.10
1	2	−1.100	108.333	40.10
1	3	−0.372	116.667	40.10
1	4	1.096	116.333	40.10
⋮	⋮	⋮	⋮	⋮
2	15	−0.452	111.333	41.27
2	16	0.546	129.667	41.27
2	17	0.323	133.000	41.27
⋮	⋮	⋮	⋮	⋮
89	2375	0.363	119.667	47.49
89	2376	1.820	139.000	47.49

1.1.2　基于群组水平的回归分析

基于群组水平的回归分析策略是利用数据集合的策略，选择乡镇水平作为回归分析的基本单元，将水平 1 个体的数据集合到乡镇水平，将居民水平的协变量腰臀比（whr_{ij}）转换为组均值（whr_j）再纳入模型，因此结局不再是居民个体收缩压（sbp_{ij}），而是每个乡镇居民平均收缩压（sbp_j），此时数据结构如表 1.4 所示。建模策略是建立经典回归模型 $y_j = \boldsymbol{\beta X}$，其中 y_j 对应第 j 个乡镇居民平均收缩压 sbp_j，$\boldsymbol{X}$ 包含截距项、各乡镇居民腰臀比均值 whr_j 和乡镇平均食盐摄入量 $salt_j$，具体模型构建如下：$\hat{sbp}_j = \beta_{0j} + \beta_1 whr_j + \beta_2 salt_j$。这种策略将个体水平的信息集合到群体水平，低估了个体水平变异，损失了大量样本数据的信息，失去了利用个体信息对个体结局的预测能力。并且由于群组水平的观察单位数通常较少，样本含量较小，没有足够的检验效能，导致统计推断不可靠。此外，忽略个体水平的变异，通过群组水平分析结果对个体水平下结论，可能导致生态学谬误（ecological fallacy）。

表 1.4　乡镇水平集合后数据结构展示

乡镇编号 *town*	乡镇平均食盐摄入量 $salt_j$(g/w)	居民样本量 n_j	平均腰臀比 whr_j	乡镇居民平均收缩压 sbp_j(mmHg)
1	40.10	14	−0.072	121.167
2	41.27	12	−0.059	119.500
3	48.60	5	0.835	135.533
⋮	⋮	⋮	⋮	⋮
89	47.49	63	0.222	134.450

1.1.3　两步回归法

两步回归法是针对两个水平依次建模的分析策略，具体步骤如下：

(1)基于 2376 个居民数据。此时反应变量为居民收缩压(sbp_{ij})，解释变量为 89 个乡镇指示变量(z_j，$j=1,2,\cdots 89$)和个体水平的协变量腰臀比(whr_{ij})，此模型不纳入截距项，具体模型为：

$$sbp_{ij}=\sum_{j=1}^{89}\beta_{0j}z_j+\beta_1 whr_{ij}$$

(2)基于 89 个乡镇数据。此时新的反应变量为第一阶段估计的 89 个乡镇指示变量的回归系数(β_{0j})，解释变量为乡镇水平的协变量乡镇平均食盐摄入量($salt_j$)作为新的解释变量，具体模型为：

$$\beta_{0j}=\beta_2 salt_j+\beta_0$$

两步回归法相对于前两个单水平的模型更为合理，可以减少信息损失量的同时回答上述三个问题，但是该策略仍不能解决水平 2 单位样本量较少以及低水平变量与高水平变量存在交互作用等情况所带来的问题。

由此不难看出传统回归模型在处理含多水平结构资料和对不同水平上的变量估计效应的弊端。为解决上述策略在处理多水平结构数据时存在的问题，下面进一步介绍多水平回归模型的定义和应用。

1.2　不带协变量的两水平随机截距模型

如前文所述，传统回归模型通常将变量进行拉伸或集合，使其都保持在单一水平后再进行建模。而这种统一变量水平的操作也可看作对数据的集合处理。本节将从数据的完全集合(complete pooling)和完全不集合(no pooling)的角度开始，介绍多水平随机截距模型中最简单的不含协变量的两水平随机截距模型。

1.2.1　数据完全集合与完全不集合

仍以上述居民收缩压研究为例。若要估计每个乡镇居民平均收缩压分布情况，可采用完全集合、完全不集合或部分集合的分析方式，结果如图 1.3 所示。由于各乡镇样本量 n_j 差异较大并呈现正偏态分布，故对 n_j 取对数值，以更直观展示乡镇平均收缩压与各乡镇样本量的关系。

完全集合分析是计算总均值 $\bar{y}_{ij}$，即将所有乡镇的居民收缩压集合起来计算总的均值 $\overline{sbp_{ij}}$，结果见图 1.3b 中间的水平线，但这样就忽略了乡镇间的差异。而完全不集合分析指分别计算每组均值 y_j，即每个乡镇的居民收缩压的均值 sbp_j 见图 1.3a。

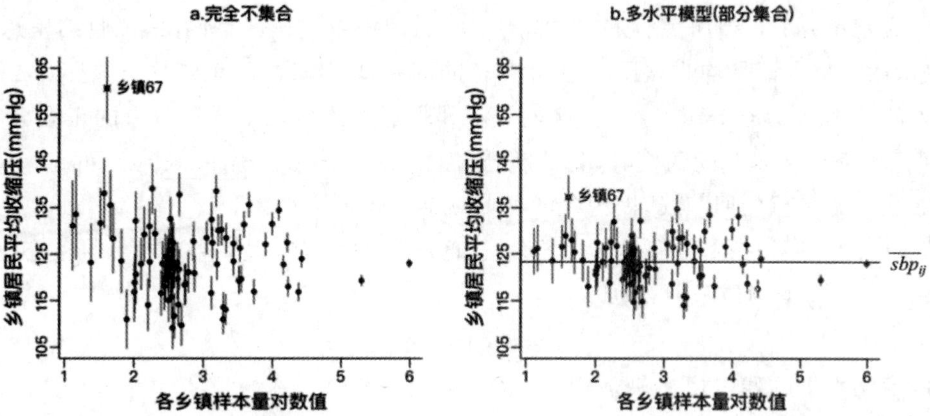

图 1.3　各乡镇完全不集合、完全集合和部分集合的平均收缩压±标准误

相较于完全集合分析，完全不集合分析放大了乡镇之间的变异，且具有较小样本量的高水平单位对应的估计值变异度较大。例如，图 1.3a 中，编号为 67 的乡镇平均收缩压(160.67mmHg)是所有乡镇中最高的，但该结果仅仅是由 5 名居民数据估计得到的。这个乡镇的居民收缩压实际可能确实高于其他乡镇，但考虑到数据的变异性，基于 5 个测量值的估计结果并不可靠。因此，完全不集合模型的估计结果夸大了乡镇水平间的变异，使得每个乡镇间的差异比他们实际的差异看起来更大。

1.2.2　数据部分集合

多水平模型采用数据部分集合分析(partial pooling)策略，从而综合了完全集合分析和完全不集合分析的优点，同时也规避了两者的局限性。该策略的基本思想如下：

通过赋予权重，将完全不集合的单个高水平单位的组均值 $\bar{y}_j$ 与完全集合的样本总均值 $\bar{y}_{ij}$ 加权求和以获得一个折中值 $\hat{y}_j$，而该权重值取决于每个高水平单位内低水平单位的样本量、高水平单位间的变异与高水平单位内的组内变异大小，具体表达形式如下：

$$\hat{y}_j \approx \frac{\dfrac{n_j}{\sigma_{e_0}^2}\bar{y}_j + \dfrac{1}{\sigma_{u_0}^2}\bar{y}_{ij}}{\dfrac{n_j}{\sigma_{e_0}^2} + \dfrac{1}{\sigma_{u_0}^2}} \tag{1.1}$$

为方便理解，仍以上述案例对公式(1.1)进行解读：n_j 是每个乡镇对应的居民样本量，$\sigma_{e_0}^2$ 是每个乡镇内部的居民收缩压的方差，$\sigma_{u_0}^2$ 是乡镇间的收缩压均值的方差。乡镇内居民收缩压标准误在不同乡镇间可能存在差异，本章为了简化，认为各乡镇内居民收缩压标准误在所有乡镇均相同，表示为 σ_{e_0}。如图 1.3b 所示，这种加权平均反映了样本信息量与平均值之间的关联：

(1)样本量较小的乡镇包含的信息更少，其多水平估计值更加接近完全集合的总均值。若 $n_j=0$，则多水平回归估计值就是总均值 $\bar{y}_{ij}$。

(2)样本量较大的乡镇包含的信息更多，其多水平估计值更加接近完全不集合方法下该乡镇的均数。若 $n_j\to\infty$，则多水平回归估计值就是组均值 $\bar{y}_j$。

(3)多水平回归的估计值介于上述两种极端情况之间，部分集合使得样本量较小的数据与全部样本中所包含的信息联系起来进行估计，达到了相互借力(borrowing force)的作用。

针对问题 1 居民收缩压在不同乡镇间有无差异，可以构建两水平模型：

$$sbp_{ij}=\beta_{0j}+e_{0ij}\,,\ \beta_{0j}=\beta_0+u_{0j}\,,\ u_{0j}\sim N(0,\ \sigma_{u_0}^2)\,,\ e_{0ij}\sim N(0,\ \sigma_{e_0}^2) \tag{1.2}$$

式中，$i=1,2,\cdots,n$，表示水平 1 单位（居民），$j=1,2,\cdots,J$，表示水平 2 单位（乡镇）。e_{0ij} 为水平 1 随机误差项。β_{0j} 表示第 j 个乡镇居民收缩压平均值。β_0 为固定效应，表示所有居民收缩压总均值。u_{0j} 为随机变量，表示第 j 个乡镇平均收缩压与总均值 β_0 的离差，因此 u_{0j} 又有水平 2 残差项之称，反映了第 j 个乡镇对反应变量收缩压的随机效应。这里假定其服从均数为 0，方差为 $\sigma_{u_0}^2$ 的正态分布。u_{0j} 的方差 $\sigma_{u_0}^2$ 反映居民收缩压在乡镇间的变异，称之为随机系数（random coefficient）。可见，多水平随机截距模型拟合的是 j 条平行的回归线，因为各条回归线截距不同（β_{0j}）。

此外，模型（1.2）对居民水平残差 e_{0ij} 的假定通常为均数为 0，方差为 $\sigma_{e_0}^2$ 的正态分布变量，即 $e_{0ij}\sim N(0,\sigma_{e_0}^2)$，具有期望值与方差如下：

$$E(e_{0ij})=0\ ,\ \mathrm{var}(e_{0ij})=\sigma_{e_0}^2$$

模型还假定两水平的残差相互独立，即 $\mathrm{cov}(u_{0j},e_{0ij})=0$。

模型（1.2）也可表示为：

$$sbp_{ij}=\beta_0+(u_{0j}+e_{0ij})$$

可见，反应变量可表达为固定部分 β_0 与随机部分（$u_{0j}+e_{0ij}$）两个部分之和。回归系数 β_0 描述模型的固定效应（fixed effects）；随机部分的方差 $\sigma_{u_0}^2$ 和 $\sigma_{e_0}^2$ 描述模型的随机效应（random effects）。

模型（1.2）具有两个残差项，它是模型随机部分的结构，亦是两水平模型区别于传统线性回归模型的关键部分。此模型除需估计固定参数 β_0 外，还需估计随机参数 $\sigma_{u_0}^2$ 和 $\sigma_{e_0}^2$。

由于该模型不含任何协变量，故称零模型，其拟合结果如表 1.5 所示。

表 1.5　模型（1.2）的参数估计值（标准误）

效应	参数	估计值（标准误）
固定效应		
截距	β_0	123.719(0.765)
随机效应		
水平 2（乡镇）	$\sigma_{u_0}^2$	33.119(7.584)
水平 1（居民）	$\sigma_{e_0}^2$	285.959(8.447)
−2 对数似然值		20282.698

由表 1.5 可知，乡镇水平的方差成分 $\sigma_{u_0}^2$ 为 33.119，居民水平的方差成分 $\sigma_{e_0}^2$ 为 285.959。对 $\sigma_{u_0}^2$ 做 Wald 检验，结果显示 $W=19.07$，查 χ^2 界值表，$P<0.05$，可以认为不同乡镇居民收缩压有差异，从而回答了研究问题（1）。Wald 检验原理和方法在本章 1.4.2 节有详细介绍。

1.3　纳入协变量的随机截距模型

1.3.1　纳入低水平协变量的随机截距模型

如前随机截距模型基本思想所述，我们也可以在模型（1.2）基础上，纳入低水平变量居民腰臀比，构建两水平模型，具体如下：

$$sbp_{ij}=\beta_{0j}+\beta_1\mathrm{whr}_{ij}+e_{0ij}\ ,\ \beta_{0j}=\beta_0+u_{0j}\ ,$$
$$u_{0j}\sim N(0,\ \sigma^2_{u_0})\ ,\ e_{0ij}\sim N(0,\ \sigma^2_{e_0}) \tag{1.3}$$

模型(1.3)与普通回归模型的区别在于截距 β_{0j} 。普通回归模型中的截距估计为 β_0，为固定效应。而在模型(1.3)中 β_{0j} 为随机系数，通常假定服从正态分布，进一步表达为 $\beta_{0j}=\beta_0+u_{0j}$ ，$u_{0j}\sim N(0,\ \sigma^2_{u_0})$ ，可见模型包含 j 个截距值。此时该模型估计结果如表 1.6 所示。

表 1.6　两水平模型的参数估计值(标准误)

效应	参数	模型(1.2)	模型(1.3)
固定效应			
截距	β_0	123.719(0.765)	124.008(0.766)
whr	β_1	—	5.186(0.349)
随机效应			
水平 2（乡镇）	$\sigma^2_{u_0}$	33.119(7.584)	34.598(7.661)
水平 1（居民）	$\sigma^2_{e_0}$	285.959(8.447)	260.859(7.706)
−2 对数似然值		20282.698	20072.243

其中，截距 β_{0j} 表示当所有解释变量取值为 0(即 $whr=0$)，第 j 个乡镇居民的腰臀比处于样本平均水平时，该乡镇居民平均收缩压的估计值。β_0 为平均截距，即当所有解释变量取值为 0 时，所有的居民收缩压平均估计值(平均截距)124.008mmHg。而 β_1 表示腰臀比每增加一个标准差，居民平均收缩压会增加 5.186 mmHg。

两水平模型(1.3)假设反应变量有两个方差成分 $\sigma^2_{u_0}$ 和 $\sigma^2_{e_0}$，即对应于组间和组内的残差方差，反应变量不具有独立性，即同组的测量值有相似性。相似的程度可用组内相关系数(intra-class correlation, ICC) ρ 衡量。

$$\rho=\frac{\sigma^2_{u_0}}{\sigma^2_{u_0}+\sigma^2_{e_0}} \tag{1.4}$$

若 ρ 趋近于 0，则高水平单位间差异小；若 ρ 趋近于 1，则高水平单位间差异大。需要注意的是，在不同领域中组间差异大小的参考分界点不相同。本例中，水平 1 乡镇内 $\sigma^2_{e_0}$ 为 260.859，水平 2 乡镇间 $\sigma^2_{u_0}$ 为 34.598，ICC 计算结果为 0.120，可以认为乡镇间居民平均收缩压存在一定差异。

1.3.2　纳入高水平协变量的随机截距模型

以例 1.1 为例，本节将说明两水平模型如何处理高水平和低水平上的变量。

当回答问题(3)时，考虑纳入高水平协变量乡镇平均食盐摄入量，所构建的两水平模型(1.5)如下：

$$\begin{aligned}&sbp_{ij}=\beta_{0j}+\beta_1 whr_{ij}+\beta_2 salt_j+e_{0ij}\,,\\&\beta_{0j}=\beta_0+u_{0j}\,,\ u_{0j}\sim N(0,\ \sigma^2_{u_0})\,,\ e_{0ij}\sim N(0,\ \sigma^2_{e_0})\end{aligned} \tag{1.5}$$

其中，$salt_j$ 为第 j 个乡镇的平均食盐摄入量，是高水平变量，β_2 为 $salt_j$ 的解释系数，其他参数与模型(1.3)相同。

此时模型估计结果如表 1.7 所示。

表 1.7　两水平模型(1.2)、模型(1.3)和模型(1.5)的参数估计值(标准误)

效应	参数	模型(1.2)	模型(1.3)	模型(1.5)
固定效应				
截距	β_0	123.719(0.765)	124.008(0.766)	115.960(5.023)
whr	β_1	—	5.186(0.349)	5.142(0.350)
salt	β_2	—	—	0.179(0.111)
随机效应				
水平 2 (乡镇)	$\sigma^2_{u_0}$	33.119(7.584)	34.598(7.661)	34.202(7.570)
水平 1 (居民)	$\sigma^2_{e_0}$	285.959(8.447)	260.859(7.706)	260.640(7.700)
−2 对数似然值		20282.698	20072.243	20069.619

根据模型(1.5)结果，对 $\sigma^2_{u_0}$ 做 Wald 检验结果，$P<0.05$，可以认为不同乡镇居民平均收缩压有差异。对 β_1 做 Wald 检验结果，$P<0.05$，可以认为居民平均收缩压与腰臀比存在相关关系，即控制乡镇平均食盐摄入，居民腰臀比每增加 1 个标准差，平均收缩压会升高 5.142mmHg。对 β_2 做 Wald 检验结果，$P>0.05$，尚不能认为居民收缩压与乡镇平均食盐摄入量存在相关关系。

图 1.4 展示模型(1.3)和模型(1.5)的拟合部分结果，两模型的拟合结果差别较小，说明加入高水平变量乡镇盐摄入对居民收缩压的变异并没有影响。

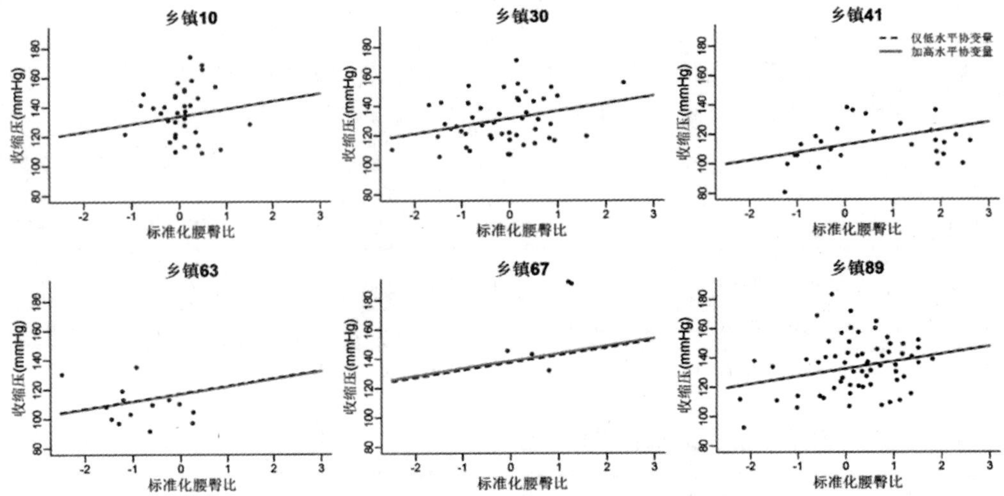

图 1.4　模型(1.3)和模型(1.5)拟合结果(以 6 个乡镇为例)

模型(1.5)中 $\sigma^2_{u_0}$ 和 $\sigma^2_{e_0}$ 估计值与模型(1.3)结果对比可见，加入了高水平变量没有明显改变水平 1 残差方差 $\sigma^2_{e_0}$，但水平 2 残差方差 $\sigma^2_{u_0}$ 有所减小。这是因为高水平变量无法解释组内差异，但却可以减少高水平单位之间原来无法解释的差异。

1.4　多水平模型的假设检验

通常使用似然比检验(likelihood ratio test)和 Wald 检验(Wald test)对多水平模型的拟合优度或

模型中的参数估计值进行假设检验，本节将详细介绍这两种检验方法。

1.4.1　似然比检验

似然比检验是通过检验两个嵌套模型的对数似然函数值的差值，比较两模型的拟合优劣，可以反映模型中增加的变量对模型的解释效果。如果这种差值有统计学意义，那么具有更多变量的模型被认为比具有较少变量的模型更适合数据。似然比检验的似然比统计量或偏差度统计量(deviance statistic)的公式为：

$$D_{01} = -2\ln(\lambda_0/\lambda_1) = (-2\ln\lambda_0) - (-2\ln\lambda_1)$$

式中的 λ_0 和 λ_1 分别为具有更多变量的模型与具有较少变量的模型的似然值，D_{01} 服从 χ^2 分布，其自由度为两个模型所拟合参数个数的差值 q 。

根据统计量 D_{01} 以及自由度，可以通过软件或查表得到 P 值。若 $P \leqslant 0.05$，则认为两个模型在拟合优度上存在差异，纳入更多变量的模型拟合更佳。若 $P > 0.05$，则认为两个模型在拟合优度上不存在差异，纳入更少变量的模型更简洁、更适用。

根据表 1.7 结果，比较模型(1.3)与模型(1.2)的对数似然函数值，似然比检验统计量 $D_{01} = 20282.698 - 20072.243 = 210.455$，自由度为 1，根据 χ^2 分布，$P < 0.05$，可以认为模型(1.3)拟合优度好于模型(1.2)。同理，比较模型(1.5)与模型(1.3)的结论为二者不存在统计学差异，从而回答研究问题(3)。若需要回答问题(2)，应选择从变量数量以及拟合优度上更能满足研究者需求的模型(1.3)。

1.4.2　Wald 检验

Wald 检验近似于似然比检验，零假设是感兴趣的一组参数都等于零，备择假设是感兴趣的参数至少有一个不等于零。如果检验未能否定零假设，则表明删除这几个变量不会影响模型的拟合效果；反之，则应该保留这几个变量。单个参数 Wald 检验的检验统计量为：

$$W = [(\hat{\beta} - 0)/\hat{\sigma}_\beta]^2$$

其中，$\hat{\sigma}_\beta$ 为所检验的参数标准误，W 服从自由度为 1 的 χ^2 分布。

根据统计量 W 以及自由度，可以通过查表得到 P 值。若 $P \leqslant 0.05$，则认为删除该变量对模型拟合存在影响，因此纳入该变量模型拟合更佳。若 $P > 0.05$，则认为删除该变量对模型拟合不存在影响，无需纳入以保证模型简洁。

根据表 1.7 模型(1.5)结果，对固定系数 β_2 用 Wald 检验进行假设检验，$W = [(0.179 - 0)/0.111]^2 = 2.601$，查 χ^2 界值表，$P > 0.05$，认为删除乡镇平均食盐摄入量对模型拟合不存在影响，此时则考虑选择不含乡镇平均食盐摄入量的模型(1.3)以解决所关心问题，并根据表 1.7 对其系数进行 Wald 检验。对随机系数 $\sigma_{u_0}^2$ 进行 Wald 检验，$W = [(34.598 - 0)/7.661]^2 = 20.395$，查 χ^2 界值表，$P < 0.05$，不同乡镇间居民平均收缩压的差异有统计学意义；对固定系数 β_1 进行 Wald 检验，$W = [(5.186 - 0)/0.349]^2 = 220.808$，查 χ^2 界值表，$P < 0.05$，可以认为居民收缩压与腰臀比有关，居民腰臀比增加 1 个标准差，则收缩压平均增加 5.186mmHg。而对多个参数进行 Wald 检验时，应使用广义 Wald 统计量，自由度为所检验参数的数量。

1.4.3　似然比检验与 Wald 检验比较

似然比检验与 Wald 检验都解决了相同的基本问题，即将参数限制为零(即省略这些解释变量)是否会降低模型的拟合优度。两种检验的区别在于它们如何回答这个问题(Meeker WQ& Escobar LA，1995)。似然比检验比较两个嵌套模型中的全部变量共同解释反应变量变异度的差别，不必是单个变量的贡献。对多个变量逐一检验时则需估计多个模型比较差别。Wald 的优点是它们近似于似然比检验,但只需要估计一个模型就可检验多个变量对反应变量效应的单独作用和联合作用。Wald 渐近等效于似然比检验,即随着样本数量增加,Wald 统计量的值将越来越接近似然比检验的检验统计量。在有限样本中,两者往往会得到两个不同的检验统计量,但通常会得出相同的结论。当模型是线性时,两个检验统计量具有以下关系:$W_{\chi^2} \geqslant D_{01}$。因此,无论是在大样本还是有限样本的情况下,似然比检验更好。

1.5 残差分析及其应用

1.5.1 多水平模型残差

在普通线性回归中,只有单一的残差项 e_{0i},而在多水平模型中,每个水平上有不同的残差项。如在上述两水平模型中存在两水平残差,即居民水平的残差 e_{0ij} 和乡镇水平残差 u_{0j},将 u_{0j} 称为估计或预测残差。若忽略抽样变异,则:

$$
\begin{aligned}
u_{0j} &= \frac{n_j \sigma_{u_0}^2}{(n_j \sigma_{u_0}^2 + \sigma_{e_0}^2)} \tilde{y}_j \\
\tilde{y}_j &= (\sum_i \tilde{y}_{ij}) / n_j \\
\tilde{y}_{ij} &= u_{0j} + e_{0ij}
\end{aligned}
\tag{1.6}
$$

公式(1.6)中,n_j 为第 j 个高水平单位内水平 1 单位的样本量,$\tilde{y}_{ij}$ 为对每个高水平单位拟合一条回归线后,其低水平观测值与该条回归线的距离(或个体粗残差)。将个体粗残差按高水平取平均值则得到各高水平平均粗残差估计 $\tilde{y}_j$。

u_{0j} 为该高水平平均粗残差估计 $\tilde{y}_j$ 乘以一个系数,该系数为:

$$
\frac{n_j \sigma_{u_0}^2}{n_j \sigma_{u_0}^2 + \sigma_{e_0}^2} \quad \text{或} \quad \frac{\sigma_{u_0}^2}{\sigma_{u_0}^2 + \sigma_{e_0}^2 / n_j}
$$

该系数大小与 n_j、$\sigma_{u_0}^2$ 和 $\sigma_{e_0}^2$ 有关,一般小于或等于 1,即 $\hat{u}_{0j}$ 总小于或等于 $\tilde{y}_j$。当 n_j 较大或 $\sigma_{u_0}^2$ 远大于 $\sigma_{e_0}^2$ 时,即当数据具有较明显的层次结构时,该系数的估计值接近于 1,$\hat{u}_{0j}$ 接近于 $\tilde{y}_j$;当某个水平 2 单位的水平 1 数目减少时,相应的 $\hat{u}_{0j}$ 的估计变小;在极端的情形下即数据不存在层次结构时,u_{0j} 和 $\sigma_{u_0}^2$ 均为 0。因此该系数被称为残差的收缩因子(shrinkage factor)。

高水平的残差具有很强的实用性,可用于:①检查异常值;②检查结局独立性假设;③检查结局正态性假设。在实际工作中,可以应用于学校绩效的加值效应评价,也可以扩展到医院管理和地区间政策评估以及项目效果评价等领域。

1.5.2 模型假设的诊断

多水平模型的每个随机系数在相应水平上都有残差,模型能够拟合截距在各个水平的随机系数,其基本假设是各水平残差服从正态分布和模型的常方差性,可以通过残差对模型假设进行检验。现以模型(1.3)为基础,分别以水平 1 残差和水平 2 残差值为纵轴,以水平 1 残差和水平 2 残差的正态分数(normal scores)为横轴,作标准化残差正态分数图,结果如图 1.5 所示。居民水平和乡镇水平的正态分数图均近似一条直线,表明水平 1 和水平 2 残差的正态分布假设是合理的,提示应用模型(1.3)假设是正确的。

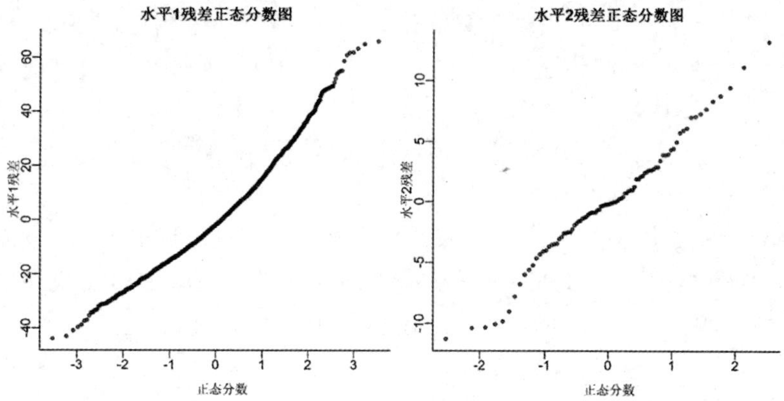

图 1.5　残差正态分数图

1.5.3　高水平单位残差的比较

高水平单位残差反映了反应变量变异中不能用模型解释的随机成分，也包含了高水平单位对反应变量的效应成分，因此，它也被称为潜变量(latent variable)。

高水平单位的残差估计在一定程度上反映了该单位对个体结局的随机效应，尽管这一效应的内涵和作用机制是未知的，但往往是丰富和重要的，而且往往是人们感兴趣的。

通常我们将高水平残差进行排序，若 95%置信区间严重偏离 0 时，我们可认为该高水平单位存在异常残差。根据模型(1.3)结果，将水平 2 残差排序后结果如图 1.6 所示，可见存在异常乡镇。

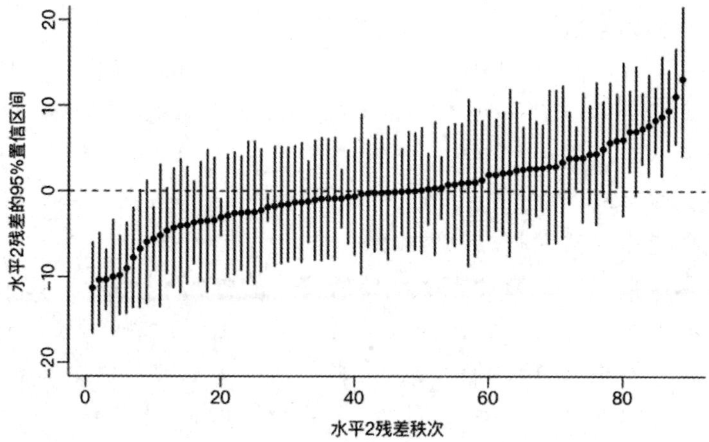

图 1.6　各乡镇水平 2 残差排序图

在调整了低水平单位的各种特征乃至高水平单位的部分特征之后，可对高水平单位的残差估计进行排序和比较，可用于识别具有极端值的高水平单位。例如，比较某省三级医院的结直肠病损切除手术住院费用，在调整了患者、医护人员的一定特征之后，通过对医院水平残差估计的考察，可以发现某些具有极端费用的医院。对这些医院进一步定性调查，则形成定量的多水平分析和定性的调查相结合的研究，这有助于探讨更详细的因果机制，这是多水平模型分析的另一个重要用途。再例如，一项研究发现高血压和糖尿病的测量值和自我报告值之间的一致性在各省之间存在差异(Ning M et al 2016)。研究者构建了因变量为高血压知晓情况，水平 2 单位为省份的零模型，将水平 2 残差按顺序排列后，发现贵州、广东、广西、云南、湖北、四川高血压知晓情况明显低于总体平均水平（95%置信区间上限 < 0），相比之下，北京、浙江和安徽明显高于平均水平（95%置信区间下限 >0），并随后对该差异可能存在的原因进行了更深层次的挖掘。

1.6 多水平模型用于预测

根据表 1.7 的结果，基于模型拟合优度以及简洁性考虑，我们选定模型（1.3）预测编号为 1 的乡镇不在样本中的居民的收缩压。该居民对应 whr 取值为：$whr = -0.049$，由模型估计所得该乡镇的随机效应 $u_{01} = -1.615$，则可以得到该居民的收缩压预测值点估计值：

$$sbp = 124.008 + 5.186 \times (-0.049) - 1.615 = 122.139\ (\text{mmHg})$$

为了简化，我们默认模型误差主要来源于固定系数 β_0 与 β_1 的估计。此时，利用马尔可夫链蒙特卡罗算法（Markov Chain Monte Carlo，MCMC）对系数进行抽样，并利用每次抽样获得的系数计算预测值，通过预测值的 2.5 百分位数和 97.5 百分位数获得 95%置信区间。在本例中，研究者对系数进行 5000 次抽样，得到收缩压预测值 95%置信区间为（120.605，123.709）mmHg。

若研究者想预测一个样本外乡镇的居民收缩压，且已知该居民 $whr = -0.049$。同样对固定系数 β_0 与 β_1 进行 MCMC 抽样，其结果并加上 u_{0j} 的随机扰动，得到收缩压预测值 95%置信区间为（112.612，136.815）mmHg。

1.7 多水平模型的优势

无论研究目的是因果推断、变异研究还是预测，都有多种原因支持多水平模型的应用：

（1）估计高水平变量回归系数，计算高水平的变异。

（2）估计低水平变量系数，计算低水平的变异。在经典回归中，我们可以使用高水平指示变量来进行估计，但当我们想要估计多个组的回归系数、对新组进行预测或计算低水平回归系数不确定性中的高水平变异时，用多水平模型会更加便捷。

（3）估计具体某一高水平的回归系数。使用多水平模型，即使是样本量较小的某一高水平，我们也可以得到合理的估计，这是经典回归难以做到的。

在各种极限情况下，经典回归模型和多水平模型估计的协变量效应结果是一致的。当高水平变量组间的变异很小时，多水平模型就会倾向为没有高水平指示变量的经典回归模型；反之，当高水平变量组间变异很大时，多水平模型就会倾向为有高水平指示变量的经典回归模型。当高水平变量的组数较少时（例如少于 5 个），通常没有足够的信息来准确估计高水平单位的变异，多水平模型相比经典回归模型优势不大。

1.8 多水平模型的不同表达形式

本节将介绍多水平模型的不同表示方法，值得注意的是我们并不会引入严格统一的符号，而是着重于描述这些不同方法表示出来的模型以及它们之间的联系。用多种方法表示同一个模型的原因主要有以下两点：①虽然有些模型的样子看起来不同，但是其实是表示的同一个模型；②有些模型可以为我们的计算提供便利。在不同的文献、教材中，多水平模型常有不同的书写表达方式，表 1.8 列出了最常见的 5 种随机截距模型（Andrew Gelman，2006）。

表 1.8　多水平模型不同表示方法

模型特点	模型	符号解释
回归系数在组间变化	$y_i = \beta_{0j[i]} + X_i\beta + e_i$ $\beta_{0j} \sim N(\beta_0, \sigma^2_{u_0})$ $e_i \sim N(0, \sigma^2_{e_0})$	$i=1, 2, \cdots, I$,为第 i 个水平 1 单位; $j[i]=1, 2, \cdots, J$,为第 i 个水平 1 单位对应的第 j 个水平 2 单位; $\boldsymbol{X}_i$:第 i 个水平 1 单位对应的解释变量观测值。
合并单个局部回归	$y_i \sim N(\beta_{0j} + X_i\beta, \sigma^2_{e_0})$ $\beta_{0j} \sim N(\beta_0, \gamma X_j, \sigma^2_{u_0})$	$i=1, 2, \cdots, I$,为第 i 个水平 1 单位; $j=1, 2, \cdots, J$,为第 j 个水平 2 单位; $\boldsymbol{X}_i$:第 i 个水平 1 单位对应的水平 1 解释变量观测值; $\boldsymbol{X}_j$:第 j 个水平 2 单位对应的水平 2 解释变量观测值。
对回归模型的系数进行建模	$y_i \sim N(X_i\beta, \sigma^2_{e_0})$ $\beta_j \sim N(0, \sigma^2_{u_0})$	$i=1, 2, \cdots, I$,为第 i 个水平 1 单位; $j=1, 2, \cdots, J$,为第 j 个水平 2 单位; $\boldsymbol{X}_i$:第 i 个水平 1 单位对应的变量观测值,其中,变量包含截距项的协变量与解释变量以及 J 个水平 2 单位指示变量。
带有多个误差项的回归	$y_i \sim N(X_i\beta + u_{0j}, \sigma^2_{e_0})$ $u_{0j} \sim N(0, \sigma^2_{u_0})$	$i=1, 2, \cdots, I$,为第 i 个水平 1 单位; $j=1, 2, \cdots, J$,为第 j 个水平 2 单位; $\boldsymbol{X}_i$:第 i 个水平 1 单位对应的变量观测值,其中,变量包含了截距项与解释变量。
误差相关的回归	$y_i = X_i\beta + e_i + u_{0j[i]}$ $u_{0j[i]} \sim N(0, \sigma^2_{u_0})$ $e_i \sim N(0, \sigma^2_{e_0})$	$i=1, 2, \cdots, I$,为第 i 个水平 1 单位; $j[i]=1, 2, \cdots, J$,为第 i 个水平 1 单位对应的第 j 个水平 2 单位; $\boldsymbol{X}_i$:第 i 个水平 1 单位对应的变量观测值,其中,变量包含了截距项与解释变量。

1.9　用 MLwiN 拟合两水平随机截距模型

系统数据文件名为“dat1-1. ws”,它共包含了 2376 名参与者及其各自所属乡镇的数据,文件中包括了如下变量:

town:乡镇编号(1～89)

id:参与者编号(1～2376)

whr:参与者腰臀比,已进行标准化

sbp:个体收缩压(mmHg)

salt:各乡镇平均食盐摄入量(g/w)

下图为 Data Manipulation 下滑窗列表的 names 窗口显示上述各变量,如下图。

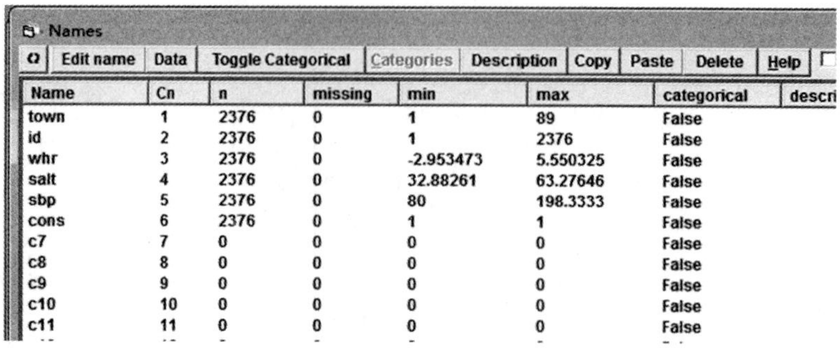

Name	Cn	n	missing	min	max	categorical	descri
town	1	2376	0	1	89	False	
id	2	2376	0	1	2376	False	
whr	3	2376	0	-2.953473	5.550325	False	
salt	4	2376	0	32.88261	63.27646	False	
sbp	5	2376	0	80	198.3333	False	
cons	6	2376	0	1	1	False	
c7	7	0	0	0	0	False	
c8	8	0	0	0	0	False	
c9	9	0	0	0	0	False	
c10	10	0	0	0	0	False	
c11	11	0	0	0	0	False	

其中‘cons’为常数项，添加常数项操作如下：

从 Data Manipulation 菜单中选择 Command interface 窗口，输入指令：

put 2376 1 c6，意为在指定行(c6)，输入指定数量(2376)的数字 1，回车运行。随后，输入“name c6 "cons" ”，则更改指定行变量名为‘cons’。

(1)拟合不含协变量的随机截距模型

从 model 菜单中选择 equations 窗口，从中定义 y 变量‘*sbp*’，N levels：2－ij；level 2（j）：*town*；level 1（i）：*id*。点击各参数后点击 $\beta_0 x_0$，从下拉菜单中选择‘*cons*’，并勾选相应于水平 2j（*town*）和水平 1i（*id*）前方框获得最简单的随机截距模型。再点击 Start 按钮开始模型拟合。此时点击窗口下方的 Estimate 按钮 1～2 次直到显示以下窗口。

如果所得到的窗口显示结果只到小数点后三位数，可在菜单 Options 中选择 Numbers 对话窗口，从中改变预留的小数点后 3 位到 4 位或更多位。

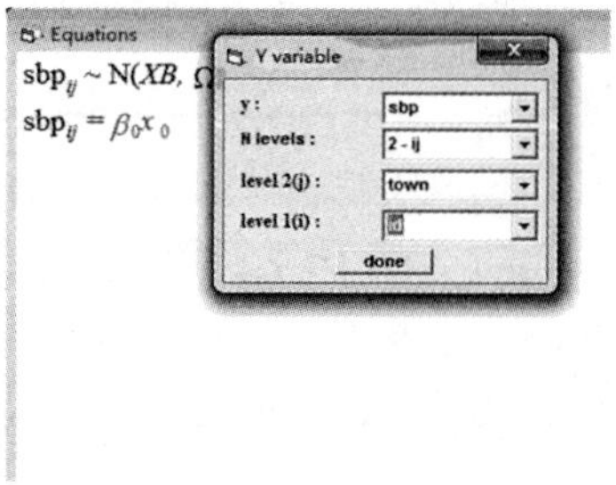

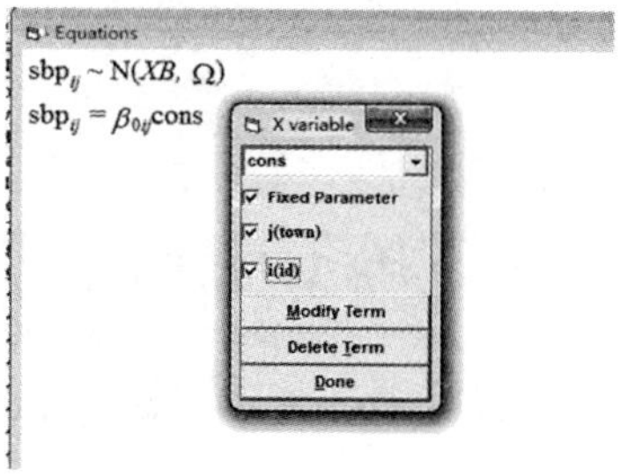

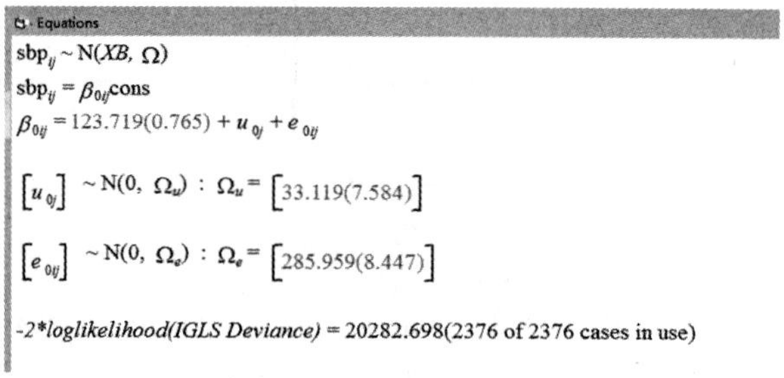

$sbp_{ij} \sim N(XB, \Omega)$

$sbp_{ij} = \beta_{0ij}cons$

$\beta_{0ij} = 123.719(0.765) + u_{0j} + e_{0ij}$

$\left[u_{0j}\right] \sim N(0, \Omega_u) : \Omega_u = \left[33.119(7.584)\right]$

$\left[e_{0ij}\right] \sim N(0, \Omega_e) : \Omega_e = \left[285.959(8.447)\right]$

*-2*loglikelihood(IGLS Deviance)* = 20282.698(2376 of 2376 cases in use)

(2)拟合含水平 1 协变量 *whr* 的随机截距模型

在上述随机截距模型的 Equations 窗口中点击 Add Term，添加 *whr* 变量，仅勾选“Fixed Parameter”后，点击 More 按钮到模型收敛后显示如下窗口：

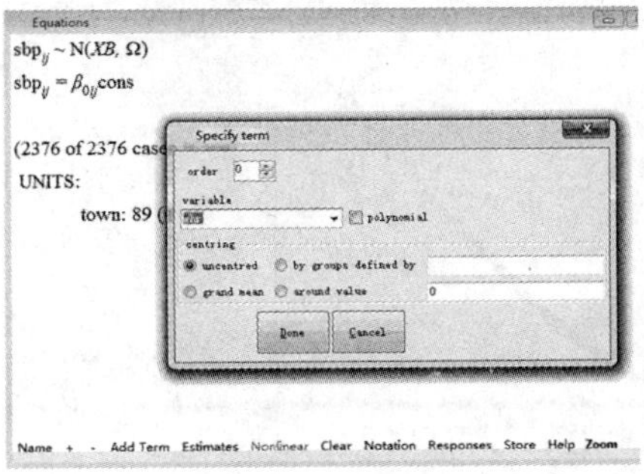

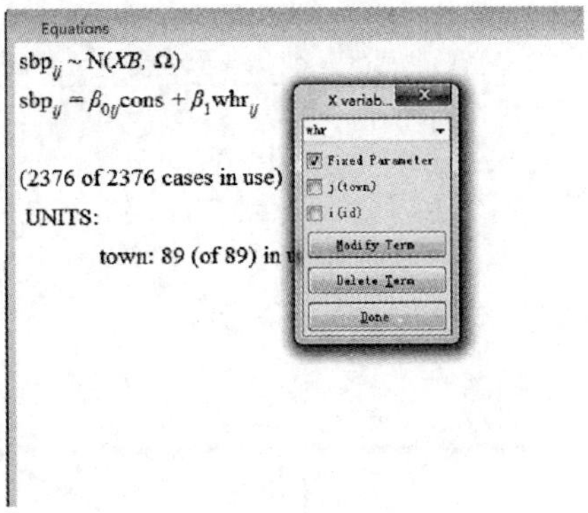

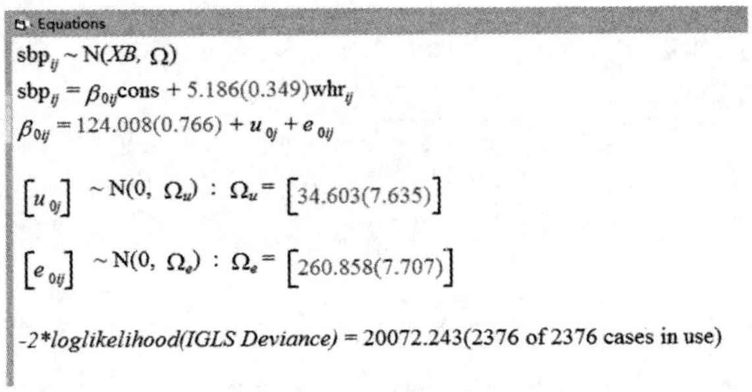

(3)水平 1 残差正态分数图

从 model 菜单中选择 residuals 得到残差计算和作图的对话窗口如下：

核实该窗口下方 level：格中显示 1：*id* 表示对水平 1 残差做计算。点击 Calc 按钮计算水平 1 残差。

程序预置结果存放在 C300 开始的地方。用户可改变此值，如存放在 C50 开始的地方，只需要将 300 改为 50。

残差计算完毕后，点击 Residuals 对话窗口 Plots 按钮得到如下的作图对话窗。从中选择残差与正态分数的图形如框中显示，点击 Apply 按钮则获得所需要的直线图形如下，提示水平 1 残差的分布满足正态分布的假设。

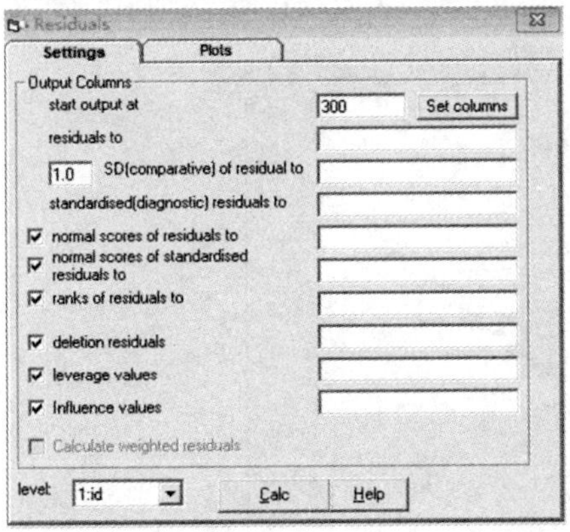

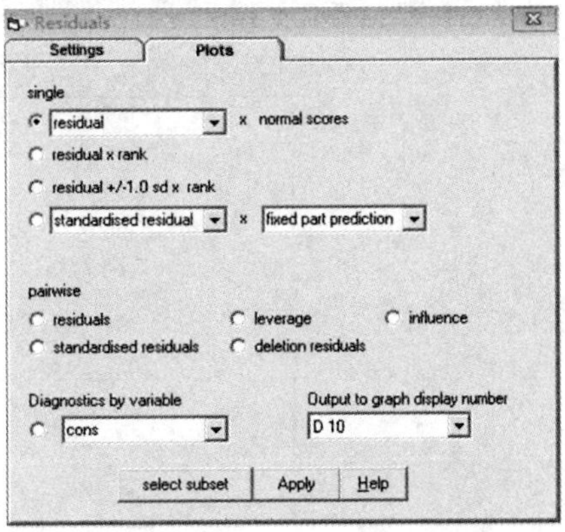

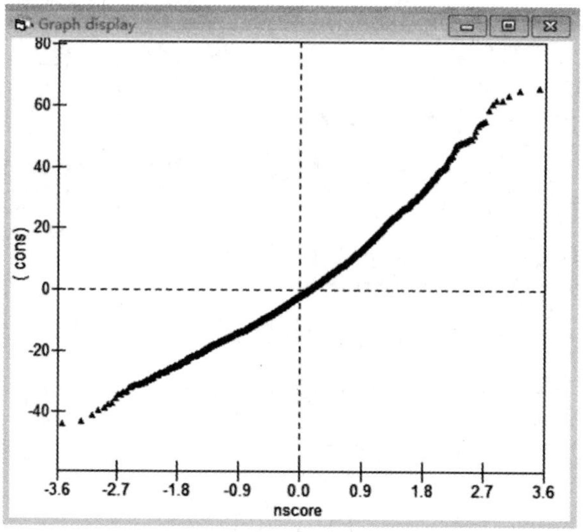

(4)水平 2 残差正态分数图

操作过程与水平 1 残差正态分数图的操作相同。只是在残差计算和作图对话框中,改变预留的水平设置为 2:*town* 后点击 Calc 计算水平 2 残差 u_{0j} ,并作的正态分数图,基本呈直线,说明水平 2 残差亦满足正态分布的假设。

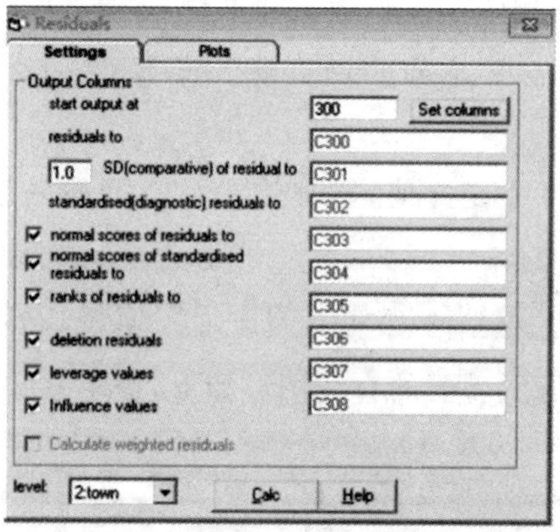

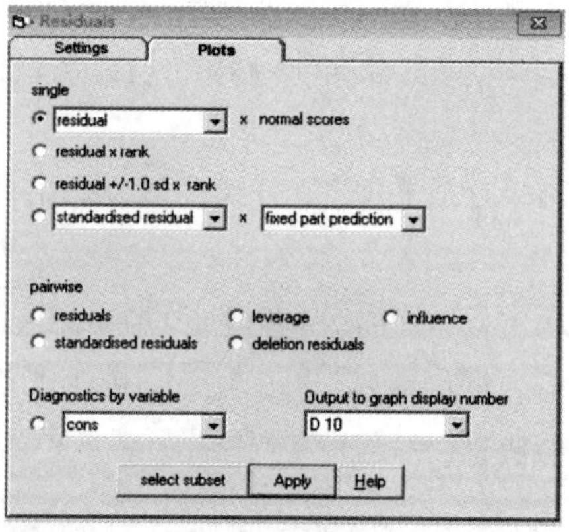

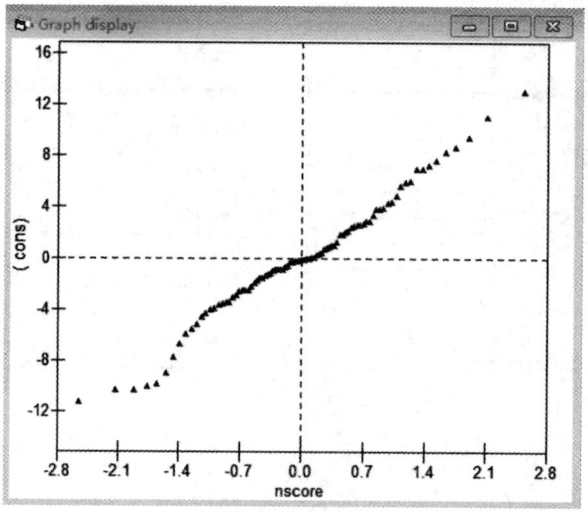

(5)水平 2 残差排序图

对每个水平 2 单位的残差估计值进行排序及其 95%置信区间做排序描述分析。点击 Model 打开 Residuals 窗口，level 改为 2:*town*，在 residuals to 的下方将残差改为 1.96，即展示 95%的置信区间，选择合适的位置点击 Set columns，点击 Calc 进行计算。选择进入 Plots 页面，点选 residual+/−1.96 sd × rank，点击 Apply 画出图像。

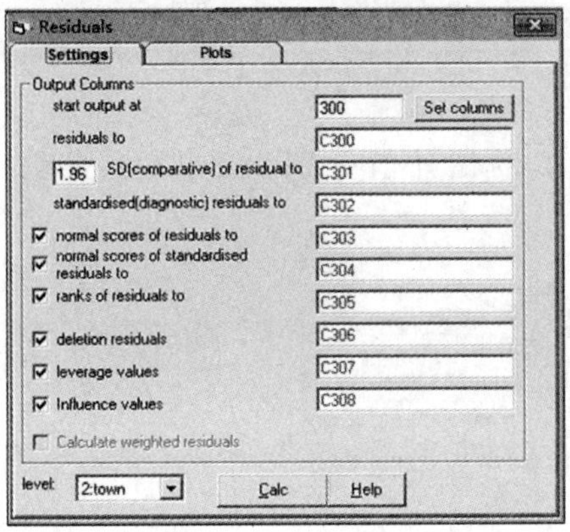

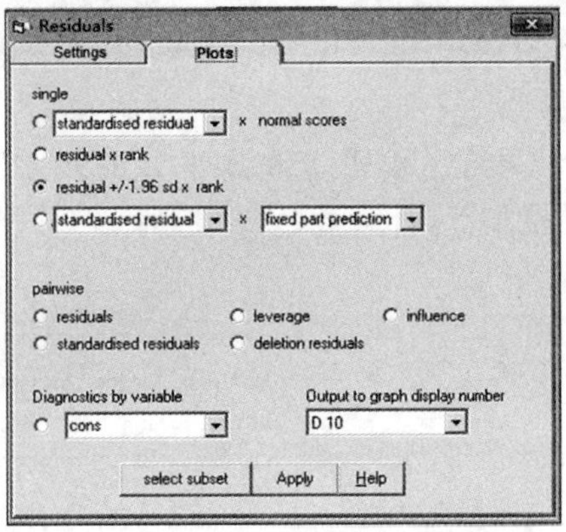

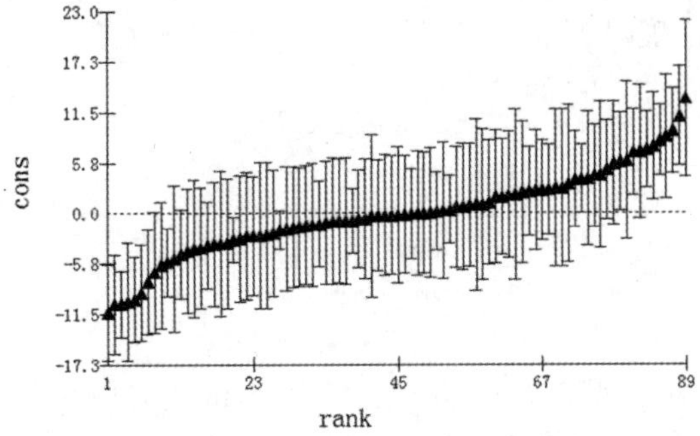

1.10　用其他软件拟合两水平随机截距模型

1.10.1　SAS

数据集名 dat1-1.dta，将其读入 SAS 工作文件 dat01 后，运行以下代码：

```
proc contents data =dat01;
run;
```

可见其中包含变量与上述 MLwiN 数据集相同。

SAS 过程 proc mixed 命令可以用于构建随机截距模型，并且对于均值、方差、协方差的建模都较为灵活。该模型下具有以下假设：数据呈正态分布且任何缺失数据都为随机丢失。该语句构建模型框架包含许多常见的相关数据方法，包括方差成分分析和重复测量分析。

在语句的条件中，proc mixed 的输出选项“covtest”为输出标准误和对协方差的 Wald 检验；class 语句确定高水平单位，由小到大排列，不同水平间变量用“|”相隔；model 语句命名单个因变量和固定

效应，默认情况下，截距包含在固定效应模型中，如果未指定固定效应，则仅拟合此截距项，“s”选项表明生成固定系数估计值；random 语句定义了构成混合模型中的随机效应，“int”为截距，选项“type＝un”表示数据为水平 1 单位观测值间的协方差结构的类型为非确定相关，subject 定义高水平单位。

（1）拟合不含协变量的模型

```
proc mixed covtest data = dat01 method = ml;
class town;
model sbp=/ s;
random int/type=un subject=town;
run;
```

SAS 运行结果给出水平 1 和水平 2 的残差方差的估计值分别为 285.96（8.4546）和 33.1184（7.7918），统计量如下：

Covariance Parameter Estimates					
Cov Parm	Subject	Estimate	Standard Error	Z Value	Pr > Z
UN(1,1)	town	33.1184	7.7918	4.25	<.0001
Residual		285.96	8.4546	33.82	<.0001

同样可以得到模型拟合优度的统计量包括－2 倍对数似然值、AIC、AICC、BIC，结果如下。这一类统计量越小，说明模型拟合优度越好。

Fit Statistics	
-2 Log Likelihood	20282.7
AIC (Smaller is Better)	20288.7
AICC (Smaller is Better)	20288.7
BIC (Smaller is Better)	20296.2

该语句默认输出内容包含对模型进行随机效应统计学意义的假设检验结果。空模型设置为仅包含在 model 语句中列出的固定效应的模型，统计量则为空模型的－2 倍对数似然值减去拟合模型的－2 倍对数似然值，自由度为两模型的参数值差异。可见，此时所建立的不纳入协变量 whr 的随机截距模型的随机系数具有统计学意义，即认为居民收缩压在不同乡镇间的差异有统计学意义。

Null Model Likelihood Ratio Test		
DF	Chi-Square	Pr > ChiSq
1	110.35	<.0001

同时也可以获得模型的固定系数的估计值，认为所有居民收缩压为 123.72mmHg，与 MLwiN 结果一致。

Solution for Fixed Effects					
Effect	Estimate	Standard Error	DF	t Value	Pr > |t|
Intercept	123.72	0.7654	88	161.64	<.0001

（2）拟合含协变量 whr 的模型：

```
proc mixed covtest data = dat01 method=ml;
class town;
modelsbp=whr/s;
random int/type=un subject=town;
run;
```

SAS 运行结果如下，其解释同前所述。

Covariance Parameter Estimates					
Cov Parm	Subject	Estimate	Standard Error	Z Value	Pr > Z
UN(1,1)	town	34.5936	7.5381	4.59	<.0001
Residual		260.86	7.7030	33.86	<.0001

Fit Statistics	
-2 Log Likelihood	20072.2
AIC (Smaller is Better)	20080.2
AICC (Smaller is Better)	20080.3
BIC (Smaller is Better)	20090.2

Null Model Likelihood Ratio Test		
DF	Chi-Square	Pr > ChiSq
1	147.07	<.0001

Solution for Fixed Effects					
Effect	Estimate	Standard Error	DF	t Value	Pr > |t|
Intercept	124.01	0.7661	88	161.88	<.0001
whr	5.1857	0.3493	2286	14.85	<.0001

此时可见，水平 1 和水平 2 残差的方差、固定系数均有统计学意义，可认为不同乡镇间居民收缩压存在差异，控制腰臀比为平均水平时，所有居民平均收缩压为 124.01mmHg，由于腰臀比进行了标准化处理，则腰臀比每增加一个标准差，居民收缩压平均增加 5.186mmHg，该结果与 MLwiN 结果一致。此模型与零模型拟合优度比较的 χ^2 为 147.07，大于无协变量模型的 110.35，也表明含协变量腰臀比的模型优于不含该协变量的模型。

(3)绘制残差正态分布图

SAS 可利用 ODS 指令输出部分结果，如 LRT 为似然函数比检验，SolutionF 为固定效应的解，SolutionR 为随机效应的解。也可直接利用 ods graphics 语句进行对模型进行绘图，模型输出结果中增添残差项，即 MODEL 语句改为“MODEL sbp=whr/S residual”，水平 1 残差正态分布图可直接从模型的 PROC MIXED 的内置绘图中获得。而水平 2 残差，即模型结果 SolutionR，需先存入新的数据集中，此处命名为“r2”。而后利用 PROC UNIVARIATE 绘制水平 2 残差正态图，QQPLOT 语句中选择新数据 r2 中对应变量，水平 2 残差估计值，即“Estimate”。

指令为：

```
ods output solutionr=r2;/ * 储存随机效应的解为数据集 r2 * /
ods graphics on;
```

```
proc mixed covtest data = dat01 method=ml;
class town;
model sbp=whr/s residual;
random int/type=un subject=town s;
run;
ods graphics off;/ * 绘制水平 1 残差正态分布图 * /
procunivariate data=r2;
qqplot estimate;
run;/ * 利用 r2 绘制水平 2 残差正态分布图 * /
```

1.10.2 Stata

数据文件名为“dat1-1.dta”，它共包含了 2376 名参与者及其各自所属乡镇的数据。

用 Stata 的“mixed”指令可拟合线性混合效应或多水平模型。其中，总误差假设为正态分布。拟合模型的统计方法包含 ML 和 REML，前者为默认方法。建立两水平模型的语句为“mixed 反应变量 解释变量 || lev2:”；建立两水平模型采用 REML 方法估计的语句为“mixed 反应变量 解释变量 || lev2:, reml”；建立三水平模型语句为“mixed 反应变量 解释变量 || lev3: || lev2:”。

(1)拟合不含协变量的随机截距模型

打开文件后，提交命令：

```
. mixed sbp || town:
```

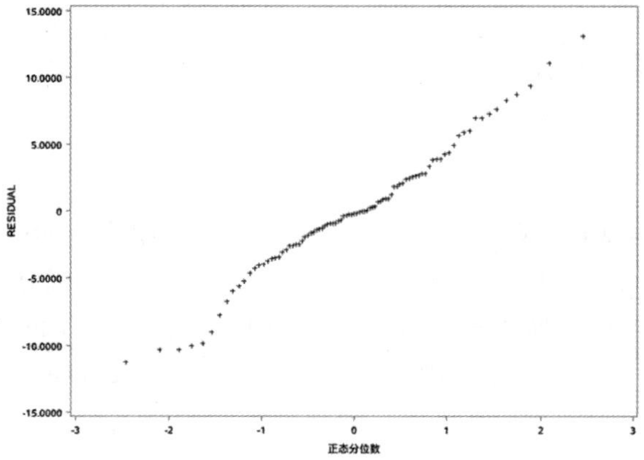

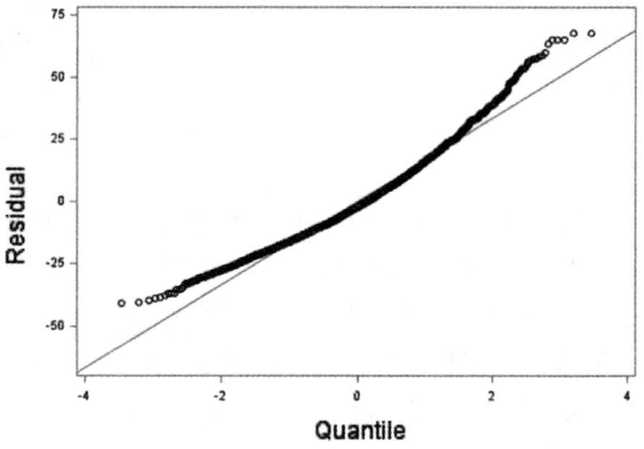

从上图可以看见模型的基本信息包含参数估计方法(E－M 算法)、模型收敛时最大似然函数值、水平 1 和水平 2 分别的单位数、最少和最多水平 2 单位、水平 2 平均单位数、固定效应和随机效应参数估计值以及模型检验。

模型采用混合效应 ML 回归，根据“*town*”进行分组，共 2376 条数据，分为 89 组，每组内样本量最小为 3，最大为 389，平均值为 26.7。该零模型对数似然函数值为 －10141.349 。由固定效应结果可见，此时对 β_0 的点估计值为 123.72，即所有居民平均收缩压为 123.72mmHg。

var(_cons)为水平 2 残差方差，即 $\sigma^2_{u_0}=33.12$，其标准误为 7.79，*var*(Residual)为水平 1 残差方差，即 $\sigma^2_{e_0}=285.96$，其标准误为 8.45。

所构建模型与不含 u_{0j} 的线性模型进行似然比检验，根据 $\chi^2=110.35$，$P<0.05$，可认为乡镇间收缩压存在差异，或者说两水平模型优于单水平模型。这里的检验统计量与 SAS 输出结果中的与零模

```
Mixed-effects ML regression                     Number of obs     =      2,376
Group variable: town                            Number of groups  =         89

                                                Obs per group:
                                                              min =          3
                                                              avg =       26.7
                                                              max =        389

                                                Wald chi2(0)      =          .
Log likelihood = -10141.349                     Prob > chi2       =          .

------------------------------------------------------------------------------
         sbp |      Coef.   Std. Err.      z    P>|z|     [95% Conf. Interval]
-------------+----------------------------------------------------------------
       _cons |   123.7193   .7654699   161.63   0.000      122.219    125.2195
------------------------------------------------------------------------------

------------------------------------------------------------------------------
  Random-effects Parameters  |   Estimate   Std. Err.     [95% Conf. Interval]
-----------------------------+------------------------------------------------
town: Identity               |
                  var(_cons) |    33.1245   7.793759      20.88684    52.53223
-----------------------------+------------------------------------------------
               var(Residual) |   285.9582   8.454582      269.8585    303.0184
------------------------------------------------------------------------------
LR test vs. linear model: chibar2(01) = 110.35        Prob >= chibar2 = 0.0000
```

型比较的统计量等同。

(2)拟合含水平 1 协变量 *whr* 的随机截距模型

```
mixed sbp whr || town
```

```
Mixed-effects ML regression                     Number of obs     =      2,376
Group variable: town                            Number of groups  =         89

                                                Obs per group:
                                                              min =          3
                                                              avg =       26.7
                                                              max =        389

                                                Wald chi2(1)      =     220.41
Log likelihood = -10036.121                     Prob > chi2       =     0.0000

------------------------------------------------------------------------------
         sbp |      Coef.   Std. Err.      z    P>|z|     [95% Conf. Interval]
-------------+----------------------------------------------------------------
         whr |   5.185739   .3492956    14.85   0.000     4.501132    5.870345
       _cons |   124.0084   .7661245   161.86   0.000     122.5068    125.5099
------------------------------------------------------------------------------

------------------------------------------------------------------------------
  Random-effects Parameters  |   Estimate   Std. Err.     [95% Conf. Interval]
-----------------------------+------------------------------------------------
town: Identity               |
                  var(_cons) |   34.60203   7.540767      22.57359    53.03989
-----------------------------+------------------------------------------------
               var(Residual) |   260.8578   7.702977      246.1889    276.4008
------------------------------------------------------------------------------
LR test vs. linear model: chibar2(01) = 147.07        Prob >= chibar2 = 0.0000
```

此时可见,加入 *whr* 变量的 Wald 检验统计量为 220.41,$P<0.05$,即腰臀比与收缩压存在相关关系。根据固定效应结果,可以认为居民腰臀比每增加 1 个标准差,收缩压平均增加 5.19mmHg;控制腰臀比为平均水平时,所有居民平均收缩压为 124.01mmHg。

此时模型随机效应结果显示，$\sigma^2_{u_0}=34.60$，$\sigma^2_{e_0}=260.86$。所构建模型与不含 u_{0j} 的线性模型进行似然比检验，$\chi^2=147.07$，$P<0.05$，则认为乡镇间收缩压存在差异。估计结果与 MLwiN 相同。

(3)绘制残差正态分布图

由于 mixed 的输出限制，需分别手动计算水平 1 和水平 2 残差。首先分别计算水平 1 与水平 2 残差之和 $u_{0j}+e_{0ij}$、样本预测值 $\beta_1 whr+\beta_0+u_{0j}$、样本固定效应预测值 $\beta_1 whr+\beta_0$，接着生成水平 2 残差 u_{0j}，即样本预测值与样本固定效应预测值差值，即可生成水平 1 残差 e_{0ij}，即水平 1 与水平 2 残差之和与水平 2 残差差值，随后绘制水平 1 残差正态分数图和水平 2 残差正态分数图。

```
• predict res ,res
• predict y,xb
• predict fit,fit
• egen u0j = mean(y-fit),by(town)
• gen e0j=res-u0j
• qnorm e0j
• qnorm u0j
```

结果如下。

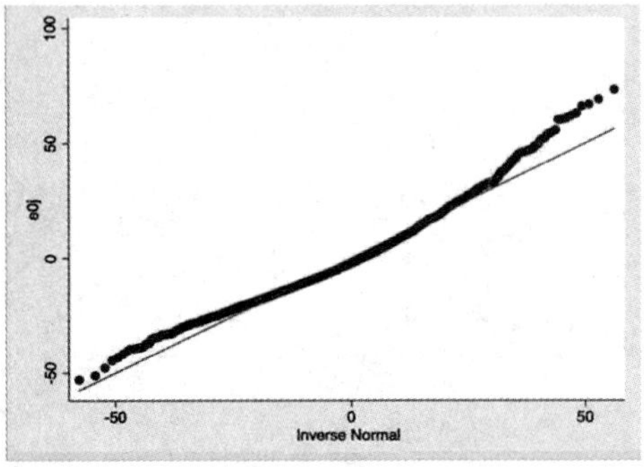

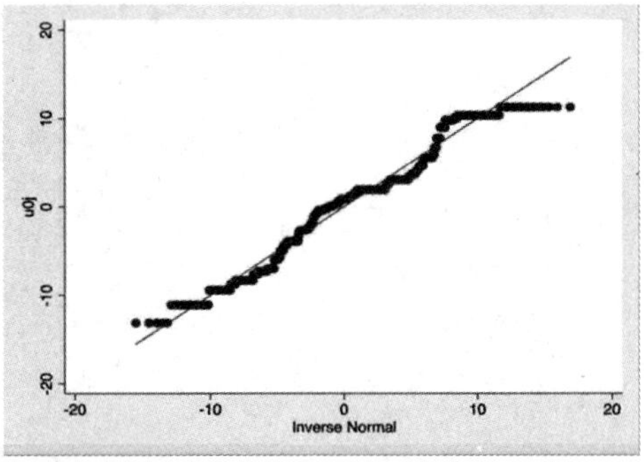

1.10.3 SPSS

数据文件名为“dat1-1.dta”，它共包含了 2376 名参与者及其各自所属乡镇的数据。

SPSS 用于拟合多水平或混合模型的指令 mixed 的基本选项如下。其中/criteria 下的各项为预设的计算方法所需，若不改变则可不写入操作指令；/method 下可选择最大似然估计 ML 或 REML；/fixed 下是模型中的协变量和估计值的检验方法；/random 下则定义具有随机效应的变量（如截距和随机斜率对应的协变量）、subject 选项确定水平 2 单位指示变量、协方差类型（如 vc 为成分方差模型）。若构建三水平模型则在两水平模型构建命令后添加相应语句：/random = 变量名 | subject（水平 2 单位指示变量 * 水平 3 单位指示变量）。

(1)拟合不含协变量的随机截距模型

在语法编辑器中运行以下语句：

```
mixed sbp
  /fixed= | sstype(3)
  /method=ml
  /print=solution testcov
  /random=intercept | subject(town) covtype(vc).
```

SPSS 结果如下。可见所有居民平均收缩压为 123.72mmHg。该结果与其他软件结果一致。

Information Criteria[a]

-2 Log Likelihood	20282.699
Akaike's Information Criterion (AIC)	20288.699
Hurvich and Tsai's Criterion (AICC)	20288.709
Bozdogan's Criterion (CAIC)	20309.018
Schwarz's Bayesian Criterion (BIC)	20306.018

The information criteria are displayed in smaller-is-better forms.

a. Dependent Variable: sbp.

Type III Tests of Fixed Effects[a]

Source	Numerator df	Denominator df	F	Sig.
Intercept	1	79.769	26122.782	.000

a. Dependent Variable: sbp.

Estimates of Fixed Effects[a]

Parameter	Estimate	Std. Error	df	t	Sig.	95% Confidence Interval Lower Bound	95% Confidence Interval Upper Bound
Intercept	123.719254	.765469	79.769	161.625	.000	122.195855	125.242654

a. Dependent Variable: sbp.

Estimates of Covariance Parameters[a]

Parameter		Estimate	Std. Error	Wald Z	Sig.	95% Confidence Interval Lower Bound	95% Confidence Interval Upper Bound
Residual		285.958253	8.454583	33.823	.000	269.858552	303.018459
Intercept [subject = town]	Variance	33.124367	7.793729	4.250	.000	20.806758	52.532026

a. Dependent Variable: sbp.

(2)拟合含水平 1 协变量 *whr* 的随机截距模型

在语法编辑器中运行以下语句：

```
mixed sbp with whr
  /fixed=whr | sstype(3)
  /method=ml
  /print=solution testcov
  /random=intercept | subject(town) covtype(un).
```

Information Criteria[a]

-2 Log Likelihood	20072.243
Akaike's Information Criterion (AIC)	20080.243
Hurvich and Tsai's Criterion (AICC)	20080.260
Bozdogan's Criterion (CAIC)	20107.336
Schwarz's Bayesian Criterion (BIC)	20103.336

The information criteria are displayed in smaller-is-better forms.

a. Dependent Variable: sbp.

Type III Tests of Fixed Effects[a]

Source	Numerator df	Denominator df	F	Sig.
Intercept	1	86.783	26200.193	.000
whr	1	2373.718	220.412	.000

a. Dependent Variable: sbp.

Estimates of Fixed Effects[a]

Parameter	Estimate	Std. Error	df	t	Sig.	95% Confidence Interval Lower Bound	95% Confidence Interval Upper Bound
Intercept	124.008357	.766123	86.783	161.865	.000	122.485550	125.531164
whr	5.185738	.349296	2373.718	14.846	.000	4.500782	5.870694

a. Dependent Variable: sbp.

Estimates of Covariance Parameters[a]

Parameter		Estimate	Std. Error	Wald Z	Sig.	95% Confidence Interval Lower Bound	95% Confidence Interval Upper Bound
Residual		260.857855	7.702979	33.865	.000	246.188884	276.400865
Intercept [subject = town]	Variance	34.601884	7.540733	4.589	.000	22.573492	53.039661

a. Dependent Variable: sbp.

(3)水平 1 残差正态分数图

首先求得水平 1 残差需在混合效应模型结果输出对应残差,即在建立包含 *whr* 变量的两水平模型指令中增加保存语句为"Save=resid"。然后利用新生成的"RESID_1"变量绘制正态分数图,指令操作:

```
mixed sbp with whr
  /fixed=whr | sstype(3)
  /method=ml
  /print=solution testcov
  /random=intercept | subject(town) covtype(vc)
    /save=resid.
pplot
  /variables=resid_1
  /nolog
  /nostandardize
  /type=q-q
  /fraction=blom
  /ties=mean
  /dist=normal.
```

结果如下。

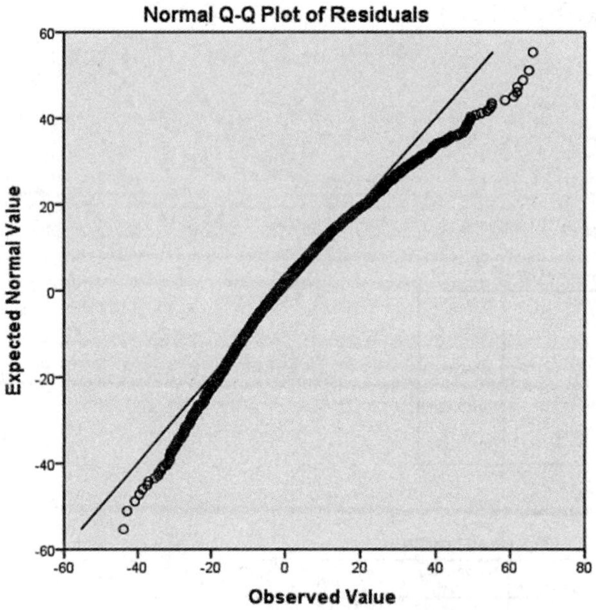

(4)水平 2 残差正态分数图

指令操作:

```
mixed sbp with whr
  /fixed=whr | sstype(3)
  /method=ml
  /print= solution testcov
  /random=intercept | subject(town) covtype(vc)
```

```
  /save=fixpred pred. /* 输出固定效应预测值和模型拟合值
compute res_lev2 =pred_1 - fxpred_1.
execute. /* 生成二者差值,即水平 2 残差
pplot
  /variables= res_lev2
  /nolog
  /nostandardize
  /type=q-q
/fraction=blom
  /ties=mean
  /dist=normal. /* 利用水平 2 残差绘制正态分数图
```

结果如下：

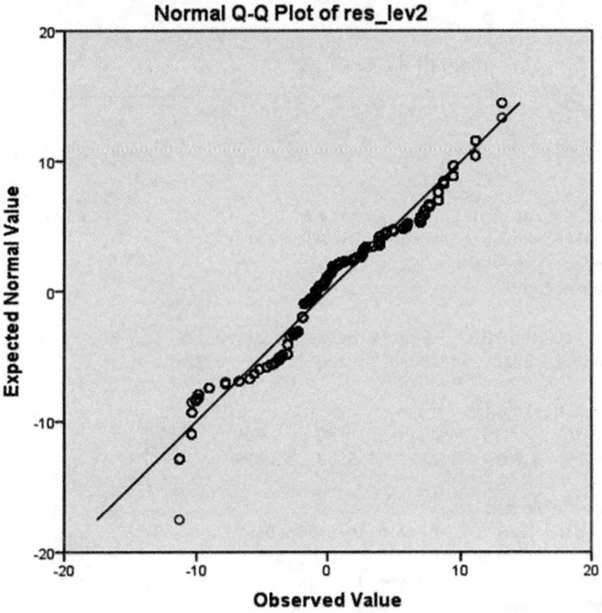

1.10.4　R

数据文件名为“dat1-1. dta”,它共包含了 2376 名参与者及其各自所属乡镇的数据。

在构建多水平模型中常用“lmer”函数,在运行前需加载“lme4”包,语句“library(lme4)”。该函数预设模型的截距项为“1”,1+(1 | level 2 ID)表示对截距值做估计并允许在水平 2 上截距随机效应。参数估计方法有“ML”“REML”,模型默认估计方法为 REML,若使用 ML 方法,需在函数内设置“REML = F”。如需构建三水平随机截距模型,则随机效应部分修改为 1+(1 | level 3 ID/level 2 ID),表示形成一个嵌套结构,将水平 2 单位嵌套进水平 3 单位内。

```
library(lme4) #加载多水平模型所需要包
library(haven) #加载读取数据所需要包
setwd("…")
data <-read_dta('dat1-1. dta',header=T)
```

(1)拟合不含协变量的随机截距模型

```
M0 <-lmer(sbp~1+(1|town),data,REML = F)
summary(M0)
```

```
Linear mixed model fit by maximum likelihood . t-tests use
  Satterthwaite's method [lmerModLmerTest]
Formula: sbp ~ 1 + (1 | town)
   Data: dat1

     AIC      BIC   logLik deviance df.resid
 20288.7  20306.0 -10141.3  20282.7     2373

Scaled residuals:
    Min      1Q  Median      3Q     Max
-2.4141 -0.6982 -0.1208  0.5768  4.0186

Random effects:
 Groups   Name        Variance Std.Dev.
 town     (Intercept)  33.12    5.755
 Residual             285.96   16.910
Number of obs: 2376, groups:  town, 89

Fixed effects:
            Estimate Std. Error      df t value Pr(>|t|)
(Intercept) 123.7193     0.7655 79.7689   161.6   <2e-16 ***
```

(2)拟合含水平 1 协变量 *whr* 的随机截距模型

```
M1 <-lmer(sbp~whr+(1|town),data,REML = F)
summary(M1)
```

```
Linear mixed model fit by maximum likelihood . t-tests use
  Satterthwaite's method [lmerModLmerTest]
Formula: sbp ~ whr + (1 | town)
   Data: dat1

     AIC      BIC   logLik deviance df.resid
 20080.2  20103.3 -10036.1  20072.2     2372

Scaled residuals:
    Min      1Q  Median      3Q     Max
-2.7179 -0.6994 -0.1155  0.5569  4.0879

Random effects:
 Groups   Name        Variance Std.Dev.
 town     (Intercept)  34.6     5.882
 Residual             260.9    16.151
Number of obs: 2376, groups:  town, 89

Fixed effects:
            Estimate Std. Error        df t value Pr(>|t|)
(Intercept) 124.0084     0.7661   86.7828  161.87   <2e-16 ***
whr           5.1857     0.3493 2373.7183   14.85   <2e-16 ***
---
Signif. codes:  0 ‘***’ 0.001 ‘**’ 0.01 ‘*’ 0.05 ‘.’ 0.1 ‘ ’ 1

Correlation of Fixed Effects:
    (Intr)
whr 0.024
```

可见该模型结果与其他软件结果一致。

(3)水平 1 残差正态分数图

R 可利用 residuals 函数提取包含 *whr* 变量的两水平随机截距模型 M1 的水平 1 残差,语句为"residuals(M1)"。而绘制正态分数图可利用 qqnorm 函数,可利用 xlab, ylab,main 选项分别设置横纵坐标轴以及图像名称,ylim 设置纵坐标轴刻度区间。

```
qqnorm(residuals(M1))
```

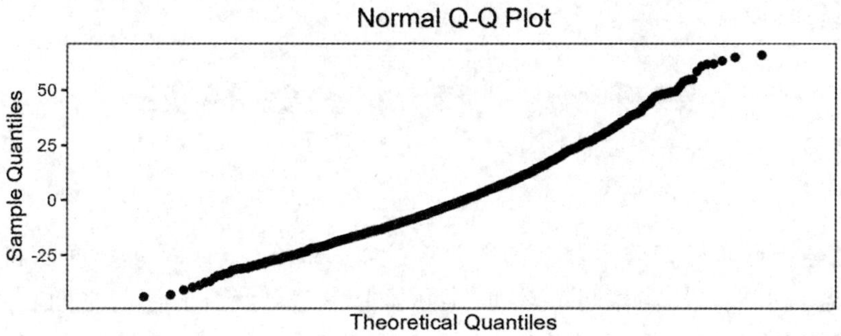

(4)水平 2 残差正态分数图

ranef 函数用于提取水平 2 残差。

```
r2<-ranef(M1)[[1]]
qqnorm(as.numeric(r2$'(Intercept)'))
```

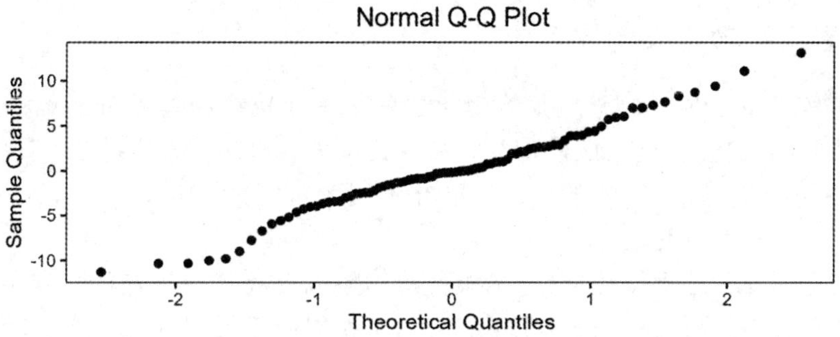

(张菊英)

第 2 章　随机系数模型

第 1 章介绍的随机截距模型假定截距为随机变量，其取值在高水平单位间随机变化，而斜率为固定系数，其取值在各高水平单位均相同。然而，实际研究中某自变量的回归系数在不同高水平单位间也可能不同，这时随机截距模型不一定能全面反映数据的实际特征。因此，本章对随机截距模型做进一步扩展，假定截距和斜率均在高水平单位间随机变化，称为随机系数模型（random coefficients model）或随机斜率模型（random slopes model）。

2.1　单个随机斜率的随机系数模型

2.1.1　模型设置及参数含义

本章继续沿用例 1.1。在第 1 章中，研究者构建两水平随机截距模型分析个体收缩压（sbp）平均水平在不同乡镇之间的变化情况，但该模型假定腰臀比（whr）与 sbp 的关系在不同乡镇是固定的。然而，不同乡镇的特征不同，whr 与 sbp 的关系可能在不同乡镇间并不相同，所以 whr 对 sbp 的回归系数（或斜率）在不同乡镇也是变化的。

图 2.1 通过图形对比了普通线性回归、随机截距和随机系数模型的特征。其中，随机截距模型假定仅截距存在随机变异，拟合的是 j 条截距不同而斜率相同的平行线；随机系数模型假定截距和斜率在组间均存在随机变异，拟合的是 j 条截距、斜率不同的回归线，如图 2.1。

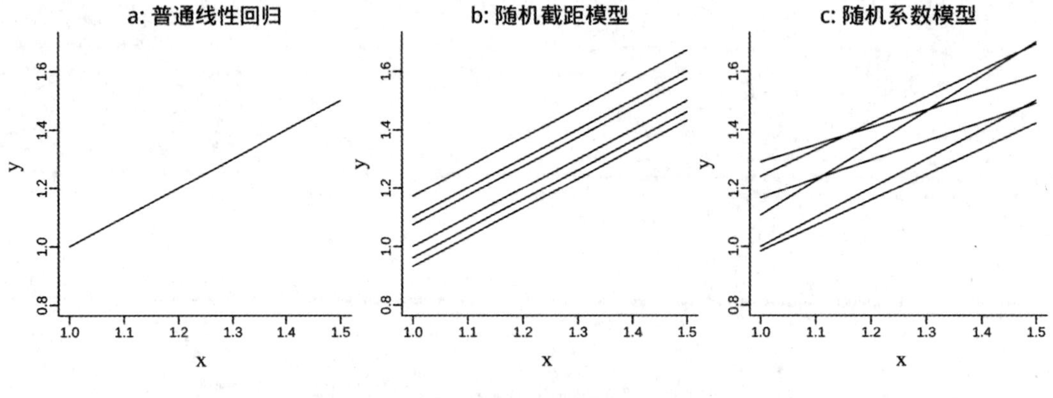

图 2.1　普通线性回归、随机截距模型和随机系数模型比较示意图

随机系数模型如下所示，记为模型(2.1)：

$$y_{ij}=\beta_{0j}+\beta_{1j}x_{ij}+e_{0ij},\ e_{0ij}\sim N(0,\ \sigma^2_{e_0})\tag{2.1}$$

$$\beta_{0j}=\beta_0+u_{0j},\ u_{0j}\sim N(0,\sigma^2_{u_0})$$

$$\beta_{1j}=\beta_1+u_{1j},\ u_{1j}\sim N(0,\sigma^2_{u_1})$$

其中，β_0 为各组截距的均值，u_{0j} 为各组截距与平均截距之差，u_{0j} 服从均值为 0，方差为 $\sigma^2_{u_0}$ 的正态分布；β_1 为各组斜率的均值，u_{1j} 为各组斜率与平均斜率之差，u_{1j} 服从均值为 0，方差为 $\sigma^2_{u_1}$ 的正态分布；e_{0ij} 为水平 1 的随机误差，表示模型不能解释的部分，图形表达如图 2.2。

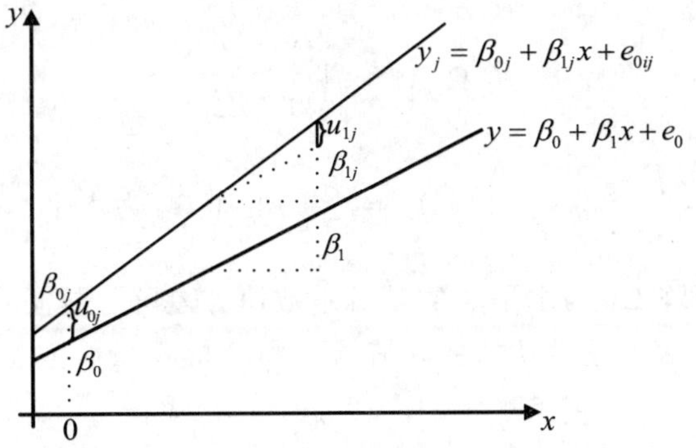

图 2.2　随机系数模型参数及含义示意图

随机系数的随机效应可用协方差矩阵的形式表示：

$$\begin{bmatrix} u_{0j} \\ u_{1j} \end{bmatrix} \sim MN(0,\ \Omega_u)：\Omega_u = \begin{bmatrix} \sigma^2_{u_0} & \\ \sigma_{u_{01}} & \sigma^2_{u_1} \end{bmatrix} \tag{2.2}$$

其中，Ω_u 为 u_{0j} 与 u_{1j} 的协方差矩阵，$\sigma^2_{u_0}$ 为 u_{0j} 的方差，$\sigma^2_{u_1}$ 为 u_{1j} 的方差，分别表示截距和斜率的组间变异；$\sigma_{u_{01}}=cov(u_{0j},u_{1j})$，$\sigma_{u_{01}}$ 为 u_{0j} 与 u_{1j} 的协方差，反映截距与斜率随机效应的相关关系。

对 β_{0j} 的假定与随机截距模型一致，即：

$$E(\beta_{0j})=\beta_0,\ var(\beta_{0j})=var(u_{0j})=\sigma^2_{u_0}$$

在随机系数模型中，β_{1j} 也为随机变量，其均数和方差为：

$$E(\beta_{1j})=\beta_1,\ var(\beta_{1j})=var(u_{1j})=\sigma^2_{u_1}$$

随机系数模型将回归系数分解为固定效应部分和随机效应部分。固定效应用均数描述，它决定了全部个体的平均回归线，其截距为平均截距 β_0，斜率为平均斜率 β_1；随机效应的强度用方差描述，$\sigma^2_{u_0}$ 表示水平 2 各个体 y_{ij} 的平均估计值 β_{0j} 的方差，$\sigma^2_{u_1}$ 表示水平 2 各个体的 y_{ij} 随 x_{ij} 变化的斜率 β_{1j} 的方差，反映了因变量 y 与协变量 x 的关系在水平 2 单位上的变异。

模型(2.1)也可表达为：

$$y_{ij}=(\beta_0+\beta_1x_{ij})+(u_{0j}+u_{1j}x_{ij}+e_{0ij}) \tag{2.3}$$

模型(2.3)表达为固定部分 $\beta_0+\beta_1x_{ij}$ 与随机部分 $u_{0j}+u_{1j}x_{ij}+e_{0ij}$ 之和。

给定固定效应的估计值和解释变量的 x_{ij} 值，模型(2.3)的反应变量总方差为：

$$var(y_{ij}\mid\beta_0,\beta_1,x_{ij})=var(u_{0j}+u_{1j}x_{ij}+e_{0ij})=\sigma^2_{u_0}+2\sigma_{u_{01}}x_{ij}+\sigma^2_{u_1}x^2_{ij}+\sigma^2_{e_0}$$

可将上述最简单的、含一个随机斜率的两水平随机系数模型扩展为一般形式，在固定部分包含其他解释变量：

$$y_{ij}=\beta_0+\beta_1x_{1ij}+\sum_{h=2}^{p}\beta_hx_{hij}+(u_{0j}z_{0ij}+u_{1j}z_{1ij}+e_{0ij}z_{0ij})$$

进一步简化为：

$$y_{ij}=X_{ij}\beta+\sum_{h=0}^{l}u_{hj}z_{hij}+e_{0ij}z_{0ij} \tag{2.4}$$

这里，模型随机部分采用了新的解释变量 Z，实际上，$z_{0ij}=x_{0ij}=1$，$z_{hij}=x_{hij}$。更一般地即为：$Z=\{Z_0,Z_1,\cdots,Z_h\}$，式中，$Z_0=1$，$Z_1=\{x_{1ij}\}$，$Z_h=\{x_{hij}\}$。

模型随机部分的解释变量常为其固定部分的一个子集，亦可不是，但必须是低水平的协变量。

在一个具有随机截距与斜率的两水平模型中，以某个有 2 个研究对象的高水平单位为例，其反应变量的协方差阵为：

$$X_j \Omega_2 X_j^T + \begin{pmatrix} \Omega_1 & 0 \\ 0 & \Omega_1 \end{pmatrix} \tag{2.5}$$

式中：$X_j = \begin{pmatrix} 1 & x_{1j} \\ 1 & x_{2j} \end{pmatrix}$，$\Omega_2 = \begin{pmatrix} \sigma_{u_0}^2 & \sigma_{u_{01}} \\ \sigma_{u_{01}} & \sigma_{u_1}^2 \end{pmatrix}$，$\Omega_1 = \sigma_{e_0}^2$。矩阵 Ω_2 为水平 2 的随机截距与斜率的协方差阵，即随机系数协方差阵，矩阵 Ω_1 为水平 1 的随机系数协方差阵。这里，水平 1 只有一个单一的方差项，可进一步采用 $\Omega = \{\Omega_i\}$ 表示这些协方差矩阵集。将反应变量协方差阵即式(2.5)展开得到：

$$\begin{pmatrix} \sigma_{u_0}^2 + 2\sigma_{u_{01}} x_{1j} + \sigma_{u_1}^2 x_{1j}^2 + \sigma_{e_0}^2 & \sigma_{u_0}^2 + \sigma_{u_{01}}(x_{1j} + x_{2j}) + \sigma_{u_1}^2 x_{1j} x_{2j} \\ \sigma_{u_0}^2 + \sigma_{u_{01}}(x_{1j} + x_{2j}) + \sigma_{u_1}^2 x_{1j} x_{2j} & \sigma_{u_0}^2 + 2\sigma_{u_{01}} x_{2j} + \sigma_{u_1}^2 x_{2j}^2 + \sigma_{e_0}^2 \end{pmatrix}$$

这是具有分块结构的两水平模型的反应变量协方差阵。此式即为构造反应变量协方差阵的一般模式，它同时也概括了拟合水平 1 复杂变异(complex variance)的可能性。

判断同一数据的随机系数模型是否比随机截距模型更适合，可采用两嵌套模型的对数似然比检验或广义 Wald 检验。随机截距模型与随机系数模型的－2 倍对数似然值之差服从自由度为 2 的 χ^2 分布。广义 Wald 检验同时检验联合无效假设 $\sigma_{u_1}^2 = 0$ 和 $\sigma_{u_{01}} = 0$，给出自由度为 2 的近似 χ^2 分布值。

2.1.2 模型拟合及结果解释

(1)纳入低水平协变量的随机系数模型

构建如下模型：

$$sbp_{ij} = \beta_{0j} + \beta_{1j} whr_{ij} + e_{0ij},\ e_{0ij} \sim N(0,\ \sigma_{e_0}^2) \tag{2.6}$$

模型拟合结果如表 2.1。

表 2.1 模型(1.3)与模型(2.6)结果对比

	模型(1.3)	模型(2.6)
固定效应		
β_0	124.008 (0.766)	124.149 (0.752)
β_1 (whr)	5.186 (0.349)	5.729 (0.465)
随机效应		
水平 2(乡镇)		
$\sigma_{u_0}^2$	34.598 (7.661)	32.636 (7.363)
$\sigma_{u_{01}}$	—	8.893 (3.271)
$\sigma_{u_1}^2$	—	4.361 (2.290)
水平 1(个体)		
$\sigma_{e_0}^2$	260.859 (7.706)	257.867 (7.692)
－2 对数似然值	20072.243	20055.887

whr 斜率的固定效应估计值 $\hat{\beta}_1$ 为 5.729，经 Wald 检验 $\chi^2 = 151.793$，$P < 0.001$，有统计学意义，

表明 sbp 随 whr 的增加而增加，腰臀比每增加 1 个标准差，收缩压平均增加约 5.729 mmHg。

$\sigma_{u_0}^2$ 经 Wald 检验，$\chi^2=19.647$，$P<0.001$，有统计学意义，表明不同乡镇间截距不同，各乡镇研究对象平均腰臀比一定时，平均收缩压不同；而 $\sigma_{u_1}^2$ 经 Wald 检验，$\chi^2=3.627$，$P=0.057$，表明随着腰臀比的增加，各乡镇研究对象收缩压的增长速度差异无统计学意义。

$\sigma_{u_{01}}$ 为 u_{0j} 和 u_{1j} 的协方差，反映 u_{0j} 和 u_{1j} 的相关关系，经 Wald 检验 $\chi^2=7.392$，$P=0.007$，表示截距和斜率可能存在正向关联，乡镇平均收缩压越高，收缩压随腰臀比增加而增加的速度越快。

在纳入随机斜率后 $\sigma_{e_0}^2$ 有所降低，表示纳入随机斜率后多解释了一部分变异。

通过两嵌套模型的对数似然比检验，$\chi^2=16.356$，$P=0.0003$，认为随机系数模型比随机截距模型更优；广义 Wald 检验 $\chi^2=7.551$，结果一致。

$\hat{\beta}_0$ 和 $\hat{\beta}_1$ 的估计值分别为 124.149 和 5.729，因此对于所有研究对象，该两水平回归模型为 $\hat{sbp}_{ij}=124.149+5.729whr_{ij}$。各乡镇截距的估计值分别为｛122.166，122.358，127.470，121.114，122.143，115.045，123.320，119.293，131.101，132.986，…｝，斜率估计值为｛5.001，5.779，7.124，4.691，4.862，3.513，6.620，3.778，7.315，7.751，…｝。从数据中可以看出，不同乡镇的截距和斜率估计值均不同。因此，第一个乡镇的回归线为 $\hat{sbp}_1=122.166+5.001\ whr_1$，以此类推。

水平 2 残差乡镇排序图如图 2.3。纵坐标为水平 2 残差及其 95%置信区间，每个点代表一个乡镇，并按照水平 2 残差从小到大排列。由图可以看出，首尾处几个乡镇的置信区间不包含零，因此可以认为上述几个乡镇的 u_{0j} 和 u_{1j} 不为零，其截距和斜率与平均水平不同。

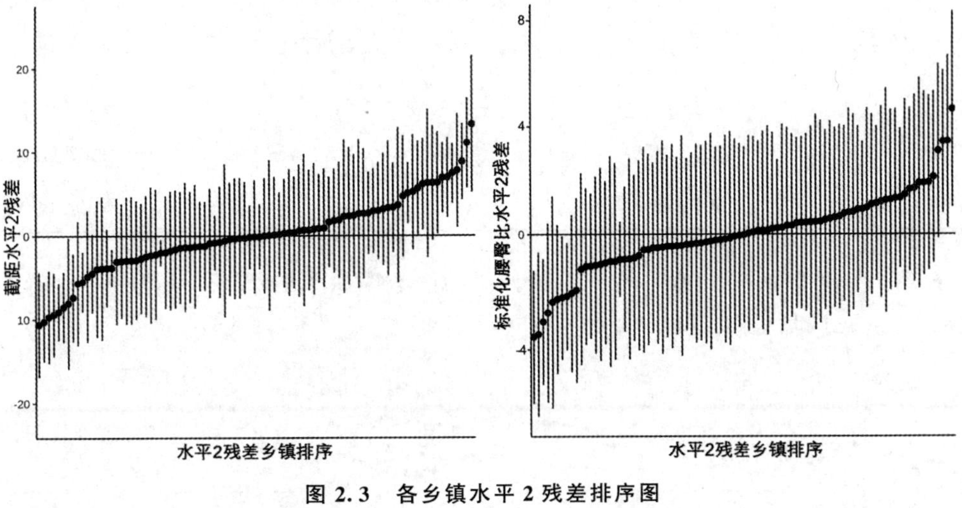

图 2.3　各乡镇水平 2 残差排序图

(2)仅纳入高水平协变量的随机系数模型

将乡镇平均食盐摄入量 $salt$ 纳入模型，作为高水平协变量，记为模型(2.7)：

$$sbp_{ij}=\beta_{0j}+\beta_{1j}whr_{ij}+\beta_2 salt_j+e_{0ij},\ e_{0ij}\sim N(0,\sigma_{e_0}^2) \tag{2.7}$$

$$\begin{bmatrix}u_{0j}\\u_{1j}\end{bmatrix}\sim MN(0,\ \Omega_u):\Omega_u=\begin{bmatrix}\sigma_{u_0}^2 & \\ \sigma_{u_{01}} & \sigma_{u_1}^2\end{bmatrix}$$

其中，β_{0j} 表示随机截距，β_{1j} 表示随机斜率，高水平协变量的系数 β_2 为定值。

模型结果如表 2.2。由表 2.2 可知，$\hat{\beta}_2$ 估计值为 0.222，经 Wald 检验，$\chi^2=4.928$，$P=0.026$，有统计学意义，可以认为控制居民腰臀比后，不同乡镇的个体 sbp 随着乡镇平均食盐摄入量的增加而增加。水平 1 的随机效应方差估计值与不纳入高水平协变量的随机系数模型(2.6)相比变化不大；水平

2 的随机效应方差估计值与模型(2.6)的估计值均有可见差别,提示乡镇平均食盐摄入量的不同对乡镇间个体 *sbp* 的差异可能有一些影响。进一步可按式(2.8)分别计算模型(2.6)和(2.7)的水平 2 总方差 U,此时总方差是腰臀比变量的函数,做两模型总方差函数图,如图 2.4。如果两曲线不重合则提示高水平变量 *salt* 对水平 2 乡镇间的 *sbp* 变异有影响。

$$v\hat{a}r(U)=\hat{\sigma}^2_{u_0}+2\hat{\sigma}_{u_{01}}(whr)_{ij}+\hat{\sigma}^2_{u_1}(whr)^2_{ij} \tag{2.8}$$

表 2.2　加入高水平协变量随机系数模型(2.7)与模型(1.3)、模型(2.6)比较

	模型(1.3) 估计值(标准误)	模型(2.6) 估计值(标准误)	模型(2.7) 估计值(标准误)
固定效应			
β_0	124.008(0.766)	124.149(0.752)	114.210(4.528)
$\beta_1(whr)$	5.186(0.349)	5.729(0.465)	5.707(0.453)
$\beta_2(salt)$	—	—	0.222(0.100)
随机效应			
水平 2(乡镇)			
$\sigma^2_{u_0}$	34.598(7.661)	32.636(7.363)	31.985(7.248)
$\sigma_{u_{01}}$	—	8.893(3.271)	9.424(3.200)
$\sigma^2_{u_1}$	—	4.361(2.290)	3.993(2.135)
水平 1(个体)			
$\sigma^2_{e_0}$	260.859(7.706)	257.867(7.692)	257.872(7.680)
−2 对数似然值	20072.243	20055.887	20051.090

分别做模型(2.6)和(2.7)的水平 2 方差估计值的函数图像如图 2.4。从图中可以看到,加入了水平 2 单位的协变量 *salt* 后,截距和 *whr* 的方差无明显变化。

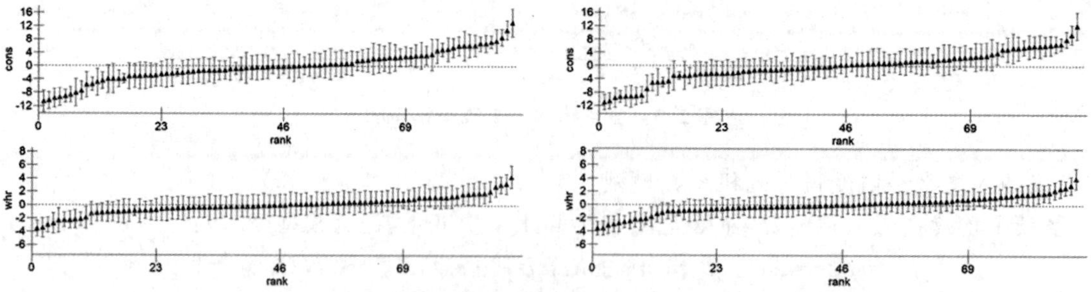

图 2.4　模型 2.6 和 2.7 的水平 2 方差估计值的函数图

2.2　多个随机斜率模型简介

当个体水平的多个自变量的变化速率在各乡镇中可能存在差异时,可在模型中纳入多个随机斜率的自变量。例如,当有两个自变量的回归系数均在组间变异时可拟合下式模型:

$$y_{ij}=\beta_{0j}+\beta_{1j}x_{ij}+\beta_{2j}x_{ij}+e_{0ij},\ e_{0ij}\sim N(0,\ \sigma_{e_0}^2) \tag{2.9}$$
$$\beta_{0j}=\beta_0+u_{0j},\ u_{0j}\sim N(0,\sigma_{u_0}^2)$$
$$\beta_{1j}=\beta_1+u_{1j},\ u_{1j}\sim N(0,\ \sigma_{u_1}^2)$$
$$\beta_{2j}=\beta_2+u_{2j},\ u_{2j}\sim N(0,\ \sigma_{u_2}^2)$$

此时，β_{0j}、β_{1j} 和 β_{2j} 均在组间变异。同样的，随机系数的随机效应可用下式方差－协方差矩阵的形式表示：

$$\begin{bmatrix} u_{0j} \\ u_{1j} \\ u_{2j} \end{bmatrix} \sim MN(0,\ \Omega_u)：\Omega_u=\begin{bmatrix} \sigma_{u_0}^2 & & \\ \sigma_{u_{01}} & \sigma_{u_1}^2 & \\ \sigma_{u_{02}} & \sigma_{u_{12}} & \sigma_{u_2}^2 \end{bmatrix} \tag{2.10}$$

其中，方差协方差阵对角线位置分别为 u_{0j}、u_{1j} 和 u_{2j} 的方差，$\sigma_{u_{01}}$、$\sigma_{u_{02}}$ 和 $\sigma_{u_{12}}$ 分别为对应的协方差。

当存在随机斜率的自变量有 k 个时（$n=1,2,\cdots,k$），同理，模型如下：

$$y_{ij}=\beta_{0j}+\beta_{1j}x_{ij}+\beta_{2j}x_{ij}+\cdots+\beta_{nj}x_{ij}+e_{0ij},\ e_{0ij}\sim N(0,\ \sigma_{e_0}^2),\ n=1,\ 2,\ 3,\ \cdots,\ k$$

在水平 2 要估计的随机系数的方差－协方差矩阵为：

$$\begin{bmatrix} u_{0j} \\ u_{1j} \\ \vdots \\ u_{kj} \end{bmatrix} \sim MN(0,\ \Omega_u)：\Omega_u=\begin{bmatrix} \sigma_{u_0}^2 & & & \\ \sigma_{u_{01}} & \sigma_{u_1}^2 & & \\ \vdots & \vdots & \ddots & \\ \sigma_{u_{0k}} & \sigma_{u_{1k}} & \cdots & \sigma_{u_k}^2 \end{bmatrix} \tag{2.11}$$

式(2.11)估计的方差－协方差类型又称为无结构型(Unstructured,UN)，它需要对 k 个随机效应的方差和随机效应两两间的协方差做估计，要估计的参数包含 k 个方差和 $\frac{k!}{2!\ (k-2)!}$ 个协方差，可见要估计的随机系数随变量斜率数的增加呈几何倍数增长，此时拟合随机斜率模型可能会存在如下问题：①多个变量都有随机斜率时的估计参数无法解释；②水平 2 单位内的个体数不够易导致模型过度拟合不收敛。因此，随机斜率的设定应当有专业上的假设或合理的解释，并且高水平单位内的个体数不能太少。另外，也可以根据专业知识考虑选择性地不估计该模型水平 2 方差－协方差阵中的某些元素。

在重复测量数据结构下，水平 2 单位通常是个体，其方差－协方差类型除了上述的 UN 型，还有多种时间序列结构供选择，在本书第 3 章有更详细的介绍。

以上随机系数模型假定要估计随机系数的协变量均为水平 1 变量，而且水平 1 的方差只有一个，即水平 1 的残差来自一个同质的随机分布。但实际研究中可能涉及高水平变量与高水平上的随机系数相关的问题，也可能出现水平 1 的方差不同质的问题。

下面介绍两个现实研究中随机斜率模型常见的扩展。

2.2.1　水平 1 复杂方差模型

仍以例 1.1 研究数据为例，介绍水平 1 方差不同质的模型。前述模型均假设所有研究对象的 *sbp* 值变异度相同，不随性别、年龄或一天中的测量时间不同而改变。而现实中，这些因素均可能影响 *sbp* 的测量值。假设我们也关心不同性别或不同年龄段的研究对象的 *sbp* 值的波动情况。采用 MLwiN 软件可将水平 1 的方差分解为不同性别或不同年龄组方差并作比较。在随机系数模型(2.6)的基础上假设水平 1 的复杂方差模型如下：

$$
\begin{aligned}
sbp_{ij} &= \beta_{0ij} + \beta_{1j} whr_{ij} + \beta_{2ij} sex_{ij} \\
\beta_{0ij} &= \beta_0 + u_{0j} + e_{0ij} \\
\beta_{1j} &= \beta_1 + u_{1j} \\
\beta_{2ij} &= \beta_2 + e_{2ij}
\end{aligned}
\tag{2.12}
$$

$$
\begin{bmatrix} u_{0j} \\ u_{1j} \end{bmatrix} \sim MN(0,\ \Omega_u),\ \Omega_u = \begin{bmatrix} \sigma^2_{u_0} & \\ \sigma_{u_{01}} & \sigma^2_{u_1} \end{bmatrix}
$$

$$
e_{0ij} \sim N(0,\ \sigma^2_{e_0}),\ e_{2ij} \sim N(0,\ \sigma^2_{e_2})
$$

模型(2.12)要估计5个随机参数,水平2的随机参数的意义前面已有解释,水平1的方差与性别相关。假设男性为参照组,女性为对比组,两组间不存在协变异,性别只是个分组变量,它将水平1的总方差按男性和女性组分为两部分,故水平1的残差为两个独立的正态变量,由此可见 $\sigma^2_{e_0}$ 是男性 sbp 的组内变异估计值,$\sigma^2_{e_2}$ 估计的是男性与女性之差别,而女性 sbp 的组内变异估计值为 $\hat{\sigma}^2_{e_0} + \hat{\sigma}^2_{e_2}$。对 $\hat{\sigma}^2_{e_2}$ 做Wald检验可推断两群人的 sbp 方差齐性与否。

但当女性组的方差小于男性,而方差估计值不能为负值,模型(2.12)中对水平1方差估计值的设置可改为 $\Omega_e = \begin{bmatrix} \sigma^2_{e_0} & \\ \sigma_{e_{02}} & 0 \end{bmatrix}$,这时 $\hat{\sigma}_{e_{02}}$ 估计的是男性与女性组内变异的协方差,而女性的方差则为 $\hat{\sigma}^2_{e_0} + 2\hat{\sigma}_{e_{02}}$。

如果这个构造水平1复杂方差的变量是连续变量,例如年龄(x_{1ij}),则在水平1可以估计完整的方差—协方差阵 $\Omega_e = \begin{bmatrix} \sigma^2_{e_0} & \\ \sigma_{e_{02}} & \sigma^2_{e_2} \end{bmatrix}$,这里随机系数没有独立的解释意义,但水平1总方差是该连续变量的函数,随变量值变化而变化,表达式为 $var(e) = \hat{\sigma}^2_{e_0} + 2\hat{\sigma}_{e_2} x_{1ij} + \hat{\sigma}^2_{e_2} x^2_{1ij}$。

该模型用MLwiN软件的拟合操作并不复杂,详细水平1复杂方差模型的应用可参见文献Yang & Leung 1994。

2.2.2 水平2复杂方差模型

仍然基于例1.1,前面已知乡镇平均食盐量与个体的 sbp 正相关的条件下(模型2.7),若欲了解水平2变量 $salt$ 即乡镇平均食盐量不同是否对 whr 的随机系数估计值有影响,或者高食盐量的乡镇其 whr 的随机效应与低食盐量乡镇的 whr 随机效应是否不同。此问题关注的不是模型的固定效应而是高水平的随机系数。为了模型更容易解释,这里我们将水平2连续变量 $salt$ 转变为离散变量 Z,定义平均食盐量等于和大于50的相对高盐组取值为1,其余为0。用此二分类变量代替连续变量 $salt$,得到模型(2.13)如表2.3。固定效应 β_2 在模型(2.7)是指食盐量平均每增加一个单位时 sbp 血压平均增加值;在模型(2.13)是指高食盐组的平均 sbp 值比低食盐组高3.838个单位,其余固定和随机参数的估计值以及模型拟合优度值−2倍对数似然值在两模型很接近。

模型(2.14)则是在模型(2.13)中加入 Z 的随机参数,虽然模型收敛,且结果显示与模型(2.13)的拟合度没有明显改善,但我们并不能解释与食盐量相关的随机系数的意义。

表 2.3　乡镇水平连续变量与离散变量模型比较

	模型(2.7) 估计值(SE)	模型(2.13) 估计值(SE)	模型(2.14) 估计值(SE)
固定效应			
β_0	114.210(4.528)	123.317(0.826)	123.328(0.781)
$\beta_1(whr)$	5.707(0.453)	5.681(0.465)	5.693(0.459)
$\beta_2(salt)$	0.222(0.100)	3.838(1.687)	4.140(1.924)
随机效应			
水平 2(乡镇)			
$\sigma^2_{u_0}$	31.985(7.248)	31.191(7.109)	26.022(7.181)
$\sigma_{u_{01}}$	9.424(3.200)	8.982(3.219)	7.413(3.258)
$\sigma^2_{u_1}$	3.993(2.135)	4.413(2.290)	4.046(2.242)
$\sigma_{u_{02}}$	—	—	14.361(11.717)
$\sigma_{u_{12}}$	—	—	6.874(7.370)
σ^2_{u2}	—	—	0(0)
水平 1(个体)			
$\sigma^2_{e_0}$	257.872(7.680)	257.627(7.683)	257.554(7.682)
−2 对数似然值	20051.909	20050.774	20048.663

为回答以上感兴趣的问题,我们考虑对高盐和低盐组分别估计其固定和随机效应做比较。已知 $Z1\_1$ 指示高盐组,再产生变量 $Z2\_1$ 指示低盐组。这两个分组变量相互排斥,没有协变异,在水平 2 单位间也不存在随机效应,因为它的取值在每个水平 2 单位是不变的。但作为分组变量,它可以将固定效应和水平 2 的方差－协方差估计值(或随机系数)分解为不同组群的相应部分,构成该水平上的复杂方差模型。

根据分析思路可构建模型(2.15)如下:

$$\text{sbp}_{ij} \sim \text{N}(XB, \Omega)$$
$$\text{sbp}_{ij} = \beta_{0j}\text{z1\_1}_j + \beta_{1j}\text{z1\_1.whr}_{ij} + \beta_{2j}\text{z2\_1}_j + \beta_{3j}\text{z2\_1.whr}_{ij} + e_{4ij}\text{cons}$$
$$\beta_{0j} = \beta_0 + u_{0j}$$
$$\beta_{1j} = \beta_1 + u_{1j}$$
$$\beta_{2j} = \beta_2 + u_{2j}$$
$$\beta_{3j} = \beta_3 + u_{3j}$$

$$\begin{bmatrix} u_{0j} \\ u_{1j} \\ u_{2j} \\ u_{3j} \end{bmatrix} \sim \text{N}(0,\ \Omega_u)\ :\ \Omega_u = \begin{bmatrix} \sigma^2_{u0} & & & \\ \sigma_{u01} & \sigma^2_{u1} & & \\ 0 & 0 & \sigma^2_{u2} & \\ 0 & 0 & \sigma_{u23} & \sigma^2_{u3} \end{bmatrix}$$

$$\begin{bmatrix} e_{4ij} \end{bmatrix} \sim \text{N}(0,\ \Omega_e)\ :\ \Omega_e = \begin{bmatrix} \sigma^2_{e4} \end{bmatrix}$$

(2376 of 2376 cases in use)

UNITS:

town: 89 (of 89) in use

模型中固定参数 β_0 和 β_1 分别为高盐组的截距和 whr 变量的斜率,β_2 和 β_3 分别为低盐组的截距

和与 whr 变量的斜率。全部个体的常数项‘cons’仅用于水平 1 的随机效应而无固定效应，因为总的截距已被分成 β_0 和 β_2 两部分。

模型的随机参数有 7 个，水平 2 上的随机截距和随机斜率方差阵Ω_u也分为两部分：上三角阵元素与高盐组相关，下三角阵元素与低盐组相关。通过这个模型就可以观察不同平均食盐量高低的乡镇，人群中 whr 的随机效应是否不同。在水平 1 仍然假设随机效应的方差为常量，不随任何协变量变化。

由以下模型拟合结果可见，高盐组的 sbp 均值(截距)比低盐组的高 3.999 个单位，与表 2.3 中模型(2.13)和(2.14)的 β_2 的估计值基本吻合；两组的斜率(5.522 vs 5.736)相近，与表 2.3 中模型(2.13)和(2.14)估计的也基本一致。但水平 2 两组别分别的随机系数提供了比模型(2.13)更多的信息；模型拟合优度−2 倍对数似然值与模型(2.14)相等，而实质这两模型等同，但经合理的参数化后比模型(2.14)有更明确的可解释性。

$$\text{sbp}_{ij} \sim \text{N}(XB, \Omega)$$

$$\text{sbp}_{ij} = \beta_{0j}\text{z1\_1}_j + \beta_{1j}\text{z1\_1.whr}_{ij} + \beta_{2j}\text{z2\_1}_j + \beta_{3j}\text{z2\_1.whr}_{ij} + e_{4ij}\text{cons}$$

$$\beta_{0j} = 127.351(1.936) + u_{0j}$$

$$\beta_{1j} = 5.522(0.958) + u_{1j}$$

$$\beta_{2j} = 123.352(0.793) + u_{2j}$$

$$\beta_{3j} = 5.736(0.522) + u_{3j}$$

$$\begin{bmatrix} u_{0j} \\ u_{1j} \\ u_{2j} \\ u_{3j} \end{bmatrix} \sim \text{N}(0, \Omega_u) : \Omega_u = \begin{bmatrix} 54.774(22.730) & & & \\ 13.828(8.368) & 3.636(4.942) & & \\ 0 & 0 & 26.005(7.191) & \\ 0 & 0 & 7.446(3.373) & 4.075(2.483) \end{bmatrix}$$

$$\begin{bmatrix} e_{4ij} \end{bmatrix} \sim \text{N}(0, \Omega_e) : \Omega_e = \begin{bmatrix} 257.580(7.683) \end{bmatrix}$$

*-2*loglikelihood(IGLS Deviance)* = 20048.630(2376 of 2376 cases in use)

UNITS:

town: 89 (of 89) in use

目测观察显示水平 2 上高盐组的随机斜率的方差和协方差似乎大于低盐组的，但对随机系数中两组对应的截距、斜率和协方差分别做 Wald 检验可知差别没有统计学意义。

Contrasts	#1	#2	#3
town : z1_1/z1_1	1.000	0.000	0.000
town : z1_1.whr/z1_1	0.000	1.000	0.000
town : z1_1.whr/z1_1.whr	0.000	0.000	1.000
town : z2_1/z2_1	-1.000	0.000	0.000
town : z2_1.whr/z2_1	0.000	-1.000	0.000
town : z2_1.whr/z2_1.whr	0.000	0.000	-1.000
id : cons/cons	0.000	0.000	0.000
H0: value to be tested against(k)	0.000	0.000	0.000
Results			
H1: function result(f)	28.769	6.382	-0.439
f-k	28.769	6.382	-0.439
chi sq, (f-k)=0. (1df)	1.457	0.500	0.006
z-ratio	1.207	0.707	0.079
+/- 95% sep.	46.704	17.681	10.819
+/- 95% joint	66.628	25.223	15.435
p-value	0.227	0.479	0.937

joint chi sq test(3df) = 1.625 (p=0.654)

random fixe # of functic 3 Calc The Z r associa assume

Basic Help

2.3　用 MLwiN 拟合随机斜率模型

数据文件名为 dat1-1. ws,共包含 89 个乡镇的 2376 名研究对象的数据,文件中包含如下变量:

town:乡镇编号(1 ～ 89)

id:个体编号(1 ～ 2376)

whr:研究对象的腰臀比,已进行标准化处理

sbp:研究对象收缩压

salt:乡镇食盐平均摄入量

cons:常数项

下图为 name 窗口展示上述各变量。

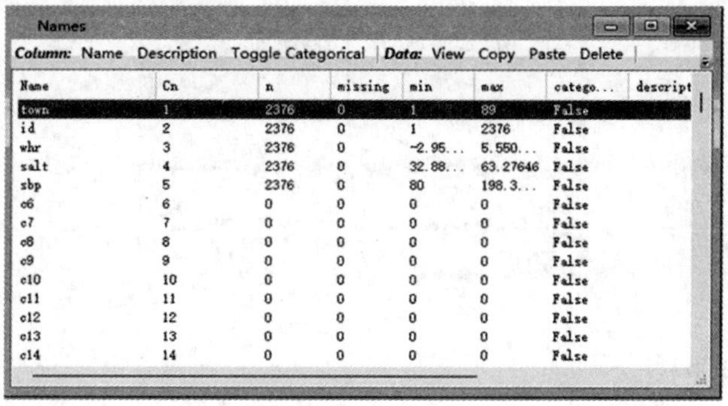

Names

Column: Name　Description　Toggle Categorical　Data: View　Copy　Paste　Delete

Name	Cn	n	missing	min	max	catego...	descript
town	1	2376	0	1	89	False	
id	2	2376	0	1	2376	False	
whr	3	2376	0	-2.95...	5.550...	False	
salt	4	2376	0	32.88...	63.27646	False	
sbp	5	2376	0	80	198.3...	False	
c6	6	0	0	0	0	False	
c7	7	0	0	0	0	False	
c8	8	0	0	0	0	False	
c9	9	0	0	0	0	False	
c10	10	0	0	0	0	False	
c11	11	0	0	0	0	False	
c12	12	0	0	0	0	False	
c13	13	0	0	0	0	False	
c14	14	0	0	0	0	False	

2.3.1　拟合随机系数模型

点选[Model]-[Equations]打开[Equations]窗口,点击[Notation]按钮,可选择是否勾选 general 决定是否按照矩阵乘法形式展示模型。在上一节随机截距模型的基础之上,即 $sbp_{ij}=\beta_{0ij}\text{cons}+\beta_1 whr_{ij}$,点击 β_1 项勾选 $j(town)$,允许自变量 *whr* 在水平 2 单位随机变异,此时该项变为 $\beta_{1j}whr_{ij}$,点击[start]运行至模型收敛,点击[Estimate]按钮 1～2 次直到拟合值出现。

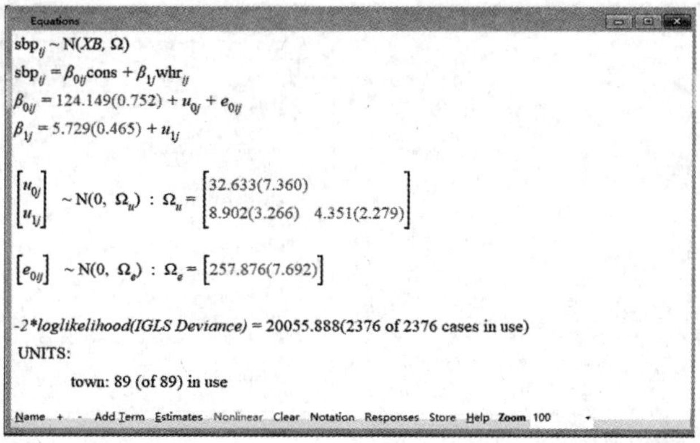

2.3.2　广义 Wald 检验

广义 Wald 检验同时检验联合无效假设 $\sigma^2_{u_1}=0$ 和 $\sigma_{u_{01}}=0$,给出自由度为 2 的近似 χ^2 分布值。在

MLwiN 软件中，点选Model－Intervals and tests，因需要检验的变量为随机系数，故选择 random，# of functions 改为 2，$\sigma_{u_1}^2$ 和 $\sigma_{u_{01}}$ 分别对应 town：whr/whr 及 town：whr/cons，因此将二者改为 1，点击Calc得到下图计算结果。

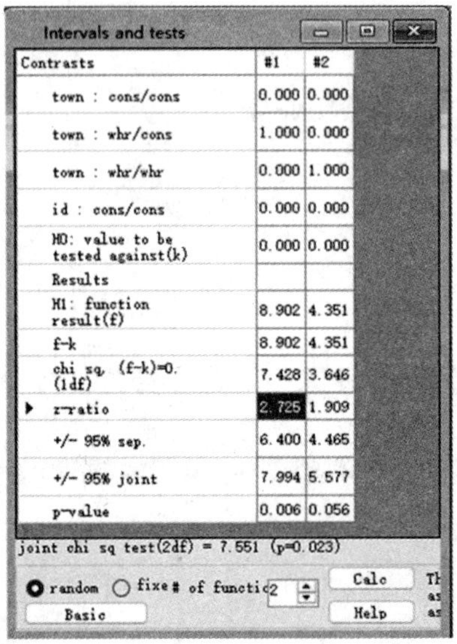

2.3.3　水平 2 残差排序图

点击Model－Residuals打开Residuals窗口，level 改为 2：town，在 residuals to 的下方将残差改为 1.96，选择合适的位置点击Set columns，点击Calc进行计算。选择进入Plots页面，点选 residual＋/－1.96 sd × rank，点击Apply画出图像，此时靠下侧图像即为水平 2 残差排序图。

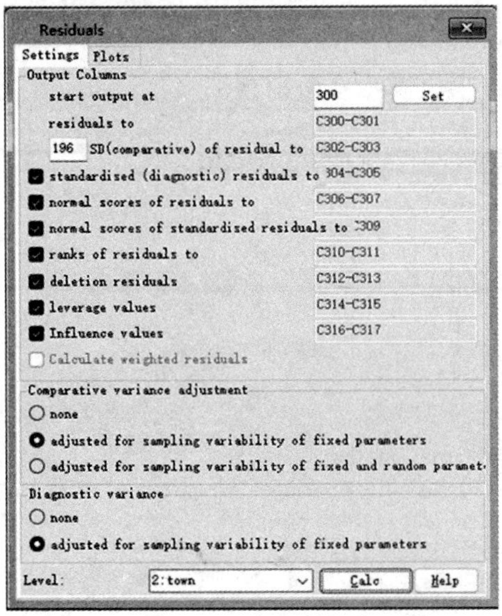

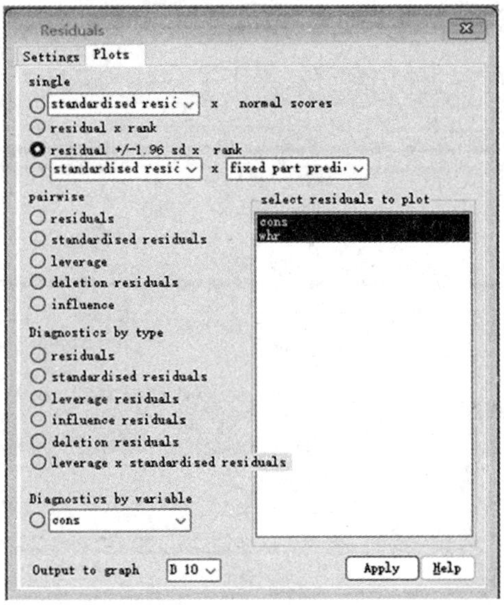

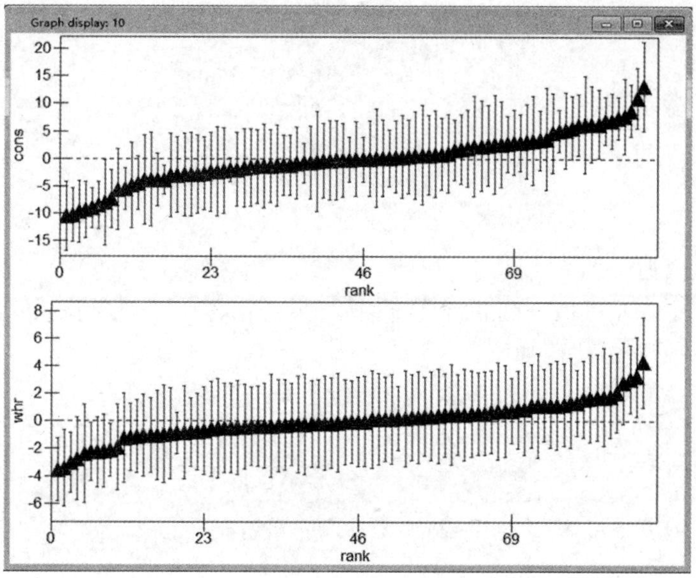

2.3.4　加高水平协变量的随机系数模型

在随机系数模型，即 $sbp_{ij}=\beta_{0ij}cons+\beta_{1j}whr_{ij}$ 的基础之上，点击 Add Term，选择 *salt*，点击 Done，然后点击 More 进行收敛。

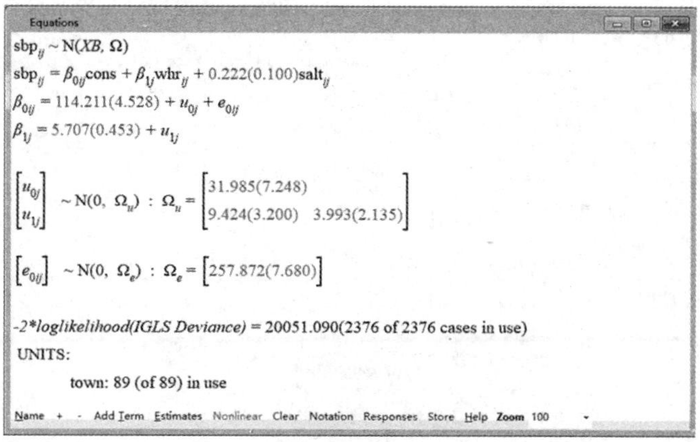

2.4　用其他软件拟合随机斜率模型

2.4.1　SAS

数据集为 dat1-1. dta，将其读入 SAS 工作文件 work. import 后，运行以下代码：

```
proc contents data =work. import;
run;
```

可见全部变量如下列表。乡镇（*town*）是水平 2 单位，个体（*id*）是水平 1 单位，在乡镇内聚集。*sbp* 为连续型因变量 。*salt* 为水平 2 协变量，*whr* 为水平 1 协变量。

Alphabetic List of Variables and Attributes					
#	Variable	Type	Len	Format	Informat
2	id	Num	8	BEST12.	BEST32.
4	salt	Num	8	BEST12.	BEST32.
5	sbp	Num	8	BEST12.	BEST32.
1	town	Num	8	BEST12.	BEST32.
3	whr	Num	8	BEST12.	BEST32.

(1)拟合随机系数模型

SAS 过程 proc mixed 亦可拟合随机系数模型，class 指定水平 2 单位，model 指定模型，random 指定模型的随机部分，主要的代码如下：

```
proc mixed covtest data = work. import method = ml;
class town;
model sbp = whr / s;
random intercept whr / type = un subject = town s;
run;
```

下面的程序运行输出结果清楚显示了选定模型的信息、参数估计方法、模型拟合优度值和我们需要的固定效应和随机效应的估计值。与 MLwiN 拟合的随机系数模型的估计值基本相等。如乡镇水平随机效应的方差，MLwiN 估计值 32.636，SAS 估计值 33.188，差别较大。但固定效应的估计两者大致相同。

Model Information	
Data Set	WORK.IMPORT
Dependent Variable	sbp
Covariance Structure	Unstructured
Subject Effect	town
Estimation Method	ML
Residual Variance Method	Profile
Fixed Effects SE Method	Model-Based
Degrees of Freedom Method	Containment

Covariance Parameter Estimates					
Cov Parm	Subject	Estimate	Standard Error	Z Value	Pr Z
UN(1,1)	town	32.6318	7.2742	4.49	<.0001
UN(2,1)	town	8.8820	3.2297	2.75	0.0060
UN(2,2)	town	4.3716	2.4430	1.79	0.0368
Residual		257.86	7.7174	33.41	<.0001

注：结果中 UN(1,1)水平 2 的随机效应的方差及其标准误；UN(2,2)水平 1 的随机效应的方差及其标准误；UN(2,1)水平 2 和水平 1 的随机效应的协方差及其标准误。

Fit Statistics	
-2 Log Likelihood	20055.9
AIC (Smaller is Better)	20067.9
AICC (Smaller is Better)	20067.9
BIC (Smaller is Better)	20082.8

Null Model Likelihood Ratio Test		
DF	Chi-Square	Pr > ChiSq
3	163.42	<.0001

Solution for Fixed Effects					
Effect	Estimate	Standard Error	DF	t Value	Pr > |t|
Intercept	124.15	0.7524	88	165.00	<.0001
whr	5.7299	0.4654	88	12.31	<.0001

(2)水平 2 残差排序图

上述代码的结果不仅可以获得模型的固定效应和随机效应及其假设检验，还可以获得不同乡镇的水平 2 残差值及其标准误，具体如下：

Solution for Random Effects						
Effect	town	Estimate	Std Err Pred	DF	t Value	Pr > |t|
Intercept	1	-1.9740	3.4615	2198	-0.57	0.5686
whr	1	-0.7192	1.6359	2198	-0.44	0.6602
Intercept	2	-1.7689	3.6340	2198	-0.49	0.6265
whr	2	-0.02162	1.6873	2198	-0.01	0.9898
Intercept	3	3.3239	4.1133	2198	0.81	0.4191
whr	3	1.3353	1.6648	2198	0.80	0.4226
Intercept	4	-3.0182	3.5144	2198	-0.86	0.3905
whr	4	-1.0268	1.6658	2198	-0.62	0.5377

在上面的代码中添加一行代码"ods output solutionr = residual"可以将水平 2 残差值从结果中提取出来存放在名为 residual 的数据集中：

```
proc mixed covtest data = work.import method = ml;
class town;
model sbp = whr / s;
random intercept whr / type = un subject = town s;
ods output solutionr = residual;
run;
```

利用 residual 数据集和下面的代码可以绘制出各乡镇截距估计水平 2 残差图：

```
data graph1;
set residual;
where effect = 'intercept';
yerrorlower = estimate - 1.96 * stderrpred;
yerrorupper = estimate + 1.96 * stderrpred;
run;
proc sort data = graph1;
by estimate;
run;
data graph1;
set graph1;
rank +1;
run;
proc sgplot data = graph1;
scatter x = rank y = estimate /
yerrorlower = yerrorlower yerrorupper = yerrorupper
markerattrs = (symbol = squarefilled);
```

```
xaxis values = (1 to 89 by 1) label = '水平 2 残差乡镇排序';
yaxis grid label = '截距水平 2 残差';
run;
```

运行结果如下：

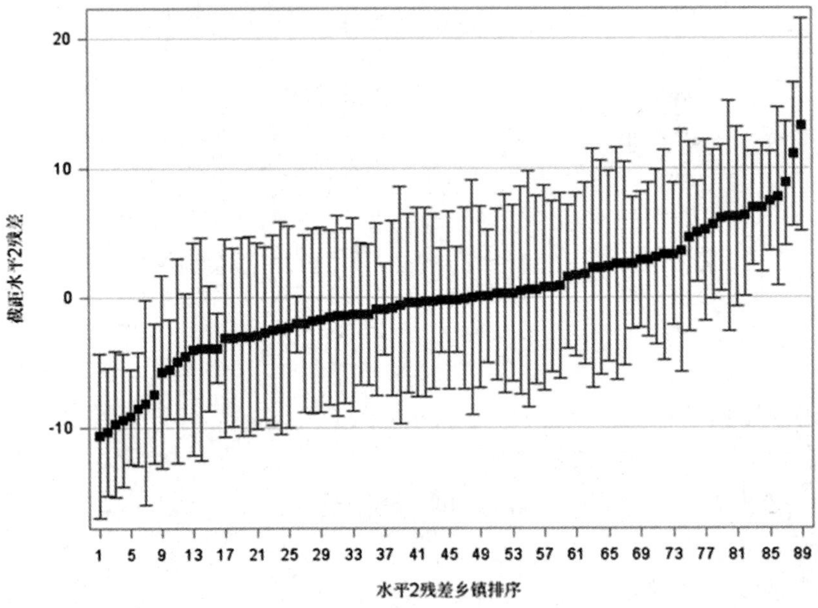

利用 residual 数据集和下面的代码可以绘制出腰臀比水平 2 残差图，只需将上述绘图代码中的 where effect = 'intercept'改写为 where effect = 'whr'即可，运行结果：

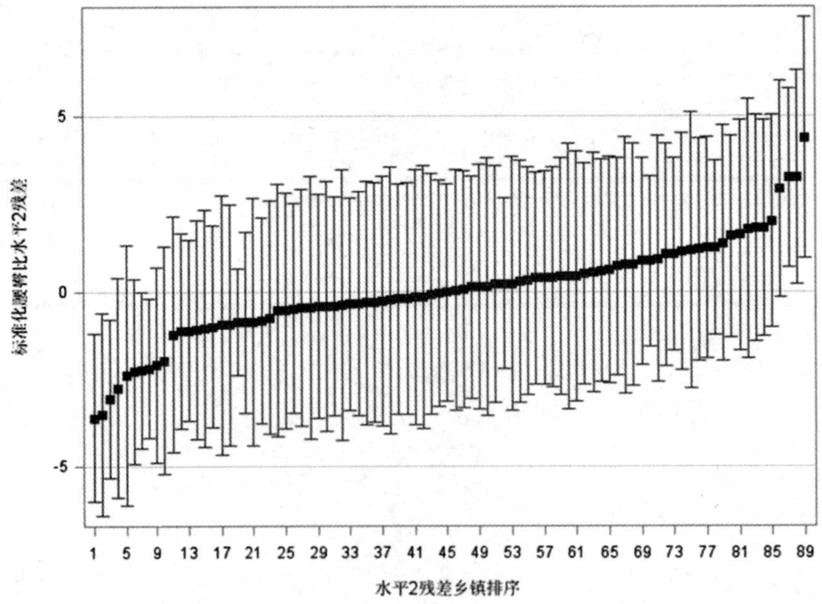

(3)加高水平协变量的随机系数模型

拟合加高水平协变量如 *salt* 的随机系数模型时，可在 model 语句中添加 *salt* 变量，主要的代码如下：

```
proc mixed covtest data = work.import method = ML;
class town;
model sbp = whr salt / s;
random intercept whr / type = un subject = town s;
run;
```

选定模型的信息、参数估计方法、模型拟合优度值、固定效应和随机效应的估计值等结果如下：

Model Information	
Data Set	WORK.IMPORT
Dependent Variable	sbp
Covariance Structure	Unstructured
Subject Effect	town
Estimation Method	ML
Residual Variance Method	Profile
Fixed Effects SE Method	Model-Based
Degrees of Freedom Method	Containment

Covariance Parameter Estimates

Cov Parm	Subject	Estimate	Standard Error	Z Value	Pr Z
UN(1,1)	town	31.9738	7.0364	4.54	<.0001
UN(2,1)	town	9.4391	3.0756	3.07	0.0021
UN(2,2)	town	3.9619	2.3882	1.66	0.0486
Residual		257.90	7.7388	33.33	<.0001

Fit Statistics	
-2 Log Likelihood	20051.1
AIC (Smaller is Better)	20065.1
AICC (Smaller is Better)	20065.1
BIC (Smaller is Better)	20082.5

Solution for Fixed Effects

Effect	Estimate	Standard Error	DF	t Value	Pr > |t|
Intercept	114.20	4.5240	88	25.24	<.0001
whr	5.7053	0.4516	88	12.63	<.0001
salt	0.2222	0.09958	2197	2.23	0.0258

Null Model Likelihood Ratio Test

DF	Chi-Square	Pr > ChiSq
3	168.21	<.0001

2.4.2 Stata

数据文件名为“dat1-1.dta”，它共包含了 2376 名参与者及其各自所属乡镇的数据。

(1)拟合随机系数模型

拟合随机系数模型并存储结果为 m3 的代码如下：

```
. mixed sbp whr || town: whr, covariance(unstructured) mle
. estimates store m3
```

运行输出结果如下：

```
Mixed-effects ML regression                     Number of obs     =      2,376
Group variable: town                            Number of groups  =         89

                                                Obs per group:
                                                              min =          3
                                                              avg =       26.7
                                                              max =        389

                                                Wald chi2(1)      =     220.41
Log likelihood = -10036.121                     Prob > chi2       =     0.0000

------------------------------------------------------------------------------
         sbp |      Coef.   Std. Err.      z    P>|z|     [95% Conf. Interval]
-------------+----------------------------------------------------------------
         whr |   5.185739   .3492956    14.85   0.000     4.501132    5.870345
       _cons |   124.0084   .7661245   161.86   0.000     122.5068    125.5099
------------------------------------------------------------------------------

------------------------------------------------------------------------------
  Random-effects Parameters  |   Estimate   Std. Err.     [95% Conf. Interval]
-----------------------------+------------------------------------------------
town: Identity               |
                  var(_cons) |   34.60203   7.540767      22.57359    53.03989
-----------------------------+------------------------------------------------
               var(Residual) |   260.8578   7.702977      246.1889    276.4008
------------------------------------------------------------------------------
LR test vs. linear model: chibar2(01) = 147.07        Prob >= chibar2 = 0.0000
```

(2)比较随机系数模型与方差成分模型

先拟合方差成分模型，结果 m2，再与前面(1)得到的 m3 比较，用似然比检验比较模型的拟合优度，代码如下：

```
· mixed sbp whr || town:, mle
· estimates store m2
· lrtest m2 m3
```

```
. estimates store m2

. lrtest m2 m3

Likelihood-ratio test                                 LR chi2(2)  =     16.36
(Assumption: m2 nested in m3)                         Prob > chi2 =    0.0003
```

以下检验结果显示 m3 比 m2 有更好的拟合优度，说明随机系数模型比方差成分模型更适合此数据的特征。

(3)加高水平协变量 salt 的随机系数模型

代码及如下：

```
· mixed sbp whr salt || town: whr, covariance(unstructured) mle
```

运行结果如下：

```
Mixed-effects ML regression                     Number of obs     =      2,376
Group variable: town                            Number of groups  =         89

                                                Obs per group:
                                                              min =          3
                                                              avg =       26.7
                                                              max =        389

                                                Wald chi2(2)      =     164.61
Log likelihood = -10025.545                     Prob > chi2       =     0.0000

------------------------------------------------------------------------------
         sbp |      Coef.   Std. Err.      z    P>|z|     [95% Conf. Interval]
-------------+----------------------------------------------------------------
         whr |   5.705317   .4515728    12.63   0.000      4.82025    6.590383
        salt |   .2221636   .0995817     2.23   0.026     .0269871    .4173401
       _cons |   114.2024   4.524241    25.24   0.000      105.335    123.0697
------------------------------------------------------------------------------

------------------------------------------------------------------------------
  Random-effects Parameters  |   Estimate   Std. Err.     [95% Conf. Interval]
-----------------------------+------------------------------------------------
town: Unstructured           |
                    var(whr) |   3.962268   2.388273      1.215847    12.91246
                  var(_cons) |   31.98013   7.038403      20.77505    49.22871
             cov(whr,_cons) |   9.441061   3.076176      3.411867    15.47025
-----------------------------+------------------------------------------------
               var(Residual) |   257.8988   7.738713      243.1686    273.5213
------------------------------------------------------------------------------
LR test vs. linear model: chi2(3) = 168.21                Prob > chi2 = 0.0000
```

2.4.3 SPSS

数据文件名为 dat1-1.dta，数据共 5 列，分别为 *town*、*id*、*whr*、*sbp* 和 *salt*。

(1)拟合随机系数模型

在语法编辑器中运行以下语句拟合随机系数模型：

```
mixed sbp with whr          /* 建立混合效应模型
  /fixed=whr | sstype(3)    /* 设置固定效应项
  /method=ml                 /* 设置计算方法为最大似然估计
  /print=solution testcov
  /random=intercept whr | subject(town) covtype(un). /* 设置随机效应项
```

SPSS 软件所运行的主要结果如下，包括了固定效应和随机效应的估计值，与 MLwiN 估计值基本一致。如乡镇水平随机效应的方差，MLwiN 估计值 32.636，SPSS 估计值 32.863。

Estimates of Fixed Effects[a]

Parameter	Estimate	Std. Error	df	t	Sig.	95% Confidence Interval	
						Lower Bound	Upper Bound
Intercept	124.072006	.755017	86.589	164.330	.000	122.571228	125.572785
whr	5.627584	.486197	56.318	11.575	.000	4.653735	6.601434

a. Dependent Variable: sbp.

Estimates of Covariance Parameters[a]

Parameter		Estimate	Std. Error	Wald Z	Sig.	95% Confidence Interval	
						Lower Bound	Upper Bound
Residual		257.351122	7.685410	33.486	.000	242.720352	272.863810
Intercept [subject = town]	Variance	32.863425	7.320712	4.489	.000	21.237223	50.854328
whr [subject = town]	Variance	4.875885	2.668457	1.827	.068	1.668057	14.252662

a. Dependent Variable: sbp.

(2)模型比较

上一步操作还可以得到模型的拟合优度信息，如－2 对数似然值，可用于比较随机系数模型和随机截距模型的优劣，其中右侧为随机系数模型结果，－2 对数似然值为 20064.550；左侧为随机截距模型结果，－2 对数似然值为 20072.243。可见随机系数模型的－2 对数似然值更小，模型更优。

Information Criteria[a]

-2 Log Likelihood	20072.243
Akaike's Information Criterion (AIC)	20080.243
Hurvich and Tsai's Criterion (AICC)	20080.260
Bozdogan's Criterion (CAIC)	20107.336
Schwarz's Bayesian Criterion (BIC)	20103.336

The information criteria are displayed in smaller-is-better forms.

a. Dependent Variable: sbp.

Information Criteria[a]

-2 Log Likelihood	20064.550
Akaike's Information Criterion (AIC)	20074.550
Hurvich and Tsai's Criterion (AICC)	20074.575
Bozdogan's Criterion (CAIC)	20108.415
Schwarz's Bayesian Criterion (BIC)	20103.415

The information criteria are displayed in smaller-is-better forms.

a. Dependent Variable: sbp.

(3)加高水平协变量的随机系数模型

在语法编辑器中运行以下语句拟合加高水平协变量的随机系数模型：

```
mixed sbp with whr salt
  /fixed=whr salt | sstype(3)
  /method=ml
  /print=solution testcov
  /random=intercept whr | subject(town) covtype(un).
```

主要结果如下：

Estimates of Fixed Effects[a]

Parameter	Estimate	Std. Error	df	t	Sig.	95% Confidence Interval	
						Lower Bound	Upper Bound
Intercept	116.005258	4.951817	87.384	23.427	.000	106.163595	125.846920
whr	5.566335	.488061	57.200	11.405	.000	4.589084	6.543586
salt	.179652	.109021	84.054	1.648	.103	-.037147	.396451

a. Dependent Variable: sbp.

Estimates of Covariance Parameters[a]

Parameter		Estimate	Std. Error	Wald Z	Sig.	95% Confidence Interval	
						Lower Bound	Upper Bound
Residual		257.124276	7.673899	33.506	.000	242.515158	272.613447
Intercept [subject = town]	Variance	32.393490	7.147506	4.532	.000	21.020508	49.919734
whr [subject = town]	Variance	4.910273	2.662541	1.844	.065	1.696489	14.212167

a. Dependent Variable: sbp.

2.4.4 R

加载包,设定路径,读入数据文件。

```
library(lme4) #加载多水平模型所需要包
library(haven) #加载读取数据所需要包
setwd("…")
data <-read_dta('dat1-1.dta',header=T)
```

(1)拟合随机系数模型

拟合随机系数模型,并展示结果。其中,"~"前指定反应变量,"~"后指定解释变量,"1"代表加入了截距项,"|"后指定水平 2 单位,"|"前指定随机斜率项。

```
m3 <-lmer(sbp ~ 1 + whr + (1 + whr | town), data = data, REML=F)
display(m3)
```

运行结果如下:

```
lmer(formula = sbp ~ 1 + whr + (1 + whr | town), data = data, REML = F)
            coef.est coef.se
(Intercept) 124.15     0.75
whr           5.73     0.47

Error terms:
 Groups   Name        Std.Dev. Corr
 town     (Intercept)  5.71
          whr          2.09    0.74
 Residual             16.06
---
number of obs: 2376, groups: town, 89
AIC = 20067.9, DIC = 20055.9
deviance = 20055.9
```

其中,第一个表格展示的是固定系数。截距项的固定效应估计值 $\hat{\beta}_0$ 为 124.15,估计值的标准误为 0.75,同理,*whr* 斜率的固定效应估计值 $\hat{\beta}_1$ 为 5.73,标准误为 0.47。第二个表格展示了误差项。运行结果中给出的 5.71 和 2.09 分别是 u_{0j} 和 u_{1j} 的标准差,取其平方即可与 MLwiN 给出的结果比较。协方差的计算则需要将二者的标准差相乘再乘以相关系数 0.74。残差项的标准差 σ_e 的估计值为 16.06。

(2)方差成分模型和随机系数模型比较

可用 lmtest 包中的 lrtest 函数作对数似然比检验:

```
m2 <-lmer(sbp ~ 1 + whr + (1|town), data=data, REML=F) #随机截距模型
lmtest::lrtest(m3,m2)
```

运行结果如下:

```
Likelihood ratio test

Model 1: sbp ~ whr + (1 + whr | town)
Model 2: sbp ~ whr + (1 | town)
  #Df LogLik Df  Chisq Pr(>Chisq)
1   6 -10028
2   4 -10036 -2 16.356  0.0002808 ***
---
Signif. codes:  0 '***' 0.001 '**' 0.01 '*' 0.05 '.' 0.1 ' ' 1
```

结果显示,m3 的自由度为 6(模型中有 6 个待估计的参数),m2 的自由度为 4(模型中有 4 个待估计的参数),−2 对数似然值的差为 16.356,通过似然比检验,结果具有统计学意义,说明随机系数模型 m3 更优。

或采用 anova 函数作方差分析：

```
anova(m2,m3)
```

运行结果为：

```
Data: data
Models:
m2: sbp ~ whr + (1 | town)
m3: sbp ~ whr + (1 + whr | town)
   npar   AIC   BIC logLik deviance  Chisq Df Pr(>Chisq)
m2    4 20080 20103 -10036    20072
m3    6 20068 20103 -10028    20056 16.356  2  0.0002808 ***
---
Signif. codes:  0 '***' 0.001 '**' 0.01 '*' 0.05 '.' 0.1 ' ' 1
```

结果具有统计学意义，说明随机系数模型 m3 更优。

(3)水平 2 残差图

首先，通过下面的代码可以将绘图所需要的数据从结果中提取出来：

```
library(tidyverse)
library(patchwork)
ru0 <-ranef(m3) $ town[,1]#提取乡镇单位截距的随机效应
se_ru0 <-se. ranef(m3) $ town[,1]#提取乡镇单位截距随机效应的标准误
ru1 <-ranef(m3) $ town[,2]#提取乡镇单位斜率的随机效应
se_ru1 <-se. ranef(m3) $ town[,2]#提取乡镇单位斜率随机效应的标准误
plota <-as. data. frame(cbind(ru0,se_ru0)) #整合图 a 所需数据
plotb <-as. data. frame(cbind(ru1,se_ru1)) #整合图 b 所需数据
plota<-arrange(plota,ru0) #按照 u0j 大小对数据集重新排序
plotb<-arrange(plotb,ru1) #按照 u1j 大小对数据集重新排序
plota $ rank <-c(1:89) #为数据集 a 生成秩次
plotb $ rank <-c(1:89) #为数据集 a 生成秩次
```

其次，先利用提取的数据绘制截距水平 2 残差乡镇排序图，如下面所展示图的左侧：

```
plot_a <-ggplot(data=plota,aes(x=rank,y=ru0)) +
geom_point(size=1. 8) +
geom_errorbar(aes(ymin=ru0-1. 96 * se_ru0,ymax=ru0+1. 96 * se_ru0),width=0. 3) +
labs(x="水平 2 残差乡镇排序",y="截距水平 2 残差") +
geom_hline(yintercept=0) +
theme_classic() +
theme(axis. text. x=element_blank(), axis. ticks. x=element_blank())
```

然后，再利用提取的数据绘制腰臀比水平 2 残差乡镇排序图，如下面所展示图的右侧：

```
plot_b <-ggplot(data=plotb,aes(x=rank,y=ru1)) +
geom_point(size=1. 8) +
geom_errorbar(aes(ymin=ru1-1. 96 * se_ru1,ymax=ru1+1. 96 * se_ru1),width=0. 3) +
labs(x="水平 2 残差乡镇排序",y="腰臀比水平 2 残差") +
geom_hline(yintercept=0) +
theme_classic() +
theme(axis. text. x=element_blank(), axis. ticks. x=element_blank())
```

最后，用代码“plot_a + plot_b”将两幅图拼在一起，如下图所示：

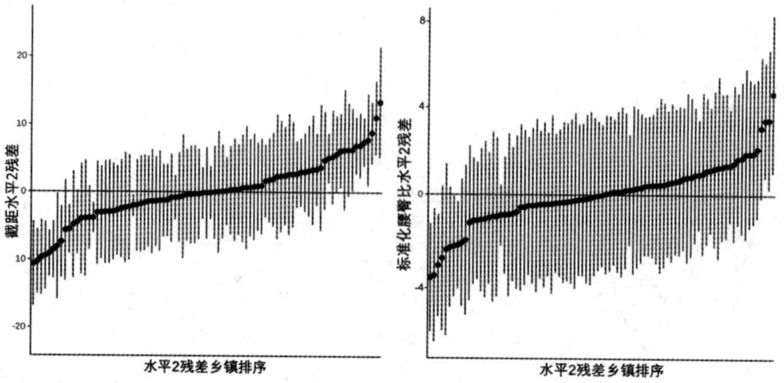

(4)加高水平协变量的随机系数模型

```
m4 <-lmer(sbp ~ whr + salt + (1 + whr | town), data = data, REML=F)
display(m4)
```

运行结果如下：

```
lmer(formula = sbp ~ whr + salt + (1 + whr | town),
data = data,
    REML = F)
            coef.est coef.se
(Intercept) 114.20    4.52
whr           5.71    0.45
salt          0.22    0.10

Error terms:
 Groups   Name        Std.Dev. Corr
 town     (Intercept)  5.66
          whr          1.99    0.84
 Residual             16.06
---
number of obs: 2376, groups: town, 89
AIC = 20065.1, DIC = 20051.1
deviance = 20051.1
```

因加入高水平协变量，固定系数的表中多了一行 *salt*，展示其估计值和标准误，其余项及含义不变。

（郭冰）

第 3 章　重复测量资料的多水平模型

3.1　重复测量资料的性质

重复测量设计(repeated measurement design)又称受试者内设计(within-subject design),是指同对一观察对象的某观察指标在相继的不同时间点上进行的多次观察,是医学研究中常见的一种设计方法。例如,在儿童生长发育研究中,在每个儿童的不同生长发育阶段对其进行追踪观察;在临床试验中,受试者在接受某种治疗后,对其康复过程进行定期随访;在药代动力学研究中,健康志愿者服用某药后不同时间点,对其血药浓度进行检测;在环境科学研究中,对同一地区不同时间点的污染情况进行动态监测。这类资料称为重复测量资料(repeated measurement data)或纵向数据(longitudinal data)。

如果每个个体重复测量的时间点和次数是相同的,这种重复测量设计称为平衡设计(balanced design),其数据是 n 个个体×k 个观察值的结构;而实际工作中,不同个体重复测量的时间点可能不同,重复的次数也不尽相同,这种重复测量设计称为非平衡设计(imbalanced design)。

重复测量的概念不仅仅是时间上(temporal)的,也可以推广到空间(spatial)。例如,同一母鼠所生的仔鼠;同一家庭的不同成员;同一患者的两个不同膝关节;同一肿瘤患者的不同肿块;同一条河流的不同采样点。

重复测量资料的特点是:① 同一观察对象的重复测量值之间是非独立的(non-independent),后一次测量的数据可能受前一次或前几次测量结果的影响,这不符合传统统计分析方法中关于独立性(independence)的假设。② 观察指标在所测量的时间范围内可能呈趋势性变化。③ 观察值的变异来源较多,不仅来源于个体间的变异和来自个体内的变异,而且变异也有可能与时间有关和(或)与其他协变量有关。

目前重复测量资料的分析尚未引起足够的重视,在实际工作中常见有如下几种误用:

其一,对平衡的重复测量资料,分别在各时间点上进行分析。例如,药物临床试验中,试验组与对照组的比较,有研究者是直接比较各时点试验组与对照组的差异。治疗前作 t 检验以比较两组的同质性,治疗后各时点分别用各组“指标的变化值”(如相对于基线的绝对增加/减少量,或相对增加/减少量等)作 t 检验以比较该指标在两组的变化是否不同。这种方法独立地看待各时点的观察值,存在三个缺陷:① 未充分利用观察对象在不同观察时点间的内在联系,因而降低了检验效能;② 未考虑观察值在时间上的变化规律,也未考虑其他协变量与时间的交互作用对结果的影响;③ 由于重复进行假设检验,使Ⅰ型错误的概率增加。

其二,将各个体的几次不同观察值相加,得到该个体的一个综合值,再进行比较分析,称为集合分析(aggregated analysis)。这种方法实际上是对重复测量数据的一个加工,存在两个缺陷:① 忽略了对不同来源的变异的分析;② 未考虑观察值在时间上的变化规律,也未考虑其他协变量与时间的交互作用对结果的影响,损失了很多信息。

其三,将 n 个患者的几次不同观察均值作为因变量,时间以及其他变量作为自变量,样本含量为 $N=\sum k_i$,按传统方法拟合线性(或广义线性)模型。这种方法虽然利用了各时点上的数据,其缺点是忽略了观察对象在不同观察时点间的内部相关性，即个体内相关(intra-subject correlation)，而误将其看作独立样本。由于同一观察对象在 k 个不同观察时点间的相关性，其 k 个观察值间存在共性，它们所提供的信息不及 k 个独立的来自不同个体的观察值所提供的信息，且内部相关性越大，其信息量越少。因此，用上述将 N 个观察值作为独立的数据进行分析夸大了信息量，从而增加了犯Ⅰ型错误的概率，即增加假阳性的概率。

其四，对每一个个体独立拟合时间函数，再对 n 条时间函数求平均时间函数。这样做的缺点是，对重复测量点较少的那些个体或测量点少于时间函数中参数个数的个体则要舍弃，浪费了信息。

可见，上述四种分析方法均存在缺陷。

目前，对重复测量资料常用的方法有：重复测量资料的方差分析、广义估计方程(generalized estimation equations, GEEs)和多水平模型。

重复测量的方差分析适用于测量时间固定的定量资料，其基本思想是：将个体(subject)作为区组，采用稳健估计法(robust estimate)，将个体内变异从总变异中分解出来，达到扣除个体内相关、控制Ⅰ型错误的目的。但其缺点是将随机效应作为无用的参数(nuisance parameter)，而没有作深入细致的分析。SAS、Stata、SPSS等软件中均提供了相应的模块，可以进行重复测量资料的方差分析。有兴趣的读者可以参考相应的软件说明书。

GEEs是Liang & Zeger(1986)提出的，用于纵向观察资料的分析方法，适用于平衡或非平衡的定量、定性、等级、Poisson分布等资料。其特点是估计几种特定结构的组内相关系数。因而，比重复测量的方差分析模型精细一些，在实际工作中得到了广泛应用。但GEEs只适用于两水平的资料，且对随机效应未进行深入的分解。

本章专门讨论重复测量资料的多水平模型。

3.2 测量时间固定的多水平模型

例3.1(重复测量，线性模型) 观察某溶栓药治疗急性脑梗死患者的疗效，采用双盲、随机、安慰剂平行对照。为论述方便，这里每组各摘录10例。观察指标为神经系统体征评分(MDNS)。分别于治疗前、治疗后每周进行随访，共8周，表3.1中列出了试验组和对照组的年龄以及各时间点神经系统体征评分的均数和标准差。

该研究目的是要回答以下几个问题：

(1)平均来说，试验组和对照组的MDNS是否不同？个体间是否有差异？

(2)试验组和对照组的MDNS随时间的变化趋势是否不同？这种趋势在个体间是否有差异？

(3)年龄对(1)(2)的结论是否有影响？

表3.1 20名急性脑梗死患者治疗不同时期神经系统体征总分

treat		age	观察时间(周)								
			0	1	2	3	4	5	6	7	8
对照组	$\bar{x}$	23.6	105.1	105.1	105.5	106.8	107.5	110.3	111.6	114.2	113.6
	s	6.2	4.1	4.4	4.3	4.7	7.0	5.4	5.5	8.1	7.2
试验组	$\bar{x}$	32.3	103.1	109.5	115.8	119.8	123.7	126.0	130.0	135.9	139.6
	s	9.7	6.3	6.1	6.5	8.0	6.4	6.4	8.2	7.6	5.7

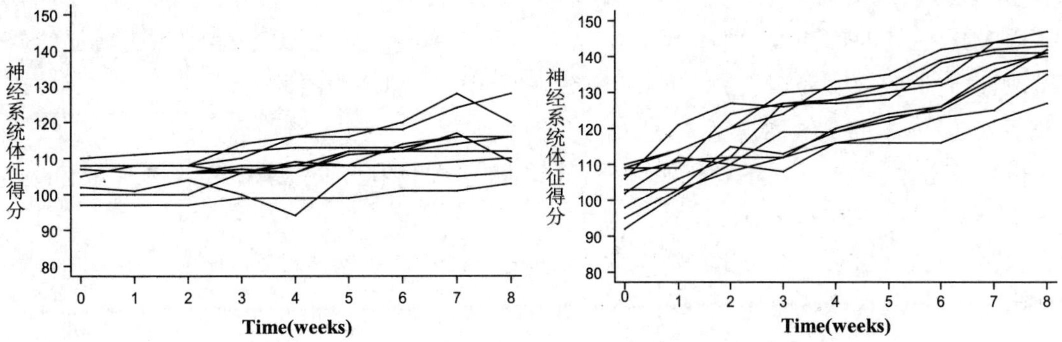

(a)对照组　　(b) 试验组

图 3.1　两组急性脑梗死患者治疗不同时期的神经系统体征总分

这是一个典型的两水平重复测量资料，其中，患者(id)为水平 2 单位，同一患者不同时间点($time$，weeks)的观察值为水平 1 单位。

将每个患者不同时间点的数据连接起来画趋势图，见图 3.1。可见：(1)在所观察的 8 周时间内，所有患者的 MDNS 值均呈线性增长趋势，但不同组的递增速度不同，对照组增长趋势微弱，试验组随时间增长明显；(2)治疗前 MDNS 值大者，以后各时点之 MDNS 的值一般亦大，反之亦然，这种现象称为追随现象(tracking)。

第(1)个问题实际上是一个简单的两水平模型。记 $treat$ 表示处理组，$treat=0$ 表示对照组，$treat=1$ 表示试验组。考虑如下模型：

$$y_{ij}=\beta_{0j}+\beta_1 treat+e_{0ij}$$

其中，i 为水平 1 单位指示变量，$i=0,\cdots,8$；j 为水平 2 单位指示变量，$j=1,\cdots,20$。β_{0j} 为对照组第 j 个患者的平均 MDNS 值，为随机变量，并假设此平均值由对照组患者全时期 MDNS 的总平均值 β_0 和所有患者全时期 MDNS 的个体差异 u_{0j} 决定，即

$$\beta_{0j}=\beta_0+u_{0j}$$

上述模型可以表示如下，记为模型(A)：

$$y_{ij}=\beta_0+\beta_1 treat+u_{0j}+e_{0ij} \qquad \text{模型 A}$$

该模型由两部分组成：固定部分($\beta_0+\beta_1 treat$)和随机部分($u_{0j}+e_{0ij}$)。其中，β_0，β_1 为固定效应参数，β_0 表示对照组的平均 MDNS，$\beta_0+\beta_1$ 表示试验组的平均 MDNS，β_1 表示试验组与对照组平均 MDNS 的差值，如果 $\beta_1=0$，则说明试验组的平均 MDNS 与对照组相等。

μ_{0j} 为水平 2 的正态随机变量，反映第 j 个患者的 MDNS 值与总体基础均值的差别，且有

$$E(u_{0j})=0,\ var(u_{0j})=\sigma_{u_0}^2$$

若 $\sigma_{u_0}^2=0$，说明水平 2 单位(患者)无随机效应；若 $\sigma_{u_0}^2\neq 0$，则可以进一步考察水平 2 上的随机效应是否存在组间差别。

e_{0ij} 为水平 1 的正态随机变量(残差)，且有：

$$E(e_{0ij})=0,\ var(e_{0ij})=\sigma_{e_0}^2$$

并假设水平 1 上的误差与水平 2 上的误差是独立的：

$$cov(e_{0ij},u_{0j})=0$$

第(2)个问题是考虑时间对 MDNS 的影响，且需考虑这种影响在不同组间是否不同，因此，模型中增加时间与组别的交互作用，相应的模型如下，记为模型 B：

$$\begin{aligned} y_{ij}&=\beta_{0j}+\beta_1 treat+\beta_2 time+\beta_{12} treat\times time+e_{0ij}\\ &=\beta_0+\beta_1 treat+\beta_2 time+\beta_{12} treat\times time+(u_{0j}+e_{0ij}) \qquad \text{模型 B}\end{aligned}$$

其中，β_0 表示对照组在治疗前的平均 MDNS，$\beta_0+\beta_1$ 表示试验组在治疗前的平均 MDNS，β_2 表示对照组平均 MDNS 随时间而增加的斜率，$\beta_2+\beta_{12}$ 表示试验组平均 MDNS 随时间而增加的斜率。如果 $\beta_{12}=0$，则说明试验组和对照组的平均 MDNS 随时间的增加是相同的。

模型中 u_{0j} 和 e_{0ij} 的定义同模型 A。

进一步可以考虑，水平 2 上的随机效应是否与时间有关，相应的模型如下，记为模型 C：

$$y_{ij}=\beta_{0j}+\beta_1 treat_j+\beta_{2j} time_{ij}+\beta_3 treat_j\times time_j+e_{0ij}$$
$$=\beta_0+\beta_1 treat_j+\beta_2 time_{ij}+\beta_3 treat_j\times time_j+(u_{0j}+u_{2j}time_{ij})+e_{0ij} \qquad \text{模型 C}$$

模型中 u_{0j} 和 u_{2j} 为水平 2 上的随机变量，且有

$$E(u_{0j})=E(u_{2j})=0 \qquad var\ (u_{0j})=\sigma^2_{u_0}$$
$$var\ (u_{2j})=\sigma^2_{u_2} \qquad cov\ (u_{0j},u_{2j})=\sigma_{u_{02}}$$

e_{0ij} 为水平 1 的随机变量(残差)，且有：

$$E(e_{0ij})=0, \quad var\ (e_{0ij})=\sigma^2_{e_0}$$

并假设水平 1 的误差与水平 2 的误差是独立的：

$$cov\ (e_{0ij},u_{0j})=cov\ (e_{0ij},u_{2j})=0$$

对第(3)个问题，在模型 B 和模型 C 的基础上，考虑增加年龄(age)因素，得到模型 D 和模型 E：

$$y_{ij}=\beta_0+\beta_1 treat+\beta_2 time+\beta_3 treat\times time+\beta_4 \mathrm{age}+u_{0j}+e_{0ij} \qquad \text{模型 D}$$
$$y_{ij}=\beta_0+\beta_1 treat+\beta_2 time+\beta_3 treat\times time+\beta_4 age+(u_{0j}+u_{2j}time)+e_{0ij} \qquad \text{模型 E}$$

分别对上述模型 A～模型 E 进行拟合，结果如表 3.2 所示。

表 3.2　20 名急性脑梗死患者治疗不同时期神经系统体征总分的两水平模型

效应	参数	估计值(标准误)				
		模型 A	模型 B	模型 C	模型 D	模型 E
固定效应	β_0(常数项)	108.856(1.699)	103.722(1.773)	103.722(1.568)	98.615(3.878)	98.029(3.444)
	β_1($treat$)	13.744(2.402)	1.558(2.507)	1.558(2.217)	−0.325(2.717)	−0.541(2.351)
	β_2($time$)	—	1.283(0.127)	1.283(0.207)	1.283(0.127)	1.283(0.207)
	β_3($time * treat$)	—	3.047(0.180)	3.047(0.292)	3.047(0.180)	3.047(0.292)
	β_4(age)	—	—	—	0.216(0.148)	0.241(0.132)
随机效应						
水平 2(ID)	$\sigma^2_{u_0}$	19.280(9.187)	27.779(9.125)	21.792(7.781)	24.986(8.242)	18.217(6.652)
	$\sigma_{u_{02}}$	—	—	0.171(0.731)	—	0.274(0.674)
	$\sigma^2_{u_2}$	—	—	0.304(0.136)	—	0.304(0.136)
水平 1(时点)	$\sigma^2_{e_0}$	86.157(9.633)	9.673(1.081)	7.390(0.883)	9.673(1.081)	7.390(0.883)
−2loglikelihood	(IGLS)	1334.994	985.093	963.517	983.058	960.465

用似然比检验比较模型 C 与模型 B 的对数似然函数值，

$$\chi^2=985.093-963.517=21.576, df=2,\ P<0.001$$

结果说明：$time$ 与 $treat$ 交互作用有统计学意义，可以认为两种药物随时间的改变幅度(斜率)不同，试验药的斜率大。水平 2 的 $\sigma^2_{u_0}$ 有统计学意义，说明个体的截距是有差异的；水平 2 的 $\sigma^2_{u_2}$ 有统计学意义。说明个体的观察值随时间改变的幅度(斜率)也是有差异的。分别将模型 D 与模型 B 比较，模型 E 与模型 C 比较，均无统计学差异，说明 age 对问题(1)和问题(2)的结果没有影响。

3.3　交叉试验资料的多水平模型

交叉试验(cross-over trial)是按事先设计好的试验次序，在各个时期对研究对象逐一实施各种处理，以比较各处理组间的差异。交叉试验是将自身比较和组间比较设计思路综合应用的一种设计方法。

设有两种处理 A 和 B，将受试对象随机分为两组，第一组在第一时期接受 A 处理，在第二时期接受 B 处理，实验顺序为 AB；第二组则相反，在第一时期接受 B 处理，在第二时期接受 A 处理，实验顺序为 BA。这是两种处理在两个不同时期的交叉试验，称为 2×2 交叉试验。如有三种处理 A、B、C，则事先随机化试验顺序，6 个顺序组为 ABC，BCA，CAB，BAC，CBA，ACB。将受试对象随机分为对应的 6 组，各组在三个不同时期分别按上述顺序进行试验，称为 3 处理、3 阶段、6 个顺序组的交叉试验。以此类推。

在交叉试验中，对同一受试对象在不同阶段进行了重复观察，故交叉试验资料也是重复测量资料。在这类资料中，受试者为水平 2 单位，同一受试者在不同阶段的测量值为水平 1 单位。

例 3.2(交叉设计，线性模型)　为研究国产罗格列酮(rosiglitazone maleate tablets)与进口罗格列酮的生物等效性(bioequivalence)，试验考虑两个因素：剂量有 2mg 和 4mg，产地有国产仿制药和进口原研药。选择 24 名志愿者，进行 4×4 交叉设计。试验采用 4 因素 Williams 设计，即用下列 4×4 的拉丁方：

A	D	B	C
B	A	C	D
C	B	D	A
D	C	A	B

其中 A、B、C、D 分别表示：A 进口 2mg 片剂；B 国产 2mg 片剂；C 进口 4mg 片剂；D 国产 4mg 片剂。

将 24 名受试者随机分为 4 组，每组 6 人。每个受试者参加 4 个阶段服药，每个阶段所服药物按拉丁方中字母所示。每两个阶段间的洗脱期至少间隔 7 天。每一服药阶段观察 24 小时以获得血药浓度曲线。表 3.3 资料是血药浓度曲线下 AUC 面积，最大浓度 C_{max}。等效界值设定为 0.8 和 1.25。按照惯例，AUC 和 C_{max} 在做分析时需取自然对数，后面的分析是根据对数值进行的。相应的等效界值为 log(0.8)和 log(1.25)，即±0.2231。

表 3.3　国产罗格列酮与进口罗格列酮 4×4 交叉试验结果

id	顺序	第一阶段		第二阶段		第三阶段		第四阶段	
		AUC	C_{max}	AUC	C_{max}	AUC	C_{max}	AUC	C_{max}
1	DCAB	884.27	204.63	905.09	222.94	2330.77	455.14	1936.98	395.55
2	CBDA	919.50	178.27	2201.98	346.89	855.89	205.31	1939.36	327.12
3	ADBC	1738.12	326.72	901.70	130.61	1889.72	375.37	870.93	158.99
4	BACD	2000.29	382.25	2350.58	479.88	952.86	187.72	955.46	202.02
5	CBDA	823.39	158.72	1864.97	329.66	710.06	133.87	1372.77	309.07
6	ADBC	2102.11	360.38	946.33	155.29	2005.84	339.67	934.45	176.23
7	DCAB	907.86	170.88	991.65	197.54	2139.65	369.21	2408.84	368.93
8	BACD	2139.72	366.84	2012.09	411.87	1134.23	200.43	924.12	223.98

续表

id	顺序	第一阶段		第二阶段		第三阶段		第四阶段	
		AUC	C_{max}	AUC	C_{max}	AUC	C_{max}	AUC	C_{max}
9	DCAB	787.80	163.07	905.52	172.22	1966.42	362.11	1640.15	331.95
10	BACD	1785.35	347.46	1934.66	373.82	892.89	163.78	826.27	151.87
11	ADBC	2031.55	320.43	975.70	165.38	1893.99	313.81	788.06	128.56
12	BACD	1524.61	381.50	2525.23	439.42	952.05	177.75	940.57	187.22
13	ADBC	2013.54	314.76	1005.49	168.16	2322.68	406.54	946.92	152.94
14	DCAB	990.04	163.73	1118.63	177.61	2300.18	334.58	2197.79	293.69
15	CBDA	839.94	136.99	1956.45	374.10	611.43	132.20	1707.48	273.61
16	CBDA	1159.85	167.43	2760.90	349.34	1007.45	178.00	2477.37	327.36
17	DCAB	1032.22	182.99	1039.21	173.00	2440.50	380.79	1860.15	353.41
18	BACD	1782.62	376.58	1917.01	426.42	1048.27	179.42	882.46	149.33
19	CBDA	852.84	150.20	2256.02	284.50	982.67	157.35	1924.09	360.50
20	ADBC	2178.77	436.64	1273.04	186.33	2074.44	296.02	1009.09	190.86
21	ADBC	2529.23	449.49	1365.57	190.35	1868.99	412.40	1064.39	208.41
22	CBDA	989.89	167.33	1936.16	334.66	904.53	175.76	2029.20	420.12
23	BACD	1579.55	328.00	1756.96	284.65	949.38	188.22	951.75	201.15
24	DCAB	889.20	186.69	757.79	196.20	1813.93	441.25	1523.54	327.47

这是一个 4×4 交叉试验，可以看作是重复测量的一个特例。但每次测量时，患者所接受的处理是不同的，同一受试者的 4 个不同阶段间的观察指标（AUC、C_{max}）是重复测量的，属于水平 1 单位，受试者为水平 2 单位。

本研究需要回答的问题是：同一剂量的国产罗格列酮与进口罗格列酮是否有差异？这种差别在 2mg 剂量和 4mg 剂量是否不同？

以 $dose=0$ 表示 2mg，$dose=1$ 表示 4mg；$dome=0$ 表示进口，$dome=1$ 表示国产。$dose\times dome$ 表示 $dose$ 与 $dome$ 的交互作用。模型中尚需考虑 4 种试验顺序（seq）间的差别，用哑变量分析。以第一个顺序为参照，seq_2，seq_3，seq_4，是以第一个顺序为参照的哑变量。

相应的两水平模型如下：

$$y_{ij}=\beta_{0j}+\beta_1 dose+\beta_2 dome+\beta_3 dose\times dome$$
$$+\beta_4 seq_2+\beta_5 seq_3+\beta_6 seq_4+e_{0ij}$$

其中，i 指水平 1 单位，j 指水平 2 单位，$i=1,\cdots,4$；$j=0,\cdots,24$。β_{0j} 为随机变量，且有：

$$\beta_{0j}=\beta_0+u_{0j}$$

$\beta_0,\beta_1,\beta_2,\beta_3,\beta_4,\beta_5,\beta_6$ 为固定效应参数，u_{0j} 为水平 2 上的随机变量，且有

$$E(u_{0j})=0,\ var\ (u_{0j})=\sigma^2_{u_0}$$

e_{0ij} 为水平 1 上的随机变量（残差），且有：

$$E(e_{0ij})=0,\ var\ (e_{0ij})=\sigma^2_{e_0}$$

并且假设水平 1 的误差与水平 2 的误差是独立的：

$$cov\ (e_{0ij},u_{0j})=cov\ (e_{0ij},u_{1j})=0$$

拟合结果如表 3.4。

表 3.4　国产罗格列酮与进口罗格列酮 4×4 交叉试验资料的两水平模型

效应	参数	log(AUC)	$\log(C_{max})$
		估计值(标准误)	估计值(标准误)
固定效应	β_0(常数项)	7.669(0.049)	5.896(0.040)
	β_1(dose)	−0.775 (0.032)	0.754(0.030)
	β_2(dome)	−0.054(0.032)	−0.067(0.030)
	β_3(dose * dome)	0.033(0.046)	0.042(0.042)
	β_4(seq_2)	−0.042(0.063)	0.075(0.051)
	β_5(seq_3)	−0.075(0.063)	−0.050(0.051)
	β_6(seq_4)	−0.042(0.063)	0.058(0.051)
随机效应			
水平 2(个体)	$\sigma^2_{\mu_0}$	0.009(0.003)	0.005(0.002)
水平 1(阶段)	$\sigma^2_{e_0}$	0.013(0.002)	0.011(0.002)
−2loglikelihood	(IGLS)	−122.418	−145.567

从拟合的效果来看,按 0.05 检验水准,对 log(*AUC*)资料,*dose* 与 *dome* 的交互作用亦无统计学差异,说明国产 2mg 与 4mg 间的差别与进口 2mg 与 4mg 间的差别是一致的。*dose* 有统计学意义,说明 2mg 与 4mg 剂量间是有差异的;*dome* 无统计学意义,相应的 90% *CI*:(−0.1065, −0.0015),在等效区间(−0.2331,0.2231)之内,说明进口药物与国产药物等效。对 $\log(C_{max})$资料,*dose* 与 *dome* 的交互作用无统计学差异,说明国产 2mg 与 4mg 间的差别与进口 2mg 与 4mg 间的差别是一致的。*dose* 有统计学意义,说明 2mg 与 4mg 剂量间是有差异的;*dome* 虽有统计学意义,但相应的 90% *CI*:(−0.1065, −0.0015),在等效区间(−0.2331,0.2231)之内,说明进口药物与国产药物等效。

综上所述,国产罗格列酮与进口罗格列酮具有生物等效性。

3.4　两水平生长模型

生物体的生长一般是非线性的,对同一生物体在生长过程中的不同时期进行重复测量可以了解其生长规律,由此可以构建一个两水平模型。

例 3.3(重复测量,非线性模型)　杨珉(1994)对成都市三个妇幼保健院出生的 202 例新生儿的生长发育进行了为期 24 个月的随访(最长 779 天),其中男婴 112 例,女婴 90 例,重复测量的次数由 8 到 17 次不等,共 2219 个测量数据。测量的指标有体重(kg)、身长(cm)、头围(cm)、坐高(cm)和胸围(cm)等。今以体重为例建立两水平生长模型。

将每个婴儿的体重测量值按时间连接,得趋势图 3.2。

从图 3.2 发现,24 个月内的个体体重变化趋势基本一致,呈先快后慢的趋势,但增加的幅度可能不一致。从个体的变异可以看到,方差亦随时间而增加。因此,随机效应与时间有关。

相应的两水平生长模型可以表示为(Goldstein,1995):

$$weight_{ij} = \sum_{h=0}^{H_0} \beta_h time^h + \sum_{h=0}^{H_1} u_{hj} time^h + e_{0ij}$$

其中,H_0 表示固定效应模型的阶数,H_1 表示随机效应的阶数。例如,$H_0=4$,$H_1=2$ 时:

$$\begin{aligned} weight_{ij} &= \beta_0 + \beta_1 time + \beta_2 time^2 + \beta_3 time^3 + \beta_4 time^4 \\ &\quad + (u_{0j} + u_{1j} time + u_{2j} time^2) + e_{0ij} \end{aligned}$$

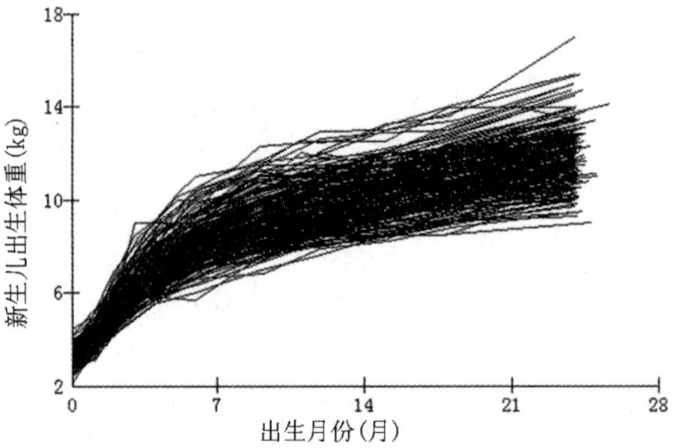

图 3.2　202 名婴儿从出生到 24 个月的体重(kg)变化趋势图

考虑到男婴和女婴的体重增加可能不同，模型中需要加以区分，建立如下模型：

$$\begin{aligned} weight_{ij} = &\beta_0 + \beta_1 time + \beta_2 time^2 + \beta_3 time^3 + \beta_4 time^4 \\ &+ \beta_5 sex + \beta_6 sex \times time + \beta_7 sex \times time^2 \\ &+ \beta_8 sex \times time^3 + \beta_9 sex \times time^4 \\ &+ (u_{0j} + u_{1j} time + u_{2j} time^2) + e_{0ij} \end{aligned}$$

其中，$sex=0$(girl)表示女婴，$sex=1$(boy)表示男婴；β_0 表示女婴出生时的平均体重，$\beta_0+\beta_5$ 表示出生时男婴的平均体重。如果 β_5 与 0 差异无统计学意义，表示出生时男、女婴的平均体重相同。β_1，β_2，β_3，β_4 表示女婴的平均体重变化；$\beta_1+\beta_6$，$\beta_2+\beta_7$，$\beta_3+\beta_8$，$\beta_4+\beta_9$ 表示男婴的平均体重变化。如果 β_6，β_7，β_8，β_9 与 0 的差异均无统计学意义，说明男、女婴在 24 个月内的平均体重变化相同。

该资料 $H_0=4$，H_1 分别取 0、1、2，时，拟合上述模型，结果见表 3.5。

表 3.5　202 名婴儿从出生到 32 周的体重(kg)的两水平模型

效应	参数	估计值(标准误)		
		模型 A $H_0=4, H_1=0$	模型 B $H_0=4, H_1=1$	模型 C $H_0=4, H_1=2$
固定效应	β_0(常数项)	3.0168(0.0863)	3.0192(0.0606)	3.0184(0.0484)
	β_1(time)	1.2516(0.0336)	1.2562(0.0248)	1.2608(0.0239)
	β_2($time^2$)	−0.0979(0.0065)	−0.0991(0.0047)	−0.1008(0.0040)
	β_3($time^3$)	0.0039(0.0004)	0.0039(0.0003)	0.0041(0.0003)
	β_4($time^4$)	−0.0001(0.0000)	−0.0001(0.0000)	−0.0001(0.0000)
	β_5(sex)	0.0417(0.1158)	0.0291(0.0814)	0.0274(0.0650)
	β_6(sex×time)	0.1569(0.0451)	0.1654(0.0334)	0.1647(0.0321)
	β_7(sex×$time^2$)	−0.0123(0.0087)	−0.0144(0.0063)	−0.0139(0.0054)
	β_8(sex×$time^3$)	0.0003(0.0006)	0.0005(0.0004)	0.0005(0.0004)
	β_9(sex×$time^4$)	0.0000(0.0000)	0.0000(0.0000)	0.0000(0.0000)
随机效应				
水平 2(个体)	$\sigma^2_{u_0}$	0.4696(0.0493)	0.2264(0.0258)	0.1361(0.0176)
	$\sigma^2_{u_{10}}$	—	0.0045(0.0018)	0.0052(0.0036)

续表

效应	参数	估计值(标准误)		
		模型 A $H_0=4, H_1=0$	模型 B $H_0=4, H_1=1$	模型 C $H_0=4, H_1=2$
	$\sigma_{u_1}^2$	—	0.0022(0.0003)	0.0130(0.0015)
	$\sigma_{u_{20}}^2$	—	—	−0.0003(0.0001)
	$\sigma_{u_{12}}^2$	—	—	−0.0004(0.0000)
	$\sigma_{u_2}^2$	—	—	0.0000(0.0000)
水平 1(时间)	$\sigma_{e_0}^2$	0.2813(0.0089)	0.1463(0.0049)	0.1052(0.0037)
−2loglikelihood	(IGLS)	4078.9760	3097.4750	2672.5720

比较 3 个模型的对数似然函数，不难看出，模型 C 比模型 A 和模型 B 优。说明模型的水平 2 部分应该拟合 2 阶时间的随机效应项。

从模型 C 的固定效应结果来看，女婴出生时的平均体重为 3.0184kg，β_5 无统计学意义，表示出生时男、女婴的平均体重相同。但 $\beta_6,\beta_7,\beta_8,\beta_9$ 不全为零，说明男婴与女婴的平均体重增长趋势不同。根据模型 C 的固定效应，分别预测不同时间男婴和女婴的平均体重，结果见图 3.3。说明男婴与女婴的生长趋势不一致，尽管出生时平均体重相同，但出生后男婴的平均体重逐渐高于女婴。

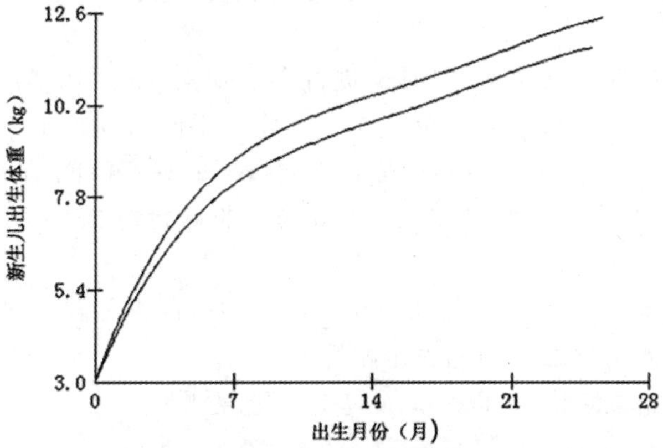

图 3.3　男婴和女婴从出生到 24 个月的体重(kg)预测趋势图

同时考虑模型 C 的固定效应和水平 2 随机效应对体重进行预测，结果见图 3.4。可见，新生儿的体重增长趋势是基本一致的，出生时体重变异较小，随年龄增加，变异也越来越大。这一预测效果与

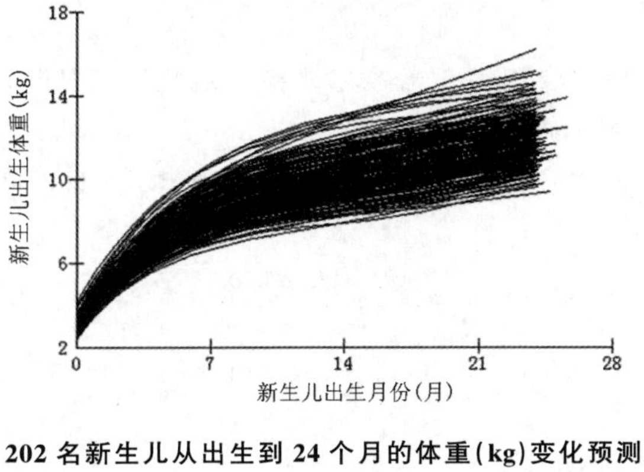

图 3.4　202 名新生儿从出生到 24 个月的体重(kg)变化预测趋势图

实际情况是吻合的。

进一步考虑喂养方式对新生儿的体重发育的影响，发现混合喂养优于单纯母乳喂养和单纯人工喂养，结果略。

从理论上讲，生物体的生长是非线性的，一般用 logistic 曲线描述，所以应该用相应的非线性的多水平模型进行拟合。例如，从出生到成人的体重变化的两水平 logistic 曲线模型：

$$weight_{ij}=\beta_{0j}+\frac{\beta_{1j}}{1+\exp[-\beta_{2j}(time-\beta_{3j})]}+e_{0ij}$$

其中，$\beta_{kj}=\beta_k+u_{kj}$，$u_{kj}$ 是水平 2 残差，$k=0,1,2,3$。e_{0ij} 为水平 1 的随机变量（残差），且有：

$$E(e_{0ij})=0,\ var\ (e_{0ij})=\sigma_{e_0}^2$$

并且假设水平 1 的误差与水平 2 的误差是独立的

$$cov\ (e_{0ij},u_{kj})=0\ ,k=0,1,2,3$$

该模型说明，β_{0j} 若为随机效应，则说明个体的出生时体重不同；β_{1j} 若为随机效应，则说明个体的成年后体重不同；β_{2j} 若为随机效应，则说明个体的生长速率不同；β_{3j} 若为随机效应，则说明个体的生长速度由快至慢的转折点不同。因此，可以对各 u_{kj} 进行检验（第 k 个系数是否为随机效应），以判断随机效应的形式。如果要同时分析男性和女性的资料，需要增加性别变量。目前，这类非线性的多水平模型或随机效应模型的拟合还存在技术问题，有待进一步研究。

3.5 自相关残差模型

重复测量即是对同一观察对象，在不同时期进行多次观察。这类资料具有典型的两水平层次结构。其中个体的重复测量值视为水平 1 单位。同一个体的不同时间点上的测量值往往有一定相关，特别是时间比较接近时，相关性更大。不同指标在不同时期的观察值间的组内相关可有多种形式，视不同资料而定。常见的有：等相关、相邻相关、自相关和非确定相关，其中最常用的是等相关和自相关。

(1)等相关，又称为可交换相关(exchangeable correlation)或复对称相关(compound symmetry correlation)。即每次重复测量值之间的相关是相等的。

(2)相邻相关，其组内相关结构为（以一个个体 5 次重复测量为例）：

$$\boldsymbol{R}=\begin{bmatrix}1&\rho_1&0&0&0\\\rho_1&1&\rho_2&0&0\\0&\rho_2&1&\rho_3&0\\0&0&\rho_3&1&\rho_4\\0&0&0&\rho_4&1\end{bmatrix}$$

即只有相邻的两次观察值间有相关。当各相邻相关系数都相等时，这种相关称为 1 阶平稳相关(stationary 1-dependence)，否则称为 1 阶非平稳相关(nonstationary 1-dependence)。

当只有相邻的三次观察值间有相关，此时称为 2 阶相邻相关，如 2 阶平稳相关可表示为：

$$\boldsymbol{R}=\begin{bmatrix}1&\rho&\rho&0&0\\\rho&1&\rho&\rho&0\\\rho&\rho&1&\rho&\rho\\0&\rho&\rho&1&\rho\\0&0&\rho&\rho&1\end{bmatrix}$$

不难推广到 k 阶相邻相关的情形。

(3)自相关(autocorrelation),即相邻的两次观察值间相关为 ρ 相隔次数越长,相关关系越小。这种相关称为1阶自相关(first order autocorrelation)。其组内相关结构为(以 5 次重复测量为例):

$$\boldsymbol{R}=\begin{bmatrix}1 & \rho & \rho^2 & \rho^3 & \rho^4\\ \rho & 1 & \rho & \rho^2 & \rho^3\\ \rho^2 & \rho & 1 & \rho & \rho^2\\ \rho^3 & \rho^2 & \rho & 1 & \rho\\ \rho^4 & \rho^3 & \rho^2 & \rho & 1\end{bmatrix}$$

或更广义地,即两次观察值间的相关与观察时间间隔有关,间隔越长,相关性越小,间隔越短,相关性越大:

$$\boldsymbol{R}=\begin{bmatrix}1 & \rho^{t_2-t_1} & \rho^{t_3-t_1} & \rho^{t_4-t_1} & \rho^{t_5-t_1}\\ \rho^{t_2-t_1} & 1 & \rho^{t_3-t_2} & \rho^{t_4-t_2} & \rho^{t_5-t_2}\\ \rho^{t_3-t_1} & \rho^{t_3-t_2} & 1 & \rho^{t_4-t_3} & \rho^{t_5-t_3}\\ \rho^{t_4-t_1} & \rho^{t_4-t_2} & \rho^{t_4-t_3} & 1 & \rho^{t_5-t_4}\\ \rho^{t_5-t_1} & \rho^{t_5-t_2} & \rho^{t_5-t_3} & \rho^{t_5-t_4} & 1\end{bmatrix}$$

(4)非确定相关(unstructured, general structure),即各次测量值之间的相关不等。

$$\boldsymbol{R}=\begin{bmatrix}1 & \rho_{21} & \rho_{31} & \rho_{41} & \rho_{51}\\ \rho_{12} & 1 & \rho_{32} & \rho_{42} & \rho_{52}\\ \rho_{13} & \rho_{23} & 1 & \rho_{43} & \rho_{53}\\ \rho_{14} & \rho_{24} & \rho_{34} & 1 & \rho_{54}\\ \rho_{15} & \rho_{25} & \rho_{35} & \rho_{45} & 1\end{bmatrix}$$

多水平模型中都采用此种相关结构。

这些残差自相关结构在广义结构方程中有重要的意义,组内相关矩阵结构的选择可用似然比检验。选择能反映实际数据特征的适当的残差自相关结构能使 GEEs 模型中的回归系数的估计更有效。而多水平模型分析重复测量数据中所述自相关结构的选择已变得不那么重要。方差成分模型用等相关结构反映组内关系,随机系数模型则用非确定相关结构表达个体内测量值间的关系。而且这些随机系数通常有明确的专业意义上的解释。

然而,实际研究中亦可能有这样的情况,即使拟合了很合理的多水平模型后,水平 1 上的残差 e_{0ij} 还有可能不具独立性或者具有某种相关结构。这时我们也可以对估计的残差 $\hat{e}_{0ij}$ 进一步拟合自相关函数或简单的时间函数(Goldstein, Healy, and Rasbash(1994))。本章不介绍具体的操作过程,读者可参阅有关参考文献。

3.6　用 MLwiN 软件拟合重复测量资料的多水平模型

3.6.1　例 3.1 资料的拟合步骤

(1)进入 MLwiN 后,打开数据文件"dat3-1. ws"

为便于后续运算,先产生一个常数项:在 Data Manipulation 菜单下进入 Command interface 窗口。在命令行分别键入如下命令,每个命令以回车键结束:

```
put 180 1 c7
name c7 'cons'
```

其中第一命令是产生 180 个 1 存入 c7 列；第二个命令是将 c7 更名为“cons”。

（2）从菜单中的 Model 进入 Equations ，程序弹出 Equations 对话框

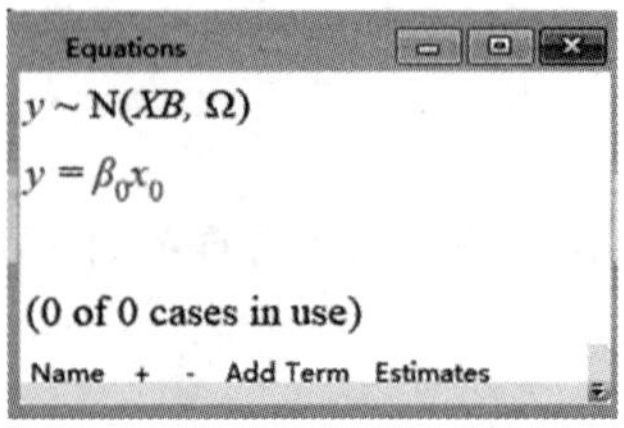

（3）模型的设置

结果变量、结果变量的分布，以及数据结构的设置：点击 Equations 对话框中的 y，指定模型的结果变量（y），水平数（2），水平 2 单位（*id*）和水平 1 单位（*time*）。因 MLwiN 内定结果变量的分布为正态分布，这里就不用再指定。

模型中固定效应的设置：在 Equations 对话框的下方点击 Add Term ，在弹出窗口 Specify term 逐个添加模型中固定部分的解释变量。包括 *cons*，*treat*，*time*，以及 *time*×*treat* 的一阶交互作用项。其中，交互作用是在 Specify term 中 order 选 1，表示一阶交互作用项，随后就弹出 2 个 variable 选择窗口，分别指定 *treat* 和 *time* 变量。

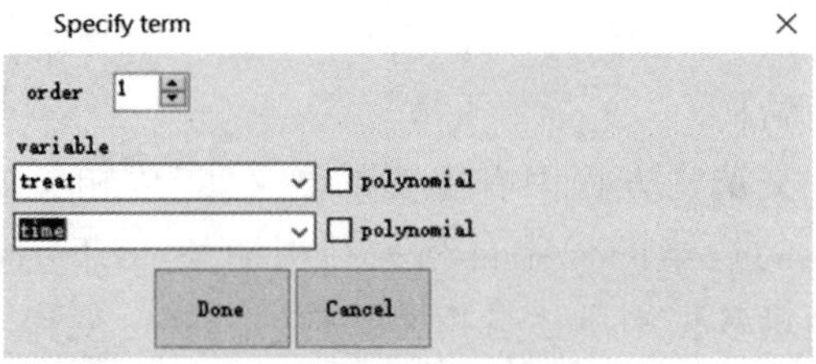

模型中随机效应的设置：在 Equations 对话框的中，点击 *cons*，在弹出窗口 X variable 中选择水平 2 和水平 1 的随机效应。点击 Done ，模型就设定好了。

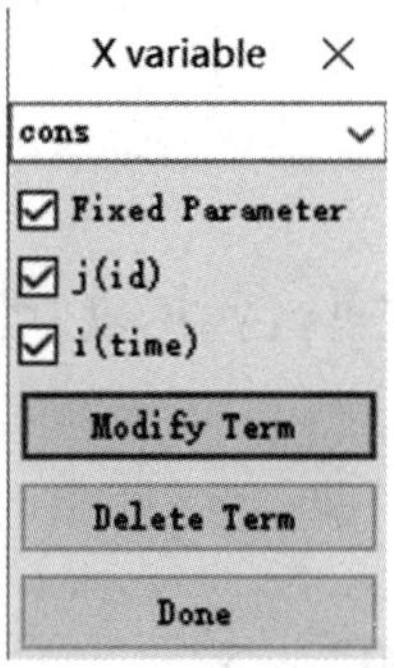

在 Equations 对话框的下方点击 Estimates ，就可以看到设定的两水平模型。这是例 3.1 中模

型 B。

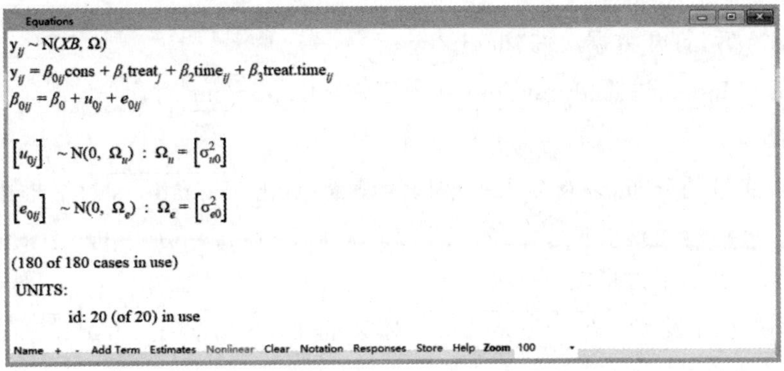

(4)模型的估计

在 Equations 对话框的下方再次点击 Estimates ，并点击 Start 按钮，就可以看到例 3.1 中模型 B 的拟合过程，以及最后收敛的结果。

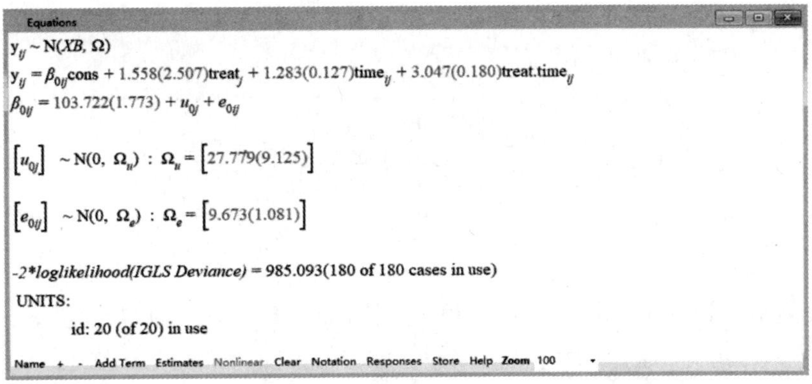

点击 time_{ij}，在弹出窗口 X variable 中设定 *time* 在水平 2 上的随机效应。这就设定了例 3.1 中模型 C。点击 More 按钮，就可以看到例 3.1 中模型 C 的拟合过程，以及最后收敛的结果。

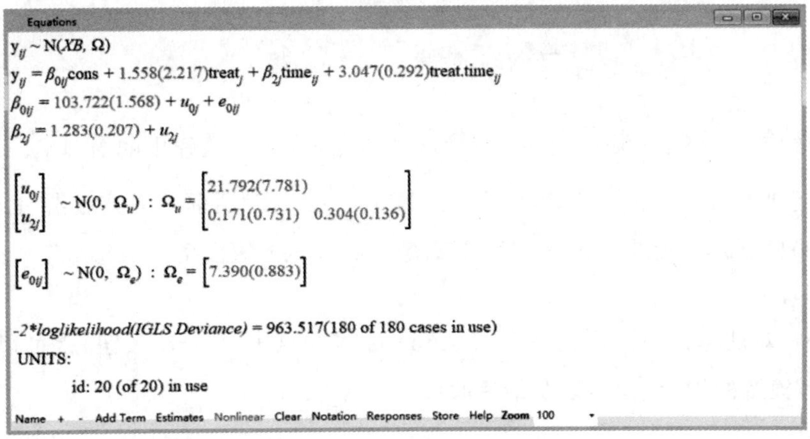

3.6.2 例 3.2 资料的拟合步骤

(1)进入 MLwiN 后,打开数据文件“dat3-2. ws”

(2)从菜单中的 Model 进入 Equations ,程序弹出 Equations 对话框

(3)模型的设置

结果变量、结果变量的分布,以及多水平结构的设置:点击 Equations 对话框中的 *y*,指定模型的结果变量(*logauc*),水平数(2),水平 2 单位(*id*)和 1 水平单位(*period*)。因 MLwiN 内定结果变量的分布为正态分布,这里也不用再指定。

模型中固定效应的设置:在 Equations 对话框的下方点击 Add Term ,在弹出窗口 Specify term 逐个添加模型中固定部分的解释变量。包括 *cons*,*dose*,*dome*,*dose*×*dome*,seq_2,seq_3,seq_4。其中,交互作用是在 Specify term 窗口指定的,order 取 1,表示一级交互作用,variable 分别取 *dose* 和 *dome*,点击 Done 即可。

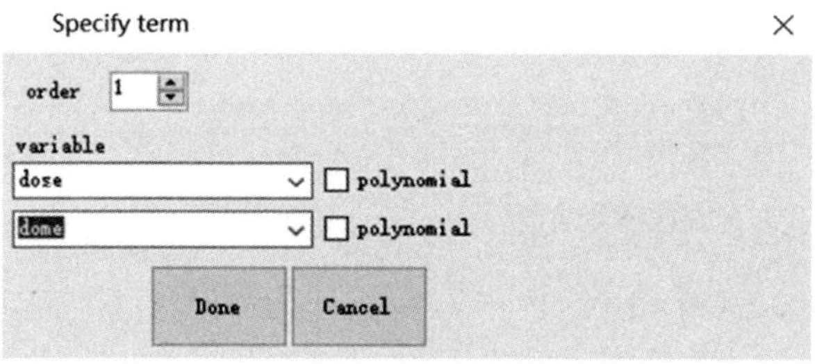

seq 变量按哑变量(dummy variable)进入模型,在 Specify term 窗口指定 *order*=0,variable 取 *seq*,reference category 取 0。点击 Done 则将 *seq* 取为哑变量。

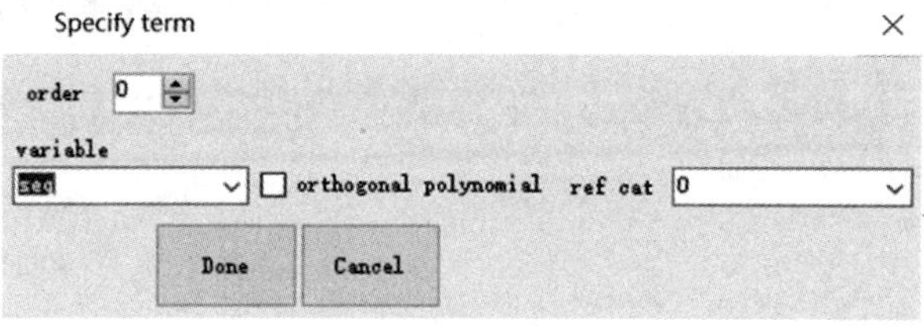

模型中随机效应的设置:在 Equations 对话框中,点击 *cons*,在弹出的窗口 X variable 中选择水平 2 和水平 1 的随机效应。模型就设定好了。在 Equations 对话框的下方点击 Estimates ,就可以看到设定的两水平模型。这就是例 3.2 中结果变量 log(*AUC*)的模型。

(4)模型的估计

在 Equations 对话框的下方再次点击 Estimates ,并点击 Start 按钮,就可以看到例 3.2 中结果变量 log(*AUC*)模型的拟合过程,以及最后收敛的结果。

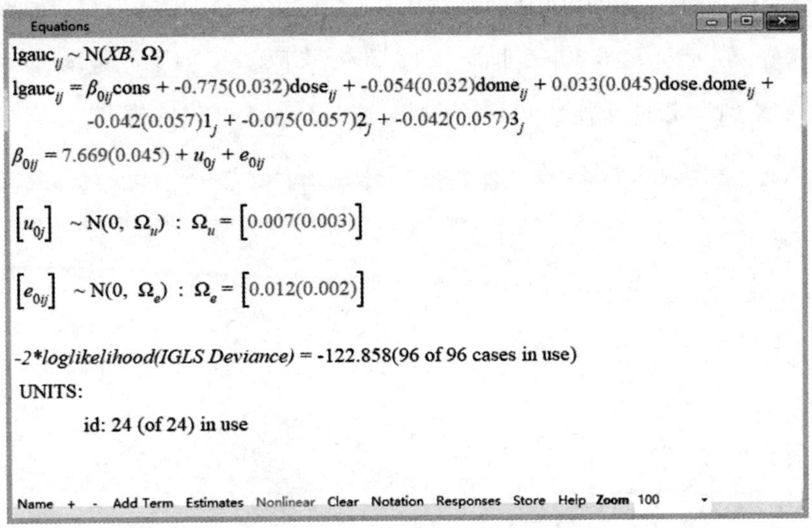

3.6.3　例 3.3 资料的拟合步骤

(1)进入 MLwiN 后,打开数据文件“dat3-3. ws”

(2)从菜单中的 Model 进入 Equations ,程序弹出 Equations 对话框

(3)模型的设置

结果变量、结果变量的分布,以及多水平结构的设置:点击 Equations 对话框中的 y,指定模型的结果变量(wt_kg),水平数(2),水平 2 单位($infant\_id$)和水平 1 单位($id1$)。因 MLwiN 内定结果变量的分布为正态分布,这里也不用再指定。

模型中固定效应的设置:在 Equations 对话框的下方点击 Add Term ,在弹出窗口 Specify term 逐个添加模型中固定部分的解释变量。包括 *cons*,*month* 的 4 次多项式,*sex*,以及 *sex* 与 *month* 的 4 次多项式的交互作用项。多项式和交互作用项的指定如下所示:

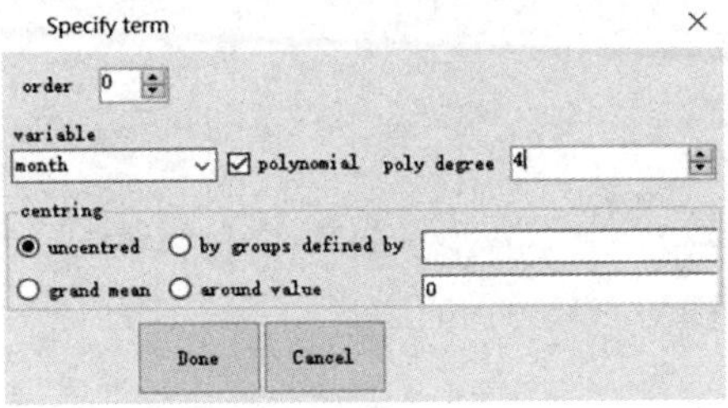

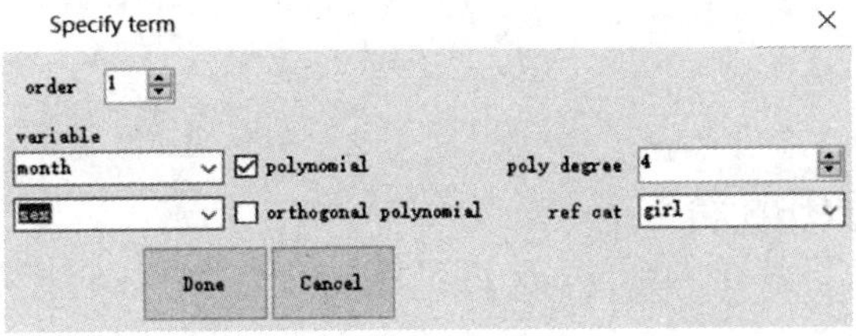

模型中随机应的设置：在 Equations 对话框中，点击 *cons*，在弹出的窗口中选择水平 2 和水平 1 的随机相应。将 *month*，*month* ^2 设定水平 2 的随机效应。在 Equations 对话框的下方点击 Estimates，就可以看到设定的两水平非线性模型。这就是例 3.3 中的模型 C。

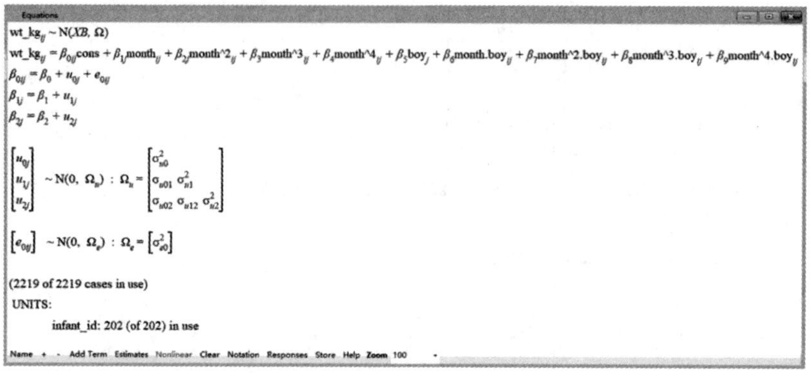

(4)模型的估计

在 Equations 对话框的下方再次点击 Estimates，并点击 Start 按钮，就可以看到例 3.3 中模型 C 的拟合过程，以及最后收敛的结果。

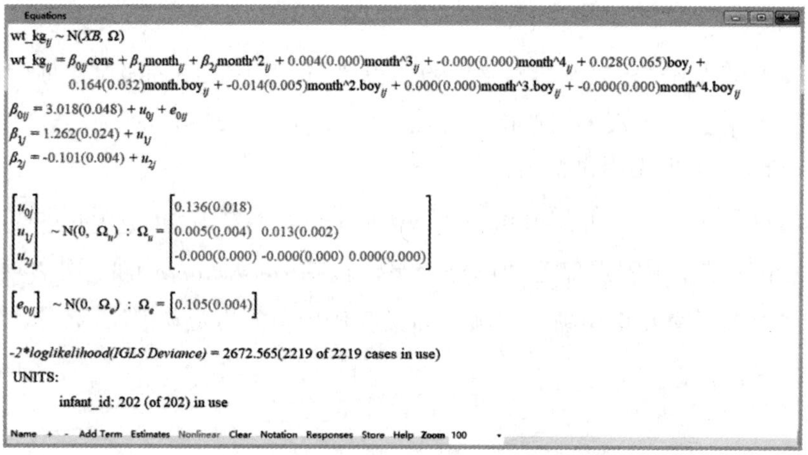

MLwiN 设定显示结果到小数点后三位数，若需显示更多位数，则须在 Options 菜单下选择 Numbers 工具来改变结果显示精度。

3.7 其他软件拟合重复测量资料的多水平模型

3.7.1 SAS

(1)例 3.1 资料的 SAS 程序和结果

数据集为“dat3-1. dta”，将其导入到 work 逻辑库中命名为“Ex3_1”。模型 A 的 SAS 程序如下：

```
proc mixed method=ml covtest data= ex3_1;
class id;
model y = treat / solution;
random intercept / subject=id;
run;
```

运行 SAS 程序后的结果如下：

固定效应的解					
效应	估计	标准误差	自由度	t 值	Pr > |t|
Intercept	108.86	1.6986	18	64.08	<.0001
treat	13.7444	2.4022	160	5.72	<.0001

协方差参数估计					
协方差参数	对象	估计	标准误差	Z 值	Pr > Z
Intercept	id	19.2804	9.1868	2.10	0.0179
Residual		86.1569	9.6326	8.94	<.0001

模型 E 的 SAS 程序如下：

```
proc mixed method=ml covtest data= ex3_1;
class id;
model y = treat time time * treat age / solution;
random intercept time   / subject=id type=un;
run;
```

这里，random 中 subject 指定水平 2 单位(id)，type=un 指定重复测量值间的协方差结构的类型为非确定相关，un 指定输出重复测量值间的协方差结构。运行 SAS 程序后结果如下：

固定效应的解					
效应	估计	标准误差	自由度	t 值	Pr > |t|
Intercept	98.0289	3.4439	17	28.46	<.0001
treat	-0.5410	2.3512	140	-0.23	0.8183
time	1.2833	0.2068	18	6.21	<.0001
treat*time	3.0467	0.2924	140	10.42	<.0001
age	0.2412	0.1324	140	1.82	0.0705

协方差参数估计					
协方差参数	对象	估计	标准误差	Z 值	Pr Z
UN(1,1)	id	18.2165	6.6519	2.74	0.0031
UN(2,1)	id	0.2738	0.6768	0.40	0.6858
UN(2,2)	id	0.3043	0.1360	2.24	0.0126
Residual		7.3901	0.8833	8.37	<.0001

(2)例 3.2 资料的 SAS 程序和结果

数据集为"dat3-2. dta"，将其导入到 work 逻辑库中命名为"Ex3_2"，首先拟合以 log(*AUC*)为结局的两水平模型，SAS 程序如下：

```
proc mixed covtest data= ex3_2;
class id;
model lnauc=dose dome dose * dome seq2 seq3 seq4 /solution;
random intercept   /subject=id;
run;
```

主要结果如下：

固定效应的解					
效应	估计	标准误差	自由度	t 值	Pr > |t|
Intercept	7.6643	0.04867	20	157.49	<.0001
dose	-0.7699	0.03125	69	-24.64	<.0001
dome	-0.04398	0.03125	69	-1.41	0.1638
dose*dome	0.02292	0.04419	69	0.52	0.6057
seq2	-0.05515	0.06328	69	-0.87	0.3865
seq3	-0.07271	0.06328	69	-1.15	0.2545
seq4	-0.03951	0.06328	69	-0.62	0.5345

协方差参数估计					
协方差参数	对象	估计	标准误差	Z 值	Pr > Z
Intercept	id	0.009084	0.003832	2.37	0.0089
Residual		0.01172	0.001995	5.87	<.0001

然后拟合以 $\log(C_{max})$为结局的两水平模型，SAS 程序如下：

```
proc mixed covtest data= ex3_2;
class id;
model lncmax=dose dome dose * dome seq2 seq3 seq4 /solution;
random intercept   /subject=id;
run;
```

主要结果如下：

固定效应的解					
效应	估计	标准误差	自由度	t 值	Pr > |t|
Intercept	5.8926	0.04225	20	139.47	<.0001
dose	-0.7534	0.02965	69	-25.41	<.0001
dome	-0.05812	0.02965	69	-1.96	0.0540
dose*dome	0.04498	0.04193	69	1.07	0.2871
seq2	0.07718	0.05395	69	1.43	0.1571
seq3	-0.05295	0.05395	69	-0.98	0.3298
seq4	0.05826	0.05395	69	1.08	0.2840

协方差参数估计					
协方差参数	对象	估计	标准误差	Z 值	Pr > Z
Intercept	id	0.006096	0.002798	2.18	0.0147
Residual		0.01055	0.001796	5.87	<.0001

(3) 例 3.3 资料的 SAS 程序和结果

数据集为“dat3-3.dta”，将其导入到 work 逻辑库中命名为 Ex3_3，然后拟合两水平生长模型，SAS 程序如下：

```
proc mixed method=reml covtest data= ex3_3;
class infant_id;
model wt_kg = boy m1 m2 m3 m4 m1 * boy m2 * boy m3 * boy m4 * boy/ solution;
random intercept m1 m2/ subject=infant_id type=un;
run;
```

主要结果如下：

固定效应的解					
效应	估计	标准误差	自由度	t 值	Pr > |t|
Intercept	3.0178	0.04866	200	62.02	<.0001
boy	0.02821	0.06533	1609	0.43	0.6659
m1	1.2616	0.02397	200	52.64	<.0001
m2	-0.1010	0.004026	200	-25.09	<.0001
m3	0.004079	0.000269	1609	15.17	<.0001
m4	-0.00006	5.699E-6	1609	-10.54	<.0001
boy*m1	0.1637	0.03223	1609	5.08	<.0001
boy*m2	-0.01373	0.005425	1609	-2.53	0.0115
boy*m3	0.000441	0.000363	1609	1.22	0.2241
boy*m4	-4.39E-6	7.693E-6	1609	-0.57	0.5679

协方差参数估计					
协方差参数	对象	估计	标准误差	Z 值	Pr Z
UN(1,1)	infant_id	0.1378	0.01779	7.75	<.0001
UN(2,1)	infant_id	0.005165	0.003683	1.40	0.1608
UN(2,2)	infant_id	0.01312	0.001521	8.62	<.0001
UN(3,1)	infant_id	-0.00031	0.000123	-2.54	0.0110
UN(3,2)	infant_id	-0.00039	0.000049	-7.91	<.0001
UN(3,3)	infant_id	0.000013	1.698E-6	7.77	<.0001
Residual		0.1054	0.003715	28.38	<.0001

如果想要拟合更高水平的模型，例如三水平模型，可以通过在 Proc mixed 程序中同时使用"RANDOM statement"和"REPEATED statement"语句来实现。也可以通过 Proc glimmix 程序中同时使用两个"RANDOM statement"语句来完成。感兴趣的读者可以参考 SAS 帮助文档。

3.7.2 Stata

Stata 中多水平模型是用 me 系列命令完成的，这里 me 是 mixed effects 的缩写。me 系列命令包括：

mixed　　多水平混合效应线性模型
meglm　　多水平混合效应广义线性模型
melogit　　多水平混合效应 logistic 模型
meprobit　　多水平混合效应 probit 模型
mecloglog　　多水平混合效应余重对数(complementary log－log)模型
meologit　　多水平混合效应有序结果 logistic 模型
meoprobit　　多水平混合效应有序结果 probit 模型
mepoisson　　多水平混合效应 Poisson 回归模型
menbreg　　多水平混合效应负二项回归模型
metobit　　多水平混合效应 tobit 回归模型
meintreg　　多水平混合效应区间回归(interval regression)模型
mestreg　　生存资料多水平混合效应参数回归模型
menl　　多水平非线性回归模型

在 Stata 中用 help me 详细可了解 me 的功能。这里结合本章案例介绍 Stata 的 mixed 命令，更多命令参见其他章节。

mixed 命令的形式如下：

mixed *depvar fe_equation* [|| *re_equation*][|| *re_equation* …][, *options*]

其中，*depvar* 是应变量，*fe_equation* 是模型的固定效应部分，*re_equation* 是模型的随机效应部分，固定效应和随机效应中间用 || 分开，而不同水平(两水平或高水平)随机效应间也用 || 分开。

其中，随机效应的格式为：

levelvar：[varlist][, re_options]

levelvar 表示两水平或高水平指示变量，冒号后跟随机效应变量。如果只考虑水平 2 的随机效应，不考虑其他变量的随机系数，则冒号后不写变量。

options 是选择项。对于模型的参数估计有 ML(极大似然法估计，Maximum Likelihood Estimation)或限制极大似然法估计 REML(restricted maximum likelihood)。

本章介绍的重复测量资料都是两水平的。

(1) 例 3.1 资料的 Stata 分析命令和结果

先拟合模型 A，数据集为"dat3-1. dta"，该模型中只包含 *treat* 变量，水平 2 指示变量为 *id*，因此只估计二水平方差，相应的命令为：

```
. mixed y treat || id :
```

```
Performing EM optimization:

Performing gradient-based optimization:

Iteration 0:   log likelihood =  -667.4971
Iteration 1:   log likelihood =  -667.4971

Computing standard errors:

Mixed-effects ML regression                     Number of obs     =        180
Group variable: id                              Number of groups  =         20

                                                Obs per group:
                                                              min =          9
                                                              avg =        9.0
                                                              max =          9

                                                Wald chi2(1)      =      32.74
Log likelihood =  -667.4971                     Prob > chi2       =     0.0000

------------------------------------------------------------------------------
           y |      Coef.   Std. Err.      z    P>|z|     [95% Conf. Interval]
-------------+----------------------------------------------------------------
       treat |   13.74444   2.402224     5.72   0.000     9.036171    18.45272
       _cons |   108.8556   1.698629    64.08   0.000     105.5263    112.1848
------------------------------------------------------------------------------

------------------------------------------------------------------------------
  Random-effects Parameters  |   Estimate   Std. Err.     [95% Conf. Interval]
-----------------------------+------------------------------------------------
id: Identity                 |
                  var(_cons) |   19.28041    9.18681      7.577612    49.05693
-----------------------------+------------------------------------------------
               var(Residual) |   86.15694   9.632638       69.2027    107.2649
------------------------------------------------------------------------------
LR test vs. linear model: chibar2(01) = 14.28         Prob >= chibar2 = 0.0001
```

对比表 3.2 中模型 A 的结果可知，分析结果是相同的。模型 B～(E)相应的 Stata 命令如下。

```
• mixed y treat time inter      || id :
• mixed y treat time inter      || id : time , covariance(unstructured)
• mixed y treat time inter age || id :
• mixed y treat time inter age || id : time , covariance(unstructured)
```

(2) 例 3.2 资料的 Stata 分析命令和结果

这里直接用 mixed 命令估计例 3.2 中两个模型，数据集为"dat3-2. dta"。

首先产生 *dose* 和 *dome* 的交互作用项，以及序列的哑变量(seq_1～seq_4)。如果数据库中已经有这些变量请忽略。

```
• gen d_d = dose * dome
• tab sequence, gen(seq)
• mixed lnauc dose dome d_d seq2 seq3 seq4 || id: , reml
```

```
Performing EM optimization:

Performing gradient-based optimization:

Iteration 0:   log restricted-likelihood =  47.050964
Iteration 1:   log restricted-likelihood =  47.050964

Computing standard errors:

Mixed-effects REML regression                   Number of obs      =        96
Group variable: id                              Number of groups   =        24

                                                Obs per group:
                                                              min =         4
                                                              avg =       4.0
                                                              max =         4

                                                Wald chi2(6)       =   1182.13
Log restricted-likelihood =  47.050964          Prob > chi2        =    0.0000

------------------------------------------------------------------------------
       lnauc |      Coef.   Std. Err.      z    P>|z|     [95% Conf. Interval]
-------------+----------------------------------------------------------------
        dose |  -.7698959   .0312474   -24.64   0.000    -.8311397    -.708652
        dome |  -.0439777   .0312474    -1.41   0.159    -.1052216    .0172661
         d_d |    .022918   .0441905     0.52   0.604    -.0636939    .1095298
        seq2 |  -.0551543   .0632809    -0.87   0.383    -.1791827     .068874
        seq3 |   -.072711   .0632809    -1.15   0.251    -.1967393    .0513174
        seq4 |   -.039506   .0632809    -0.62   0.532    -.1635343    .0845223
       _cons |   7.664298   .0486661   157.49   0.000     7.568915    7.759682
------------------------------------------------------------------------------

------------------------------------------------------------------------------
  Random-effects Parameters  |   Estimate   Std. Err.     [95% Conf. Interval]
-----------------------------+------------------------------------------------
id: Identity                 |
                  var(_cons) |   .0090842   .0038316      .0039743     .020764
-----------------------------+------------------------------------------------
               var(Residual) |   .0117168   .0019948      .0083925    .0163579
------------------------------------------------------------------------------
LR test vs. linear model: chibar2(01) = 18.84         Prob >= chibar2 = 0.0000
```

• mixed lncmax dose dome d_d seq2 seq3 seq4 || id:, reml

```
Performing EM optimization:

Performing gradient-based optimization:

Iteration 0:   log restricted-likelihood =  53.864194
Iteration 1:   log restricted-likelihood =  53.864195

Computing standard errors:

Mixed-effects REML regression                   Number of obs      =        96
Group variable: id                              Number of groups   =        24

                                                Obs per group:
                                                              min =         4
                                                              avg =       4.0
                                                              max =         4

                                                Wald chi2(6)       =   1226.77
Log restricted-likelihood =  53.864195          Prob > chi2        =    0.0000

------------------------------------------------------------------------------
      lncmax |      Coef.   Std. Err.      z    P>|z|     [95% Conf. Interval]
-------------+----------------------------------------------------------------
        dose |  -.7534251   .0296487   -25.41   0.000    -.8115355   -.6953146
        dome |  -.0581198   .0296487    -1.96   0.050    -.1162303   -9.37e-06
         d_d |    .044985   .0419296     1.07   0.283    -.0371956    .1271655
        seq2 |   .0771772   .0539528     1.43   0.153    -.0285683    .1829227
        seq3 |  -.0529501   .0539528    -0.98   0.326    -.1586956    .0527953
        seq4 |   .0582599   .0539528     1.08   0.280    -.0474856    .1640054
       _cons |   5.892648   .0422504   139.47   0.000     5.809838    5.975457
------------------------------------------------------------------------------

------------------------------------------------------------------------------
  Random-effects Parameters  |   Estimate   Std. Err.     [95% Conf. Interval]
-----------------------------+------------------------------------------------
id: Identity                 |
                  var(_cons) |   .0060956   .0027978      .0024793    .0149866
-----------------------------+------------------------------------------------
               var(Residual) |   .0105486   .0017959      .0075557    .0147269
------------------------------------------------------------------------------
LR test vs. linear model: chibar2(01) = 13.28         Prob >= chibar2 = 0.0001
```

由于 Stata 中 mixed 命令采用的是极大似然估计 ML 或限制极大似然估计 REML，与 MLwiN 中采用的是 IGLS 或 RIGLS 不同，因此，对较复杂的多水平模型来说，两者估计结果略有出入，不完全相同。

（3）例 3.3 资料的 Stata 分析命令和结果

作为演示，这里只估计例 3.3 中模型 B，数据集为“dat3-3. dta”。另外两个模型请读者自行验证。

分析前，先产生时间变量的高级项（m1～m4）以及与性别的交互作用项（sex_m1～ sex_m4）。如果数据库中已经有这些变量请忽略。

```
• gen m1 = month
• gen m2 = month^2
• gen m3 = month^3
• gen m4 = month^4
• gen sex_m1 = sex * month
• gen sex_m2 = sex * month^2
• gen sex_m3 = sex * month^3
• gen sex_m4 = sex * month^4
• mixed wt_kg m1 m2 m3 m4 sexsex_m1 - sex_m4 || infant_id:  m1 , reml cov(unstruct)
```

```
Performing EM optimization:

Performing gradient-based optimization:

Iteration 0:   log restricted-likelihood = -1617.3084
Iteration 1:   log restricted-likelihood = -1617.3084

Computing standard errors:

Mixed-effects REML regression                   Number of obs     =      2,219
Group variable: infant_id                       Number of groups  =        202

                                                Obs per group:
                                                              min =          8
                                                              avg =       11.0
                                                              max =         17

                                                Wald chi2(9)      =   23846.37
Log restricted-likelihood = -1617.3084          Prob > chi2       =     0.0000

------------------------------------------------------------------------------
       wt_kg |      Coef.   Std. Err.      z    P>|z|     [95% Conf. Interval]
-------------+----------------------------------------------------------------
          m1 |   1.256889   .0248721    50.53   0.000      1.20814    1.305637
          m2 |  -.0992956   .0047089   -21.09   0.000    -.1085248   -.0900664
          m3 |   .0039411   .0003154    12.49   0.000     .0033228    .0045593
          m4 |   -.000057   6.68e-06    -8.53   0.000    -.0000701   -.0000439
         sex |   .0299003   .0817409     0.37   0.715    -.1303089    .1901094
      sex_m1 |   .1644296   .0334447     4.92   0.000     .0988793    .2299799
      sex_m2 |  -.0141747   .0063411    -2.24   0.025    -.0266031   -.0017464
      sex_m3 |   .0004769   .0004252     1.12   0.262    -.0003565    .0013104
      sex_m4 |  -5.16e-06   9.01e-06    -0.57   0.567    -.0000228    .0000125
       _cons |   3.018652   .0608802    49.58   0.000     2.899329    3.137975
------------------------------------------------------------------------------

------------------------------------------------------------------------------
  Random-effects Parameters  |   Estimate   Std. Err.     [95% Conf. Interval]
-----------------------------+------------------------------------------------
infant_id: Unstructured      |
                     var(m1) |   .0022092   .0002452      .0017774     .002746
                  var(_cons) |   .2289093   .0261056      .1830583    .2862447
               cov(m1,_cons) |   .0045743   .0017973      .0010518    .0080969
-----------------------------+------------------------------------------------
               var(Residual) |    .146769   .0048798      .1375097    .1566518
------------------------------------------------------------------------------
LR test vs. linear model: chi2(3) = 2598.71               Prob > chi2 = 0.0000

Note: LR test is conservative and provided only for reference.
```

3.7.3 SPSS

(1) 例 3.1 资料的 SPSS 程序和结果

数据集为“dat3-1. dta”，导入数据后，运行模型 B 的 SPSS 程序如下：

```
mixed y with treat time
  /criteria=cin(95) mxiter(100) mxstep(10) scoring(1) singular(0.000000000001) hconverge
(0, absolute) lconverge(0, absolute) pconverge(0.000001, absolute)
  /fixed=treat time treat×time | sstype(3)
  /method=ml
  /print=solution testcov
  /random=intercept | subject(id) covtype(un).
```

结果如下：

Estimates of Fixed Effects[a]

Parameter	Estimate	Std. Error	df	t	Sig.	95% Confidence Interval	
						Lower Bound	Upper Bound
Intercept	103.722222	1.772928	23.712	58.503	.000	100.060725	107.383720
treat	1.557778	2.507299	23.712	.621	.540	-3.620361	6.735917
time	1.283333	.126968	160.000	10.108	.000	1.032584	1.534083
treat * time	3.046667	.179560	160.000	16.967	.000	2.692054	3.401280

a. Dependent Variable: y.

Estimates of Covariance Parameters[a]

Parameter		Estimate	Std. Error	Wald Z	Sig.	95% Confidence Interval	
						Lower Bound	Upper Bound
Residual		9.672528	1.081421	8.944	.000	7.769137	12.042238
Intercept [subject = id]	Variance	27.778670	9.125036	3.044	.002	14.591489	52.883875

a. Dependent Variable: y.

模型 C 的 SPSS 程序如下：

```
mixed y with treat time
  /criteria=cin(95) mxiter(100) mxstep(10) scoring(1) singular(0.000000000001) hconverge
(0, absolute) lconverge(0, absolute) pconverge(0.000001, absolute)
  /fixed=treat time treat×time | sstype(3)
  /method=ml
  /print=solution testcov
  /random=intercept time | subject(id) covtype(vc).
```

结果如下：

Estimates of Fixed Effects[a]

Parameter	Estimate	Std. Error	df	t	Sig.	95% Confidence Interval	
						Lower Bound	Upper Bound
Intercept	103.722222	1.567923	20.000	66.153	.000	100.451592	106.992852
treat	1.557778	2.217378	20.000	.703	.490	-3.067592	6.183147
time	1.283333	.206759	20.000	6.207	.000	.852041	1.714626
treat * time	3.046667	.292402	20.000	10.419	.000	2.436727	3.656606

a. Dependent Variable: y.

Estimates of Covariance Parameters[a]

Parameter		Estimate	Std. Error	Wald Z	Sig.	95% Confidence Interval	
						Lower Bound	Upper Bound
Residual		7.390079	.883283	8.367	.000	5.846703	9.340866
Intercept + time [subject = id]	UN (1,1)	21.792017	7.781246	2.801	.005	10.823309	43.876786
	UN (2,1)	.171379	.730822	.235	.815	-1.261006	1.603765
	UN (2,2)	.304326	.135985	2.238	.025	.126762	.730616

a. Dependent Variable: y.

（2）例 3.2 资料的 SPSS 程序和结果

数据集为“dat3-2. dta”，导入数据后，运行的 SPSS 程序如下：

```
mixed lnauc with dose dome seq2 seq3 seq4
  /criteria=cin(95) mxiter(100) mxstep(10) scoring(1) singular(0.000000000001) hconverge
(0, absolute) lconverge(0, absolute) pconverge(0.000001, absolute)
  /fixed=dose dome dose * dome seq2 seq3 seq4 | sstype(3)
  /method=ml
  /print=solution testcov
  /random=intercept | subject(id) covtype(un).
```

结果如下：

Estimates of Fixed Effects[a]

Parameter	Estimate	Std. Error	df	t	Sig.	95% Confidence Interval	
						Lower Bound	Upper Bound
Intercept	7.664298	.044938	34.645	170.553	.000	7.573036	7.755561
dose	-.769896	.030590	72.000	-25.169	.000	-.830875	-.708917
dome	-.043978	.030590	72.000	-1.438	.155	-.104957	.017001
dose * dome	.022918	.043260	72.000	.530	.598	-.063319	.109155
seq2	-.055154	.057767	24	-.955	.349	-.174380	.064072
seq3	-.072711	.057767	24	-1.259	.220	-.191937	.046515
seq4	-.039506	.057767	24	-.684	.501	-.158732	.079720

a. Dependent Variable: lnauc.

Estimates of Covariance Parameters[a]

Parameter		Estimate	Std. Error	Wald Z	Sig.	95% Confidence Interval	
						Lower Bound	Upper Bound
Residual		.011229	.001871	6.000	.000	.008100	.015567
Intercept [subject = id]	Variance	.007204	.002928	2.461	.014	.003248	.015977

a. Dependent Variable: lnauc.

（3）例 3.3 资料的 SPSS 程序和结果

数据集为“dat3-3. dta”，导入数据后，运行的 SPSS 程序如下：

```
mixed wt_kg with month boy
  /criteria=cin(95) mxiter(100) mxstep(10) scoring(1) singular(0.000000000001) hconverge
(0, absolute) lconverge(0, absolute) pconverge(0.000001, absolute)
  /fixed=month month * month month * month * month month * month * month * month boy
month * boy month * month * boy month * month * month * boy month * month * month * month *
boy | sstype(3)
  /method=ml
  /print=solution testcov
  /random=intercept month month * month | subject(infant_id) covtype(un).
```

结果如下：

Estimates of Fixed Effects[a]

Parameter	Estimate	Std. Error	df	t	Sig.	95% Confidence Interval	
						Lower Bound	Upper Bound
Intercept	3.017769	.048445	290.608	62.293	.000	2.922422	3.113117
month	1.261607	.023912	1368.682	52.760	.000	1.214699	1.308515
month * month	-.101009	.004021	1682.298	-25.119	.000	-.108896	-.093122
month * month * month	.004078	.000269	1654.680	15.188	.000	.003552	.004605
month * month * month * month	-.000060	.000006	1659.709	-10.552	.000	-.000071	-.000049
boy	.028216	.065043	290.385	.434	.665	-.099800	.156232
month * boy	.163744	.032155	1371.355	5.092	.000	.100667	.226822
month * month * boy	-.013734	.005418	1684.171	-2.535	.011	-.024360	-.003107
month * month * month * boy	.000441	.000362	1657.046	1.219	.223	-.000269	.001152
month * month * month * month * boy	-.000004	.000008	1662.307	-.573	.567	-.000019	.000011

a. Dependent Variable: wt_kg.

Estimates of Covariance Parameters[a]

Parameter		Estimate	Std. Error	Wald Z	Sig.	95% Confidence Interval	
						Lower Bound	Upper Bound
Residual		.105189	.003702	28.417	.000	.098178	.112700
Intercept + month + month * month [subject = infant_id]	UN (1,1)	.136119	.017523	7.768	.000	.105765	.175184
	UN (2,1)	.005167	.003628	1.424	.154	-.001944	.012279
	UN (2,2)	.012970	.001498	8.656	.000	.010342	.016266
	UN (3,1)	-.000311	.000121	-2.572	.010	-.000548	-.000074
	UN (3,2)	-.000384	.000048	-7.937	.000	-.000479	-.000289
	UN (3,3)	.000013	.000002	7.789	.000	.000010	.000017

a. Dependent Variable: wt_kg.

3.7.4　R

（1）例 3.1 资料的 R 程序和结果

数据集为“dat3-1. dta”，运行模型 B 的 R 程序如下：

```
library(arm)
library(lmtest)
library(haven)
setwd("…")#设置工作路径
data <-read_dta('dat3-1. dta')
m_b <-lmer(y ~ 1 + treat + time + treat:time + (1 | id), data = data, REML=F)
display(m_b)
```

结果如下：

```
lmer(formula = y ~ 1 + treat + time + treat:time + (1 | id),
    data = data, REML = F)
            coef.est coef.se
(Intercept) 103.72     1.77
treat         1.56     2.51
time          1.28     0.13
treat:time    3.05     0.18

Error terms:
 Groups   Name        Std.Dev.
 id       (Intercept) 5.27
 Residual             3.11
---
number of obs: 180, groups: id, 20
AIC = 997.1, DIC = 985.1
deviance = 985.1
```

模型 C 的 R 程序如下：

```
m_c <-lmer(y ~ 1 + treat + time + treat:time + (1 + time | id), data = data, REML=F)
display(m_c)
```

结果如下：

```
lmer(formula = y ~ 1 + treat + time + treat:time + (1 + time |
    id), data = data, REML = F)
            coef.est coef.se
(Intercept) 103.72     1.57
treat         1.56     2.22
time          1.28     0.21
treat:time    3.05     0.29

Error terms:
 Groups   Name        Std.Dev. Corr
 id       (Intercept) 4.67
          time        0.55     0.07
 Residual             2.72
---
number of obs: 180, groups: id, 20
AIC = 979.5, DIC = 963.5
deviance = 963.5
```

与其他软件结果一致。

(2)例 3.2 资料的 R 程序和结果

数据集为“dat3-2.dta”,导入数据后,运行 R 程序如下：

```
library(arm)
library(lmtest)
library(haven)
setwd("…")#设置工作路径
data <-read_dta('dat3-2.dta')
m_2 <-lmer(lnauc ~ 1 + dose + dome + dose:dome + seq2 + seq3 + seq4 + (1 |id), data = data, REML=F)
display(m_2)
```

结果如下：

```
lmer(formula = lnauc ~ 1 + dose + dome + dose:dome + seq2 + seq3 +
    seq4 + (1 | id), data = data, REML = F)
            coef.est coef.se
(Intercept)  7.66     0.04
dose        -0.77     0.03
dome        -0.04     0.03
seq2        -0.06     0.06
seq3        -0.07     0.06
seq4        -0.04     0.06
dose:dome    0.02     0.04

Error terms:
 Groups   Name        Std.Dev.
 id       (Intercept) 0.08
 Residual             0.11
---
number of obs: 96, groups: id, 24
AIC = -110, DIC = -128
deviance = -128.0
```

与其他软件结果一致。

(3) 例 3.3 资料的 R 程序和结果

数据集为“dat3-3.dta”,导入数据后,运行 R 程序如下：

```
library(arm)
library(lmtest)
library(haven)
setwd("…")#设置工作路径
data <-read_dta('dat3-3.dta')
m_3 <-lmer(wt_kg ~ 1 + month + I(month^2) + I(month^3) + I(month^4) + boy +
month:boy + I(month^2):boy +I(month^3):boy + I(month^4):boy + (1 + month + I(month^
2) | infant_id ), data = data, REML=F )
display(m_3)
```

结果如下：

```
lmer(formula = wt_kg ~ 1 + month + I(month^2) + I(month^3) +
    I(month^4) + boy + month:boy + I(month^2):boy + I(month^3):boy +
    I(month^4):boy + (1 + month + I(month^2) | infant_id), data = data,
    REML = F)
               coef.est coef.se
(Intercept)     3.02     0.05
month           1.26     0.02
I(month^2)     -0.10     0.00
I(month^3)      0.00     0.00
I(month^4)      0.00     0.00
boy             0.03     0.07
month:boy       0.16     0.03
I(month^2):boy -0.01     0.01
I(month^3):boy  0.00     0.00
I(month^4):boy  0.00     0.00

Error terms:
 Groups    Name        Std.Dev. Corr
 infant_id (Intercept) 0.41
           month       0.11      0.09
           I(month^2)  0.00     -0.21 -0.93
 Residual              0.32
---
number of obs: 2219, groups: infant_id, 202
AIC = 2709.3, DIC = 2675.3
deviance = 2675.3
```

与其他软件结果一致。

（陈峰）

第4章 多个反应变量的多水平模型

在医学研究中,研究者常常遇到同时处理多个反应变量(又称为多个因变量或多个结果变量)的情况,而且多个反应变量不是完全独立的,类型较复杂:①都是定量变量且服从正态分布;②都是分类变量,如服从多元二项分布、多元 Poisson 分布;③既有定量变量又有分类变量,即混合模型。本章主要关注第一种情况,后两种情况将在后面章节中介绍。

4.1 模型的数据背景

无论是公共卫生研究、临床研究还是其他医学研究中,时常需要构建多个反应变量模型,比如研究地中海饮食影响代谢综合征[Doménech M. 2014],同时关注地中海饮食影响研究对象的血糖、血脂和血压,而代谢综合征所包含的这三个生化生理指标具有一定的相关性;研究艾滋病患者的生命质量,生命质量是个复合概念,包括了生理、心理和社会关系等维度[Dessie, Z. G. 2020],需要同时关注多个维度才能反映患者的生命质量整体情况,而生命质量的多个维度不可能相互独立,各影响因素如社会经济状况、体力活动、治疗措施和医疗资源等对生命质量的不同维度的效应可能存在差异;肥胖的流行病学研究中,评估肥胖的指标有身体质量指数(BMI)、腰臀比(WHR)、肩胛下皮质厚度(SST)和腹部脂肪厚度(AST)等,这些指标常常是紧密相关的[Alamolhoda M. 2020];青少年校园暴力事件发生及其影响因素的流行病学研究中,需要从不同暴力事件开展研究,如躯体暴力、情感暴力和性暴力,这些暴力事件相互影响,其影响因素可能不同[周立波 2009];研究特殊人群心理健康及其影响因素,同时关注抑郁、失眠和焦虑这几个具有一定关联性的情绪问题,多种因素如心理弹性和社会支持等对各个心理问题的影响效应有所差异;研究人群的健康素养及影响因素,常需要调查健康素养的不同维度,即知识性素养、行为性素养和技能性素养[叶小华 2011],这些相互关联的不同维度组成了人们的综合健康素养,其影响因素可能相同也可能不同。

单独对各个反应变量建立独立的分析模型,可能会存在以下问题:①将一个整体样本分割为多个样本,需要做多个假设检验,存在多重比较问题,增加了犯Ⅰ型错误的概率。尤其是比较多个自变量同时影响多个反应变量的效应时,这种多重比较问题更加严重。并且当数据还存在层次结构,比如每个患者具有多个反应变量,而患者嵌套在多个医院或研究中心,构建的模型可能更加冗余复杂。②不同反应变量的缺失情况可能差异大。由于各个反应变量建立模型的样本量不同,缺失值多的反应变量构建模型的统计效能较低,无法直接比较某个自变量对多个反应变量的影响效应的差异。③各个反应变量可含有相同或不同的自变量。针对这些情况,考虑将多个反应变量放在同一个模型,构建多元多水平模型(multivariate multilevel model)可以解决以上问题。

4.2 多个反应变量的实例

例 4.1 在一项青少年学生(10－17岁)心理健康和相关行为的研究项目中[唐程梦 2022,陈佳怡 2022],研究青少年学生的幸福感(well being)、自尊感(self esteem)和希望(hope)的现况及其影响因素。幸福感、自尊感和希望都是青少年积极心理健康的重要指标。该项目用国际通用的心理学量表收集了西南地区汉族、彝族和藏族青少年学生的幸福感、自尊感和希望以及人口学特征、行为和其他心理健康状况的数据。数据收集以年级为单位，年级里的全部学生参与调查，自然构成以年级为水平 2 单位和个人为水平 1 单位的两水平结构。其中幸福感、自尊感和希望的数据有少部分缺失，部分数据基本情况如表 4.1 所示，可见年级间混有民族和年龄的差异。由于调查地区的少数民族学生需要 2～3 年的汉语适应，从教学内容的深度而言，少数民族学生所学内容的深度可能要低于相同年级的汉族学生，而少数民族间也稍有差异，因此，本研究将 5～9 年级和民族细化为 14 个年级类别。研究的问题是：

(1) 不同学生间幸福感、自尊感和希望测量值是否相关？测量值是否不同？

(2) 不同年级间幸福感、自尊感和希望测量值是否相关？测量值是否不同？

(3) 性别、校园欺凌经历和抑郁等个体人口学特征、行为和心理健康问题对学生幸福感、自尊感和希望的影响如何？影响效应在这三个心理指标间是否存在差异？

表 4.1　例 4.1 数据变量的基本情况

变量名	变量标签	最小值	最大值	缺失	备注
grade_id	年级编码 (1＝彝族 5 年级，2＝彝族 6 年级，3＝藏族 6 年级，4＝汉族 5 年级，5＝彝族 7 年级，6＝藏族 7 年级，7＝汉族 6 年级，8＝彝族 8 年级，9＝藏族 8 年级，10＝汉族 7 年级，11＝彝族 9 年级，12＝藏族 9 年级，13＝汉族 8 年级，14＝汉族 9 年级)	1	14	0	水平 2
student_id	学生编码	1	2876	0	水平 1
well being(*w*)	幸福感	5	30	18	连续型因变量
self esteem(*s*)	自尊感	10	40	11	连续型因变量
hope(*h*)	希望	6	36	14	连续型因变量
gender(*g*)	性别(0＝男，1＝女)	0	1	0	二分类自变量
age(*a*)	年龄	10	17	0	连续型自变量
depression(*d*)	抑郁	0	30	0	连续型自变量
school_bullying(*sb*) *	校园欺凌经历 * (0＝无，1＝有)	0	1	0	二分类自变量

* 校园欺凌经历包含欺凌他人、被欺凌和欺凌－被欺凌三种情况。

4.3　多个反应变量多水平模型的基本形式

多个反应变量的数据具有以下结构特征：

(1) 多个结局变量作为重复测量值成为水平 1 单位，原始资料由原先的 J 水平扩展为 $J+1$ 水平，即原水平 1 的个体升为水平 2 单位，原水平 2 的年级升为水平 3 单位。这个新的三水平数据结构如图 4.1。

(2) 结局变量间已知具有一定相关性，如本例幸福感、自尊感和希望三指标间的 Pearson 两两相关系数分别为 0.495(幸福感－自尊感)、0.521(幸福感－希望)和 0.591(自尊感－希望)。

（3）容许结局变量随机缺失，有缺失值的研究对象不必从分析中剔除，缺失信息将在分析中自动填补而不影响模型参数的估计。对于本例，每名学生有三个反应变量：幸福感、自尊感和希望。但并不是所有的学生都具有3个反应变量，有些学生可能有两个反应变量甚至一个反应变量。缺失的反应变量纳入随机效应进行估计。

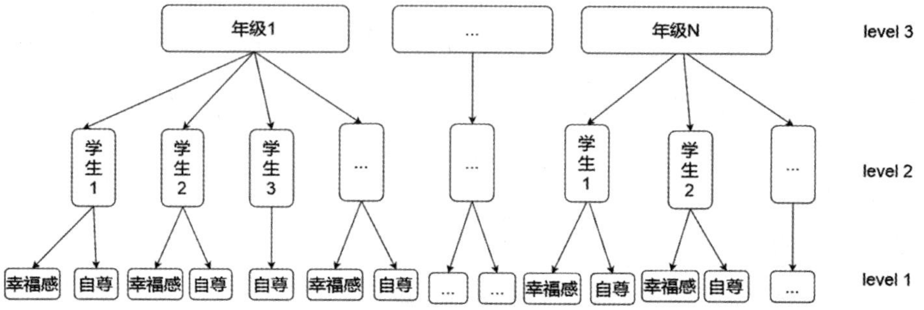

图 4.1　双反应变量三水平结构示意图

由表4.1可见数据的真实结构是两水平。如果这3个反应变量之间不存在相关性，我们就可以对每个反应变量分别做两水平模型的分析。而因为这些反应变量之间存在相关性，联合分析它们更能反映多维度结局间的完整性或共同效应，多水平模型可将有关联的反应变量处理为重复测量数据，从而将原来的数据结构提升一个水平如图4.1。多水平模型无疑是联合分析多个反应变量的有力工具。

4.3.1　双反应变量的多水平模型[Goldstein H 2011]

（1）不含自变量的双反应变量两水平模型

这里先不考虑年级水平3结构，仅有学生（水平2）和反应变量（水平1）两水平结构。以幸福感和自尊感两个反应变量为例，其均数和标准差分别为：幸福感19.15±7.11，自尊感27.95±4.84；两变量线性相关系数为0.495。如果分别对幸福感和自尊感拟合无协变量模型，得到的是两个单水平的、只含截距的简单模型，又称边际模型（marginal model），如公式（4.1）：

$$y_{1j}=\beta_{01}+u_{0j}\ (\text{幸福感}) \tag{4.1}$$

$$y_{2j}=\beta_{02}+u_{1j}\ (\text{自尊感})$$

$$u_{0j}\sim N(0,\sigma_{01}^2),\quad u_{1j}\sim N(0,\sigma_{02}^2)$$

β_{01} 和 β_{02} 分别是幸福感和自尊感的截距参数，亦是分别的均数估计值。u_{0j} 是每个学生幸福感得分与幸福感总体均数离差，u_{1j} 是每个学生自尊感得分与自尊感总体均数离差，分别服从均数为0的正态分布，其方差估计值亦为原始标准差的平方。

这两个边际模型间没有交集，故没有对其协变异的估计功能，尽管两者间有关联（$r=0.495$），模型4.2(a)所示。因此需要用两者间的联合分布模型才能有效地同时估计这两者间的均数和方差－协方差，如图4.2(b)。

考虑到幸福感与自尊感相关性强，且缺失情况有差异，如果单独进行分析，正如前述，增加了犯Ⅰ型错误的概率、统计效能降低并且不能直接比较相同自变量对二者影响的差异。因此，需要联合分析这两个变量，采用多水平模型数据的思路构建双反应变量的多水平模型：学生为水平2单位，两个因变量为水平1单位，双反应变量联合分布的简单两水平模型的矩阵表达模型（4.2）。式中下标1和2分别代表一个反应变量，0代表与截距相关的常数项，j 是水平2学生的编号。此时假设 u_{01j} 和 u_{02j} 两变量来自均数为0、方差－协方差阵为Ω的二元正态分布。显然此假设更适合本例实际情况。

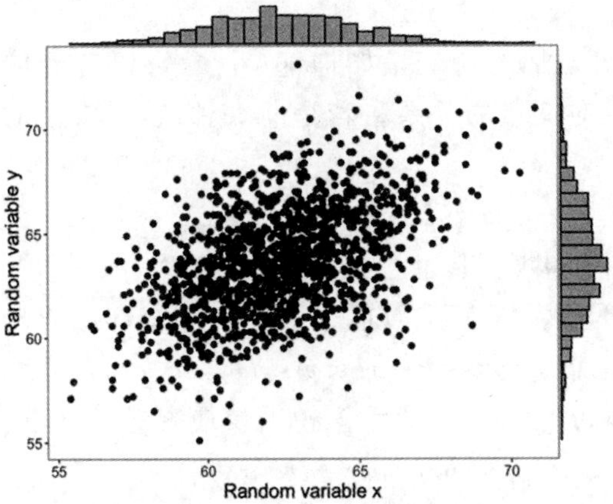

图 4.2 (a)　幸福感和自尊感的边际模型示意图

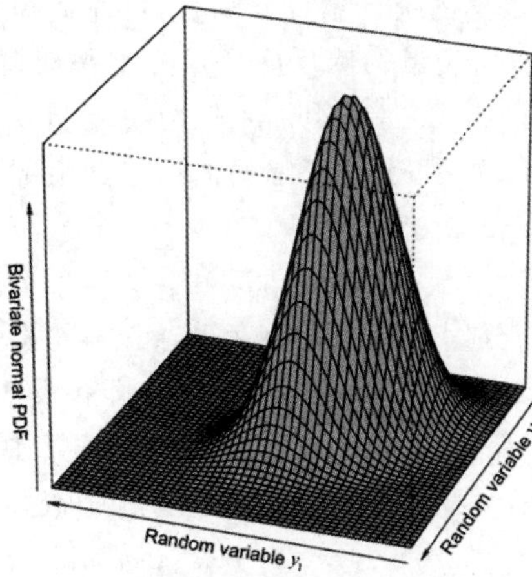

图 4.2 (b)　幸福感和自尊感的双变量模型示意

$$\begin{bmatrix} y_{1j} \\ y_{2j} \end{bmatrix} = \begin{bmatrix} \beta_{01} & x_{11j} \\ \beta_{02} & x_{12j} \end{bmatrix} + \begin{bmatrix} u_{0j} \\ u_{1j} \end{bmatrix} \tag{4.2}$$

$$\begin{bmatrix} u_{0j} \\ u_{1j} \end{bmatrix} \sim MVN(0, \boldsymbol{\Omega}_{u0}) \qquad \boldsymbol{\Omega}_{u0} \sim \begin{pmatrix} \sigma_{u_0}^2 & \\ \sigma_{u_{01}} & \sigma_{u_1}^2 \end{pmatrix}$$

为拟合联合模型的操作方便，式(4.2)存在线性模型形式，记为模型(4.3)：

$$y_{ij} = (\beta_{01} + u_{0j}) z_{1ij} + (\beta_{02} + u_{1j}) z_{2ij} , \tag{4.3}$$

$$var(u_{0j}) = \sigma_{u_0}^2 , \; var(u_{1j}) = \sigma_{u_1}^2 , \; cov(u_{0j}, u_{1j}) = \sigma_{u_{01}}$$

模型(4.3)中 j 是水平 2 学生的编号；i 指示水平 1 学生内部反应变量幸福感和自尊感的编号。以下 z 的编号 0/1 是 MLwiN 软件的标示法，也可以用 1/2 标示，如模型(4.3)。原则是反应变量有几个 z 就有几个编号。

$$z_{0ij} \text{ 和 } z_{1ij} \text{ 是指示变量，} z_{0ij} = \begin{cases} 1 wellbeing \\ 0 selfesteem \end{cases} , \; z_{1ij} = \begin{cases} 0 wellbeing \\ 1 selfesteem \end{cases}$$

$z_{1ij} = 1 - z_{0ij}$，β_{01} 和 β_{02} 分别是幸福感和自尊感的截距参数。u_{0j} 是每个学生幸福感得分与幸福感总体均数离差，u_{1j} 是每个学生自尊感得分与自尊感总体均数离差。u_{0j} 和 u_{1j} 服从均数为 0 的正态分布。

$\sigma_{u_0}^2$ 是幸福感得分的方差，$\sigma_{u_1}^2$ 是自尊感得分的方差，$\sigma_{u_{01}}$ 是幸福感得分和自尊感得分的协方差。为构建多水平数据结构，水平 1 是虚拟的，故模型没有水平 1 方差。

幸福感与自尊感的相关系数用二者的方差和协方差进行估计：

$$r = \frac{\sigma_{u_{01}}}{\sqrt{\sigma_{u_0}^2} \times \sqrt{\sigma_{u_1}^2}}$$

可见模型(4.3)将两个关联的反应变量通过指示变量和边际分布的方差－协方差进行联合，只是式(4.2)的不同表达方式。

用 MLwiN 对实例 4 拟合模型(4.3)获得两反应变量分别的估计均数(标准误)为幸福感 19.147(0.133)和自尊感 27.960(0.090)，相应的估计方差(标准误)为幸福感 50.477(0.1335)和自尊感 23.414(0.619)，协方差(标准误)为 17.018(0.717)。模型估计两变量间的相关系数为：

$$r = \frac{\sigma_{u_{01}}}{\sqrt{\sigma_{u_0}^2} \times \sqrt{\sigma_{u_1}^2}} = \frac{17.018}{\sqrt{50.477} \times \sqrt{23.414}} = 0.495$$

与原始数据的统计量完全吻合，可见此模型对原始数据有最大的拟合优度。

(2) 含有协变量的双反应变量多水平模型

可在模型(4.3)基础上加入任何自变量 X。对增加的自变量如抑郁(X_1)，可以考虑估计其与每个反应变量的关系，也可考虑只估计与其中部分反应变量的关系。若是前一种，也是常用的模型分析策略，模型可表示为：

$$y_{ij}=(\beta_{01}+\beta_2 X_{1ij}+u_{0j})z_{0ij}+(\beta_{02}+\beta_3 X_{1ij}+u_{1j})z_{1ij} \tag{4.4}$$

β_2 和 β_3 分别是抑郁影响幸福感和自尊感的效应参数，其余符号同模型(4.3)。

模型(4.4)还可以写成以下形式，即各反应变量分别的固定效应边际模型和全部反应变量随机效应的联立方差－协方差阵。在 MLwiN 中，抑郁变量名为 *depression _ m*，*cons* 表示截距项，*.well_being*$_{ij}$ 表示该模型反应变量是幸福感，*.self _esteem*$_{ij}$ 表示该模型反应变量是自尊感。

$$y_{1j}=\beta_{0j}cons.wellbeing_{ij}+\beta_2 depression\_m.wellbeing_{ij} \tag{4.5}$$

$$\beta_{0j}=\beta_0+u_{0j}$$

$$y_{2j}=\beta_{1j}cons.selfesteem_{ij}+\beta_3 depression\_m.selfesteem_{ij}$$

$$\beta_{1j}=\beta_1+u_{1j}$$

$$\begin{bmatrix}u_{0j}\\u_{1j}\end{bmatrix}\sim N(0,\boldsymbol{\Omega}_u)\ ,\quad \boldsymbol{\Omega}_u=\begin{bmatrix}\sigma^2_{u_0} & \\ \sigma_{u_{01}} & \sigma^2_{u_1}\end{bmatrix}$$

当考虑到原始水平 2 年级，以上模型(4.5)就升级为三水平模型(4.6)，设年级编号为 k，随机效应为 v_{0k} 和 v_{1k}，

$$y_{1jk}=\beta_{0jk}cons.wellbeing_{ijk}+\beta_2 x_1.wellbeing_{ijk} \tag{4.6}$$

$$\beta_{0jk}=\beta_0+u_{0jk}+\nu_{0k}$$

$$y_{2jk}=\beta_{1jk}cons.selfesteem_{ijk}+\beta_3 x_1.selfesteem_{ijk}$$

$$\beta_{1jk}=\beta_1+u_{1jk}+\nu_{1k}$$

$$\begin{bmatrix}\nu_{0k}\\\nu_{1k}\end{bmatrix}\sim N(0,\Omega_\nu)\ ,\ \Omega_\nu=\begin{bmatrix}\sigma^2_{\nu_0} & \\ \sigma_{\nu_{01}} & \sigma^2_{\nu_1}\end{bmatrix}$$

$$\begin{bmatrix}u_{0jk}\\u_{1jk}\end{bmatrix}\sim N(0,\Omega_u)\ ,\ \Omega_u=\begin{bmatrix}\sigma^2_{u_0} & \\ \sigma_{u_{01}} & \sigma^2_{u_1}\end{bmatrix}$$

v_{0k} 是第 k 个年级的幸福感得分与总幸福感得分平均值的离差，v_{1k} 是第 k 个年级的自尊感得分与总自尊感得分平均值的离差，均服从均数为 0 的正态分布；年级水平(水平 3)的幸福感得分和自尊感得分的方差分别为 $var(v_{0k})=\sigma^2_{\nu_0}$ 和 $var(v_{1k})=\sigma^2_{\nu_1}$，协方差为 $cov(v_{0j},\ v_{1j})=\sigma_{\nu_{01}}$，其他符号的含义同前。年级的随机效应 v 独立于学生的随机效应 u，它们之间没有协同变异。学生水平随机效应 u_0 和 u_1 的相关系数为：

$$r_{student}=\frac{\sigma_{u_{01}}}{\sqrt{\sigma^2_{u_0}}\times\sqrt{\sigma^2_{u_1}}}$$

而年级水平随机效应 v_0 和 v_1 的相关系数为：

$$r_{grade}=\frac{\sigma_{\nu_{01}}}{\sqrt{\sigma^2_{\nu_0}}\times\sqrt{\sigma^2_{\nu_1}}}$$

模型(4.6)中，固定效应参数 β_2 表明自变量如抑郁(x_1)在不同个体间和不同年级间对幸福感的影响是一样的。但是，参数 β_2 可能在不同个体间和不同年级间变异，即 β_2 是随机系数。当然，β_2 和

β_3 可以都是随机系数。在实际应用中，当多个固定效应参数同时被设置为随机系数，模型会变得非常复杂，可能无法拟合，因此，一般先设置一个固定效应参数为随机系数，模型成功拟合收敛后，再设置第二个、第三个。对于本例，当仅有 β_2 是随机系数，在 MLwiN 中，模型如下：

$$y_{1jk}=\beta_{0jk}cons.wellbeing_{ijk}+\beta_{2jk}x_1.wellbeing_{ijk} \tag{4.7}$$

$$\beta_{0jk}=\beta_0+u_{0jk}+\nu_{0k}$$

$$\beta_{2jk}=\beta_2+u_{2jk}+\nu_{2k}$$

$$y_{2jk}=\beta_{1jk}cons.selfesteem_{ijk}+\beta_3 x_1.selfesteem_{ijk}$$

$$\beta_{1jk}=\beta_1+u_{1jk}+\nu_{1k}$$

$$\begin{bmatrix}\nu_{0k}\\ \nu_{1k}\\ \nu_{2k}\end{bmatrix}\sim N(0,\Omega_\nu),\ \Omega_\nu=\begin{bmatrix}\sigma^2_{\nu_0} & & \\ \sigma_{\nu_{01}} & \sigma^2_{\nu_1} & \\ \sigma_{\nu_{02}} & \sigma_{\nu_{12}} & \sigma^2_{\nu_2}\end{bmatrix}$$

$$\begin{bmatrix}u_{0jk}\\ u_{1jk}\\ u_{2jk}\end{bmatrix}\sim N(0,\Omega_u),\ \Omega_u=\begin{bmatrix}\sigma^2_{u_0} & & \\ \sigma_{u_{01}} & \sigma^2_{u_1} & \\ \sigma_{u_{02}} & \sigma_{u_{12}} & \sigma^2_{u_2}\end{bmatrix}$$

v_{2k} 是年级水平 β_2（抑郁影响幸福感的效应）与效应平均值的离差；u_{2jk} 是个体水平 β_2 与效应平均值的离差，均服从均数为 0 的正态分布；其他符号同模型(4.6)。年级水平抑郁影响幸福感的效应值的随机效应为 $var(v_{2k})=\sigma^2_{\nu_2}$ 和个体水平抑郁影响幸福感的效应值的随机效应为 $var(u_{2jk})=\sigma^2_{u_2}$。

对于固定部分的参数估计的假设检验，类似前面章节提到的方法：①建立参数的单独置信区间和联合置信区间进行假设检验。②Wald 检验，统计量为 $W=[\hat{\beta}-0/\sigma_{\hat{\beta}}]^2$，其中 W 服从 χ^2 分布，其自由度为待检验的参数个数。当只检验一个参数估计值时，自由度为 1，大样本时统计量 W 近似于 t 检验的统计量。③对数似然比检验。三种假设检验结果一般相似。对于随机系数用 Wald 检验进行假设检验。对于模型拟合是否合适可以用偏差度统计量 $D_{01}=-2\ln(\lambda_0/\lambda_1)$，式中的 λ_0 和 λ_1 分别为模型Ⅰ(如零模型)与模型Ⅱ(如含协变量的模型)备择假设的似然值，D_{01} 服从 χ^2 分布，其自由度为两个模型所拟合参数个数的差值[杨珉 2007]。

对实例 4 用 MLwiN 软件拟合模型(4.6)和(4.7)，结果如表 4.2 所示，通过 Wald 检验，均有统计学意义。说明幸福感和自尊感在年级水平和在学生水平均有差异；抑郁是幸福感和自尊感的危险因素；抑郁影响幸福感的效应在年级水平和个体水平都存在变异。模型Ⅰ、模型Ⅱ的 Deviance 之差为 516.037(自由度为 2)，模型Ⅱ和模型Ⅲ的 Deviance 之差为 50.179(自由度为 4)，均具有统计学意义。

从表 4.2 可得，在学生水平，幸福感与自尊感的相关系数为 $\dfrac{12.759}{\sqrt{43.576}\times\sqrt{20.605}}=0.426$，而在年级水平甚至达到 $\dfrac{3.896}{\sqrt{6.431}\times\sqrt{2.554}}=0.961$。

模型Ⅲ可以看到，抑郁影响幸福感的随机效应在年级和学生水平均存在。$\sigma^2_{v_2}$ 是不同年级抑郁斜率与平均斜率离差的方差，因为无效假设为 $\sigma^2_{v_2}=0$，而模型中 $\sigma^2_{v_2}$ 为 0.010(标准误：0.005)，经过 Wald 检验，$P=0.056$；$\sigma^2_{u_2}$ 是不同学生抑郁斜率与平均斜率离差的方差，无效假设为 $\sigma^2_{u_2}=0$，模型中 $\sigma^2_{u_2}$ 为 0.064(标准误 0.017)经过 Wald 检验，$P<0.001$。此外可以看到，在年级水平，随着抑郁得分的增加，抑郁影响幸福感的变异在减小，因为水平 3 抑郁变异的总方差为：$4.302-2\times0.167x_{depression\_m}+0.01x^2_{depression\_m}$ 抑郁得分在平均分以上(抑郁得分中心化后平均分以上为正，平均分以下为负)会有更小的方差；在学生水平也类似，因为水平 2 的总方差为 $35.788-2\times0.353x_{depression\_m}+0.064x^2_{depression\_m}$。

表 4.2 实例拟合双反应变量三水平的结果(MLwiN 软件)

估计参数	Model Ⅰ	Model Ⅱ	Model Ⅲ
固定效应 $\hat{\beta}$	$\hat{\beta}$(SE)	$\hat{\beta}$(SE)	$\hat{\beta}$(SE)
截距：幸福感	18.423(0.692)	18.557(0.587)	18.350(0.569)
截距：自尊感	27.470(0.437)	27.594(0.332)	27.583(0.339)
抑郁：影响幸福感		−0.272(0.017)	−0.263(0.032)
抑郁：影响自尊感		−0.253(0.011)	−0.254(0.011)
随机效应			
Level 3			
$\sigma^2_{v_0}$(幸福感方差)	6.431(2.524)	4.575(1.815)	4.302(1.714)
$\sigma_{v_{01}}$(幸福感与自尊感协方差)	3.896(1.552)	2.445(0.990)	2.457(0.987)
$\sigma^2_{v_1}$(自尊感方差)	2.554(1.013)	1.441(0.584)	1.507(0.607)
$\sigma^2_{v_2}$(抑郁随机系数方差)			0.010(0.005)
$\sigma_{v_{02}}$(幸福感与抑郁协方差)			−0.167(0.081)
Level 2			
$\sigma^2_{u_0}$(幸福感方差)	43.576(1.155)	40.087(1.063)	35.788(1.225)
$\sigma_{u_{01}}$(幸福感与自尊感协方差)	12.759(0.611)	9.507(0.529)	8.895(0.517)
$\sigma^2_{u_1}$(自尊感方差)	20.605(0.546)	17.604(0.466)	17.602(0.466)
$\sigma^2_{u_2}$(抑郁随机系数方差)			0.064(0.017)
$\sigma_{u_{02}}$(幸福感与抑郁协方差)			−0.353(0.099)
年级水平相关系数		0.961	
学生水平相关系数		0.420	
−2×loglikelihood(IGLS Deviance)	35191.458	34675.421	34625.242

Model Ⅰ:无自变量(模型(4.5));

Model Ⅱ:在 Model Ⅰ增加协变量抑郁(模型(4.6));

Model Ⅲ:幸福感模型中,抑郁设置为随机系数(模型(4.7))。

对上述实例增加其他自变量如性别和校园欺凌经历到双反应变量的三水平模型(4.6)中,自变量仅设置为固定效应,采用 REML 参数估计方法,用 5 个统计软件估计模型,各参数估计值尤其是固定效应估计值基本相同,结果如表 4.3。可见女性和有校园欺凌经历的人均有较低的幸福感和自尊感:女性幸福感比男性低 0.652,自尊感比男性低 0.333;有校园欺凌经历的人其幸福感和自尊感比没有此经历的人分别低 1.447 和 0.824。两个自变量对幸福感的影响似乎都比对自尊感的影响更强。但仅从固定效应的数值上还无法直接判断性别和校园欺凌因素对两个反应变量影响的差别是否为抽样误差或实质上的不同,可以通过假设检验(见 4.4 MLwiN 拟合部分(3))发现,性别影响幸福感和自尊感的固定效应的差异没有统计学意义,而校园欺凌对幸福感的效应大于对自尊感的效应。

与没有添加协变量的模型(4.3)相比,年级水平和学生水平幸福感和自尊感间的相关系数估计值分别为 $\dfrac{2.265}{\sqrt{4.257}\times\sqrt{1.399}}=0.928$ 和 $\dfrac{9.260}{\sqrt{39.645}\times\sqrt{17.470}}=0.352$,估计得到的相关系数稍有减少,提示性别和校园欺凌经历解释了部分幸福感和自尊感在年级和学生间的变异。

根据实例数据的抽样特点,年级间的变异可能与学生的民族属性有关联,深入研究时可以将学生的民族属性纳入模型分析,看年级水平的随机效应是否会减少或消失。

表 4.3　不同软件拟合两个反应变量和两个自变量模型结果

估计参数	MLwiN	SAS	SPSS	STATA	R
固定效应	$\hat{\beta}$(SE)	$\hat{\beta}$(SE)	$\hat{\beta}$(SE)	$\hat{\beta}$(SE)	$\hat{\beta}$(SE)
截距					
幸福感	19.321(0.587)	19.320(0.609)	19.320(0.609)	19.321(0.588)	19.320(0.609)
自尊感	28.009(0.337)	28.007(0.349)	28.007(0.348)	28.009(0.337)	28.007(0.350)
性别*					
影响幸福感	−0.652(0.237)	−0.652(0.237)	−0.652(0.237)	−0.652(0.237)	−0.652(0.237)
影响自尊感	−0.333(0.157)	−0.333(0.157)	−0.333(0.157)	−0.333(0.157)	−0.333(0.157)
校园欺凌					
影响幸福感	−1.447(0.281)	−1.445(0.281)	−1.445(0.281)	−1.447(0.281)	−1.445(0.281)
影响自尊感	−0.824(0.186)	−0.824(0.186)	−0.824(0.186)	−0.824(0.186)	−0.823(0.186)
抑郁					
影响幸福感	−0.250(0.018)	−0.250(0.018)	−0.250(0.018)	−0.250(0.018)	−0.250(0.018)
影响自尊感	−0.241(0.012)	−0.241(0.012)	−0.241(0.012)	−0.241(0.012)	−0.241(0.012)
随机效应					
Level 3					
$\sigma^2_{v_0}$	4.257(1.695)	4.621(1.915)	4.612(1.053)	4.258(1.703)	4.612
$\sigma_{v_{01}}$	2.265(0.922)	2.448(1.035)	2.443(1.031)	2.265(0.922)	2.443
$\sigma^2_{v_1}$	1.399(0.566)	1.452(0.609)	1.450(0.607)	1.340(0.543)	1.450
Level 2					
$\sigma^2_{u_0}$	39.645(1.051)	38.707(1.053)	39.686(1.053)	39.645(1.051)	36.374
$\sigma_{u_{01}}$	9.260(0.524)	9.270(0.525)	9.270(0.525)	9.260(0.524)	9.265
$\sigma^2_{u_1}$	17.470(0.463)	16.509(0.464)	17.488(0.463)	17.469(0.463)	14.176

* 性别以男为对照

根据观察和 Wald 检验发现抑郁对两个反应变量的固定效应相等，可以将其设置为共同的自变量，如式(4.8)。

$$\begin{aligned} y_{1jk} &= \beta_{0jk} cons.wellbeing_{ijk} + \beta_2 gender.wellbeing_{ijk} \\ &\quad + \beta_4 schoolbullying.wellbeing_{ijk} + h_{jk} \\ \beta_{0jk} &= \beta_0 + \nu_{0k} + u_{0jk} \\ y_{2jk} &= \beta_{1jk} cons.selfesteem_{ijk} + \beta_3 gender.selfesteem_{ijk} \\ &\quad + \beta_5 schoolbullying.selfesteem_{ijk} + h_{jk} \\ \beta_{1jk} &= \beta_1 + \nu_{1k} + u_{1jk} \\ h_{jk} &= \beta_6 depression\_m.12_{jk} \end{aligned} \tag{4.8}$$

这里的 12_{jk} 中的 1 和 2 分别指示了幸福感和自尊感。h_{jk} 是共同自变量，表明抑郁对幸福感和自尊感影响的效应是一样的，都是 β_6。其余符号与前述一致。对于本例，β_6 为 −0.243(0.011)，通过 Wald 检验，有统计学意义，即抑郁会降低幸福感和自尊感，其效应都是 −0.243(具体见 4.4 MLwiN 拟合部分(4))。设置共同协变量实质上是限定该变量对不同反应变量的影响相同，其好处是减少模型中的参数估计值个数从而增加统计效率，同时对于参数估计值的解释更简单。

4.3.2　三个反应变量的多水平模型

(1) 不含自变量的三个反应变量三水平模型

当反应变量有三个及以上，模型(4.3)～(4.7)很容易扩展。上述实例中，同时研究青少年幸福感、自尊感和希望感三个积极心理健康指标，则模型的形式如模型(4.9)。*cons* 表示截距项，$.well\_being_{ijk}$ 表示该模型反应变量是幸福感，$.self\_esteem_{ijk}$ 表示该模型反应变量是自尊感，

$.hope_{ijk}$ 表示该模型反应变量是希望。

$$
\begin{aligned}
y_{1jk} &= \beta_{0jk} cons.wellbeing_{ijk} \\
\beta_{0jk} &= \beta_0 + \nu_{0k} + u_{0jk} \\
y_{2jk} &= \beta_{1jk} cons.selfesteem_{ijk} \\
\beta_{1jk} &= \beta_1 + \nu_{1k} + u_{1jk} \\
y_{3jk} &= \beta_{2jk} cons.hope_{ijk} \\
\beta_{2jk} &= \beta_2 + \nu_{2k} + u_{2jk}
\end{aligned}
\tag{4.9}
$$

$$
\begin{bmatrix} \nu_{0k} \\ \nu_{1k} \\ \nu_{2k} \end{bmatrix} \sim N(0,\boldsymbol{\Omega}_\nu),\ \boldsymbol{\Omega}_\nu = \begin{bmatrix} \sigma^2_{\nu_0} & & \\ \sigma_{\nu_{01}} & \sigma^2_{\nu_1} & \\ \sigma_{\nu_{02}} & \sigma_{\nu_{12}} & \sigma^2_{\nu_2} \end{bmatrix}
$$

$$
\begin{bmatrix} u_{0jk} \\ u_{1jk} \\ u_{2jk} \end{bmatrix} \sim N(0,\boldsymbol{\Omega}_u),\ \boldsymbol{\Omega}_u = \begin{bmatrix} \sigma^2_{u_0} & & \\ \sigma_{u_{01}} & \sigma^2_{u_1} & \\ \sigma_{u_{02}} & \sigma_{u_{12}} & \sigma^2_{u_2} \end{bmatrix}
$$

符号解释同前。

(2) 含自变量的三个反应变量三水平模型

增加性别、校园欺凌和抑郁三个自变量到每个反应变量的固定效应部分,并假设抑郁在影响希望的模型中具有随机效应,则模型(4.9)扩展为模型(4.10):

$$
\begin{aligned}
y_{1jk} &= \beta_{0jk} cons.wellbeing_{ijk} + \beta_3 gender.wellbeing_{ijk} \\
&\quad + \beta_6 schoolbullying.wellbeing_{ijk} + \beta_9 depression\_m.wellbeing_{ijk} \\
\beta_{0jk} &= \beta_0 + \nu_{0k} + u_{0jk} \\
y_{2jk} &= \beta_{1jk} cons.selfesteem_{ijk} + \beta_4 gender.selfesteem_{ijk} \\
&\quad + \beta_7 schoolbullying \cdot selfesteem_{ijk} + \beta_{10} depression\_m.selfesteem_{ijk} \\
\beta_{1jk} &= \beta_1 + \nu_{1k} + u_{1jk} \\
y_{3jk} &= \beta_{2jk} cons.hope_{ijk} + \beta_5 gender.hope_{ijk} \\
&\quad + \beta_8 schoolbullying.hope_{ijk} + \beta_{11jk} depression\_m.hope_{ijk} \\
\beta_{2jk} &= \beta_2 + \nu_{2k} + u_{2jk} \\
\beta_{11jk} &= \beta_{11} + \nu_{11k} + u_{11jk}
\end{aligned}
\tag{4.10}
$$

$$
\begin{bmatrix} \nu_{0k} \\ \nu_{1k} \\ \nu_{2k} \\ \nu_{11k} \end{bmatrix} \sim N(0,\boldsymbol{\Omega}_\nu),\ \boldsymbol{\Omega}_\nu = \begin{bmatrix} \sigma^2_{\nu_0} & & & \\ \sigma_{\nu_{01}} & \sigma^2_{\nu_1} & & \\ \sigma_{\nu_{02}} & \sigma_{\nu_{12}} & \sigma^2_{\nu_2} & \\ \sigma_{\nu_{011}} & \sigma_{\nu_{111}} & \sigma_{\nu_{211}} & \sigma^2_{\nu_{11}} \end{bmatrix}
$$

$$
\begin{bmatrix} u_{0jk} \\ u_{1jk} \\ u_{2jk} \\ u_{11jk} \end{bmatrix} \sim N(0,\boldsymbol{\Omega}_u),\ \boldsymbol{\Omega}_u = \begin{bmatrix} \sigma^2_{u_0} & & & \\ \sigma_{u_{01}} & \sigma^2_{u_1} & & \\ \sigma_{u_{02}} & \sigma_{u_{12}} & \sigma^2_{u_2} & \\ \sigma_{u_{011}} & \sigma_{u_{111}} & \sigma_{u_{211}} & \sigma^2_{u_{11}} \end{bmatrix}
$$

其中,v_{11k} 是抑郁在反应变量为希望的模型中,水平 3 不同年级抑郁斜率与平均斜率离差;相应地,u_{11k} 是水平 2 不同学生抑郁斜率与平均斜率离差。如果某个自变量对三个反应变量的固定效应是一致的,可以将模型(4.10)中该自变量设置为共同的自变量。实际应用的时候,为减少模型的复杂性,在先不设置随机系数模型情况下来设置共同自变量(见 4.4MLwiN 拟合部分(5))。

对于本章的实例数据,带有 3 个自变量的三个反应变量的数据矩阵形式可以表达为表 4.4。

表 4.4　实例数据的矩阵形式(示意)＊

年级编号	学生编号	指示变量＊＊	因变量	性别 G	校园欺凌(SB)	抑郁(D)	截距			性别(G)			校园欺凌(SB)			抑郁(D)		
							幸福感W	自尊感S	希望H	W＊G	S＊G	H＊G	W＊SB	S＊SB	H＊SB	W＊D	S＊D	H＊D
1	1	1	10	1	1	2	1	0	0	1	0	0	1	0	0	2	0	0
1	1	2	25	1	1	2	0	1	0	0	1	0	0	1	0	0	2	0
1	1	3	24	1	1	2	0	0	1	0	0	1	0	0	1	0	0	2
1	2	1	缺失	0	0	0	缺失	0	0	缺失	0	0	缺失	0	0	缺失	0	0
1	2	2	28	0	0	0	0	1	0	0	0	0	0	0	0	0	0	0
1	2	3	10	0	0	0	0	0	1	0	0	0	0	0	0	0	0	0
1	3	1	14	0	1	4	1	0	0	0	0	0	1	0	0	4	0	0
1	3	2	21	0	1	4	0	1	0	0	0	0	0	1	0	0	4	0
1	3	3	缺失	0	1	4	0	0	缺失	0	0	缺失	0	0	缺失	0	0	缺失
1	4	1	19	1	0	21	1	0	0	1	0	0	0	0	0	21	0	0
1	4	2	缺失	1	0	21	0	缺失	0	0	缺失	0	0	缺失	0	0	缺失	0
1	4	3	9	1	0	21	0	0	1	0	0	1	0	0	0	0	0	21
1	5	1	17	1	1	11	1	0	0	1	0	0	1	0	0	11	0	0
1	5	2	26	1	1	11	0	1	0	0	1	0	0	1	0	0	11	0
1	5	3	21	1	1	11	0	0	1	0	0	1	0	0	1	0	0	11

＊该表为数据示意,所以学生编号并未对应本章数据库中的编号。＊＊指示变量 1 表示“幸福感”,2 表示“自尊感”和 3 表示“希望”。

4.4　MLwiN 软件拟合多个反应变量模型

4.4.1　数据准备

将 3 个反应变量与其他自变量并列，反应变量的缺失值保留，增加常数变量 *cons*；连续型自变量进行中心化处理，即每个个体的该连续型变量均减去该变量的均数，形成一个新的变量。样本量为 2876。数据名称：dat4-1.wsz，变量名设置为：

well_being：反应变量，幸福感，连续型变量

self_esteem：反应变量，自尊感，连续型变量

hope：反应变量，希望，连续型变量

cons：常数变量，值均为 1

grade_id：年级编码（表示水平 3）

student_id：学生编码（表示水平 2）

gender：性别，1 表示女，0 表示男

school_bullying：校园欺凌经历，1 表示有，0 表示无

depression_m：抑郁，定量变量，对 *depression* 进行了中心化处理，即与均数做差

软件 MLwiN3.05 中的显示数据样本量为 2876。14 个年级，2876 个学生，3 个反应变量 *well_being*、*self_esteem* 和 *hope* 有不同的缺失值。年龄（*age*）10～17 岁，*cons* 全部为 1，*gender* 和 *school_bullying* 是 0 和 1 二分类变量，*depression_m* 是中心化数值，最小值为－6.28，最大值为 23.72。

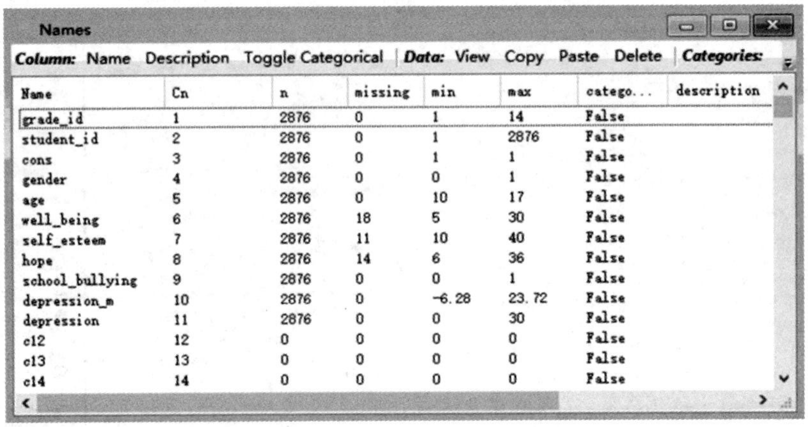

Name	Cn	n	missing	min	max	catego...	description
grade_id	1	2876	0	1	14	False	
student_id	2	2876	0	1	2876	False	
cons	3	2876	0	1	1	False	
gender	4	2876	0	0	1	False	
age	5	2876	0	10	17	False	
well_being	6	2876	18	5	30	False	
self_esteem	7	2876	11	10	40	False	
hope	8	2876	14	6	36	False	
school_bullying	9	2876	0	0	1	False	
depression_m	10	2876	0	-6.28	23.72	False	
depression	11	2876	0	0	30	False	
c12	12	0	0	0	0	False	
c13	13	0	0	0	0	False	
c14	14	0	0	0	0	False	

4.4.2　拟合过程

以下通过实例 4 对表 4.2 中呈现正文中模型公式（4.4）—公式（4.7）的结果做软件操作。

（1）拟合无自变量的双反应变量的方差成分三水平模型

在 Model 菜单中选择 Equations，程序弹出其对话框。点击对话框中的 Responses 弹出数据框界面 Specify responses 的界面，同时选择 *well_being* 变量（幸福感）和 *self_esteem* 变量（自尊感），点击 Done。

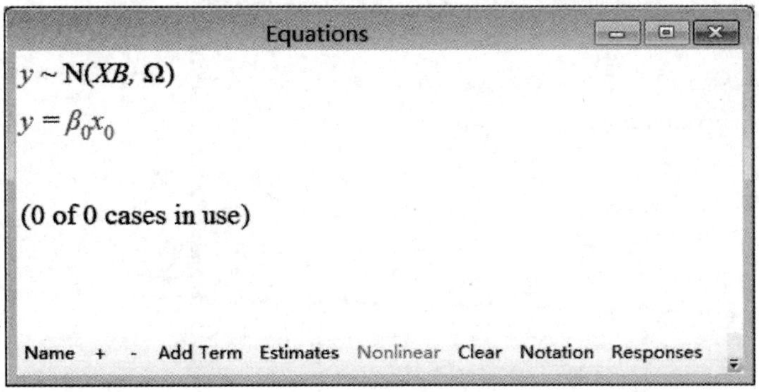

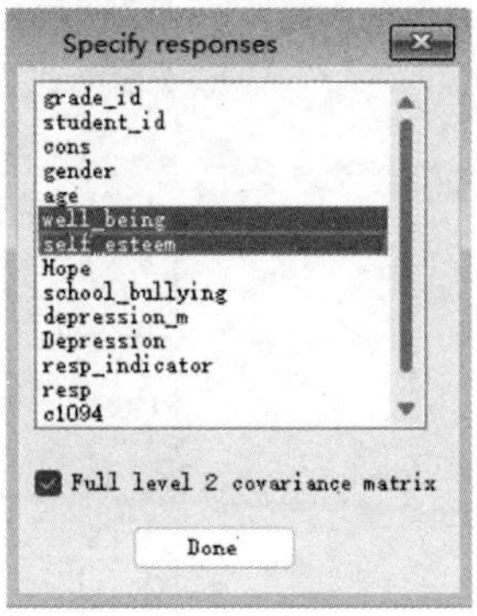

在Equations里，任意点击 resp1 或者 resp2，在下拉菜单中，选择三水平 3－*ijk*，水平 3 单位指示变量为 *grade-id*，水平 2 单位指示变量为 *student-id*，点击Done。点击主窗口下的Add Term按钮，在 variable 下拉框里选择变量 *cons*。点击Add Separate Coefficients。点击公式中的 β_0，勾选 *k*（*grade_id_long*）和 *j*（*student_id_long*），点击Done；接着点击 β_1，与 β_0 有相同的操作。点击话框下方的按钮Estimates，模型中参数变成蓝色字体，显示样本量有 5752。此时点击屏幕左上方的模型拟合键Start，等待模型收敛后，点击窗口下方的Estimate按钮，显示模型估计值及各自的标准误如下：

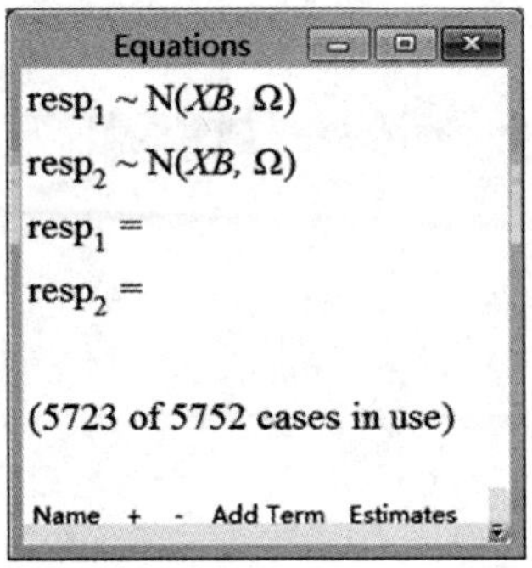

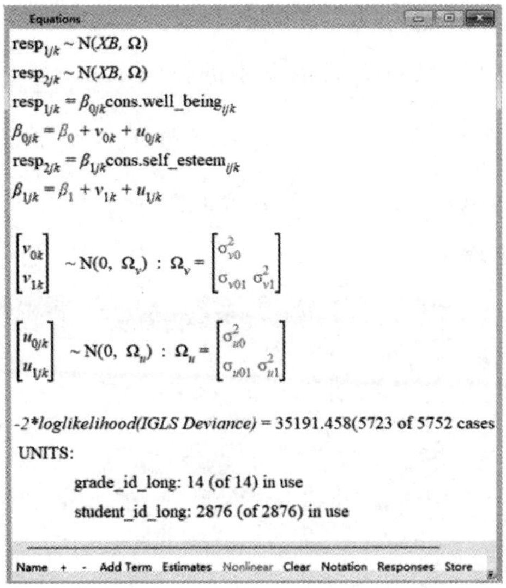

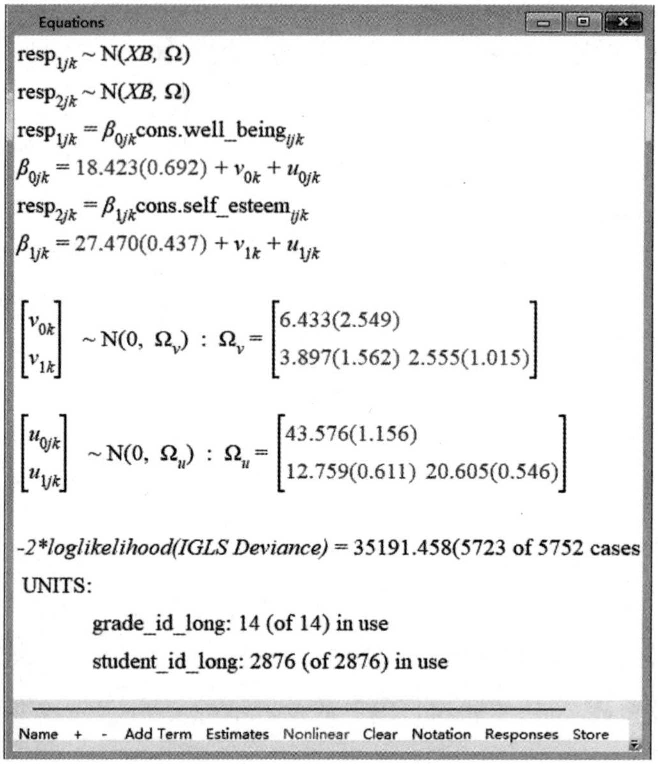

(2)增加自变量并拟合随机系数模型

在上述操作基础上，点击对话框中的按钮Estimate，恢复到待估计参数的模型状态，点击主窗口下的Add Term按钮，将 *depression_m* 选择进入模型，选择按钮Add Separate Coefficients。再次点击对话框中的按钮Estimate，点击拟合键Start，模型收敛后，点击窗口下方的Estimate按钮，显示模型估计值以及标准误。

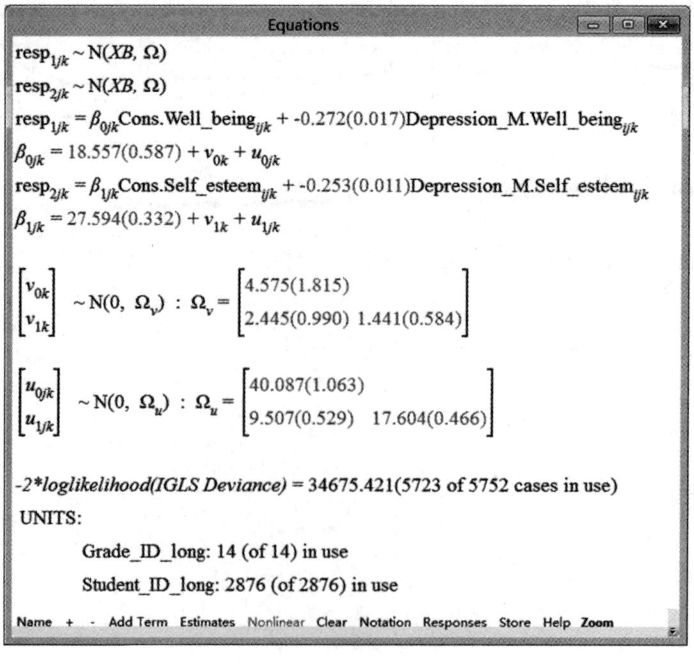

在上述模型的基础上，仅以幸福感为反应变量的模型中拟合随机系数模型。点击 *depression_m.well_being* 的系数，也即 β_2，勾选 *k*（*grade_id_long*）和 *j*（student_id_long），点击 Done，β_2 变为 $\beta_{2_{jk}}$，点击屏幕左上方的模型进一步的拟合键 More。模型结构和结果如下：

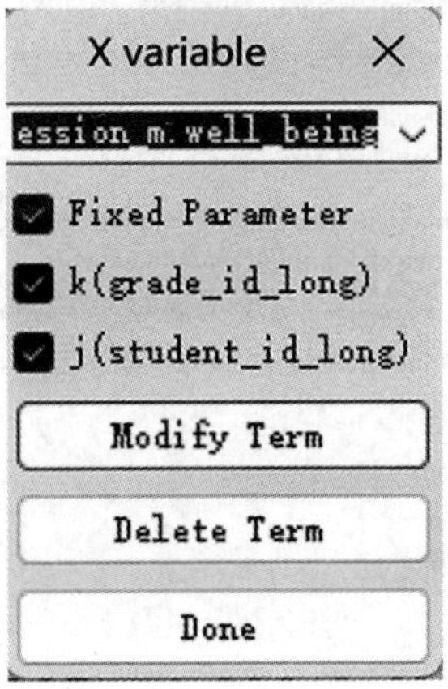

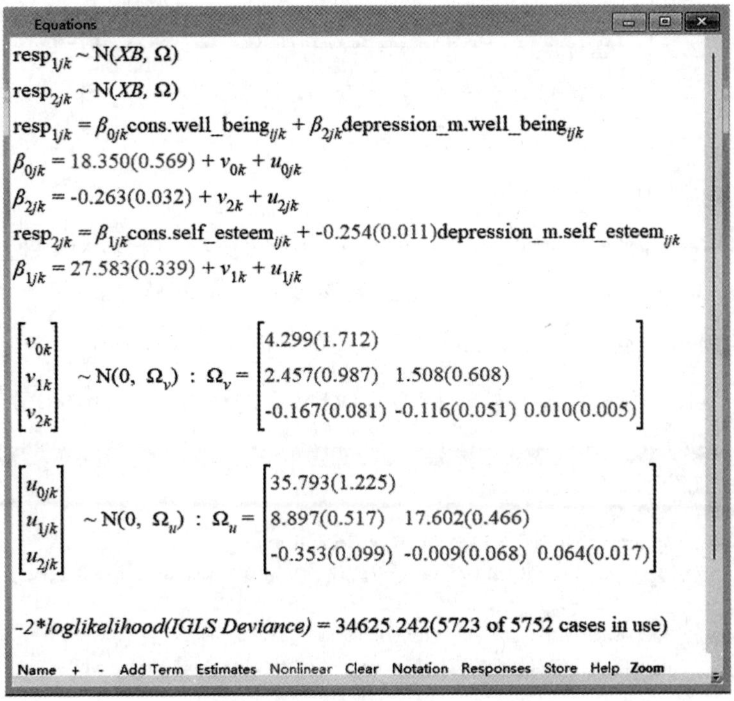

在 Model 菜单中选择 Intervals and tests，得到如下所示窗口，点选对话框下的 random，告知程序对随机系数作检验；在 # of functions 后启动框中填入 2，指示对 2 个随机系数作检验。在 *grade_id_long*：*depression_m.well_being* /*depression_m.well_being* 对应的框中填上 1，其他都保持 0；同样在 *studeng_id_long*：*depression_m.well_being* /*depression_m.well_being* 对应的框中填上 1，其他都保持 0。点击框中右下角的 Calc 按钮，得到如下所示 Tests 框。2 个随机系数检验的 *P* 值相应的为 0.056（临近 0.05）和小于 0.001。联合 χ^2 检验的 $P<0.001$。表明抑郁对于幸福感在水平 3 和水平 2 的随机效应是存在的。

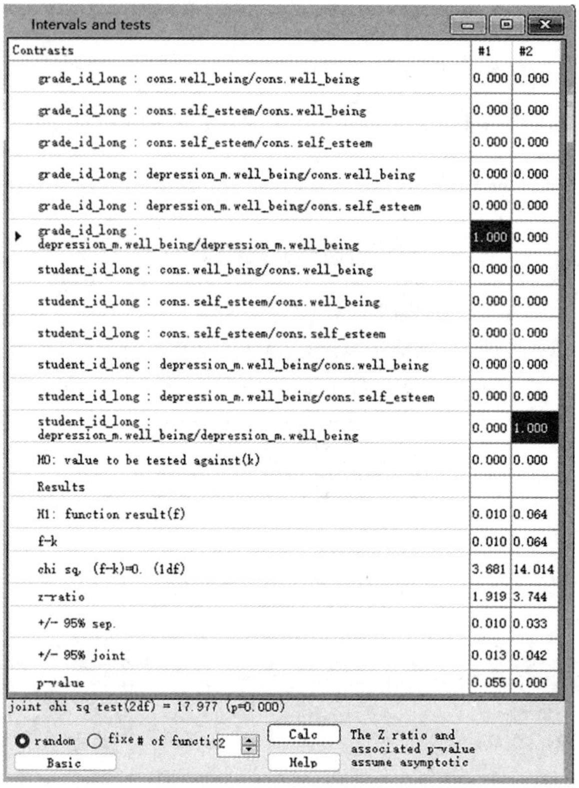

(3)增加多个自变量并比较固定效应

估计多个自变量的固定效应。点击 $depression_m.well\_being_{ijk}$ 然后点击 Delete Term 按钮，删除该项；同理点击 $depression_m.self\_esteem_{ijk}$，也删除该变量。重新将 *gender*，*school_bullying*，*depression_m* 选择进入模型。点击 Add Term 按钮，选择按钮 Add Separate Coefficients 。再次点击对话框中的按钮 Estimate ，点击拟合键 Start ，模型收敛后，点击窗口下方的 Estimate 按钮，结果如下：

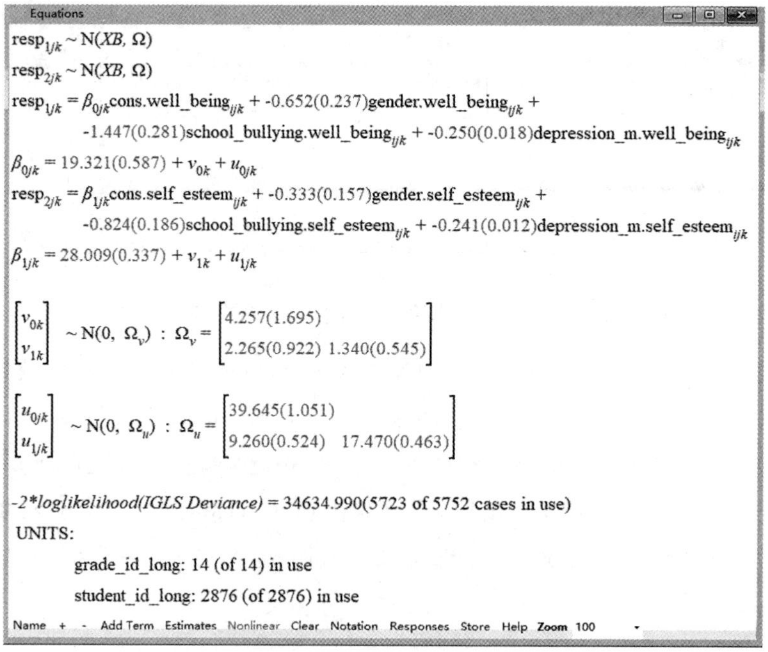

可以对模型中每个自变量的固定效应进行检验，用 Z score 检验或者 Wald 检验进行假设检验，均有 $P<0.05$。

自变量的固定效应在不同反应变量模型中的比较，也即分析性别、校园欺凌和抑郁对 2 个因变量幸福感和自尊感的影响效应是否相同。在 Model 菜单中选择 Intervals and tests，得到如下所示窗口，点选对话框下的 fixed，告知程序对固定系数作检验；在 # of functions 后启动框中填入 3，指示对 3 组固定系数作检验。在每对变量后面填上 1 和 −1，其他都保持 0。点击框中右下角的 Calc 按钮，得到如下所示 Tests 框。每对系数比较检验相应的 P 值为 0.174、0.024 和 0.588，表明性别和抑郁影响幸福感和自尊感的效应差异没有统计学意义，而校园欺凌经历对幸福感的效应大于对自尊感的效应。

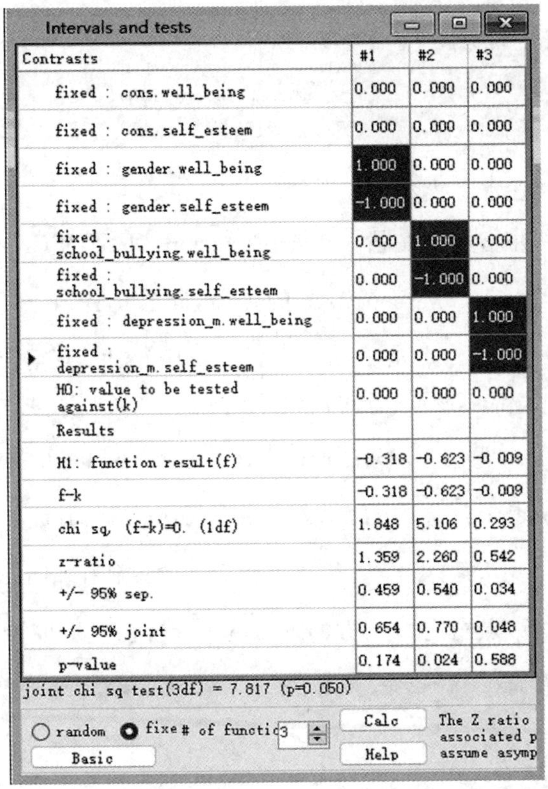

Contrasts	#1	#2	#3
fixed : cons.well_being	0.000	0.000	0.000
fixed : cons.self_esteem	0.000	0.000	0.000
fixed : gender.well_being	1.000	0.000	0.000
fixed : gender.self_esteem	-1.000	0.000	0.000
fixed : school_bullying.well_being	0.000	1.000	0.000
fixed : school_bullying.self_esteem	0.000	-1.000	0.000
fixed : depression_m.well_being	0.000	0.000	1.000
fixed : depression_m.self_esteem	0.000	0.000	-1.000
H0: value to be tested against(k)	0.000	0.000	0.000
Results			
H1: function result(f)	-0.318	-0.623	-0.009
f-k	-0.318	-0.623	-0.009
chi sq, (f-k)=0. (1df)	1.848	5.106	0.293
z-ratio	1.359	2.260	0.542
+/- 95% sep.	0.459	0.540	0.034
+/- 95% joint	0.654	0.770	0.048
p-value	0.174	0.024	0.588

(4)设置共同自变量

根据上述结果，双变量三水平模型中，抑郁对幸福感和自尊感的固定效应的差异没有统计学意义，可以将抑郁设置为共同自变量（正文模型 4.8）。先删除模型中的 $depression_m \cdot well\_being_{ijk}$ 和 $depression_m \cdot self\_esteem_{ijk}$，然后重新将 $depression\_m$ 选择进入模型。点击 Add Term 按钮，在 variable 中找到 $depression\_m$，然后点击按钮 Add Common coefficient。勾选 *well_being* 和 *self-esteem* 后，点击 Done。模型中增加了 h_{jk} 这个共同的抑郁自变量，其中 12_{jk} 中的 1 表示第一个反应变量，2 表示第二个反应变量。点击拟合键 Start，结果如下：

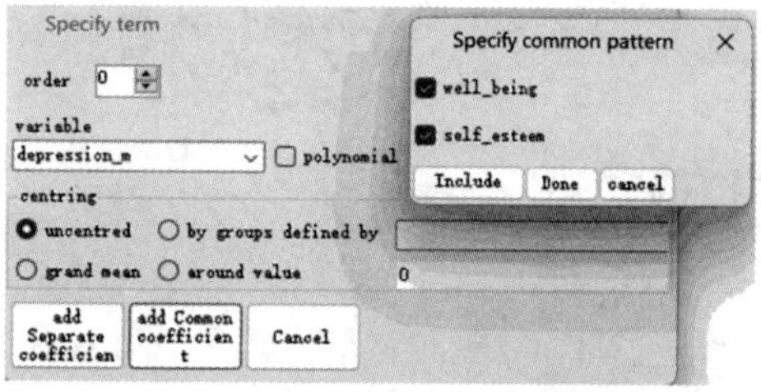

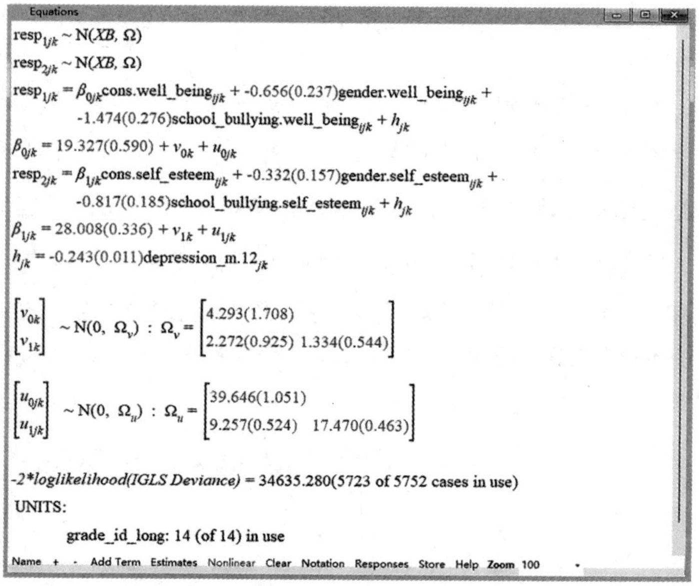

(5)拟合三个反应变量的三水平模型

以下拟合正文模型(4.9)并增加自变量。点击Equations下面的Clear清除模型。点击对话框中的Responses弹出数据框界面Specify responses的界面,同时选择 *well_being* 变量(幸福感),*self_esteem* 变量(自尊感)和 *hope*(希望),点击Done。在Equations里,任意点击 resp1,resp2 或者 resp3,在下拉菜单中,选择三水平 3−*ijk*,水平 3 单位指示变量为 *grade_id*,水平 2 单位指示变量为 *student_id*,点击Done。点击主窗口下的Add Term按钮,在 variable 下拉框里选择变量 *cons*,点击Add Separate Coefficients。点击公式中的 β_0,勾选 *k*(*grade_id_long*)和 *j*(*student_id_long*),点击Done;接着点击 β_1 与 β_2 进行相同的操作。点击话框下方的按钮Estimates,点击屏幕左上方的模型拟合键Start,等待过程收敛后,点击窗口下方的Estimate按钮,显示模型估计值及标准误如下:

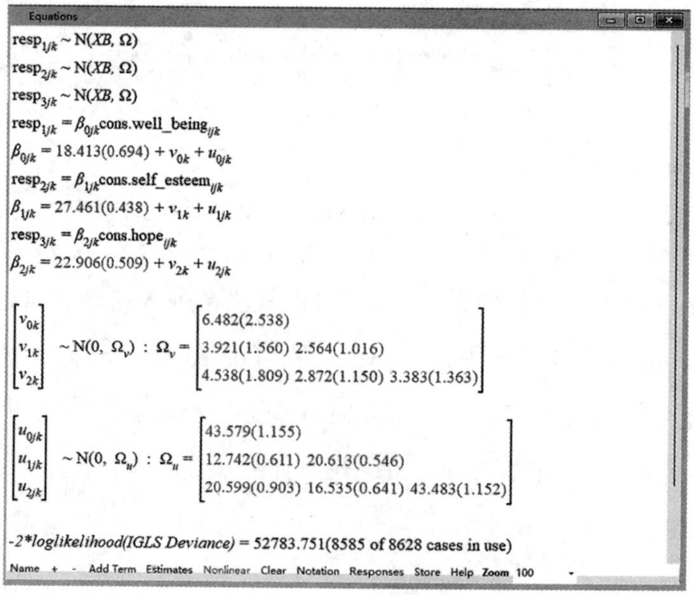

点击主窗口下的 Add Term 按钮，将 *gender*，*school_bullying*，*depression_m* 选择进入模型，均选择按钮 Add Separate Coefficients。再次点击对话框中的按钮 Estimate，点击拟合键 Start，模型收敛后点击窗口下方的 Estimate 按钮，显示模型估计值及标准误。

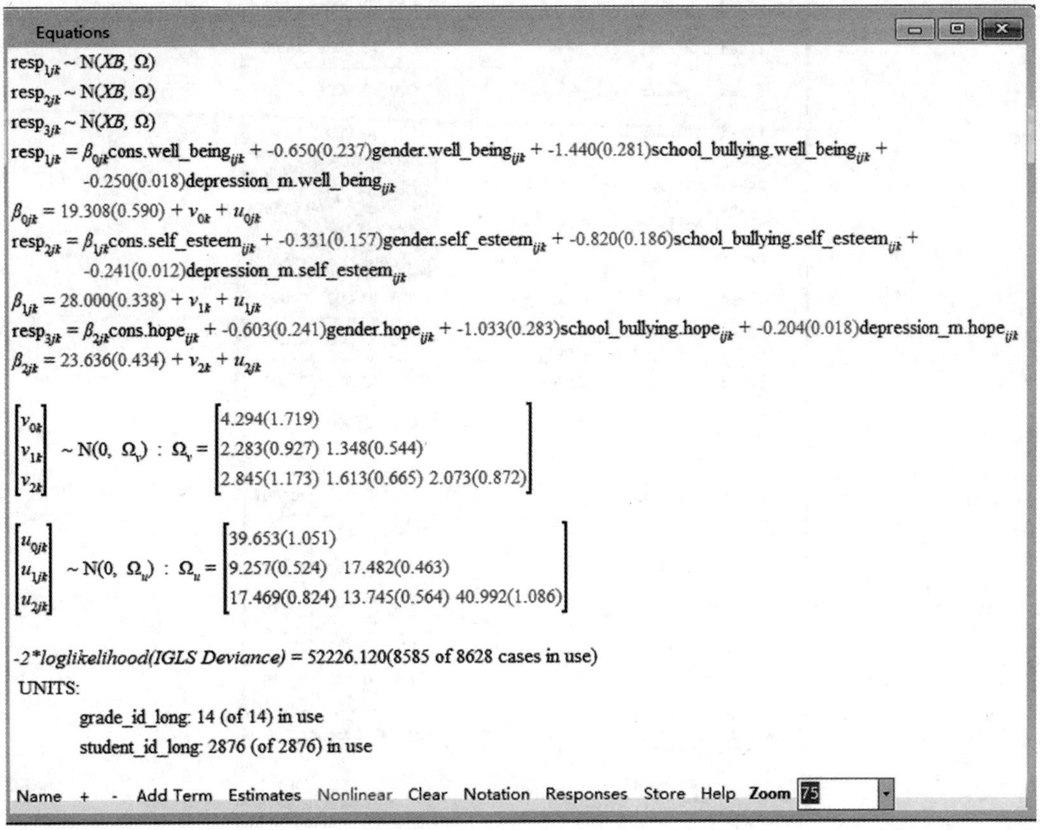

三个反应变量的三水平模型的固定效应可以进行两两比较，在 Model 菜单中选择 Intervals and tests，点选对话框下的 fixed，告知程序对固定系数作检验；在 # of functions 后启动框中填入 3，指示对三组固定系数作检验。在三个相同自变量后面填上 1、−1 和 0，然后替换为 1、0 和 −1 以及 0、1 和 −1，相当于两两比较，其他都保持 0，点击 Calc 按钮进行检验。本例中检验校园欺凌（*school_bullying*）的固定效应对于三个反应变量的影响效应是否不同，可以进行检验，发现联合 χ^2 检验为 $\chi^2 = 5.085$，$P = 0.166$，提示校园欺凌影响 3 个反应变量的效应差异没有统计学意义。

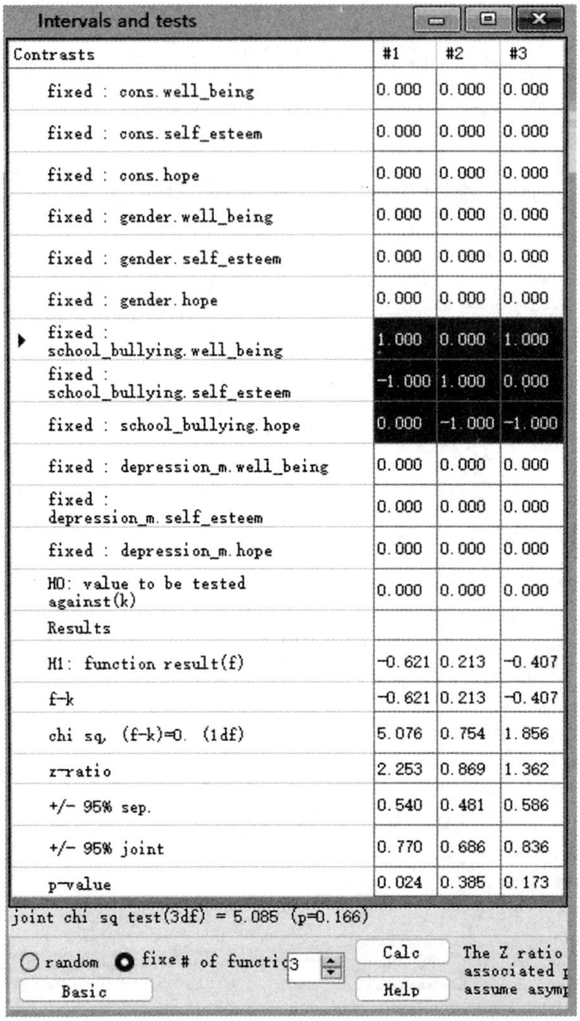
Intervals and tests

Contrasts	#1	#2	#3
fixed : cons.well_being	0.000	0.000	0.000
fixed : cons.self_esteem	0.000	0.000	0.000
fixed : cons.hope	0.000	0.000	0.000
fixed : gender.well_being	0.000	0.000	0.000
fixed : gender.self_esteem	0.000	0.000	0.000
fixed : gender.hope	0.000	0.000	0.000
fixed : school_bullying.well_being	1.000	0.000	1.000
fixed : school_bullying.self_esteem	-1.000	1.000	0.000
fixed : school_bullying.hope	0.000	-1.000	-1.000
fixed : depression_m.well_being	0.000	0.000	0.000
fixed : depression_m.self_esteem	0.000	0.000	0.000
fixed : depression_m.hope	0.000	0.000	0.000
H0: value to be tested against(k)	0.000	0.000	0.000
Results			
H1: function result(f)	-0.621	0.213	-0.407
f-k	-0.621	0.213	-0.407
chi sq, (f-k)=0. (1df)	5.076	0.754	1.856
z-ratio	2.253	0.869	1.362
+/- 95% sep.	0.540	0.481	0.586
+/- 95% joint	0.770	0.686	0.836
p-value	0.024	0.385	0.173

joint chi sq test(3df) = 5.085 (p=0.166)

以下设置共同变量。根据上述结果，三个反应变量三水平模型中，校园欺凌（*school_bullying*）对幸福感、自尊感和希望的固定效应的差异没有统计学意义，可以将校园欺凌设置为共同自变量。先删除所有模型中的校园欺凌，然后重新将校园欺凌选择进入模型。点击 Add Term 按钮，在 variable 中找到 *school_bullying*，然后点击按钮 Add Common coefficient，勾选 *well_being*、*self-esteem* 和 *hope* 后，点击 Done。模型中增加了 h_{jk} 这个共同的校园霸凌自变量，其中 123_{jk} 中的 1 表示第一个反应变量，2 表示第二个反应变量，3 表示第三个反应变量。点击拟合键 Start，结果如下：

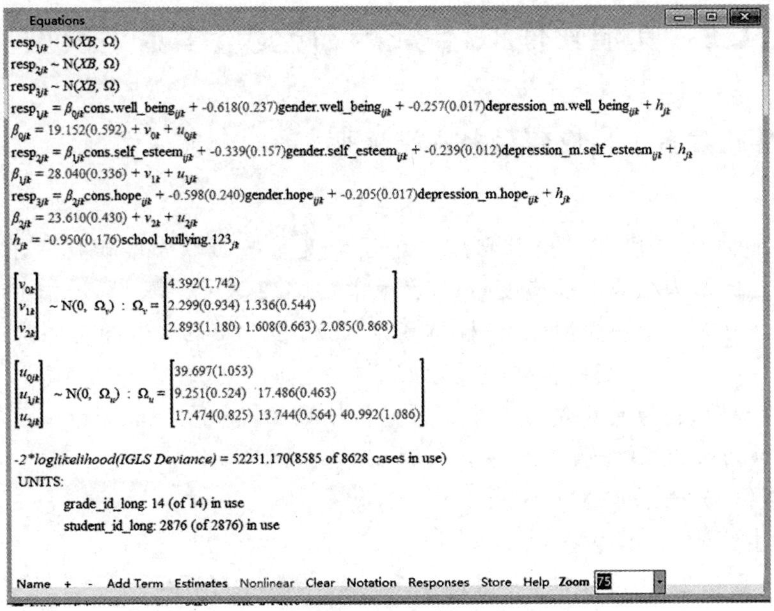

以下设置随机系数。三个反应变量的三水平模型可以拟合随机系数模型，操作同前述的双反应变量，假设检验和解释都类似。以下展示的是变量 *gender*、*school_bullying* 和 *depression_m* 仍然是用 Add Separate Coefficients 分别加在 3 个模型中。当模型拟合后，再将 *depression_m* 的固定效应参数在希望模型中设置为随机系数。注意拟合的时候顺序是，先拟合固定效应模型，然后点击需要拟合随机系数的自变量，勾选高水平如 *k*（*grade_id_long*）和 *j*（*student_id_long*），点击 Done，然后点击屏幕左上方的模型进一步的拟合键 More。在希望模型中，抑郁在水平 3 的随机系数为 0.000（标准误 0.001），在水平 2 的随机系数为 0.072（标准误 0.016），表明抑郁影响希望的随机效应在年级水平不存在，但在学生水平存在。结果如下：

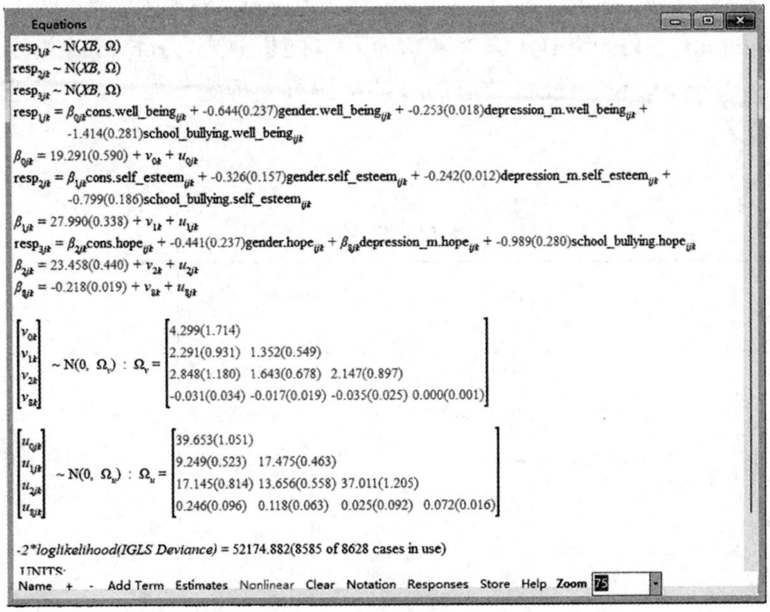

4.5 其他软件拟合多个反应变量多水平模型

4.5.1 SPSS 软件构建多个反应变量多水平模型

(1)数据准备

在 SPSS 软件中,将幸福感、自尊感和希望三个反应变量按照顺序堆积在一个反应变量 *y* 中,用一个指示变量 *index* 标示为相应的反应变量,1 表示幸福感,2 表示自尊感,3 表示希望。相应的其他变量全部重复拉长。反应变量缺失值保留,样本量从 2876 变为 8628,也即是原来样本量的 3 倍。数据文件名为:dat4-1_8628.dta。变量名称的设置如下:

y:反应变量,幸福感、自尊感和希望三个反应变量按顺序堆积在一个变量中

index:指示变量,1 表示幸福感,2 表示自尊感,3 表示希望

grade_id:年级编码(表示水平 3)

student_id:学生编码(表示水平 2)

gender:性别,1 表示男,0 表示女 (注意:与 MLwiN 设置正好相反)

school_bullying:校园欺凌,1 表示无,0 表示有 (注意:与 MLwiN 设置正好相反)

depression_m:抑郁,定量变量,已进行了中心化处理

(2)分析步骤

以下介绍拟合加入自变量的模型(4.9)的窗口菜单操作和程序核心指令[郭伯良 2020]。

```
mixed y by index gender school_bullying with depression_m
  /fixed=index index * gender index * school_bullying index * depression_m | noint sstype(3)
  /fixed=index index * gender index * school_bullying index * depression_m | noint sstype(3)
  /method=reml
  /print=solution testcov
  /random=index | subject(grade_id) covtype(un)
  /repeated=index | subject(grade_id * student_id) covtype(un).
```

指令中选项 /random 定义截距 *index* 在年级水平有随机效应,/repeated 则定义截距 *index* 在学生水平有随机效应。covtype(un)指随机效应的方差－协方差阵为无结构的完全阵,含各反应变量的方差和两两间的协方差。

SPSS 结果如下:

固定效应估计[a]

参数	估计	标准误差	*df*	*t*	显著性	95%置信区间	
						下限	上限
[index=1]	19.307082	.611136	14.724	31.592	.000	18.002345	20.611819
[index=2]	27.997251	.349136	15.602	80.190	.000	27.255580	28.738922
[index=3]	23.633136	.450015	16.398	52.516	.000	22.681023	24.585250
[index=1] * [gender=0]	−.649999	.237287	2850.256	−2.739	.006	−1.115271	−.184728
[index=1] * [gender=1]	0[b]	0	.	.	.	.	.
[index=2] * [gender=0]	−.330737	.157332	2856.771	−2.102	.036	−.639234	−.022241
[index=2] * [gender=1]	0[b]	0	.	.	.	.	.

续表

参数	估计	标准误差	*df*	*t*	显著性	95%置信区间	
						下限	上限
[index=3] * [gender=0]	-.600912	.240860	2860.453	-2.495	.013	-1.073187	-.128636
[index=3] * [gender=1]	0[b]	0	.	.	.	.	.
[index=1] * [school_bullying=0]	-1.438840	.281184	2857.877	-5.117	.000	-1.990184	-.887496
[index=1] * [school_bullying=1]	0[b]	0	.	.	.	.	.
[index=2] * [school_bullying=0]	-.819359	.185955	2832.971	-4.406	.000	-1.183979	-.454739
[index=2] * [school_bullying=1]	0[b]	0	.	.	.	.	.
[index=3] * [school_bullying=0]	-1.027987	.283774	2719.652	-3.623	.000	-1.584422	-.471552
[index=3] * [school_bullying=1]	0[b]	0	.	.	.	.	.
[index=1] * depression_m	-.249979	.017563	2855.584	-14.234	.000	-.284415	-.215542
[index=2] * depression_m	-.240359	.011634	2830.266	-20.660	.000	-.263171	-.217547
[index=3] * depression_m	-.204149	.017689	2661.270	-11.541	.000	-.238835	-.169462

a. 因变量：y_wellbeing esteem and hope。

b. 因为作为参照，所以将其设为零。

固定效应的检验类型 Ⅲ[a]

源	分子 *df*	分母 *df*	*F*	显著性
index	3	13.936	5740.439	.000
index * gender	3	2857.839	3.350	.018
index * school_bullying	3	2705.149	11.305	.000
index * depression_m	3	2652.608	160.760	.000

a. 因变量：y_wellbeing esteem and hope。

协方差参数估计[a]

参数		估计	标准误差	Wald Z	显著性	95%置信区间	
						下限	上限
重复度量	UN (1,1)	39.693977	1.053284	37.686	.000	37.682343	41.813000
	UN (2,1)	9.267677	.524672	17.664	.000	8.239338	10.296015
	UN (2,2)	17.500192	.463939	37.721	.000	16.614108	18.433535
	UN (3,1)	17.486626	.826028	21.170	.000	15.867642	19.105611
	UN (3,2)	13.760003	.565474	24.334	.000	12.651695	14.868311
	UN (3,3)	41.033398	1.088039	37.713	.000	38.955347	43.222301

续表

参数		估计	标准误差	Wald Z	显著性	95%置信区间	
						下限	上限
index [个体 = grade_id]	UN (1,1)	4.652476	1.924825	2.417	.016	2.067876	10.467517
	UN (2,1)	2.461717	1.038561	2.370	.018	.426176	4.497259
	UN (2,2)	1.457009	.609877	2.389	.017	.641453	3.309476
	UN (3,1)	3.082702	1.318328	2.338	.019	.498826	5.666578
	UN (3,2)	1.744392	.746551	2.337	.019	.281180	3.207605
	UN (3,3)	2.262663	.986364	2.294	.022	.962842	5.317220

a. 因变量：y_wellbeing esteem and hope。

4.5.2 SAS 软件程序拟合多个反应变量多水平模型

(1) 数据准备

数据的格式与 SPSS 类似，多个反应变量按照顺序堆积在一个 *y* 中，其他变量均重复拉长。此处以 3 个反应变量的数据为例，则样本量为 8628。

数据集中包含变量名称设置如下：

y：反应变量。包括了幸福感和自尊 2 个反应变量，或者包括了幸福感、自尊感和希望 3 个反应变量

index：指示变量，1 表示幸福感，2 表示自尊感，3 表示希望

grade_id：年级编码(表示水平 3)

student_id：学生编码(表示水平 2)

gender：性别，0 表示女，1 表示男(注意：与 MLwiN 设置正好相反)

school_bullying：校园欺凌，0 表示有，1 表示无(注意：与 MLwiN 设置正好相反)

depression_m：抑郁，定量变量，已进行了中心化处理

(2) 拟合过程

打开数据文件 dat4-1_5752.dta，并将其在 SAS 环境中的名字修改为 chapter4_1；执行如下代码，即可拟合 2 个反应变量的三水平模型，其结果列在表 4.3 中。

```
proc mixed data=chapter4_1 asycov covtest;
class grade_id student_id index gender school_bullying;
model y=index index * gender index * school_bullying index * depression_m/s noint;
random index/type=un sub=grade_id;
random index/type=un sub=student_id(grade_id);
run;
```

打开数据文件 dat4-1_8628.dta，并将其在 SAS 环境中的名字修改为 chapter4；执行如下代码，即可拟合 3 个反应变量的三水平模型。

```
proc mixed data=chapter4 asycov covtest;
class grade_id student_id index gender school_bullying;
model y=index index * gender index * school_bullying index * depression_m/s noint;
random index/type=un sub=grade_id;
random index/type=un sub=student_id(grade_id);
run;
```

3 个反应变量的三水平模型的结果如下：

Solution for Fixed Effects								
Effect	index	gender	school_bullying	Estimate	Standard Error	DF	t Value	Pr > |t|
index	1			19.3071	0.6111	39	31.59	<.0001
index	2			27.9973	0.3491	39	80.19	<.0001
index	3			23.6331	0.4500	39	52.52	<.0001
index*gender	1	0		-0.6500	0.2373	0	-2.74	.
index*gender	1	1		0	.	.	.	.
index*gender	2	0		-0.3307	0.1573	0	-2.10	.
index*gender	2	1		0	.	.	.	.
index*gender	3	0		-0.6009	0.2409	0	-2.49	.
index*gender	3	1		0	.	.	.	.
index*school_bullyin	1		0	-1.4388	0.2812	0	-5.12	.
index*school_bullyin	1		1	0	.	.	.	.
index*school_bullyin	2		0	-0.8194	0.1860	0	-4.41	.
index*school_bullyin	2		1	0	.	.	.	.
index*school_bullyin	3		0	-1.0280	0.2838	0	-3.62	.
index*school_bullyin	3		1	0	.	.	.	.
depression_m*index	1			-0.2500	0.01756	0	-14.23	.
depression_m*index	2			-0.2404	0.01163	0	-20.66	.
depression_m*index	3			-0.2041	0.01769	0	-11.54	.

Covariance Parameter Estimates					
Cov Parm	Subject	Estimate	Standard Error	Z Value	Pr Z
UN(1,1)	grade_id	4.6526	1.9249	2.42	0.0078
UN(2,1)	grade_id	2.4618	1.0386	2.37	0.0178
UN(2,2)	grade_id	1.4570	0.6099	2.39	0.0084
UN(3,1)	grade_id	3.0828	1.3184	2.34	0.0194
UN(3,2)	grade_id	1.7444	0.7466	2.34	0.0195
UN(3,3)	grade_id	2.2627	0.9864	2.29	0.0109
UN(1,1)	student_id(grade_id)	38.7112	1.0533	36.75	<.0001
UN(2,1)	student_id(grade_id)	9.2677	0.5247	17.66	<.0001
UN(2,2)	student_id(grade_id)	16.5174	0.4639	35.60	<.0001
UN(3,1)	student_id(grade_id)	17.4866	0.8260	21.17	<.0001
UN(3,2)	student_id(grade_id)	13.7600	0.5655	24.33	<.0001
UN(3,3)	student_id(grade_id)	40.0506	1.0880	36.81	<.0001
Residual		0.9828	0	.	.

Fit Statistics	
-2 Res Log Likelihood	52257.9
AIC (Smaller is Better)	52283.9
AICC (Smaller is Better)	52283.9
BIC (Smaller is Better)	52292.2

Null Model Likelihood Ratio Test		
DF	Chi-Square	Pr > ChiSq
12	2737.58	<.0001

Type 3 Tests of Fixed Effects				
Effect	Num DF	Den DF	F Value	Pr > F
index	3	39	5740.42	<.0001
index*gender	3	0	3.35	.
index*school_bullyin	3	0	11.31	.
depression_m*index	3	0	160.76	.

4.5.3 Stata 拟合多个反应变量多水平模型

（1）数据准备

数据格式和变量设置与 MLwiN 软件一致。样本量为 2876。软件 Stata 潜变量要求变量名不含特殊字符，因此将变量名 *grade_id* 修改为 *gradeid*，*student_id* 修改为 *studentid*，其他变量名不变。

文件名：dat4-1_2876. dta

变量名设置为：

wellbeing：反应变量，幸福感，连续型变量

selfesteem：反应变量，自尊感，连续型变量

hope：反应变量，希望，连续型变量

gradeid：年级编码

studentid：学生编码

gender：性别，1 表示女，0 表示男

schoolbullying：校园欺凌经历，1 表示有，0 表示无

depm：抑郁，定量变量，对 *depression* 进行了中心化处理

(2) 拟合过程

以下是拟合增加了自变量的模型(4.6)和(4.9)的程序和结果。

a)双反应变量程序

```
use "D:\Chapter4\dat4-1_2876. dta", clear
gsem (gender -> wellbeing, ) (gender -> selfesteem, ) (schoolbullying -> wellbeing, ) (schoolbullying -> selfesteem, ) (depm -> wellbeing, ) (depm -> selfesteem, ) (M1[gradeid]-> wellbeing, ) (M2[gradeid]-> selfesteem, ), covstruct(_lexogenous, diagonal) latent (M1 M2 ) cov( e. wellbeing * e. selfesteem M1[gradeid] * M2[gradeid]) nocapslatent
```

也可以用菜单操作：

点击"统计"→"结构方程模型(SEM)"→"模型建立与估计"，进入 SEM Builder 界面。画出以下图形，并把相应的变量选入方框中；图中双线椭圆，表示多层次潜变量。双击指向"wellbeing"的双线椭圆，进入"变量属性"，在"变量"的"名称/层次"处，点击 ⋯ 按钮，"嵌套深度"为 2，"观测"处把"gradeid"选入，基准名称为 M1。点击指向"selfesteem"的双线椭圆，设置均相同，仅基准名称变为 M2，点击"确定"。在 SEM Builder 界面中，点击"估计"→"高级选项"→"协方差结构"→"创建"。将"误差变量"中选入 e. wellbeing 和 e. selfesteem。点击"结构"，选择"Unstructured"，然后点击"确定"。

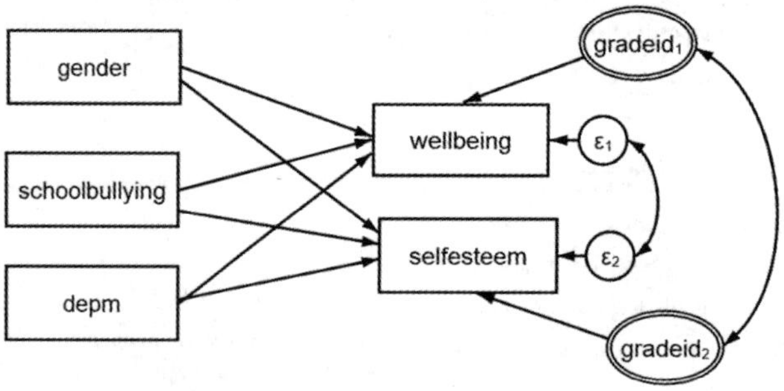

双反应变量的结果如下：

```
Generalized structural equation model                    Number of obs = 2,876

Response: wellbeing                                      Number of obs = 2,858
Family:   Gaussian
Link:     Identity

Response: selfesteem                                     Number of obs = 2,865
Family:   Gaussian
Link:     Identity

Log likelihood = -17317.495

 ( 1)  [wellbeing]M1[gradeid] = 1
 ( 2)  [selfesteem]M2[gradeid] = 1
------------------------------------------------------------------------------------------
                               | Coefficient  Std. err.      z    P>|z|     [95% conf. interval]
-------------------------------+----------------------------------------------------------
wellbeing                      |
                        gender |  -.6515744   .2372074    -2.75   0.006    -1.116492   -.1866563
                schoolbullying |  -1.446857   .2812605    -5.14   0.000    -1.998117   -.8955964
                          depm |  -.2502109   .0175913   -14.22   0.000    -.2846892   -.2157326
                               |
                   M1[gradeid] |          1  (constrained)
                               |
                         _cons |   19.32096   .5878356    32.87   0.000     18.16883     20.4731
-------------------------------+----------------------------------------------------------
selfesteem                     |
                        gender |  -.3333959   .1572475    -2.12   0.034    -.6415953   -.0251965
                schoolbullying |   -.824264   .1859967    -4.43   0.000    -1.188811   -.4597171
                          depm |  -.2408831    .011686   -20.61   0.000    -.2637872    -.217979
                               |
                   M2[gradeid] |          1  (constrained)
                               |
                         _cons |   28.00925   .3372513    83.05   0.000     27.34825    28.67026
-------------------------------+----------------------------------------------------------
              var(M1[gradeid]) |   4.257905   1.703174                      1.944075    9.325647
              var(M2[gradeid]) |   1.339786   .5428159                      .6055779    2.964154
-------------------------------+----------------------------------------------------------
   cov(M1[gradeid],M2[gradeid])|   2.264592   .9219427     2.46   0.014      .457618    4.071567
-------------------------------+----------------------------------------------------------
              var(e.wellbeing) |   39.64504   1.051373                      37.63703    41.76019
             var(e.selfesteem) |   17.46948   .4627246                      16.58569    18.40036
-------------------------------+----------------------------------------------------------
 cov(e.wellbeing,e.selfesteem) |   9.259623   .5239954    17.67   0.000     8.232611    10.28664
------------------------------------------------------------------------------------------
```

双反应变量的主要结果可以在图中表示出来：

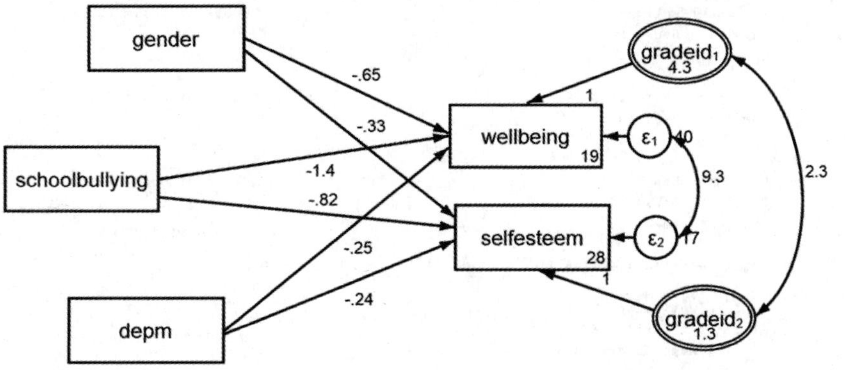

b）三个反应变量程序

```
· use "D:\Chapter4\dat4-1_2876.dta", clear
gsem (gender -> wellbeing, ) (gender -> selfesteem, ) (gender -> hope, ) (schoolbullying -> wellbeing, ) (schoolbullying -> selfesteem, ) (schoolbullying -> hope, ) (depm -> wellbeing, ) (depm -> selfesteem, ) (depm -> hope, ) (M1[gradeid]-> wellbeing, ) (M2[gradeid]-> selfesteem, ) (M3[gradeid]-> hope, ), covstruct(_lexogenous, diagonal) latent(M1 M2 M3 ) cov( e.selfesteem * e.wellbeing e.hope * e.wellbeing e.hope * e.selfesteem M1[gradeid] * M2[gradeid]M1[gradeid] * M3[gradeid]M2[gradeid] * M3[gradeid]) nocapslatent
```

也可以用菜单操作：

点击“统计”→“结构方程模型(SEM)”→“模型建立与估计”，进入 SEM Builder 界面。画出以下图形，并把相应的变量选入方框中；图中双线椭圆，表示多层次潜变量。双击指向“wellbeing”的双线椭圆，进入“变量属性”，在“变量”的“名称/层次”处，点击[…]按钮，“嵌套深度”为 2，“观测”处把“gradeid”选入，基准名称为 M1。点击指向“selfesteem”的双线椭圆，设置均相同，仅基准名称变为 M2，点击“确定”。点击指向“hope”的双线椭圆，设置也相同，仅基准名称变为 M3，点击“确定”。在 SEM Builder 界面中，点击“估计”→“高级选项”→“协方差结构”→“创建”。将“误差变量”中选入 e.wellbeing、e.selfesteem 和 e.hope。点击“结构”，选择“Unstructured”，然后点击“确定”。

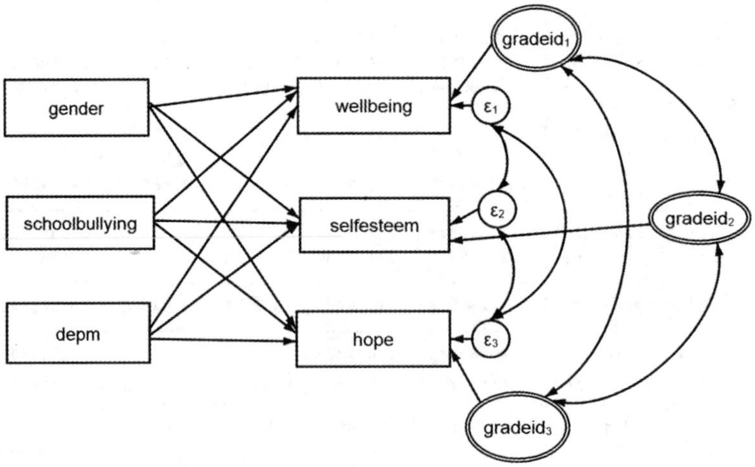


```
Generalized structural equation model                Number of obs = 2,876

Response: wellbeing                                  Number of obs = 2,858
Family:   Gaussian
Link:     Identity

Response: selfesteem                                 Number of obs = 2,865
Family:   Gaussian
Link:     Identity

Response: hope                                       Number of obs = 2,862
Family:   Gaussian
Link:     Identity

Log likelihood = -26113.06

 ( 1)  [wellbeing]M1[gradeid] = 1
 ( 2)  [selfesteem]M2[gradeid] = 1
 ( 3)  [hope]M3[gradeid] = 1
```

	Coefficient	Std. err.	z	P>|z|	[95% conf.	interval]
wellbeing						
gender	-.6496586	.2371886	-2.74	0.006	-1.11454	-.1847775
schoolbullying	-1.440435	.2813077	-5.12	0.000	-1.991788	-.8890824
depm	-.2500242	.0175866	-14.22	0.000	-.2844932	-.2155551
M1[gradeid]	1	(constrained)				
_cons	19.30817	.5900343	32.72	0.000	18.15173	20.46462
selfesteem						
gender	-.3310483	.1572724	-2.10	0.035	-.6392966	-.0227999
schoolbullying	-.8198254	.1860996	-4.41	0.000	-1.184574	-.4550769
depm	-.2405337	.0116805	-20.59	0.000	-.2634271	-.2176403
M2[gradeid]	1	(constrained)				
_cons	27.99983	.3380322	82.83	0.000	27.3373	28.66236
hope						
gender	-.6026951	.2408745	-2.50	0.012	-1.0748	-.1305898
schoolbullying	-1.033007	.2846229	-3.63	0.000	-1.590858	-.4751567
depm	-.204199	.0177809	-11.48	0.000	-.2390489	-.1693492
M3[gradeid]	1	(constrained)				
_cons	23.63619	.4354472	54.28	0.000	22.78273	24.48965
var(M1[gradeid])	4.294215	1.71857			1.959873	9.408917
var(M2[gradeid])	1.347069	.5459599			.608699	2.981105
var(M3[gradeid])	2.071653	.8768776			.9037018	4.749073
cov(M1[gradeid],M2[gradeid])	2.282095	.9290305	2.46	0.014	.4612286	4.102961
cov(M1[gradeid],M3[gradeid])	2.844024	1.174891	2.42	0.015	.5412803	5.146768
cov(M2[gradeid],M3[gradeid])	1.612288	.6665893	2.42	0.016	.305797	2.918779
var(e.wellbeing)	39.65275	1.051651			37.6442	41.76846
var(e.selfesteem)	17.48183	.4632123			16.59712	18.41369
var(e.hope)	40.99206	1.086421			38.91707	43.17768
cov(e.wellbeing,e.selfesteem)	9.257335	.5238496	17.67	0.000	8.230608	10.28406
cov(e.wellbeing,e.hope)	17.46877	.8247831	21.18	0.000	15.85223	19.08532
cov(e.selfesteem,e.hope)	13.74489	.5646001	24.34	0.000	12.6383	14.85149

3 个反应变量的主要结果也可以在图中表示出来：

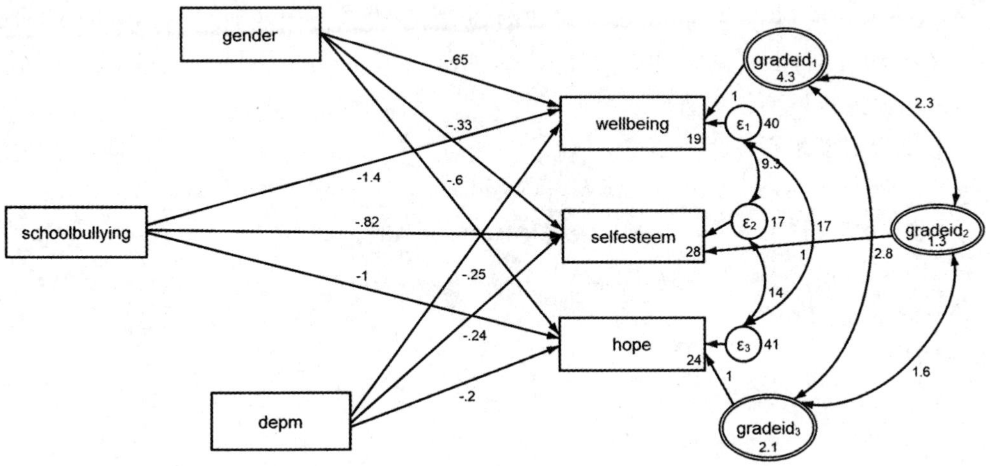

4.5.4 R软件拟合多个反应变量多水平模型

(1) 程序包准备

用 install. packages 指令安装 haven 和 nlme 程序包,然后用 library 指令调用。haven 程序包用来读取格式为 sav 的文件,nlme 程序包进行多水平线性回归。

```
install. packages ('haven')
install. packages('nlme')
library(haven)
library(nlme)
```

(2) 数据准备

数据格式与 SPSS 软件格式一致。用 read 指令读取文件,我们所使用的数据库格式为 sav 格式,故用 read_dta 分别读取 2 个反应变量(数据名为:dat4-1_5752. dta)和 3 个反应变量(数据名为 dat4-1_8628. dta)的数据并命名为 data1 和 data2。数据库中的 *grade_id*、*student_id*、*gender*、*school_bullying* 和 *index* 均为分类变量,因此,创建一个名为 Factors 的向量,并使用 factor()函数转化为因子型。lapply()函数用于对列表对象执行操作,并返回与原始集合长度相同的列表对象。结果中出现的 *index*1,*index*2 和 *index*3 分别指示幸福感、自尊感和希望。

```
data1<-read_dta("多水平/dat4-1_5752. dta")
data2<-read_dta("多水平/dat4-1_8628. dta")
names(data1) <- c("y","depression_m","index","cons","grade_id","student_id","gender","school_bullying")
names(data2) <- c("y","depression_m","index","cons","grade_id","student_id","gender","school_bullying")
Factors<-c("grade_id","student_id","gender","school_bullying","index")
data1[Factors]<-lapply(data1[Factors], factor)   #规定变量为分类变量
data2[Factors]<-lapply(data2[Factors], factor)
```

(3) 模型构建

以下分别针对增加自变量的式(4.6)和(4.9)进行模型构建。使用 lme 函数进行模型的构建,模型中 fixed 表示固定效应部分,random 设置随机效应,data 表示使用的数据集,method 表示模型参数的估计方法,有两种 REML 和 ML,这里选择 REML,na. action=na. exclude 去除数据库中的 NA 值。用 summary()函数进行模型结果查看。

a) 双反应变量的多水平模型(式 4.6)

```
model1. fit <- lme(fixed = y ~ index + gender : index + school_bullying : index + depression_m : index, random = ~ index -1 | grade_id/student_id, data = data1, method = 'REML', na. action = na. exclude)#两个反应变量多水平模型
summary(model1. fit)
```

模型结果如下:

```
Linear mixed-effects model fit by REML
  Data: data1
       AIC      BIC    logLik
  34685.42 34785.19 -17327.71

Random effects:
 Formula: ~index - 1 | grade_id
 Structure: General positive-definite, Log-Cholesky parametrization
       StdDev   Corr
index1 2.147483 index1
index2 1.204053 0.945

 Formula: ~index - 1 | student_id %in% grade_id
 Structure: General positive-definite, Log-Cholesky parametrization
         StdDev   Corr
index1   6.031119 index1
index2   3.765087 0.408
Residual 1.819862
```

值得指出的是，随机效应部分，R 软件给出的是标准差和相关系数，没有直接给出方差和协方差矩阵，可以根据以上信息获得相应的方差和协方差。但是无法获得随机效应部分的误差。

方差和协方差具体计算如下：在年级水平(水平 3)，幸福感的方差为 $\sigma_{v0}^2=2.147483^2=4.612$，自尊感的方差为 $\sigma_{v1}^2=1.204053^2=1.450$，幸福感和自尊感的协方差为 $\sigma_{v01}=0.945\times1.204053\times2.147483=2.443$。同理，在学生水平(水平 2)，幸福感的方差为 $\sigma_{u0}^2=6.031119^2=36.374$，自尊感的方差为 $\sigma_{u1}^2=3.765087^2=14.176$，幸福感和自尊感的协方差为 $\sigma_{u01}=0.408\times3.765087\times6.031119=9.265$。

```
Fixed effects:  y ~ index + gender:index + school_bullying:index + depression_m:index
                           Value Std.Error   DF   t-value p-value
(Intercept)            19.319858 0.6087637 2862  31.73622  0.0000
index2                  8.686854 0.3500002 2840  24.81957  0.0000
index1:gender1         -0.651983 0.2373280 2840  -2.74718  0.0060
index2:gender1         -0.333009 0.1573263 2840  -2.11668  0.0344
index1:school_bullying1 -1.445475 0.2812488 2840  -5.13949  0.0000
index2:school_bullying1 -0.823459 0.1859752 2840  -4.42779  0.0000
index1:depression_m    -0.250161 0.0175674 2840 -14.24009  0.0000
index2:depression_m    -0.240717 0.0116408 2840 -20.67868  0.0000
```

b) 三个反应变量的多水平模型(式 4.9)

```
model2.fit <- lme(fixed = y~index+gender:index + school_bullying : index + depression_m : index-1, random = ~ index-1| grade_id / student_id, data = data2, method = 'REML', na.action = na.exclude) # 三个反应变量多水平模型
summary(model2.fit)
```

模型结果如下：

```
Linear mixed-effects model fit by REML
  Data: data2
       AIC      BIC    logLik
  52307.89 52484.3 -26128.95

Random effects:
 Formula: ~index - 1 | grade_id
 Structure: General positive-definite, Log-Cholesky parametrization
       StdDev   Corr
index1 2.156963 index1 index2
index2 1.207064 0.946
index3 1.504232 0.950  0.961

 Formula: ~index - 1 | student_id %in% grade_id
 Structure: General positive-definite, Log-Cholesky parametrization
         StdDev   Corr
index1   6.013369 index1 index2
index2   3.737222 0.412
index3   6.123726 0.475  0.601
Residual 1.879725
```

三个反应变量的结果中，随机效应部分，R 软件给出的是标准差和相关系数，由此可以获得方差和协方差。在年级水平（水平 3），幸福感的方差为 $2.156963^2 = 4.652$，自尊感的方差为 $1.207064^2 = 1.457$，希望的方差为 $1.504232^2 = 2.263$，幸福感与自尊感的协方差为 $0.946 \times 1.207064 \times 2.156963 = 2.463$，幸福感与希望的协方差为 $0.950 \times 1.504232 \times 2.156963 = 3.082$，自尊感与希望的协方差为 $0.961 \times 1.504232 \times 1.207064 = 1.745$。

用相同的方式可以获得学生水平（水平 2）的方差及协方差。幸福感的方差为 $6.013369^2 = 36.161$，自尊感的方差为 $3.737222^2 = 13.967$，希望的方差为 $6.123726^2 = 37.500$，幸福感与自尊感的协方差为 $0.412 \times 3.737222 \times 6.013369 = 9.259$，幸福感与希望的协方差为 $0.475 \times 6.123726 \times 6.013369 = 17.492$，自尊感与希望的协方差为 $0.601 \times 6.123726 \times 3.737222 = 13.754$。固定效应与其他软件结果接近。

```
Fixed effects:  y ~ index + gender:index + school_bullying:index + depression_m:index -
      1
                          Value Std.Error   DF   t-value p-value
index1                19.307082 0.6111370 5698  31.59207  0.0000
index2                27.997251 0.3491351 5698  80.19031  0.0000
index3                23.633137 0.4500194 5698  52.51581  0.0000
index1:gender1        -0.649998 0.2372869 5698  -2.73929  0.0062
index2:gender1        -0.330738 0.1573325 5698  -2.10216  0.0356
index3:gender1        -0.600910 0.2408596 5698  -2.49486  0.0126
index1:school_bullying1 -1.438838 0.2811838 5698  -5.11707  0.0000
index2:school_bullying1 -0.819361 0.1859546 5698  -4.40624  0.0000
index3:school_bullying1 -1.027982 0.2837746 5698  -3.62253  0.0003
index1:depression_m   -0.249979 0.0175625 5698 -14.23363  0.0000
index2:depression_m   -0.240359 0.0116341 5698 -20.65992  0.0000
index3:depression_m   -0.204149 0.0176894 5698 -11.54071  0.0000
```

（刘巧兰）

第 5 章　二分类资料的多水平模型

5.1　问题的背景

数据的层次结构现象是广泛存在的，这种结构可以是自然的，亦可以是人为形成的。例如，在食品卫生、环境卫生和卫生毒理学的致畸实验中，常用孕鼠作实验对象，将其随机分为两组，分别给予可疑致畸物及对照物进行处理，待分娩后，观察每个孕鼠所产子代中发生畸形的情况，从而比较两组孕鼠所产畸形子代的情况。这类资料存在层次结构，即孕鼠→仔鼠，且孕鼠之间存在“窝别效应”，即同窝别的孕鼠所产仔鼠所受到的遗传因素、妊娠期长短和致畸物的代谢环境等均相同。因此，同一窝别的仔鼠发生畸形的概率趋于相同，而不同窝别的仔鼠发生畸形的概率则趋于不同，即各仔鼠发生畸形的概率不是完全独立的。

另外，在调查研究中同样存在这样的情况。例如，某省调查其农村居民的卫生服务情况，随机抽取 30 个乡镇，每个乡镇分别抽取 2 个村，每个村随机抽取 33 户，对每个家庭的常住人口进行问卷调查，了解其卫生服务的需要和利用情况。该资料具有明显的层次结构（乡镇→村→户→个体），每个乡镇、村或户的居民在经济水平、生活方式和饮食习惯上都具有某种程度上的相似性（similarity）或聚集性（cluster），即每个个体的数据是非独立的（non-independent）。

对类似资料的处理方式通常为：当结果变量为连续性或定量资料时，如研究某药物对仔鼠体重的影响，可用方差分析分离区组间效应（如窝别效应），然后比较实验组与对照组的仔鼠体重差异；当结果变量为二分类变量时（如阳性或阴性，发生或不发生），分别计算两组某事件发生率，如畸形发生率（发生畸形的仔鼠数除以产仔总数），然后用两样本率的 Z 检验或 χ^2 检验进行比较，从而评价处理因素的效应。在多中心临床试验中，有时需要控制混杂因素，这时常采用多因素的 logistic 回归等方法。但这些传统的统计方法都忽略了数据层次结构的特征。本章从传统的 logistic 回归模型入手，进而介绍考虑数据层次结构的多水平 logistic 回归模型（multilevel logistic regression model）的原理和应用。

5.2　二分类反应变量的单水平模型

例 5.1　某公共卫生学院营养与食品卫生学教研室用孕鼠进行口服花粉的致畸实验，将 26 只孕鼠随机分为甲、乙两组，甲组在孕早期每天给予辐射花粉 2000mg/kg，乙组每天给予 500mg/kg。待孕鼠分娩后，观察其仔鼠骨骼畸形的发生情况，结果见表 5.1（分母表示该窝仔鼠总数，分子表示仔鼠中骨骼畸形发生数）。

表 5.1　两种处理的孕鼠所产仔鼠骨骼畸形发生结果

组别	1	2	3	4	5	6	7	8	9	10	11	12	13	14	15
甲组	0/7	6/9	3/8	1/7	1/8	0/6	2/7	4/5	3/7	0/8	0/7	1/7	7/7	0/7	1/6
乙组	5/7	0/8	2/7	1/7	2/8	0/8	0/8	0/6	0/7	0/9	2/6				

现在要比较甲、乙两组的仔鼠畸形发生率，如果忽略窝别效应，直接进行两组畸形发生率的比较，可采用单水平的 logistic 回归，记为模型(5.1)：

$$y_i \sim logit(P_i) = \beta_0 + \beta_1 x_i \tag{5.1}$$

$$y_i \sim B(n_i, \pi_i), var(P_i) = \frac{\pi_i(1-\pi_i)}{n_i}$$

此模型中 x_i 表示处理因素，其赋值为：1 表示高剂量辐射花粉（甲组），0 表示低剂量辐射花粉（乙组）；反应变量 y_i 的赋值为：1 表示发生畸形，0 表示未发生畸形。

使用统计软件 MLwiN 对例 5.1 拟合单水平 logistic 回归模型，结果见表 5.2。由于表中检验统计量和 P 值是针对处理因素而言，对于截距项的检验没有实际意义，故在表中省略。

表 5.2 各软件对例 5.1 拟合单水平 logistic 回归模型结果

	MLwiN	SAS	Stata	SPSS	R
截距 β_0	−1.749(0.313)	−1.749(0.313)	−1.749(0.313)	−1.749(0.313)	−1.749(0.313)
处理因素 β_1	0.773(0.381)	0.773(0.381)	0.773(0.381)	0.773(0.381)	0.773(0.381)
β_1 的检验统计量	4.110(χ^2 值)	4.109(χ^2 值)	2.030(Z 值)	4.109(χ^2 值)	2.027(Z 值)
P 值	0.043	0.043	0.043	0.043	0.043

注：括号内为标准误

甲组相对于乙组，仔鼠发生畸形的比数比的对数值（ln*OR*）为 0.773，$P=0.043$。由结果可见，忽略窝别效应，处理因素（甲、乙两组不同辐射剂量花粉）对结果的影响有统计学意义，高剂量花粉比低剂量花粉更容易导致仔鼠发生畸形。

以上是用 logistic 回归模型对数据进行拟合的结果，实际上 logistic 回归模型只是广义线性模型(generalized linear model，GLM)的一种特殊形式。广义线性模型是一般线性模型的直接推广。很多模型属于非线性模型，如指数模型、logistic 回归模型等，它们通过一定的变量变换，可以转化成线性模型，满足或近似满足线性模型分析的要求。

广义线性模型一般形式如下：

$$g(\mu_i) = \sum_{j=1}^{p} X_{ij}\beta_i, i = 1,2,\cdots,n$$

这里 $X=(x_{ij})_{n\times p}$ 是已知矩阵，$\beta=(\beta_1,\cdots,\beta_p)^T$ 是待估的未知参数，$g(\cdot)$ 是严格单调的可微函数。可以简单地把广义线性模型表示为以下三部分：

随机部分：结果变量 Y，服从指数族概率分布，$E(Y)=\mu$；

系统部分：通过协变量 $X_1,\cdots,X_p$ 产生线性预测值 η：

$$\eta = \sum_{1}^{p} X_j\beta_j$$

连接函数：随机部分和系统部分由下式联系在一起：

$$\eta = g(\mu)$$

其中 $g(\cdot)$ 被称为连接函数(link function)。

连接函数有多种，应根据反应变量的特点加以选择。反应变量与不同的连接函数构成不同的回归模型。表 5.3 列出了反应变量为二项分布时一些常用的连接函数（Goldstein H，2011）。

表 5.3　反应变量为二项分布时常用的连接函数

名称	
logit	$\log\{(\pi)/(1-\pi)\}$
自然对数(Poisson 回归)	$\log(\pi)$
probit 函数	$\Phi^{-1}(\pi)$
多项式 logit	$\log(\pi_s/\pi_t)\ (s=1,\cdots,t-1)$
幂函数	π^n

由于 probit 模型在教育领域应用较多,因此下面也给出 probit 模型的拟合结果。probit 模型中,与 π 对应的是正态分布的下侧累计概率函数。因此系数 β_i 的解释是当其他自变量不变时,自变量 x_i 改变一个单位,所导致概率单位的改变量。其中提及的概率单位在数学上的意义是很明确的,但在生物学上没有合适的解释,这也是 probit 回归模型在流行病学应用上尚未普及的原因。对多数资料来说,logistic 回归模型与 probit 回归模型的估计概率相近。表 5.4 给出了例 5.1 的 probit 回归模型的拟合结果。

表 5.4　MLwiN 软件对例 5.1 拟合单水平 probit 回归模型结果

	MLwiN
截距 β_0 (SE)	−1.044(0.171)
处理因 β_1 (SE)	0.442(0.215)
β_1 的检验统计量(χ^2)	4.249
P 值	0.039

对于例 5.1,单水平 logistic 回归分析处理效应的检验结果 P 值接近检验水准 0.05,这一结果可靠程度值得怀疑。因为实验中仔鼠畸形在窝别间存在聚集性,仔鼠发生畸形的概率不是完全独立的,数据不服从二项分布。此时,若仍用单水平 logistic 回归处理这类资料,则会低估两个率差异的标准误,从而增大犯Ⅰ型错误的概率,即将本来无差异的两个率判为有差异。要解决这一问题,应该使用下面介绍的两水平 logistic 回归模型。

5.3　二分类反应变量的两水平 logistic 回归模型

多水平统计模型主要用于处理具有层次结构特征的数据,可将传统模型中的随机误差项分解到与数据层次结构相应的水平上,使得个体的随机误差减小,同时提供了进一步拟合研究水平上复杂误差结构的可能性。

假定在某实验中对某事件的测量为发生或不发生,若将其作为反应变量,则在多水平框架内,处理这类资料的统计模型一般称为多水平广义线性模型(multilevel generalized linear model)。如前所述,当反应变量为比数(率),一般采用二项分布(binomial distribution)。二项分布假定的比数(率):

$$y_{ij} \sim B(n_{ij},\pi_{ij})$$

这里,i 指示水平 1 单位,j 指示水平 2 单位,n_{ij} 为比数(率)的分母,在未分组数据的情况下,$n_{ij}=1$。

下面主要以二分类两水平的 logistic 回归模型为例对模型进行介绍。

两水平 logit 模型表示为模型(5.2)：

$$logit(P_{ij})=(\beta_0+u_{0j})+\beta_1 x_{ij} \tag{5.2}$$
$$u_{0j}=\beta_{0j}-\beta_0$$
$$u_{0j}\sim N(0,\sigma^2_{u_0}),\quad var(P_{ij})=\delta\pi_{ij}(1-\pi_{ij})/n_{ij}$$

表达式中，β_1 为处理因素的固定效应参数。u_{0j} 为水平 2 单位的均值 β_{0j} 与总均值 β_0 之差，又称为随机效应或高水平的残差，其方差 $\sigma^2_{u_0}$ 又称为随机参数，反映了高水平单位间的比数(率)的差别。$\sigma^2_{u_0}$ 越大说明数据在高水平单位内的聚集性越强，反之亦然；$\sigma^2_{u_0}=0$ 时，该模型演变为一般的 logistic 回归模型。

若模型(5.2)中需要估计的随机参数仅有 $\sigma^2_{u_0}$，这种只含有截距的随机效应的模型称为方差成分模型。模型(5.2)中 δ 为尺度参数(scale parameter)。当反应变量确定服从二项分布，则尺度参数 δ 应该为 1 或接近 1，即当模型的固定效应参数 β 和随机效应参数 $\sigma^2_{u_0}$ 的估计值确定后，反应变量的水平 1 方差估计值为 $\hat{\pi}_{ij}(1-\hat{\pi}_{ij})/n_{ij}$。

拟合模型时，若假设水平 1 二项分布方差(binomial variance)成立，则设置尺度参数 δ 为 1；否则可允许 δ 为待估参数。进一步对水平 1 方差是否超二项变异(extra binomial variation)进行检验，即可对估计的尺度参数值 $\hat{\delta}$ 与 1.0 的差值作 Z 检验，公式为：$Z=\dfrac{\hat{\delta}-1}{S_{\hat{\delta}}}$。

在实际拟合时，判断是否存在高水平的效应，一方面应该密切结合专业知识和具体情况进行判断，可以对随机参数的估计值 $\sigma^2_{u_0}$ 做检验；另一方面可以用方差分解系数(variance partition coefficient，VPC)来进行度量，它表示高水平的方差占总方差的比例。当反应变量为连续型变量时，VPC 等价于组内相关系数(intraclass correlation coefficient，ICC)，以两水平的方差成分模型为例，它表示水平 2 方差占总方差的比例，$\sigma^2_{u_0}/(\sigma^2_{u_0}+\sigma^2_{e_0})$。但当反应变量为离散型变量时，两者不等价。以二项分布的资料为例，水平 1 方差依赖于模型中解释变量的值，因此没有一个简单的方法可以计算 VPC。Goldstein 等(Goldstein H et al. 2002)提出了几种估计 VPC 的方法。其中一种方法是模拟法，该方法根据模型指定数据产生机制，通过大样本模拟得到 VPC 的近似值，并随着样本量的增大近似值逐渐精确。该方法适用于任意非线性模型，本文以二分类资料的两水平模型进行讲解。

二分类资料的多水平模型可重写为公式(5.3)：

$$\begin{aligned}&E(y_{ij})=\pi_{ij}=f(\beta_0+u_{0j}+\beta_1 x_{ij})\\&y_{ij}\sim Bernoulli(\pi_{ij})\\&u_{0_j}\sim N(0,\sigma^2_{u_0})\end{aligned} \tag{5.3}$$

水平 1 y_{ij} 服从伯努利分布，其方差为：$\pi_{ij}(1-\pi_{ij})$，水平 2 方差即为 $var(\pi_{ij})$。因此只需给定 u_{0j} 和相应的 x_{ij} 即可得到 π_{ij} 的估计值 $\hat{\pi}_{ij}$。模拟法的思想便是通过随机大样本估计去逼近真值，具体步骤如下：

(1)产生 m 个(一般取 5000)水平 2 残差值 u_{0j} 的随机数，$u_{0j}\sim N(0,\sigma^2_{u0})$；

(2)给定 x_{ij} 一个特定的值，即可根据公式(5.3)得出相应组的估计值 $\hat{\pi}_{ij}$，对于每一个估计值 $\hat{\pi}_{ij}$ 可计算水平 1 方差 $v_{1ij}=\hat{\pi}_{ij}(1-\hat{\pi}_{ij})$；

(3)对 m 个 v_{1ij} 取平均值可得水平 1 方差 $v_1=E(v_{1ij})$；

(4)对 m 个 $\hat{\pi}_{ij}$ 计算方差得水平 2 方差 $v_2=var(\hat{\pi}_{ij})$；

$$\text{VPC}=\frac{v_2}{v_1+v_2}$$

以上过程采用 MLwiN 的宏程序运行(具体计算步骤见本章 5.6 节)。

除上述方法外，还有一种简单估计 VPC 的方法，即将水平 1 残差方差直接限定为 $\pi^2/3$，从而求出 VPC 的近似解：

$$\text{VPC}=\frac{\sigma_{u_0}^2}{\sigma_{u_0}^2+\pi^2/3} \tag{5.4}$$

该方法称为潜变量法，误差相对较大。

对例 5.1 在进一步考虑了“窝别效应”后，该资料可看作具有两水平的层次结构，即孕鼠水平（水平 2）与仔鼠水平（水平 1），水平 2 单位的随机效应是孕鼠间的窝别效应。其中，甲、乙两种喂养方式是解释变量，仔鼠是否发生畸形是反应变量。下面拟合含有 1 个解释变量的方差成分模型。

表 5.5 为 MLwiN 统计软件拟合例 5.1 的方差成分模型结果。表中检验统计量、P 值是针对处理因素而言，对于截距项的假设检验没有实际意义，故在表中省略，完整的结果可参见本章 5.4 节。

表 5.5　各软件对例 5.1 拟合方差成分模型的结果

	MLwiN	SAS	Stata	SPSS	R
固定效应					
截距 β_0(SE)	−2.537(0.791)	−2.589(0.771)	−2.634(0.800)	−2.094(0.609)	−2.589(0.771)
处理因 β_1(SE)	1.077(0.992)	1.090(0.919)	1.098(0.952)	0.862(0.779)	1.090(0.919)
随机效应					
水平 2 方差(SE)	3.416(1.549)	3.237(1.693)	3.798(2.119)	2.389(1.080)	3.237(1.799)
水平 1 尺度参数	1.000(0.000)	1.000(0.000)	1.000(0.000)	1.000(0.000)	1.000(0.000)
β_1 的检验统计量	1.178(χ^2)	1.190(t 值)	1.150 (Z 值)	1.107(t 值)	1.186(Z 值)
P 值	0.278	0.237	0.249	0.270	0.235

MLwiN 的拟合结果显示，水平 2 单位（不同孕鼠之间）的随机效应残差（即窝别效应）方差为 3.416，标准误为 1.549，Wald 检验结果 $\chi^2=4.867$，$P=0.027$。可以认为不同窝别的仔鼠骨骼畸形的发生概率是不同的，窝别效应存在。在考虑了窝别效应，处理因素的系数为 1.077，标准误为 0.992，Wald 检验 $P=0.278$，因此，尚不能认为给孕鼠喂养大剂量的辐射花粉会引起仔鼠骨骼畸形发生增加。

进一步分析窝别效应的强度，当处理因素取值为 0 时，VPC=0.293，因此在乙组中，有 29.3％的残差方差归因于窝别效应。当处理因素取值为 1 时，VPC=0.344，说明在甲组中，有 34.4％的残差方差归因于窝别效应（具体计算步骤见本章 5.6 节）。由此例分析可见，当数据存在随机效应时，忽略此效应拟合的单水平 logistic 回归模型增大了处理效应的Ⅰ型误差，使得本来无统计学意义的因素误认为有统计学意义。

如采用潜变量法简便估计 VPC，拟合的两水平 logistic 回归模型得知水平 2 方差 $\sigma_{u_0}^2$ 估计值为 3.423，算得 VPC = 0.510，说明有 51.0％的残差方差归因于窝别效应。

5.4　三水平数据结构的实例

下面以卫生服务调查数据来进一步说明二分类的多水平 logistic 回归模型在调查研究中的应用。以 MLwiN 软件的拟合结果为例进行说明。

例 5.2　某省进行了农村贫困居民的家庭卫生服务调查。先随机抽取乡镇，然后每个乡镇分别抽取 2 个村，每个村再随机抽取一定数量的家庭进行调查。共调查了 30 个乡镇，60 个村，832 户贫困户，共计 2 369 名 15 岁及以上的居民。

现拟探讨该省农村贫困居民卫生服务需要的影响因素。以两周是否患病作为反应变量。结合资料的层次结构特点，采用二分类多水平 logistic 回归模型探讨农村贫困居民两周是否患病的影响因素。分类变量的赋值及在 MLwiN 中的变量名见表 5.6。

表 5.6 变量赋值表

变量名称	赋值				
反应变量					
两周患病 *uncomfor*	0 否	1 是			
人口学特征					
性别 *gender*	0 男	1 女			
民族 *ethnic*	0 汉族	1 其他			
年龄(岁) *agegroup*	0 15—	1 45—	2 65—		
婚姻状况 *marriage*	0 未婚	1 已婚	2 离婚	3 丧偶	
文化程度 *edu*	0 文盲	1 小学	2 初中及以上		
职业 *occupy*	0 非农业劳动者	1 农业劳动者	2 学生	3 离退休	4 无业、失业、半失业者
医疗保险 *insure*	0 无	1 有			
健康相关因素					
自身健康状况评价 *hea stat*	0 好	1 中	2 差		
半年内患慢性病 *chronic*	0 否	1 是			
吸烟 *smoke*	0 否	1 吸			
饮酒 *drink*	0 否、少量	1 经常饮			
家庭一般情况					
家庭饮水类型 *water*	0 自来水	1 非自来水			
家庭户厕类型 *bathroom*	0 卫生厕所	1 非卫生厕所			
年人均收入(元) *income*	0≤637	1 638～1000			
乡镇特征					
乡镇地理地貌 *geography*	0 山区	1 非山区			
个体水平 *id*	水平 1				
户水平 *family*	水平 2				
乡镇水平 *rural*	水平 3				

连续性变量（如家庭人均居住面积和乡镇人均可耕地面积）中心化之后纳入模型；无序多分类变量（如婚姻状况和职业）以哑元形式纳入；有序多分类变量（如年龄、文化程度和自身健康状况评价）以分组线性变量或哑元形式纳入，需依据似然比检验结果加以判断。

检验思路为：将待判断变量以分组线性变量和哑元形式分别拟合模型，计算两个模型对数似然函数的负二倍值（$-2\ln L$）之差，根据两模型拟合优度提高的似然比统计量 G（近似服从 $\nu = p_2 - p_1$ 的

χ^2 分布，p_1、p_2 分别是两个模型的待估参数的个数)是否有统计学意义判断变量纳入模型的形式：无统计学意义时以分组线性变量的形式纳入，反之则以哑元形式纳入模型。

本案例中三个变量的似然比检验结果如表 5.7 所示，其中模型Ⅰ是将年龄、文化程度和自我健康状况评价以分组线性变量的形式拟合的模型，模型Ⅱ是将年龄、文化程度和自我健康状况评价以哑元形式拟合的模型。

表 5.7　有序多分类变量不同纳入方式的检验结果

变量	模型Ⅰ	模型Ⅱ	G	v	P
年龄	2 552.079	2 543.998	8.081	1	0.0045
文化程度	2 643.193	2 628.693	14.500	1	0.0001
自我健康状况评价	2 073.270	2 073.078	0.192	1	0.6613

由表中可得，年龄和文化程度以哑元形式，自我健康状况评价以分组线性变量形式纳入模型。产生年龄、婚姻状况、文化程度和职业的哑变量，若以赋值为 0 的状态为参照组，哑变量定义如下：

*age*1：45－，*age*2：65－

*marriage*1：已婚，*marriage*2：离婚，*marriage*3：丧偶

*education*1：小学，*education*2：初中及以上

*occupation*1：农业劳动者，*occupation*2：学生，*occupation*3：离退休

*occupation*4：无业、失业、半失业

特别注意：在使用 MLwiN 拟合模型之前，应把数据从高水平到低水平逐步排序，即按照乡镇、户及个人逐级的顺序对全部数据进行排序。

以户作为水平 2，个体作为水平 1，采用 2 阶 PQL 算法(Goldstein H&Rasbash J，1996)拟合两水平不含任何解释变量的零模型，尺度参数 δ 固定为 1，结果见表 5.8。

表 5.8　两周患病两水平零模型

	参数	估计值	标准误	χ^2 值	P 值
固定效应(截距)	β_0	−1.246	0.062	404.810	<0.001
随机效应					
水平 2 方差	$\sigma^2_{u_0}$	0.895	0.149	35.919	<0.001
水平 1 尺度参数		1	0.000	—	—

由表 5.8 可见，零模型的水平 2 方差具有统计学意义，结合专业知识，数据在高水平上具有聚集性，其层次结构不能忽略。故进一步引入解释变量拟合两水平方差成分模型，具体结果见表 5.9。

表 5.9　两周患病两水平方差成分模型

参数	估计值	标准误	χ^2 值	P 值
固定效应				
截距	−3.051	0.271	126.684	<0.001
年龄(15−44 岁)				

续表

参数	估计值	标准误	χ^2 值	P 值
45－64 岁	0.580	0.158	13.537	<0.001
65－岁	1.053	0.231	20.728	<0.001
性别(女)	0.424	0.140	9.157	0.002
慢性病	2.816	0.151	349.424	<0.001
饮酒	0.544	0.189	8.300	0.004
婚姻状况(未婚)				
已婚	0.569	0.222	6.582	0.010
离婚	0.965	0.555	3.016	0.082
丧偶	0.080	0.333	0.058	0.809
人均居住面积	－0.008	0.004	4.133	0.042
文化程度(文盲)				
小学	0.428	0.157	7.485	0.006
初中及以上	0.146	0.219	0.445	0.505
随机效应				
水平 2 方差	1.204	0.208	33.572	<0.001
水平 1 尺度参数	1	0.000	—	—

由表 5.9 可知，影响某省农村贫困居民两周患病的主要因素有年龄、性别、慢性病、饮酒、婚姻状况、家庭人均居住面积和文化程度。在控制其他因素不变的情况下，年龄在 45－64 岁组和 65 岁及以上组，两周患病率均高于 15－44 岁人群。女性两周患病率高于男性。半年内患有慢性病的居民两周患病率高于未患慢性病者。经常饮酒的居民两周患病率高于不饮酒或偶尔饮酒者。已婚的居民两周患病率高于未婚者。随着家庭人均住房面积增大，两周患病率降低。小学文化的居民两周患病率高于文盲者。

结合本资料尚具有更高层次结构(如乡镇水平)的特点，可构造三水平零模型如下：

$$\text{logit}(P_{ijk})=\beta_0+\nu_{0k}+u_{0jk} \tag{5.5}$$

$$v_{0k}\sim N(0,\sigma_{v_0}^2),u_{0jk}\sim N(0,\sigma_{u_0}^2),cov(v_{0k},u_{0jk})=0$$

u_{0jk} 表示水平 2 单位的均数 β_{0jk} 与总体均数 β_0 之差，又称为水平 2 单位的随机效应，其方差为 $\sigma_{u_0}^2$。v_{0k} 表示水平 3 单位的均值 β_{0k} 与总均值 β_0 之差，又称水平 3 单位的随机效应，其方差为 $\sigma_{v_0}^2$，用以反映患病率在乡镇间的差异。

对该资料拟合三水平零模型，结果见表 5.10。

表 5.10　两周患病的三水平零模型

	参数	估计值	标准误	χ^2 值	P 值
固定效应(截距)	β_0	－1.161	0.132	77.520	<0.001
随机效应					
水平 3	σ_{v0}^2	0.346	0.128	7.335	0.007
水平 2	σ_{u0}^2	0.520	0.129	16.301	<0.001
水平 1 尺度参数		1.000	0.000	—	—

从表 5.10 可以看出：表 5.8 的水平 2 方差在这里被进一步分解为水平 2 和水平 3 两部分。原来两水平模型获得的家庭水平患病率的变异中大约有 40%可归属于乡镇间的变异。如果能得到乡镇的相关变量可以分析这些变量对乡镇级随机效应的作用，其结果可以为乡镇级两周患病率的干预工作提供理论依据。另外可通过对 v_{0k} 值的分析，发现两周患病率特别高和特别低的乡镇，并对其进行相应的深入分析，为进一步干预提供依据。

表 5.10 中虽然高水平方差具有统计学意义，但对于是否在模型中保留乡镇水平应根据研究者实际关注的重点加以取舍。就本例而言，若研究者关注乡镇水平在反应变量变异中所起的作用，则将该水平保留在模型中。并且从实际情况出发，农村中的各乡镇间因经济水平、生活习惯和地理位置等方面存在差异，将水平 3 保留在模型中也是合理的。但由于数据中缺乏很好的乡镇水平的经济文化变量，故无法进一步分析乡镇间患病率差异的可解释因素。

以上模型估计的协变量系数均为固定效应，若在考虑这些协变量系数的固定效应的同时考虑其随机效应，即低水平协变量对反应变量的效应在不同的高水平单位间是不同的，此时的模型即为随机系数模型。现以两水平为例，说明随机系数模型的基本结构及其假设。

$$\mathrm{logit}(P_{ij}) = (\beta_0 + u_{0j}) + (\beta_1 + u_{1j})x_{ij} = \beta_{0j} + \beta_{1j}x_{ij}$$
$$\begin{bmatrix} u_{0j} \\ u_{1j} \end{bmatrix} \sim MN(0, \boldsymbol{\Omega}_u), \boldsymbol{\Omega}_u = \begin{bmatrix} \sigma_{u_0}^2 & \\ \sigma_{u01} & \sigma_{u_1}^2 \end{bmatrix} \tag{5.6}$$

随机系数模型与方差成分模型的区别在于 β_{1j} 。方差成分模型中 x_{ij} 的系数固定为 β_1。随机系数模型中假定 x_{ij} 的效应 β_{1j} 在水平 2 单位间随机变化，且服从均数为 β_1，方差为 $\sigma_{u_1}^2$ 的边际正态分布。$\sigma_{u_{01}}$ 表示 β_{1j} 的随机效应 u_{1j} 与截距 β_0 的随机效应 u_{0j} 的协变异。

模型随机部分的解释变量可以是固定部分的一个子集，也可以不是，即可以在模型的固定部分纳入任何水平上测量的解释变量，但随机部分只能纳入低水平上的解释变量。

5.5　参数估计方法

由于极大似然法未考虑固定参数的抽样变异，对随机参数会产生有偏估计。因此多水平模型中的参数估计采用迭代广义最小二乘法(iterative generalized least squares，IGLS) (Goldstein H，1991，1986)或者限制性迭代广义最小二乘法(restricted iterative generalized least squares，RIGLS) (Goldstein H，1989)。当模型的随机变量在每个水平上均服从多变量正态分布，则 IGLS 等价于最大似然估计，RIGLS 等价于限制性极大似然估计(restricted maximum likelihood，REML)。此外还有一些其他的参数估计方法，如 Longford 1987 年提出的基于“费歇尔得分”的算法，Raudenbush 1994 年证明它等价于 IGLS；Zeger 和 Liang 1986 年提出的广义估计方程(generalized estimating equations，GEE)等。随着马尔科夫链蒙特卡罗(markov chain monte carlo，MCMC)方法，尤其是吉布斯抽样(gibbs sampling)方法的发展，使完全贝叶斯技术在计算上变得更为可行，进而完善了小样本的参数估计方法。

在参数估计中，由于不知道 π_{ij} 的真实值，于是利用每次迭代中参数的当前估计值 $\hat{\beta}$ 来预测 $\hat{\pi}_{ij}$，再计算 $\hat{\pi}_{ij}(1-\hat{\pi}_{ij})/n_{ij}$ 。由于迭代中仅使用二项分布的均值和方差进行估计，所以这种估计方法称为拟似然法(quasi-likelihood)。

为了建立一个线性化模型，在形成泰勒级数展开时，一种算法是将当时的水平 2 残差估计值加到非线性函数的新型成分中，即惩罚拟似然法(penalizedquasi-likelihood，PQL) (Breslow NE&Clayton DG，1993)；另一种算法则不纳入这些估计值，称为边际拟似然法(marginal quasi-likelihood，MQL)。

在实际应用中，MQL 方法计算速度较快，但只考虑了固定效应，当高水平单位具有较大方差且其低水平单位数较小的时候，该法趋向于低估固定参数和随机参数的值；而 PQL 方法则同时利用了水平 2 残差，计算具有较小的偏性，但 PQL 算法不稳定，在某些情况下不容易收敛，且如果水平 2 内包含的水平 1 单位数偏少时，PQL 估计的固定效应虽然无误，但水平 2 变异的估计值却可能是有偏的。因此建议 PQL 结果不收敛时，还要分析原因，同时也可参考 MQL 估计的结果。此外，与基于泰勒级数展开第一项的一阶近似比较而言，采用二阶近似(second-order approximation)可提高估计的精确性。

根据对随机效应的分布的假设不同，另有三种不同的随机效应回归模型，它们都用 u_j 来描述随机效应的大小。

1. Beta 二项回归模型(beta-binomial regression)。Crowder 1979 年提出此线性模型。该模型假定同一处理组不同区组发生某事件的概率服从 beta 分布，则第 j 组中第 i 个区组事件发生数的边际分布服从 beta 二项分布。

2. Logistic 正态回归模型(logistic-normal regression)。Pierce 和 Sands 1975 年提出此线性模型。该模型假定随机效应与固定效应一样，与 logit$P$ 呈线性关系，且服从标准正态分布。

3. Logistic 二项回归模型。Mauritsen1984 年提出此线性模型。该模型假定随机效应与 logit$P$ 呈线性关系，且服从二项分布。

与多水平模型不同的是，这些模型仅用一个参数反映随机效应的综合效应，以便得到较好的固定效应估计值及其误差。它们不能有效地分析方差成分，也不能对各水平上的随机效应估计做出有意义的解释。

5.6 双反应变量的多水平模型

在本章 5.4 节，我们拟合了多水平的 logistic 回归模型，了解农村贫困居民两周患病率的影响因素后，发现女性、年龄在 45 岁及以上、经常饮酒者的患病率高于其对照组居民，而且半年内患有慢性病的居民其两周患病率明显高于未患慢性病者。半年内患慢性病为医生诊断的患慢性病现状，两周患病为自己报告的近期急性病或身体不适的反映，两者均为反应变量，故我们可进一步探讨二者的关系及其影响因素。两测量值的相关性已在前面 5.4 节中有依据，但我们尚不清楚与两周患病率有关的因素，如性别、年龄和饮酒等是否也与半年内患有慢性病有关，其相关的程度是否相似。

表 5.11　自报告两周患病与半年内患慢性病的相关性

半年内患慢性病人数	两周患病人数		合计
	是	否	
是	302	147	449
否	288	1651	1939
合计	590	1798	2388

根据上表数据可得到该样本人群的两周患病率为 24.7%(590/ 2388)，半年内慢性病患病率为 18.8%(449/ 2388)。

用 Pearson 列联系数 $r=\sqrt{\dfrac{\chi^2}{(\chi^2+N)}}$ 来测量两反应变量的相关性，结果为 0.475，表明两者间有相关性。

用相对比表达表 5.11 中的数据如下表 5.12。

表 5.12　两个二分类变量的比例关系

Y_2（半年内患慢性病）	Y_1（两周患病人数）		合计
	1	0	
1	P_{11}(0.1265)	P_{10}(0.0616)	P_{1+}(0.1880)
0	P_{01}(0.1206)	P_{00}(0.6914)	P_{0+}(0.8120)
合计	P_{+1}(0.2471)	P_{+0}(0.7539)	1.00

则可知两变量均为阳性时的概率：

$$P_r(Y_1=1,\quad Y_2=1)=P_{11}$$

Y_1 两周患病为阳性的概率：$P_r(Y_1=1)=P_{+1}=\pi_1$

Y_2 半年内患慢性病为阳性的概率：

$$P_r(Y_2=1)=P_{1+}=\pi_2$$

双变量的二项分布(bivariate binomial distribution)可总结为有两个参数 π_1 和 π_2 及一个协变异参数 ρ 的联合分布，其协变异参数表达式为：

$$\rho=(P_{11}-\pi_1\pi_2)/\sqrt{\pi_1(1-\pi_1)\pi_2(1-\pi_2)} \tag{5.7}$$

其值理论上与 Pearson 列联系数等同，值的大小反映两反应变量间相关性的强弱。

对这两个有相关性的反应变量拟合多水平模型的原因是它们的数据具有基本的两水平结构：重复测量值(水平 1)嵌套于个体内(水平 2)。最简单的两个二分类反应变量的模型可由以下两水平模型表达：

$$\begin{aligned}
&y_{ij}=logit(P_{ij})=\beta_1 Z_{1j}+\beta_2 Z_{2j}\\
&var(P_{1j})=\delta_1\pi_{1j}(1-\pi_{1j})/n_{1j}\\
&var(P_{2j})=\delta_2\pi_{2j}(1-\pi_{2j})/n_{2j}\\
&cov(P_{1j},P_{2j})=P_{11}-\pi_{1j}\pi_{2j}
\end{aligned} \tag{5.8}$$

这里 i 指示水平 1 的测量单位($i=1,\ 2$)，j 指示水平 2 的个体单位，当 Z_1 为 1 时表示 Y_1，为 0 时表示 Y_2；Z_2 为 1 时表示 Y_2，为 0 时表示 Y_1。对参数估计值 β_1 和 β_2 取反 logit 变换便获得 π_1 和 π_2 的估计值。式(5.8)中两反应变量的尺度参数通常均限定为 1，即二项分布的假设成立，所以协方差的估计值也等同于相关系数。模型(5.8)不仅直接考虑到两反应变量间的相关性并对其做出估计，而且可以直接扩展到以下几种数据的分析：

5.6.1　同一协变量对不同反应变量的影响效应及其效应间的差别

例如本章前面的分析发现女性报告的两周患病率高于男性。那么是否女性的半年内慢性病的患病率也高于男性呢？由于女性可能普遍较男性对身体发生不适更敏感，这是否会导致女性两周患病的 *OR* 值大于女性半年内患慢性病的 *OR* 值呢？只需要在模型(5.8)固定效应中加入性别变量(x_1)，构建扩展模型(5.9)如下：

$$\begin{aligned}
y_{ij}&=logit(P_{ij})=(\beta_{10}Z_{1j}+\beta_{20}Z_{2j})+(\beta_{11}Z_{1j}X_{1j}+\beta_{21}Z_{2j}X_{1j})\\
&=\sum_{i=1}^{2}\beta_{i0}Z_{ij}+\sum_{i=1}^{2}\beta_{i1}Z_{ij}X_{1j}
\end{aligned} \tag{5.9}$$

女性两周患病的 *OR* 由 $\exp(\beta_{11})$ 估计，半年内患慢性病的 *OR* 由 $\exp(\beta_{21})$ 估计，性别效应在两个反应变量间的差别则可用广义的 Wald 检验，定义为：

$$\chi^2_{Wald}=\frac{(\beta_{11}-\beta_{21})^2}{var(\beta_{11})+var(\beta_{21})+cov(\beta_{11},\beta_{21})},\ df=1 \tag{5.10}$$

如果已知性别效应在两反应变量间无差别，尚可在上述扩展的模型(5.9)中加限定(constraint)令$\beta_{11}=\beta_{21}$。且在模型(5.9)中可加入更多的协变量。

表5.13同时给出对模型(5.8)和模型(5.9)的估计值，其中模型(5.9)在模型(5.8)的基础上在加入了性别、年龄和饮酒的效应。

表5.13 用MLwiN拟合的双反应变量logistic回归模型估计值(标准误)

变量		模型(5.8)		模型(5.9)	
		两周内患病	半年内患慢性病	两周内患病	半年内患慢性病
截距		−1.110(0.047)	−1.463(0.052)	−1.833(0.097)	−2.178(0.111)
女性	X_1			0.287(0.104)	−0.029(0.114)
经常饮酒	X_2			0.397(0.141)	−0.296(0.164)
年龄(15−44)					
(45−64)	X_{31}			0.902(0.109)	1.285(0.124)
(65−)	X_{32}			1.279(0.141)	1.682(0.154)
个体内协方差或相关系数		0.472(0.014)		0.435(0.015)	

由模型(5.8)的估计值可见，个体内两反应变量的协方差估计值即为Pearson相关系数值，对截距估计值分别进行反logit变换则获得原始人群患病率24.7%(两周患病)和18.8%(半年内患慢性病)。模型(5.9)的估计值提示女性和经常饮酒居民的两周患病的危险性大于对照组(男性，很少饮酒)，但这种危险性并不存在于半年内患慢性病的情况。而年龄效应则对两种患病测量相似。

按公式(5.10)对性别效应在两种患病指标间的差别做假设检验获得Wald χ^2 值为7.42($P=0.0065$)。可以认为女性两周患病较之于慢性病对身体的影响更为敏感。

5.6.2 数据具有更高水平的层次结构

本章前面的单反应变量模型已显示个体两周患病在家庭内有聚集性，进而在乡镇内有聚集性。这里的家庭和乡镇是在个体水平上的高层水平单位，使得两反应变量在本例的数据有四个层次的结构：个体内重复测量单位→个体→家庭→乡镇。模型(5.7)可直接扩展到两水平之上的结构数据，只是对截距系数加上相应的随机变量来反应相应水平的随机效应。如将家庭随机效应(v_{ik})加入模型(5.8)。为表述方便，也可将模型拆开对每个反应变量分别表述如下(MLwiN格式)。

$$logit(P_{1jk})=\beta_{1k}Z_{1jk},\beta_{1k}=\beta_1+\nu_{1k}$$
$$logit(P_{2jk})=\beta_{2k}Z_{2jk},\beta_{2k}=\beta_2+\nu_{2k}$$
$$\begin{bmatrix}\nu_{1k}\\ \nu_{2k}\end{bmatrix}\sim N(0,\Omega_\nu),\ \Omega_\nu=\begin{bmatrix}\sigma^2_{\nu_1} & \\ \sigma_{\nu_{12}} & \sigma^2_{\nu_2}\end{bmatrix} \tag{5.11}$$
$$cov\begin{bmatrix}y_{1jk}\mid\pi_{1jk}\\ y_{2jk}\mid\pi_{2jk}\end{bmatrix}=\begin{bmatrix}g(\pi_{1jk}) & \\ \rho\,[g(\pi_{1jk})g(\pi_{2jk})]^{0.5} & g(\pi_{2jk})\end{bmatrix}$$
$$g(\pi)=\delta\pi(1-\pi)/n,\delta=1\ (\text{限定二项分布})$$

上式假设截距β_1和β_2不再是固定的或常量，而是在k个家庭之间有变化，即各家庭间这两种患病率的估计值有差别，并且用变量ν_{1k}和ν_{2k}来表述其随机效应。在logit尺度下，ν_{1k}和ν_{2k}假定为来自二元正态分布的总体。这是与模型(5.8)的不同之处，也是对多水平数据扩展模型的关键。这里的个体水平的协变异部分与式(5.8)相同，以矩阵的形式表示。用Wald检验对随机参数$\sigma^2_{\nu_1}$和$\sigma^2_{\nu_2}$进行检验可确定这两种患病率在家庭间的变异是否分别有统计学意义；还可对随机参数 $\sigma_{\nu_{12}}$ 进行检验以了解两个患病率指标在家庭内的关联性。进一步估计随机效应 ν_{1k} 或 ν_{2k} 可判断鉴别患病率极高或极低的个别家庭，为精准预防干预或为进一步的研究提供依据。

不论是个体水平或家庭水平的协变量，都可以直接引入公式(5.11)的固定效应部分以估计它们的参数或者与各反应变量的效应。

若要拟合更高水平(如乡镇水平)的随机效应(f_1)，只需要在截距系数上增加此效应，并估计它们的方差－协方差阵中的随机参数，即公式(5.11)中其余的部分不变，增加如下部分：

$$\beta_{1kl}=\beta_1+\nu_{1kl}+f_{1l}$$
$$\beta_{2kl}=\beta_2+\nu_{2kl}+f_{2l}$$
$$\begin{bmatrix} f_{1l} \\ f_{2f} \end{bmatrix} \sim N(0,\Omega_f),\Omega_f=\begin{bmatrix} \sigma^2_{f_1} & \\ \sigma_{f_{12}} & \sigma^2_{f_2} \end{bmatrix}$$

用 MLwiN 软件对本例拟合三水平基本模型(5.11)不含协变量和含协变量的模型，结果如表 5.14。

表 5.14　双反应变量三水平 logistic 回归模型估计值(标准误)

变量		无协变量		含协变量	
		两周患病	半年内患慢性病	两周患病	半年内患慢性病
固定效应					
截距		−1.175(0.060)	−1.433(0.055)	−1.942(0.110)	−2.141(0.112)
女性	X_1			0.293(0.110)	−0.036(0.114)
经常饮酒	X_2			0.349(0.157)	−0.324(0.167)
年龄(15−44 岁)					
(45−64 岁)	X_{31}			0.995(0.121)	1.278(0.125)
(≥65 岁)	X_{32}			1.352(0.157)	1.639(0.157)
家庭单位随机效应	$\sigma^2_{v_0}$	0.821(0.140)	0.230(0.115)	0.800(0.144)	0.223(0.122)
协变异		0.141(0.105)		0.125(0.109)	
相关系数		0.324		0.396	
个体单位					
协方差(相关系数)		0.548(0.015)		0.511(0.016)	

表 5.14 中的各变量的效应与表 5.13 中的没有实际意义上的差别。对家庭水平的随机参数做假设检验得到：

两周患病：　$\chi^2_{Wald}=30.68$，　$df=1,P<0.0001$

半年内患慢性病：　$\chi^2_{Wald}=3.34$，　$df=1,P=0.0676$

协变异：　$\chi^2_{Wald}=1.32$，　$df=1,P=0.251$

可认为两周患病率在家庭内有明显的聚集性，而半年内患慢性病不存在家庭聚集现象，两种患病指标在家庭内并不存在相关性。由于两周患病率主要包括常见急性病如急性上呼吸道感染、消化道疾病等，而家庭成员常常暴露于相同的这些疾病的危险因素中，故存在家庭聚集性是符合逻辑的。

5.6.3　两个以上的二分类反应变量

如果在不同季节对同一个体了解其两周患病率，则可以获得两个以上的二分类反应变量；如果追踪调查某个队列人群的健康状况或健康知识也可能会获得多个二分类反应变量。这些反应变量通常有明显相关性，而且呈现随时间变化而改变的趋势。显而易见，前面描述的模型可直接扩展到两个以上的二分类变量。在此我们不做进一步描述，详细可参阅文献（Yang M，Heath A，Goldstein H，2000）。当重复测量的数据过多，而且它们在时间上的相关是研究关注的重点，这时可考虑拟合离散变量的时间序列模型（Barbosa MF &Goldstein H，2000）。

5.6.4 多个成组的二项分布的反应变量

在医学动物实验或生物学实验中，其结果变量可能是某一实验现象的发生率，或某相同群体里发生某现象的个数（如例 5.1），与二分类变量的区别仅在于其测量值的分母大于 1。如果典型的二项分布的一般表达为：

$$y_i \sim B(\pi_i, n_i)$$

在二分类变量时，$n_i=1$；而在成组的二项分布变量时，n_i 大于或等于 1。二分类变量只是后者的一个特例。

前面所描述的模型可直接用于这里典型的多个二项分布反应变量的数据。

5.7 用 MLwiN 拟合多水平 logistic 回归模型

5.7.1 对例 5.1 拟合单水平和两水平 logistic 回归模型

MLwiN 下打开系统文件“dat5-1. ws”，显示 Names 窗口如下。

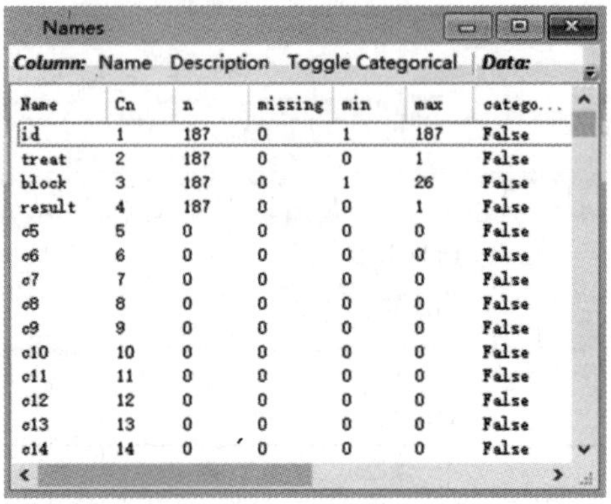

Name	Cn	n	missing	min	max	catego...
id	1	187	0	1	187	False
treat	2	187	0	0	1	False
block	3	187	0	1	26	False
result	4	187	0	0	1	False
c5	5	0	0	0	0	False
c6	6	0	0	0	0	False
c7	7	0	0	0	0	False
c8	8	0	0	0	0	False
c9	9	0	0	0	0	False
c10	10	0	0	0	0	False
c11	11	0	0	0	0	False
c12	12	0	0	0	0	False
c13	13	0	0	0	0	False
c14	14	0	0	0	0	False

变量定义及赋值：

id：水平 1 单位仔鼠的编号

treat：处理因素，1 表示甲组；0 表示乙组

block：指示水平 2 单位，表示孕鼠

result：反应变量，1 表示发生畸形；0 表示未发生畸形

（1）定义单水平 logistic 回归模型并估计参数

点击 Data Manipulation，选择 Command interface，输入指令“put 187 1 c5”，按下键盘“Enter”键，再依次输入指令“put 187 1 c6”，“name c5 "cons"”，“name c6 "denom"”，重复上述操作。

在主菜单 Model 中选择打开 Equations 窗口，出现以下子窗口。

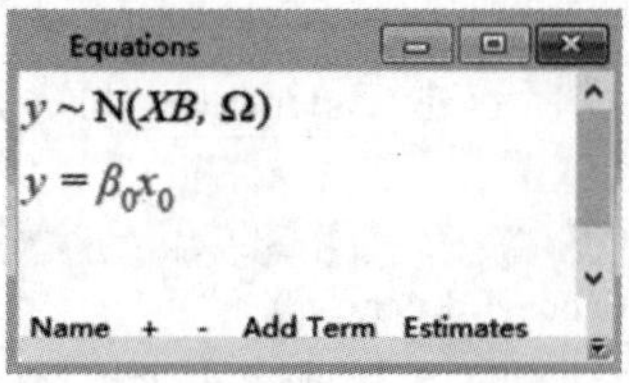

y 和 $\beta_0 x_0$ 呈红色，说明需要进行定义。点击“y”，在下拉菜单里面选择变量 *result*，拟合单水平的模型，忽略水平 2 单位，反应变量 *result* 只有 1 个水平，以 *id* 表示。

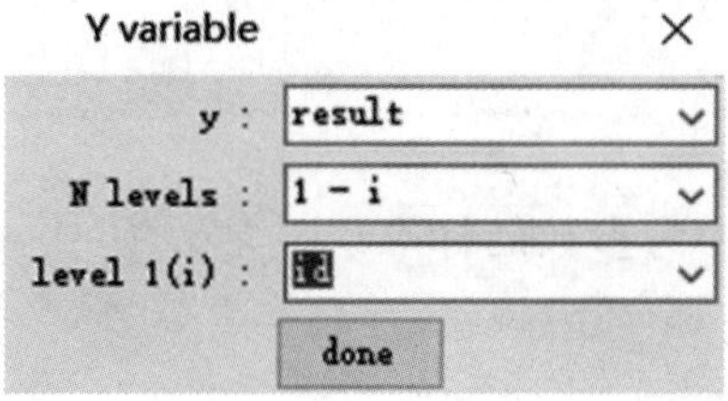

再点击 done 按钮回到 Equations 窗口下。点击“$\beta_0 x_0$”，在下拉菜单里面选择变量“*cons*”，设置截距项。点击 Add Term 按钮显示变量名的子窗口，从中选择解释变量“*treat*”。

点击“N”设置数据的分布情况，选择数据服从二项分布，默认为 logit 连接函数。若此时出现“n_i”为红色，需要进行设置，点击“n_i”，选择“*denom*”。

点击界面下方的 Name 和 + 即可见模型的具体形式如下：

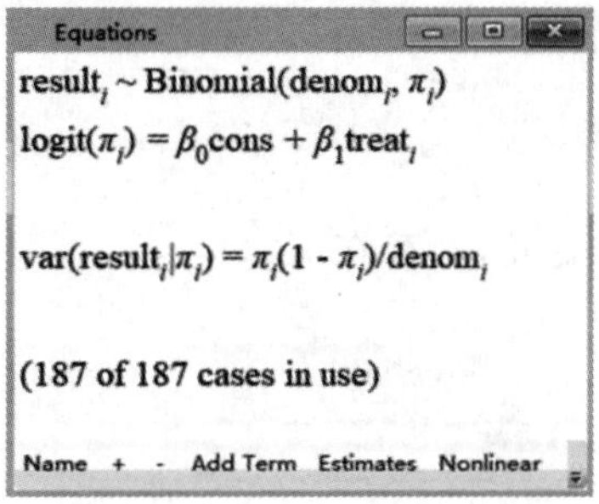

点击 Equations 窗口下方的 Nonlinear，出现如下对话框：

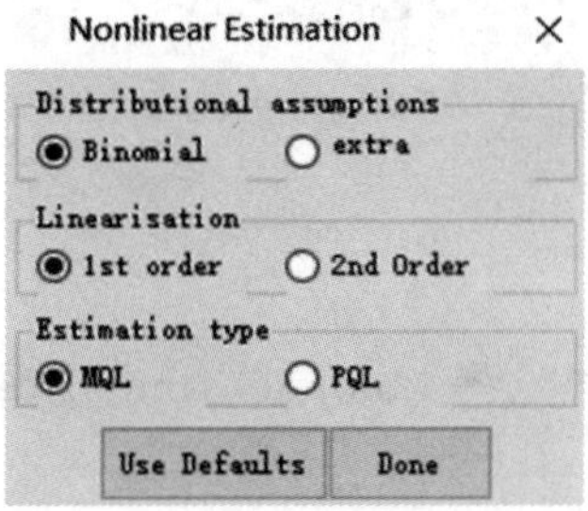

选择 Binomial，即反应变量服从二项分布，限定尺度参数 δ 为 1。如果选择 extra Binomial 则对 δ 进行自由估计。此时我们认为数据服从二项分布，并且模型只有一个水平，因此只能以 1 阶的 MQL

法进行参数估计。

点击 Start 进行拟合，模型迭代完成后点击 Estimates 两次，拟合结果显示如下：

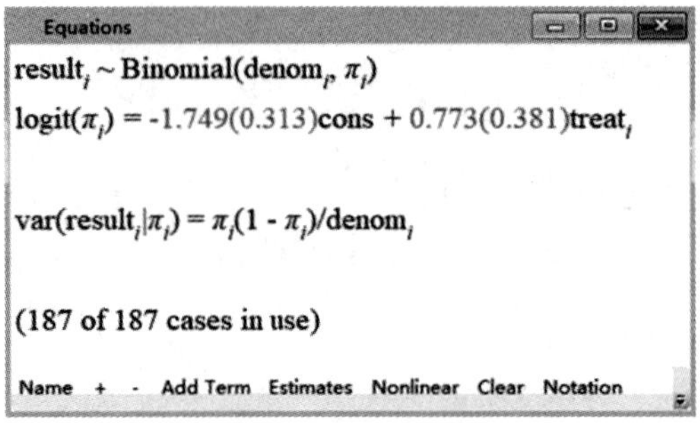

参数估计结果标以绿色，括号内为参数的标准误。常数项 $\hat{\beta}_0=-1.749$ ，标准误为 0.313，处理因素的系数 $\hat{\beta}_1=0.773$，标准误为 0.381。

(2)拟合两水平的 logistic 回归模型

第一步：在前面模型的基础上做适当的改变，反应变量含两水平层次结构，分别由 *block* 和 *id* 指示。

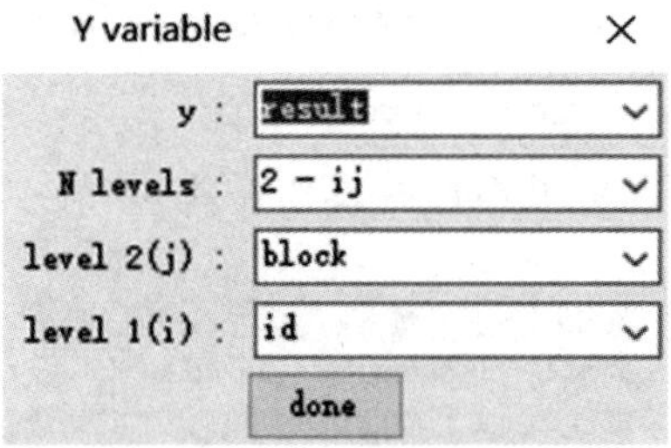

第二步：选择截距在水平 2 存在变异，即存在 μ_{0j} 。

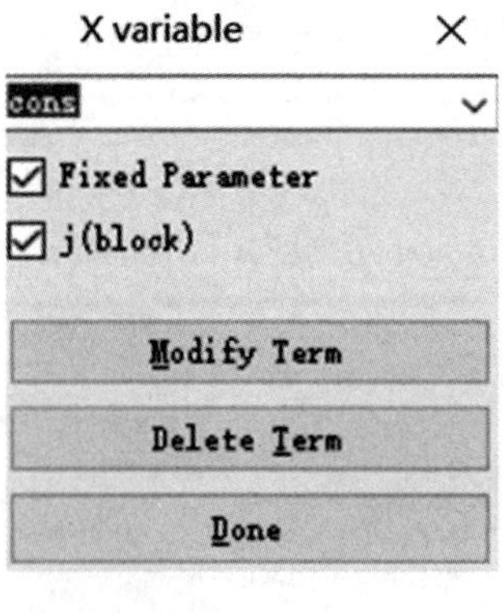

第三步：点击 Nonlinear 按钮，这里选择 Binomial、2nd Order 、PQL 进行参数估计，即 2 阶近似的预测性拟似然法。点击 More 。

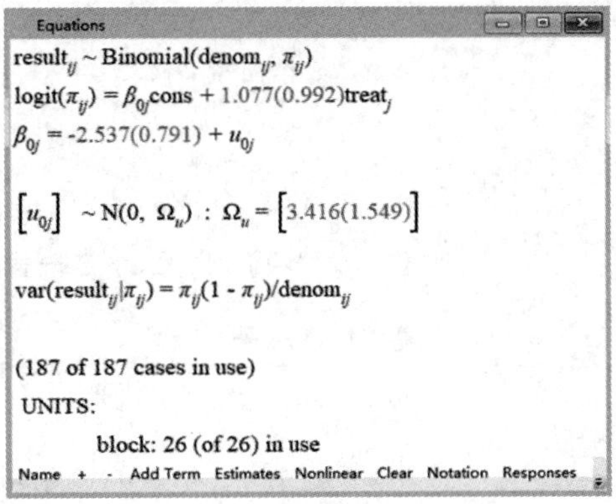

(3)对模型中系数进行假设检验

点击主菜单中的 Model ，选择 Intervals and tests ，对需要进行检验的系数，在其相应的格子填 1。点击 Calc 进行 Wald 检验。

固定效应的检验结果和随机效应的检验结果分别见下左右图。

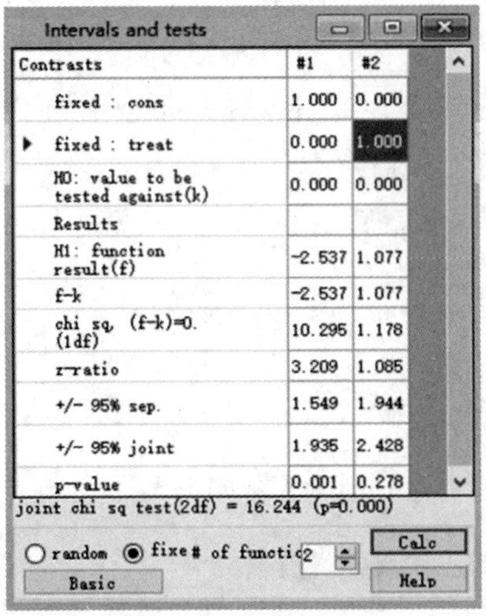

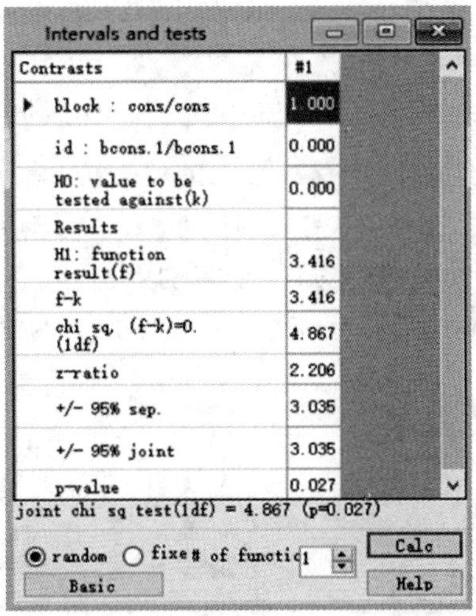

上面过程给出了 χ^2 值，需要在另一窗口中得到相应的 P 值。点击主菜单的 Basic Statistics ，选择 Tail Area 选项，填入相应的 χ^2 值和自由度。点击 calculate 后计算相应的 P 值。

(4)计算 VPC 的步骤

第一步：把解释变量的取值写入 c151 列。

第二步：把具有随机效应的解释变量的值写入 c152 列(c152 列是 c151 列的一个子集)。在方差成分模型中，只有截距项有随机效应，因此 c152 列只写 1。

从主菜单的 Data Manipulation 里面选择 View or edit data ，点击 view ，选择 c151 列，依次写入参数(包括截距项)的取值。如对于每天给予 500mg/kg 组(乙组)计算 VPC，c151 列第一行输入 1，第二行输入 0；c152 列输入 1。

从 File 里面点击 open macro ，打开文件 vpc. txt，或者新建一个 macro 窗口，输入下面的宏程序。点击 execute 。

代码	注释
calc c153＝(～c151) *. c1098	计算 $X\beta$ 数据向量
pick 1 c153 b2	取出与第 1 个 x 值有关的结果放到 b2,此例为截据项固定效应
calc c153＝(～c152) *. omega(2) *. c152	计算水平 2 的 $X^{-1}VX$
pick 1 c153 b4	取出与截据项有关的水平 2 随机系数,即 $\sigma^2_{u_0}$
seed 1	设置随机数种子
nran 5000 c154	产生 5 000 个随机数 r
calc c154＝alog(c154 * b4^0.5＋b2)	计算 5 000 个 $\hat{\pi}_r = exp(\hat{\beta}_0 + r\hat{\sigma}_{u0})[1+exp(\hat{\beta}_0 + r\hat{\sigma}_{u0})]^{-1}$
aver c154 b1 b3 b2	对上述 5000 个估计值取标准差得 $\sqrt{\nu_2}$
calc c154＝c154 * (1－c154)	计算 5 000 个 $\hat{\pi}_r$ 的二项式方差
aver c154 b5 b1	计算 $\hat{\pi}_r$ 方差的均值得 ν_1
calc b8＝b2^2/(b1＋b2^2)	计算 $\nu_2/(\nu_2+\nu_1)$

宏程序运行结果存储于 b8,显示 b8 内容的方法是:从主菜单的 Data Manipulation 里面选择 Command Interface,在该窗口中键入 prin b8 后回车。在出现的 output 窗口中,显示 VPC＝0.29310,因此在乙组中,有 29.31％的残差方差归因于窝别效应。

同理计算甲组的 VPC,在 c151 列,第一行输入 1,第二行也输入 1。结果 VPC＝0.34424,说明甲组中有 34.42％的残差方差归因于窝别效应。

如采用潜变量法进行粗略估计,由拟合的两水平 logistic 回归模型得知水平 2 方差 $\sigma^2_{u_0}$ 估计值为 3.423,根据 5.3 节潜变量法计算 $\mathrm{VPC}=\dfrac{\sigma^2_{u_0}}{\sigma^2_{u_0}+\pi^2/3}$,算得 VPC＝0.510。

对于本例,如果选择 extra Binomial 则对 δ 进行自由估计,结果如下。

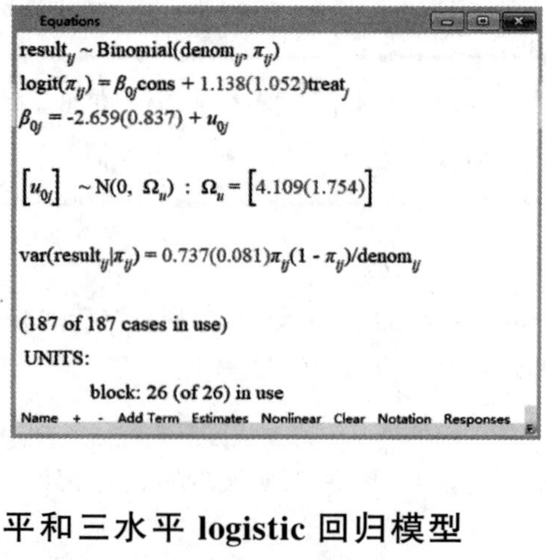

5.7.2 对例 5.2 拟合两水平和三水平 logistic 回归模型

(1)定义和拟合两水平 logistic 模型零模型(2-level logistic zero model)

MLwiN 下打开系统文件“dat5-2. ws”,显示 Names 窗口如下:

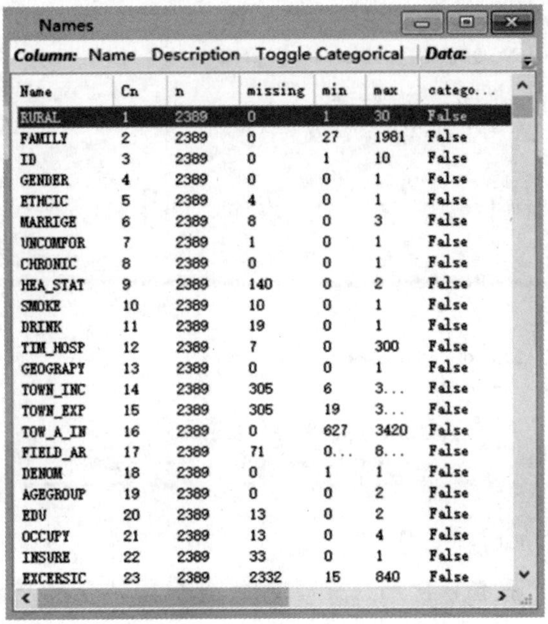

Name	Cn	n	missing	min	max	catego...
RURAL	1	2389	0	1	30	False
FAMILY	2	2389	0	27	1981	False
ID	3	2389	0	1	10	False
GENDER	4	2389	0	0	1	False
ETHCIC	5	2389	4	0	1	False
MARRIGE	6	2389	8	0	3	False
UNCOMFOR	7	2389	1	0	1	False
CHRONIC	8	2389	0	0	1	False
HEA_STAT	9	2389	140	0	2	False
SMOKE	10	2389	10	0	1	False
DRINK	11	2389	19	0	1	False
TIM_HOSP	12	2389	7	0	300	False
GEOGRAPY	13	2389	0	0	1	False
TOWN_INC	14	2389	305	6	3...	False
TOWN_EXP	15	2389	305	19	3...	False
TOW_A_IN	16	2389	0	627	3420	False
FIELD_AR	17	2389	71	0...	8...	False
DENOM	18	2389	0	1	1	False
AGEGROUP	19	2389	0	0	2	False
EDU	20	2389	13	0	2	False
OCCUPY	21	2389	13	0	4	False
INSURE	22	2389	33	0	1	False
EXCERSIC	23	2389	2332	15	840	False

点击 Data Manipulation ，选择 Command interface ，输入指令“put 2389 1 c48”，按下键盘“Enter”键，再次输入指令“name c48 "constant"”，按下 “Enter”键。

得到表 5.8 的结果，水平 1 单位设置为“ID”，水平 2 单位设置为“FAMILY”模型设置如下：

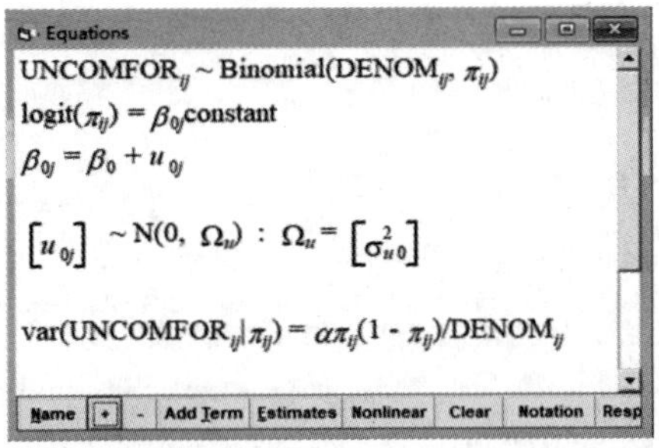

固定尺度参数 δ 等于 1，采用 2 阶 PQL 算法（本例子的结果皆采用此法算得）。点击 Nonlinear 按钮，设置如下：

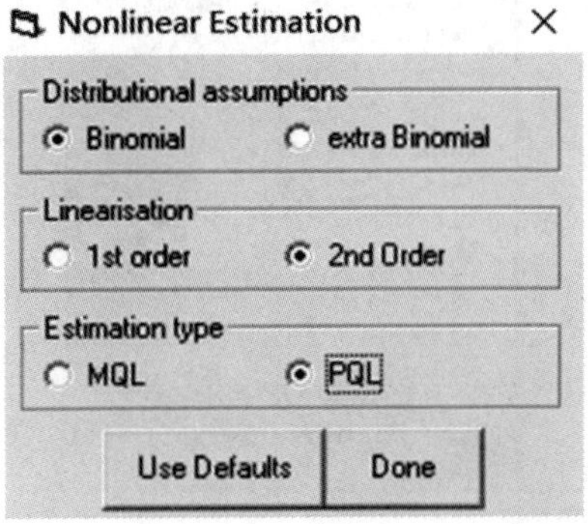

两水平零模型的拟合结果为：

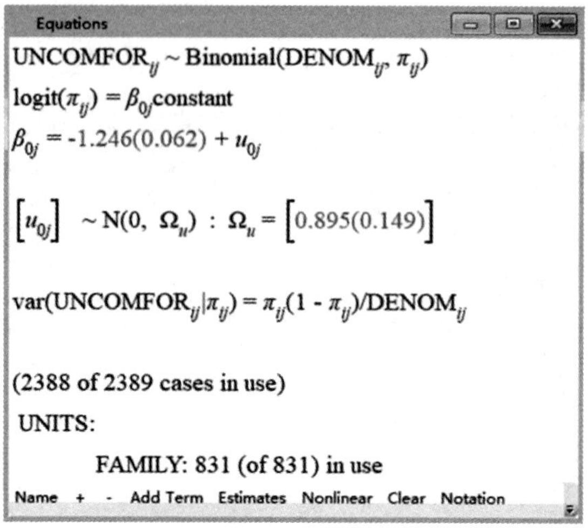

(2)在两水平零模型中添加解释变量

使用窗口下的Add Term按钮依次加入解释变量，并根据各变量 Wald 检验结果进行变量筛选，得到最后的结果如下：

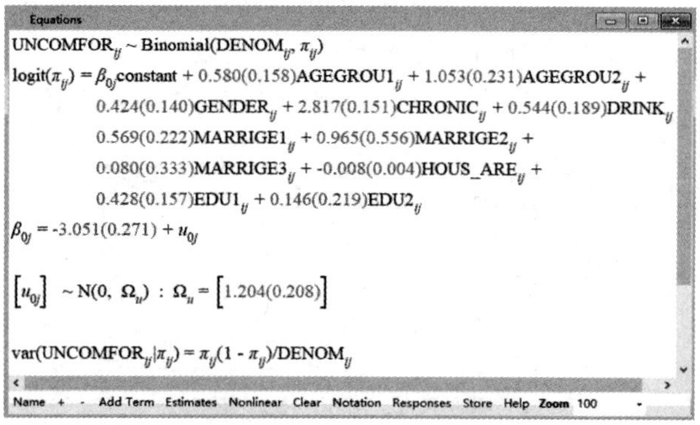

对家庭水平 2 截距的随机系数的检验用Model菜单下的Intervals and Tests窗口，设置及结果如下：

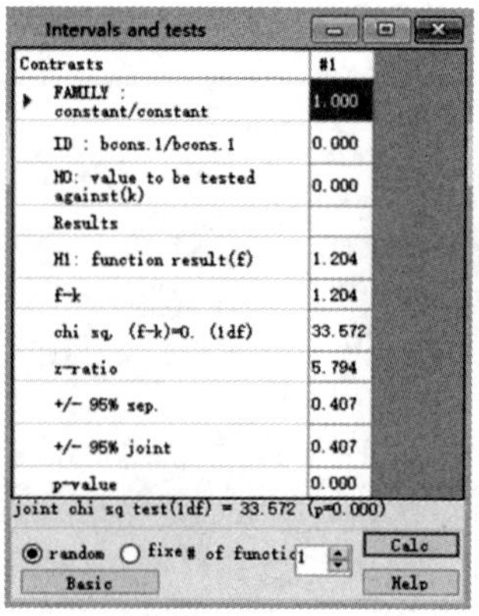

对 12 个固定参数同时进行假设检验的结果：

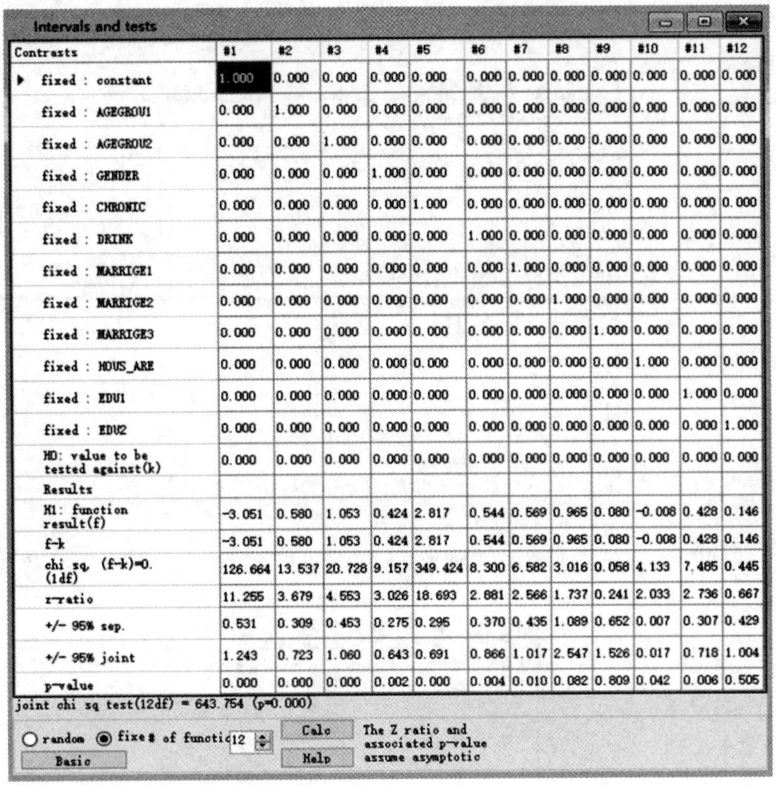

Intervals and tests

Contrasts	#1	#2	#3	#4	#5	#6	#7	#8	#9	#10	#11	#12
fixed : constant	1.000	0.000	0.000	0.000	0.000	0.000	0.000	0.000	0.000	0.000	0.000	0.000
fixed : AGEGROU1	0.000	1.000	0.000	0.000	0.000	0.000	0.000	0.000	0.000	0.000	0.000	0.000
fixed : AGEGROU2	0.000	0.000	1.000	0.000	0.000	0.000	0.000	0.000	0.000	0.000	0.000	0.000
fixed : GENDER	0.000	0.000	0.000	1.000	0.000	0.000	0.000	0.000	0.000	0.000	0.000	0.000
fixed : CHRONIC	0.000	0.000	0.000	0.000	1.000	0.000	0.000	0.000	0.000	0.000	0.000	0.000
fixed : DRINK	0.000	0.000	0.000	0.000	0.000	1.000	0.000	0.000	0.000	0.000	0.000	0.000
fixed : MARRIGE1	0.000	0.000	0.000	0.000	0.000	0.000	1.000	0.000	0.000	0.000	0.000	0.000
fixed : MARRIGE2	0.000	0.000	0.000	0.000	0.000	0.000	0.000	1.000	0.000	0.000	0.000	0.000
fixed : MARRIGE3	0.000	0.000	0.000	0.000	0.000	0.000	0.000	0.000	1.000	0.000	0.000	0.000
fixed : HOUS_ARE	0.000	0.000	0.000	0.000	0.000	0.000	0.000	0.000	0.000	1.000	0.000	0.000
fixed : EDU1	0.000	0.000	0.000	0.000	0.000	0.000	0.000	0.000	0.000	0.000	1.000	0.000
fixed : EDU2	0.000	0.000	0.000	0.000	0.000	0.000	0.000	0.000	0.000	0.000	0.000	1.000
H0: value to be tested against(k)	0.000	0.000	0.000	0.000	0.000	0.000	0.000	0.000	0.000	0.000	0.000	0.000
Results												
H1: function result(f)	-3.051	0.580	1.053	0.424	2.817	0.544	0.569	0.965	0.080	-0.008	0.428	0.146
f-k	-3.051	0.580	1.053	0.424	2.817	0.544	0.569	0.965	0.080	-0.008	0.428	0.146
chi sq. (f-k)=0. (1df)	126.664	13.537	20.728	9.157	349.424	8.300	6.582	3.016	0.058	4.133	7.485	0.445
z-ratio	11.255	3.679	4.553	3.026	18.693	2.881	2.566	1.737	0.241	2.033	2.736	0.667
+/- 95% sep.	0.531	0.309	0.453	0.275	0.295	0.370	0.435	1.089	0.652	0.007	0.307	0.429
+/- 95% joint	1.243	0.723	1.060	0.643	0.691	0.866	1.017	2.547	1.526	0.017	0.718	1.004
p-value	0.000	0.000	0.000	0.002	0.000	0.004	0.010	0.082	0.809	0.042	0.006	0.505

joint chi sq test(12df) = 643.754 (p=0.000)

random　fixe# of functic 12　Calc　Help　Basic

The Z ratio and associated p-value assume asymptotic

(3)定义和拟合三水平 logistic 回归模型

把反应变量设置为三水平,第 3 个水平为 *rural*(乡镇)。

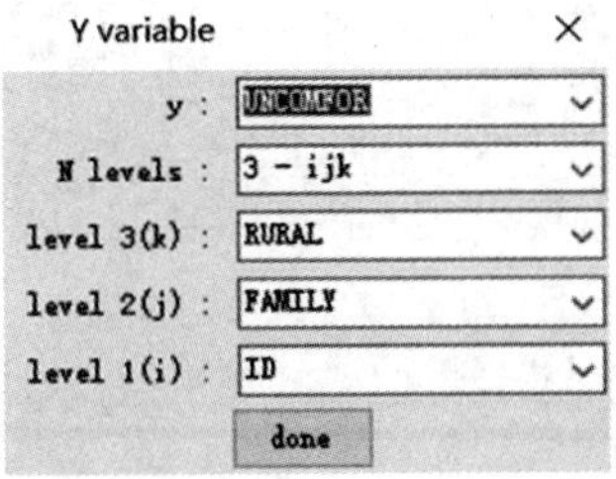

选择水平 2、水平 3 皆存在截距项的随机效应。点击变量"*constant*",勾选水平 2 和水平 3 的相应框定义以下三水平零模型:

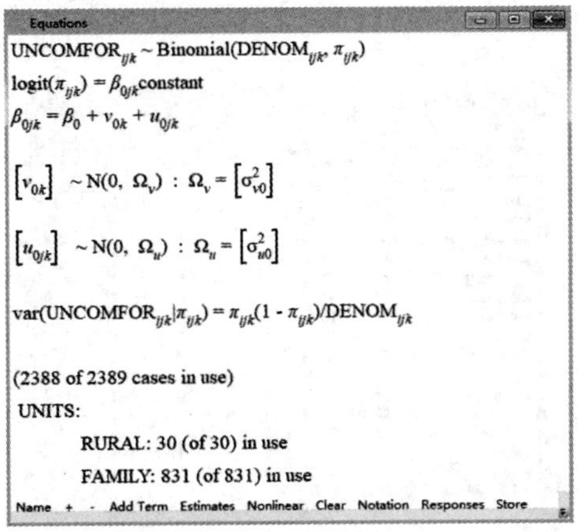

点击[Start]运行程序直到过程收敛得到如下结果：

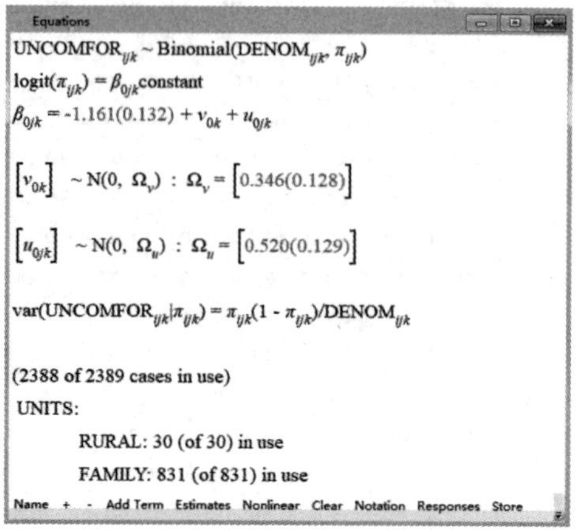

应用[Intervals and Tests]窗口对水平 3 和水平 2 的随机系数同时检验的结果如下：

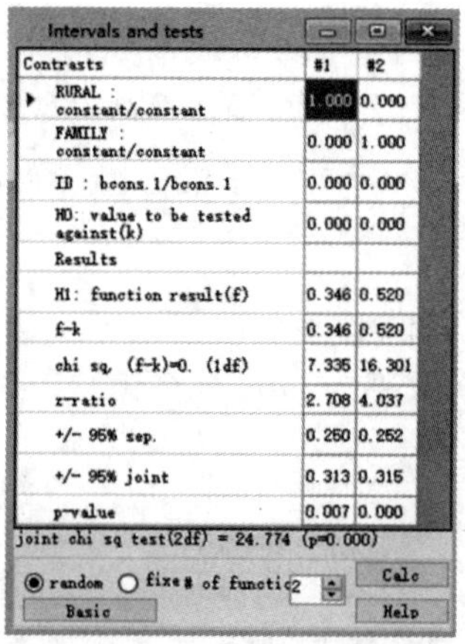

5.7.3 拟合双反应变量 logistic 回归模型

这里我们描述如何用 MLwin 实现对双变量二分类反应变量模型的拟合，按以下步骤重复表 5.13 和表 5.14 中的结果。由于目前其余软件对双变量二分类反应变量模型的处理并不完善，因此不在本书进行演示。

首先在 MLwin 下打开系统文件“dat5-3. ws”，显示[Names]窗口如下。

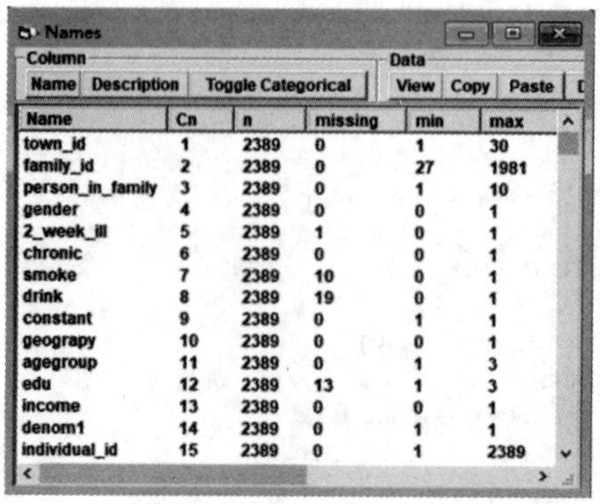

其中“2_week_ill”为两周患病与否，“*chronic*”为半年内患慢性病与否，在 Command interface 窗口中使用指令：

```
Hist  '2_week_ill' 1
Hist  'chronic' 1
```

可了解各变量的肯定回答的人数。个体（水平 1）和家庭（水平 2）的单位指示变量分别为“*individual_id*”和“*family_id*”。其余变量的编码说明见表 5.6。

(1)定义双反应变量的 logistic 回归模型

在主菜单的 Model 中选择打开 Equations 窗口；再点击该窗口下的 Responses 按钮显示变量各子窗口；点击选择变量“*2_week_ill*” 和“*chronic*”使其同时显蓝色，再点击 Done 按钮回到 Equations 窗口下，得以下结果 F。这时点击下部的 Add Term 按钮显示变量名的子窗口，从中选择变量“*constant*”，再点击 add separate coefficients 按钮回到 Equations 窗口得到结果 G。

结果F

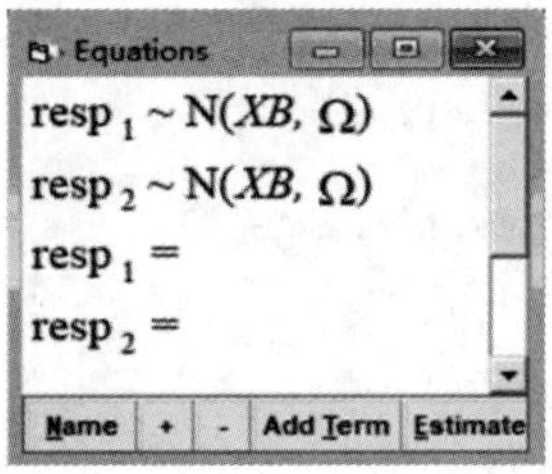

结果G

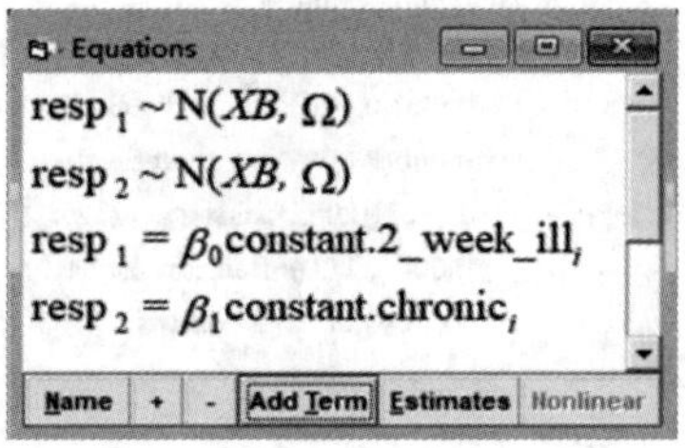

在结果 B 窗口点击字母 N，显示含 4 种函数的子窗口，选择 Binomial 分布和 logit 连接函数，这一步分别对两个反应变量“resp1”和“resp2”进行。此时可见分布表达式中的 n1 和 n2 呈红色，表明需要指示其值所在的位置。点击 n1 显示变量名子窗口，从中选择“denom1”变量，对 n2 也用此变量。接着点击“resp1”引入子窗口，定义数据结构为：

N levels：2—ij

Level 2(j)：*individual_id*

Level 1(i)：*resp_indicator*

水平 1 为程序自动设置。

回到 Equations 窗口后点击下面的 Estimate 按钮获得以下窗口。到此就完成了对模型(5.9)的定义。

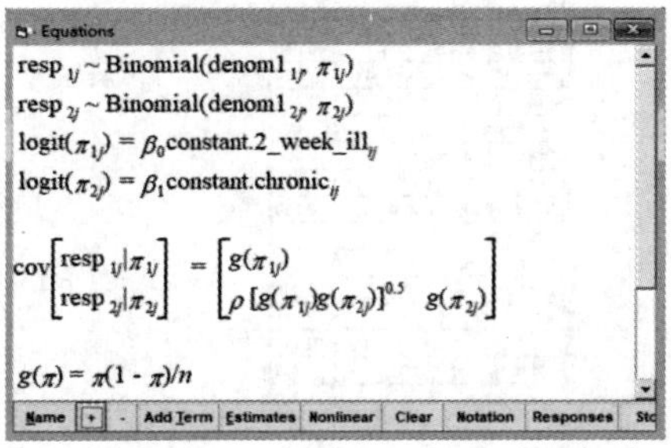

此时点击屏幕左上角的 Start 按钮运行模型。经过 4 次迭代估计后的模型收敛。点击

Equations 窗口下的 Estimates 按钮则显示表 5.13 中对模型(5.9)的估计值如下：

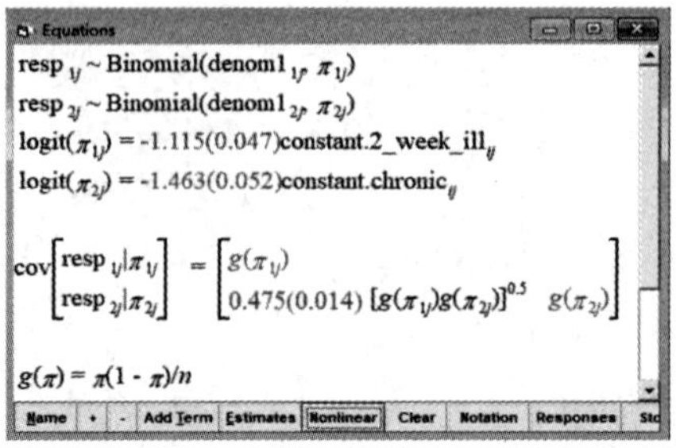

拟合模型(5.10)只在于反复使用窗口下的 Add Term 按钮和 add separate coefficients 子按钮依次加入变量 *gender*，*drink* 和 *agegroup* 使之得到以下模型定义窗口：

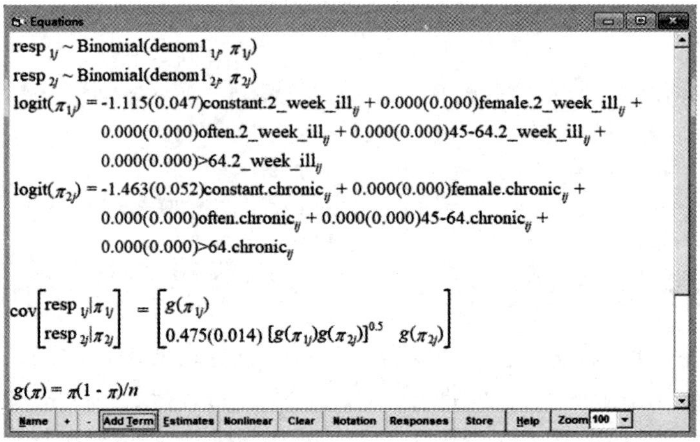

此时点击屏幕左上角的 More 按钮运行模型估计过程直到估计值收敛获得模型(5.10)的结果如表 5.13 所示。

检验性别效应对这两个反应变量的差异，需在 Model 工具下选择 Intervals and tests 子窗口，键入系数 1 和 −1 指示要比较的两个参数估计值，确定是固定参数(fixed)的部分与检验函数的个数(此处为 1)，点击 calc 按钮后则获得检验结果如下窗口：

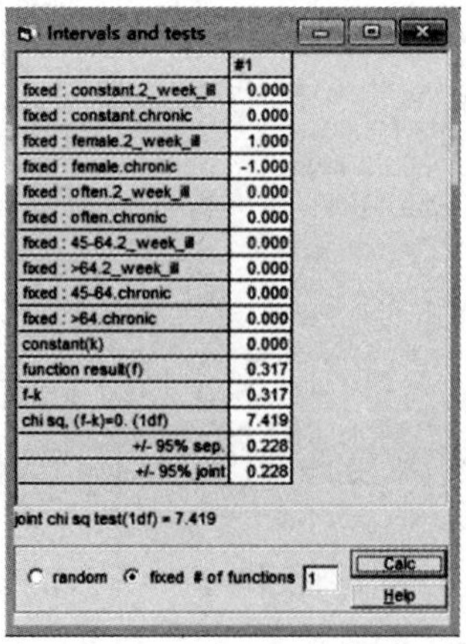

(2)拟合双反应变量的三水平 logistic 回归模型

现在将上面模型(5.10)推广到含家庭水平单位的模型(5.12),只需要经过三个操作实现。首先点击 $resp_{1j}$ 引出定义结构的子窗口,并经过适当选择使其呈现以下结构：

N levels：3—ijk

Level 3(k)：family_id

Level 2(j)：individual_id

Level 1(i)：resp_indicator

核对准确后回到 Equations 窗口。然后点击与 π_1 有关公式的截距项引出定义家庭随机效应的子窗口,并在 K(family_id_long)前的方框里确定打“√”,这就完成了对两周患病率家庭间随机效应的确定。再重复第二步确定半年内慢性病患病率家庭间的随机效应的设置。正确设置将显示如下模型窗口。

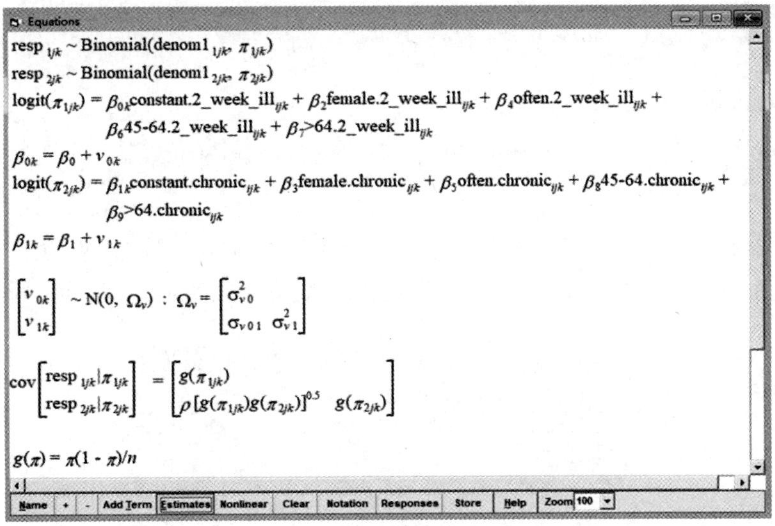

选择模型估计方法。MQL 法将系统地低估所有的参数,这时需要用 PQL 方法。在 MLwiN 的 Equations 窗口下点击 Nonlinear 按钮可引出非线性估计方法的选择。在此我们选择如下：

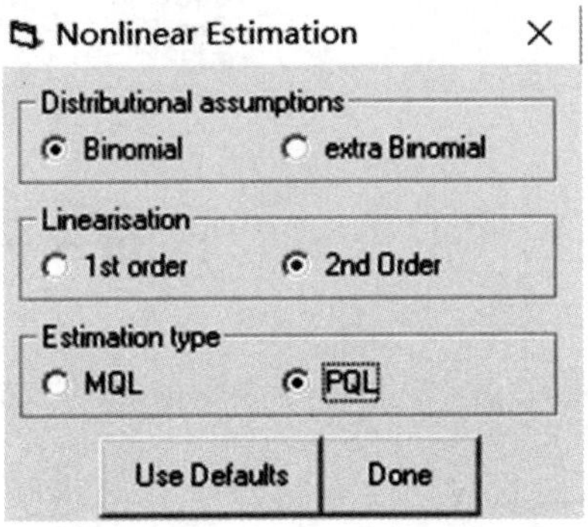

回到 Equations 窗口下点击 More 按钮到模型收敛时则有如下结果：

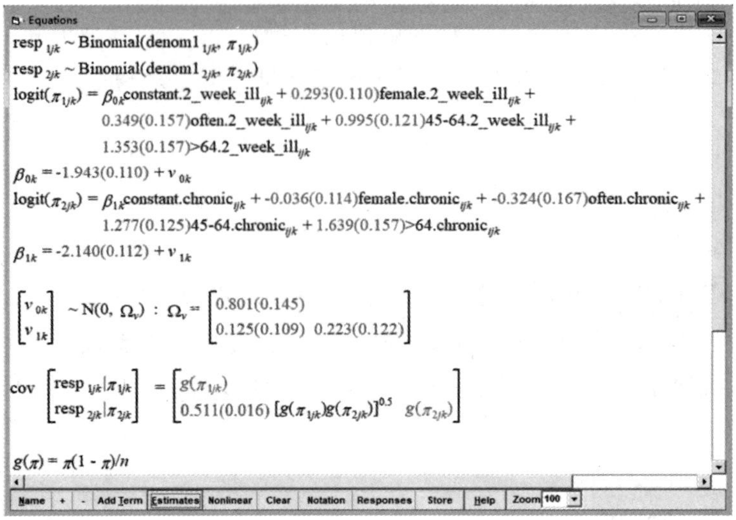

(3)检验家庭水平随机系数是否有统计学意义

打开主菜单的 Model 的 Intervals and tests 子窗口，选择检验随机参数，有 3 个检验函数同时进行，分别是 $\sigma^2_{v_0}=0$，$\sigma^2_{v_1}=0$，$\sigma_{v_{01}}=0$。

检验结果如下窗口显示。3 个检验的联合 χ^2 值=41.13($df=3$)，表明含家庭随机效应的模型优于不含的模型。而窗口各参数的检验则显示家庭随机效应主要存在于两周患病率。

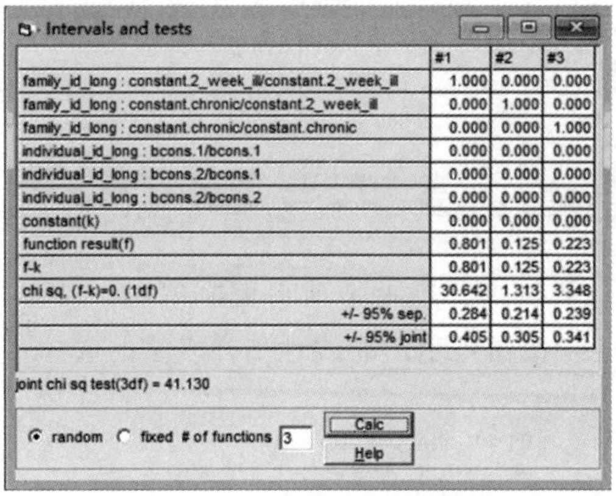

5.8 其他软件拟合多水平 logistic 回归模型

5.8.1 SAS 对例 5.1 拟合单水平和两水平 logistic 回归模型

本节利用例 5.1 孕鼠花粉致畸试验数据说明单水平和两水平 logistic 回归模型的拟合过程。依次点击软件界面左上角“文件”“打开程序”，导入名称为“dat5-1.dta”数据集，并命名为“dat”。其中变量及赋值如下：

id：水平 1 单位仔鼠的编号

treat：处理因素，1 表示甲组；0 表示乙组

block：指示水平 2 单位，表示孕鼠

result：反应变量，1 表示发生畸形；0 表示未发生畸形。

(1)定义单水平 logistic 回归模型并估计参数

SAS 中 LOGISTIC 过程用于拟合单水平 logistic 回归模型，DESCENDING 命令指定反应变量按降序排序，MODEL 语句指定模型，其余设置可参见 SAS 说明书。程序指令如下：

```
proc logistic data = dat descending;
model result=treat;
run;
```

最大似然估计分析					
参数	自由度	估计	标准误差	Wald 卡方	Pr > 卡方
Intercept	1	-1.7492	0.3128	31.2769	<.0001
treat	1	0.7727	0.3812	4.1092	0.0427

运行结果与 MLwiN 结果一致。

(2)定义两水平 logistic 回归模型并估计参数

在 SAS 中常用 GLIMMIX 和 NLMIXED 过程拟合非线性的多水平模型。在 GLIMMIX 过程中，似然的估计方法多样，包含为伪似然估计(包括四种，指令为：METHOD=RSPL | MSPL | RMPL | MMPL)、拉普拉斯近似(指令为：METHOD=LAPLACE)以及高斯—埃尔米特求积法(指令为：METHOD= QUAD<(quad-options))。其默认算法为残差伪似然估计。本书以节点数为 2 的高斯—埃尔米特求积法为例，指定模型的反应变量、固定效应以及随机效应后，执行运行。

程序指令如下：

```
procglimmix data = dat method=quad(qpoints=2);
class block;
model result = treat/ sdist=binomial link= logit;
random int/type=un subject=block ;
run;
```

结果如下：

Solutions for Fixed Effects					
Effect	Estimate	Standard Error	DF	t Value	Pr > |t|
Intercept	-2.5894	0.7707	24	-3.36	0.0026
treat	1.0903	0.9189	161	1.19	0.2372

Covariance Parameter Estimates			
Cov Parm	Subject	Estimate	Standard Error
UN(1,1)	block	3.2367	1.6927

可见，截距估计值为−2.5894，处理因素的系数估计值为 1.0903，水平 2 方差估计值为 3.2367。由于算法不同，其结果与 MLwiN 略有不同。

在 NLMIXED 过程中，其似然估计默认算法为高斯－埃尔米特求积法，PARMS 语句列出参数的名称并指定初始值，未被列出的参数默认初始值为 1，根据此前单水平模型的计算结果，指定截距项为“－2”，处理因素系数为“1”，并列出相关计算公式，MODEL 语句指定数据分布，包含正态分布，二项分布，poisson 分布等，RANDOM 语句定义了随机效应及其分布，其具体指令如下：

```
procnlmixed data =dat qpoints=2;
parms b0=-2 b1=1;
y=b0+u+b1 * treat;
p=1/(1+exp(-y));
modelresult~binary (p);
randomu~normal (0,sigma) subject=block;
run;
```

结果如下：

Parameter Estimates								
Parameter	Estimate	Standard Error	DF	t Value	Pr > |t|	95% Confidence Limits		Gradient
b0	-2.5894	0.7707	25	-3.36	0.0025	-4.1767	-1.0020	-8.98E-7
b1	1.0903	0.9189	25	1.19	0.2466	-0.8022	2.9828	-3.21E-8
sigma	3.2367	1.6927	25	1.91	0.0674	-0.2494	6.7228	-1.37E-7

其中，b0 为指定的截距估计值，b1 为指定的处理因素变量系数估计值，sigma 为水平 2 方差估计值，其结果与 GLMMIX 过程相同。

5.8.2 Stata 对例 5.1 拟合单水平和两水平 logistic 回归模型

(1)定义单水平 logistic 回归模型并估计参数

打开 Stata，点击左上角“”标识符，选择数据路径，导入名称为“dat5-1. dta”数据集，在“Command”命令框输入：

```
• logit result treat
```

显示表 5.2 中 Stata 结果估计值，与 MLwiN 输出结果一致：

```
Logistic regression                             Number of obs     =        187
                                                LR chi2(1)        =       4.35
                                                Prob > chi2       =     0.0370
Log likelihood =  -96.1781                      Pseudo R2         =     0.0221

------------------------------------------------------------------------------
      result |      Coef.   Std. Err.      z    P>|z|     [95% Conf. Interval]
-------------+----------------------------------------------------------------
       treat |   .7726903   .3811769     2.03   0.043     .0255973    1.519783
       _cons |    -1.7492   .3127716    -5.59   0.000    -2.362221   -1.136179
------------------------------------------------------------------------------
```

(2) 定义两水平 logistic 回归模型并估计参数

在拟合多水平 logistic 回归模型时，melogit 命令为 Stata 拟合反应变量为二分类变量的多水平模型的主要命令，命令中的两条竖杆代表拟合的是两水平模型，竖杆后为处于更高一级水平的变量名称，其似然估计方法包括高斯－埃尔米特求积法以及拉普拉斯近似法，默认算法为前者，具体命令如下：

```
• melogit result treat || block;
```

运行结果如下：

```
       result |      Coef.   Std. Err.      z    P>|z|     [95% Conf. Interval]
--------------+----------------------------------------------------------------
        treat |   1.097844   .9518387     1.15   0.249    -.7677258    2.963413
        _cons |   -2.63353   .7997432    -3.29   0.001    -4.200997   -1.066062
--------------+----------------------------------------------------------------
block         |
    var(_cons)|   3.797829   2.119055                      1.272316    11.33642
```

水平 2 方差估计值为 3.7978，处理因素系数估计值 1.0978，截距估计值−2.634。各系数估计值与其他软件有所出入，主要原因是节点数设置不同。

5.8.3　SPSS 对例 5.1 拟合单水平和两水平 logistic 回归模型

SPSS 软件既可以用交互窗口工具也可以程序指令拟合本章介绍的模型。

在 SPSS 中打开数据“dat5-1.dta”，其中变量定义及赋值如下：

id：水平 1 单位仔鼠的编号

treat：处理因素，1 表示甲组；0 表示乙组

block：指示水平 2 单位，表示孕鼠

result：反应变量，1 表示发生畸形；0 表示未发生畸形

将数据集里的“*id*”和“*block*”设置为“Nominal”类型。

(1) 定义单水平 logistic 回归模型并估计参数

程序指令如下：

```
dataset name 数据集 1 window=front.
logistic regression variables result
  /method=fstep(lr) treat
  /criteria=pin(.05) pout(.10) iterate(20) cut(.5).
```

运行结果如下：

Variables in the Equation

		B	S. E.	Wald	df	Sig.	Exp(B)
Step 1[a]	treat	.773	.381	4.109	1	.043	2.166
	Constant	−1.749	.313	31.277	1	.000	.174

a. Variable(s) entered on step 1: treat.

常数项 $\beta_0=-1.749$，标准误为 0.313，处理因素的系数 $\beta_1=0.773$，标准误为 0.381。β_1 的检验统计量为 4.109，P 值为 0.043。结果与 MLwiN 一致。

(2)定义两水平 logistic 回归模型并估计参数

程序指令如下：

```
 * generalized linear mixed models.
genlinmixed
    /data_structure subjects=block * id   * 指定数据结构
    /fields target=result trials=none offset=none   * 指定结局变量
    /target_options distribution=binomial link=logit   * 指定结局分布及连接函数
    /fixed  effects=treatuse_intercept=true   * 设定固定效应
```

```
/randomuse_intercept=true subjects=block covariance_type=variance_components solu-
tion=false  * 设定随机效应
/build_options target_category_order=descending inputs_category_order=descending max
_iterations=100 confidence_level=95 df_method=residual covb=model pconverge=0.000001(ab-
solute) scoring=0 singular=0.000000000001  * 指定模型结局变量及各自变量的参考类别
/emmeans_options scale=original padjust=lsd
/savepredicted_values(predictedvalue)  predicted_probability(predictedprobability) max_
categories(25).  * 指定输出结局变量的预测值并给出预测概率
```

运行结果如下(运行时,将程序指令中的中文备注删除):

Fixed Coefficients[a]

Model Term	Coefficient	Std. Error	t	Sig.	95% Confidence Interval		Exp (Coefficient)	95% Confidence Interval for Exp(Coefficient)	
					Lower	Upper		Lower	Upper
Intercept	−2.094	.6092	−3.437	.001	−3.296	−.892	.123	.037	.410
treat=1	.862	.7790	1.107	.270	−.675	2.399	2.369	.509	11.013
treat=0	0[b]	.	.	.	.	.	.	.	.

Probability distribution: Binomial

Link function: Logit

a. Target: result

b. This coefficient is set to zero because it is redundant.

Random Effect

Random Effect Covariance	Estimate	Std. Error	Z	Sig.	95% Confidence Interval	
					Lower	Upper
Var(Intercept)	2.389	1.080	2.212	.027	.985	5.795

Covariance Structure: Variance components

Subject Specification: block

SPSS 采用算法为一阶 PQL,因此结果与其他软件有所区别。处理因素的系数为 0.862,标准误为 0.7790,$OR = e^{0.862} = 2.369$。随机效应残差方差为 2.389,标准误为 1.080。

5.8.4 R 对例 5.1 拟合单水平和两水平 logistic 回归模型

R 语言主要运用 glm 函数以及"lme4"程序包中的 glmer 函数分别拟合单水平 logistic 回归模型和两水平方差成分模型。其中,glmer()函数似然估计方法为拉普拉斯近似与高斯－埃尔米特求积法,默认算法为前者,当利用 nAGQ 参数设置节点数大于 1 时,则转为后者。

首先加载两个程序包"haven"和"lme4",读取"dat5-1.dta"数据文件,随后查看数据变量类型,将分类变量因子化,使用 glm()和 glmer()函数拟合模型,最后通过 summary()函数展示模型结果。

(1)定义单水平 logistic 回归模型并估计参数。

程序指令如下:

```
#读取数据
library(haven')
library(1me4')
dat <-read_dta("dat5-1.dta")
#转化成因子型
dat[,c("treat","result","block")]<-  lapply(dat[,c("treat","result","block")],factor)
#单水平 logistic 回归
fit1<-glm(result ~ treat, data = dat, family = binomial)
summary(fit1)
```

运行结果如下：

```
             Estimate Std. Error z value Pr(>|z|)
(Intercept)   -1.7492     0.3128  -5.593 2.24e-08 ***
treat1         0.7727     0.3812   2.027   0.0427 *
```

截距的估计值为－1.7492，处理因素 β_1 的估计值为 0.773，表示甲组相对于乙组，仔鼠发生畸形的比数比的对数值(ln *OR*)为 0.773，$P=0.043$。由结果可见，忽略窝别效应，处理因素(甲、乙两种喂养方式)对结果的影响有统计学意义，高剂量花粉比低剂量花粉更容易导致仔鼠发生畸形。

(2)定义两水平 logistic 回归模型并估计参数

程序指令如下：

```
#转化成因子型
dat[,c("treat","result","block")]<-lapply(dat[,c("treat", "result", "block")],factor)
#两水平方差成分模型
fit2 <-glmer(result~ treat + (1|block) , data = dat,  family = binomial, nAGQ = 2)
                                                        #nAGQ 设置节点数为 2
summary(fit2)
```

运行结果如下：

```
Random effects:
 Groups Name        Variance Std.Dev.
 block  (Intercept) 3.237    1.799
Number of obs: 187, groups:  block, 26

Fixed effects:
            Estimate Std. Error z value Pr(>|z|)
(Intercept)  -2.5894     0.7708  -3.359 0.000781 ***
treat1        1.0903     0.9189   1.186 0.235433
```

结果显示，水平 2 单位(不同孕鼠之间)的随机效应残差(即窝别效应)方差为 3.237。在考虑了窝别效应后，处理因素的系数为 1.0903，标准误为 0.9189，*Z* 检验 $P=0.235$，因此，尚不能认为给孕鼠喂养大剂量的辐射花粉会引起仔鼠骨骼畸形发生增加。

（张菊英）

第6章　多项分类数据的多水平模型

6.1　多项分类数据特征和多水平结构

多项分类数据指结果变量(outcome variable)含有两个以上属性或类别的资料。医学卫生研究中常见多类别或多属性结果如(1)某病原菌型构成按A型、B型和C型分类;(2)疾病诊断结果分为无病、可疑和确诊;(3)药物治疗效果用无效、短效、中效或长效评价;(4)儿童营养状况按正常、轻度营养不良、中度营养不良和重度营养不良进行分类等。有时,研究常需要鉴别哪些个人特征、社会因素和医疗服务条件等可能影响这些结局变量,以便更有效地、有目的地提出可能改善结局的干预或治疗方法。多项分类数据各属性间可以相互独立,其属性位置可以互换而不影响结果分布,如例6.1和例6.2。这类数据通常用无序多项式回归(nominal multinomial regression)模型分析。属性间也可具有等级关联特征,等级间的顺序有连续变化意义而不能互换,如上所述(3)和(4)例。这类数据通常用有序多项式回归(ordinal multinomial regression)模型分析。

传统理论下的多项式回归模型,无论变量是何种类别,均假设它们在个体间具有独立性,即每个人的变量类型与其他人的类型无关。而现实中该独立性的假设常不成立,例如多中心临床试验的病人结果常有向试验中心或医院聚集的趋势,这是由于同医院的病人来源和医院的服务资源相对固定;又如病原菌分布在地区间可能存在很大的差异但在地区内却很相似,这是由于地理环境和病菌传播条件在地区间可能不同而在地区内趋同;再例如儿童营养状况的分布可能在地区内相似而在地区间有明显差异,这是由于居住人群的生活习惯、地区经济、物产、医疗服务等诸多可能影响儿童营养的因素在地区内相似而在地区间有差别的原因。将临床试验中心和地区视为水平2单位,病人或受试者为水平1单位,就获得了两水平的数据结构。

多水平回归模型可将结局变量的总方差分解到不同水平,以便更准确地估计和解释回归模型。而多水平多项式回归模型(multilevel multinomial regression)则是一般多项式回归模型的扩展,特别适用于分析上述具有层次或水平结构数据的多属性或多分类的相关因素研究。相应地根据其相关因素的不同水平间是否呈现等级特征,又可分为两水平(或多水平)的有序多项式回归或无序多项式回归。进一步根据选择的线性联结函数分类,可以有两水平(或多水平)的无序多项式logistic或probit回归和两水平(或多水平)的有序多项式的logistic或probit回归。

6.2　无序多项分类数据的多水平logistic模型

例6.1　2019—2021年四川大学华西公共卫生学院/华西第四医院主持了一个多中心随机对照试验研究,评价用耳模矫正新生儿耳廓形态异常的有效性和安全性(Kun Zou et al. 2020)。在开展随机对照试验前,研究组对在全国六个地区的12个地市级妇幼保健院2020年8月至2021年9月出生的婴儿进行了新生儿耳廓形态异常的筛查,获得了2133个新生儿的耳廓形态数据和发育变量以及母亲的妊娠、生产、人口学、环境特征(排除了64个母亲数据缺失的个体)。在不考虑形态异常的特异性的条件下,新生儿耳廓形态异常发生的部位可以用以下粗分类变量(异型类别)描述,进一步按左右耳分类,统计如表 6.1。

表 6.1　新生儿耳廓形态异形部位的分布(例数(%))

异形部位类别（编码）	左耳	右耳
无异形(1)	1259 (59.0)	1242 (58.2)
耳朵常见异形(2)	358 (16.8)	379 (17.8)
外耳廓异形(3)	397 (18.6)	392 (18.4)
其他异形(4)	119 (5.6)	120 (5.6)
合计	2133 (100.0)	2133 (100.0)

可见异型类别的频率分布在左右两耳很相似。如果按耳廓形态异常发生的耳朵数统计,可获得另一个粗分类变量,进一步按新生儿性别分类,统计如表 6.2。

表 6.2　新生儿耳廓形态异形耳数的分布(例数(%))

异形类别(编码)	男婴	女婴	合计
无异形(1)	538 (49.2)	565 (54.3)	1103 (51.7)
单耳异形(2)	156 (14.3)	139 (13.4)	295 (13.8)
双耳异形(3)	399 (36.5)	336 (32.3)	735 (34.5)
合计	1093 (100.0)	1040 (100.0)	2133 (100.0)

表 6.1 和 6.2 中的异常结局变量都属于无序多分类。数据中医院作为水平 2 单位,新生儿为水平 1 单位,形成两水平的数据结构。研究需要回答的问题是新生儿耳廓形态异形(或发生耳数)可能与母亲和婴儿自身的哪些因素相关,例如婴儿的性别和出生体重、母亲的年龄、民族、居住环境、妊娠异常史和分娩方式等。以耳廓形态异常分布为例,我们选择两水平无序多项式回归模型进行分析。

6.2.1　两水平无序多项式 logistic 回归模型

设第 i 个水平 1 单位 (新生儿, $i=1,\cdots,N$),来自第 j 个水平 2 单位(医院, $j=1,\cdots,n_j$),其结果变量(耳廓形态异常) y_{ij} 为 C 个独立无序的类别属性的分类变量。病人结果归属于某类别的概率为 $P_{ij}^{(c)}$ ($c=1,\cdots,C$),且 $\sum_c P_{ij}^{(c)}=1$。基于两分类变量 logistic 回归模型的思想,可选定任意类别(或频数最大组)为参考组 $S(c=1)$,其余 $C-1$ 个类别与 S 参考组的 logit 由下式表达:

$$\ln\left(\frac{P_{ij}^{(c)}}{P_{ij}^{(S)}}\right)=X'_{ij}\beta^{(c)}+U_j^{(c)}\quad c=2,3,\cdots,C \tag{6.1}$$

其中 X 为协变量矩阵,根据假定模型的不同,协变量矩阵中既可以纳入水平 1 单位变量的特征如个体年龄或性别,也可以纳入水平 2 单位变量的特征如医院级别和资源等。β 为偏回归系数向量或称为 X 相关的固定效应系数向量,是 X 变化一个单位时 Y 的平均变化量,对于每一个体都是一样的,通常用对数转换后的比数比(odds ratio)做解释。u_j 为随机效应,通常假设为多元正态变量,反映水平 2 单位间的变异或水平 1 单位的聚集性。

$$\begin{bmatrix} u_j^2 \\ \vdots \\ u_j^{(c)} \end{bmatrix} \sim MVN(0,\Omega),\quad \Omega_U=\begin{pmatrix} \sigma_U^{2(2)} & & \\ \vdots & \ddots & \\ \sigma_U^{(cc')} & \cdots & \sigma_U^{2(c)} \end{pmatrix}\quad c\neq c' \tag{6.2}$$

公式(6.2)中的元素是各类别比数在水平2上残差间的方差-协方差，也可称为随机系数。其值越大，提示结局变量在水平2单位间的差异越大，个体值在水平1单位内的聚集性可能也就越强。

将公式(6.1)展开可得到一组 $C-1$ 个多水平 logistic 回归模型，分别估计各类别 c 相对于参照类别 S 的边际概率分布。而这一组模型是由它们残差的方差-协方差阵(6.2)联立在多元分布假设下构建的。

因公式(6.1)中有协变量 X，经反 logit 变换后可得校正协变量后某个体归于 $C-1$ 类的概率估计值：

$$P_{ij}^{(c)}=P(Y_{ij}=c\mid\beta,\Omega)=\frac{exp(x_{ij}^{'}\beta^{(c)}+U_j^{(c)})}{1+\sum_{h=2}^{C}exp(x_{ij}^{'}\beta^{(h)}+U_j^{(h)})} \tag{6.3}$$

而归属于参考类别 S 的概率为：

$$P_{ij}^{(S)}=P(Y_{ij}=S\mid\beta,\Omega)=1-\sum_{h=2}^{C}exp(x_{ij}^{'}\beta^{(h)}+U_j^{(h)}) \tag{6.4}$$

式中回归系数 β 的意义和解释与两分类 logistic 回归模型相同。随机效应阵 U 由 $C-1$ 个未知变量或潜变量 $U_j^{(c)}$ 组成，为 logit 尺量下的多元正态变量。

某 X 协变量下的边际分布可按式(6.5)和(6.6)计算：

$$P_x^{(c)}=P(Y_x=c\mid\beta)=\frac{exp(\beta^{(x)}x)}{1+\sum_{h=2}^{C}exp(\beta^{(h)}x)} \tag{6.5}$$

$$P_x^{(S)}=P(Y_x=S\mid\beta)=1-\sum_{h=2}^{C}exp(\beta^{(h)}x) \tag{6.6}$$

假定水平1的残差服从总体率为 π 、方差为 $\pi(1-\pi)$ 的二项分布。

6.2.2 三水平无序多项式 logistic 回归模型

如果数据出现多于两水平的结构，例如 i 个病人接受 j 个医生治疗，而 j 个医生分别在 k 个医疗中心工作，这时的结果变量将有三个随机误差来源：病人-医生-医院。对于这种情况，可将式(6.1)扩展至三个水平，在模型中增加一个随机效应项 $V^{(c)_k}$ ：

$$\ln\left(\frac{P_{ijk}^{(c)}}{P_{ijk}^{(s)}}\right)=X_{ijk}^{'}\beta^{(c)}+U_{jk}^{(c)}+V_k^{(c)}\qquad c=2,3,\cdots,C \tag{6.7}$$

这里 $U_{jk}^{(c)}$ 为各水平2单位与其均值的差别，$V_k^{(c)}$ 为各水平3单位与其均值的差别。模型假设各水平的随机效应来自多元正态分布，且在水平之间无关联：

$$U_{jk}^{(c)}\sim MVN(0,\Omega_U),\ V_k^{(c)}\sim MVN(0,\Omega_V)$$

$$\Omega_U=\begin{pmatrix}\sigma_U^{2(2)} & & \\ \vdots & \ddots & \\ \sigma_U^{(cc')} & \cdots & \sigma_U^{2(c)}\end{pmatrix},\ \Omega_V=\begin{pmatrix}\sigma_V^{2(2)} & & \\ \vdots & \ddots & \\ \sigma_V^{(cc')} & \cdots & \sigma_V^{2(c)}\end{pmatrix}$$

$$cov(\Omega_U,\Omega_V)=0$$

6.2.3 参数估计

多水平多项分类模型要估计的参数包含固定效应系数 β，随机效应系数即 Ω 阵中的各元素和随机效应 U(或 U 和 V)。

两水平模型下第 j 个水平2单位中全部水平1单位对结果变量 y_i 的最大似然函数为：

$$l(y_i\mid\beta,U)=\int_{-\infty}^{\infty}\left[\prod_{i=1}^{n_j}\left[\frac{exp(x_{ij}^{'}\beta^{(c)}+u_j^{(c)})}{\sum_{h=2}^{c}exp(x_{ij}^{'}\beta^{(c)}+u_j^{(c)})}\right]^{I(Y_{ij}=c)}\right]g(u_j,\Omega)du \tag{6.8}$$

总的最大似然函数则是 j 个水平 2 单位的最大似然函数(6.8)的乘积。公式(6.8)中 i 为类别指示函数，g(·)为随机效应的多元正态密度函数。显而易见，这样复杂的函数不可能有直接求解参数的简单算法。指数函数运算要涉及非线性模型的近似计算，固定参数和随机参数求解要涉及条件概率迭代计算等。目前在不同统计软件有三种算法可实现上述复杂函数参数的求解。

迭代广义最小二乘法(IGLE)应用广义线性模型原理并基于 1 阶或 2 阶泰勒展开式对回归系数 β 单独估计或者对 β 和随机效应 U 同时作近似估计。其中，仅对回归系数 β 作近似估计的方法是边际拟似然估计(MQL)，可选用 1 阶(MQL1)或 2 阶(MQL2)近似估计；同时对 β 和 U 都作近似估计的方法是预测拟似然估计(PQL)，也有 1 阶和 2 阶(PQL1，PQL2)之分。通常情况下 MQL 方法会低估参数值。MLwiN 可同时提供 MQL 和 PQL 估计值。第二种算法是针对边际似然函数，用数值积合法，将公式(6.8)连续正态随机效应 U_j 的分布切割为若干个独立离散区间以便求解随机系数。在此基础上根据条件边际密度函数求解回归系数 β，其典型算法有 Gauss-Hermite Quadrature(Hedeker，2003)。Stata 和 SAS 的 MIXREG/MIXOR 程序应用该算法。第三种算法则是贝叶斯准则下的 Gibbs 和 MCMC 算法。这类算法基于模拟抽样获得各参数估计值的分布及核心统计量。WinBugs 和 MLwiN 软件可提供该算法估计值。上述三种算法均涉及迭代求解到收敛的过程，不同算法收敛后的回归系数估计值通常很相近。但当数据的随机效应或方差成分很大时，随机效应系数的估计值可能在不同算法间有差别。本书第 13 章将对以上多种模型估计方法进行介绍。

6.2.4　假设检验

假设检验可针对模型(6.1)或(6.7)中的固定效应系数 β 的估计值，也可针对公式(6.2)中的随机效应系数或方差-协方差的估计值。对于随机效应系数或水平 2 的方差-协方差估计值，基于 PQL 算法的拟似然估计获得的参数估计值宜采用 Z 检验或广义 $Wald\chi^2$ 检验。这是因为拟似然估计法的参数求解是在广义最小二乘函数上近似，收敛后的参数估计值不一定是最大似然函数上的解，因此无法获得有效的最大似然函数估计值。数值积分法获得的估计值则可采用似然比离差统计量(deviance statistic)或广义 $Wald\chi^2$ 统计量做假设检验。而 Gauss-Hermite Quadrature 算法对 Y 和随机效应 U 的边际密度函数求最大似然函数下的近似解，参数估计值收敛于最大似然解，同时也获得模型的最大似然估计值。贝叶斯准则下的算法则给出各随机效应系数估计值的分布及置信区间。评价模型拟合优度和参数估计值的假设检验常用 Akaike 信息准则(Akaike information criterion，AIC)或离差信息准则(deriance information criterion，DIC)。

不论它们用哪种算法获得的参数估计值，均可采用传统意义下的 Z 检验或广义 $Wald\chi^2$ 统计量对其参数估计值进行假设检验。

6.2.5　实例分析(例 6.1)

以例 6.1 的左耳四种异形类别分布即无异形(58.2%)、耳朵常见异形(17.8%)、外耳廓异形(18.4%)、其他异形(5.6%)为结局变量，以医院为水平 2 单位、新生儿为水平 1 单位。来自同一医院的新生儿数最少 83 人，最多 270 人。部分数据资料如表 6.3 所示。

表 6.3　新生儿耳廓形态异常筛查的数据变量信息

变量名	变量标签	最小值	最大值
region	地区编号	1	6
hospital	医院编号	1	12

续表

变量名	变量标签	最小值	最大值
mom_age	母亲年龄	16	52
resi_area	居住地(0＝农村,1＝城镇)	0	1
ethnicity	民族(0＝其他,1＝汉族)	0	1
sex	性别(0＝男,1＝女)	0	1
preg_wk	母亲孕周	29	42
lear_cat	左耳廓异常分类	1	4
rear_cat	右耳廓异常分类	1	4
intercept	截距定义	1	1
n	分母定义	1	1
*id*1	新生儿编号	1	2197

用 MLwiN 软件拟合不含协变量(模型 1)和含协变量(模型 2)的两水平多项分类 logistic 回归模型。模型 1 用以检验该结局变量在医院间是否存在随机效应,即两水平模型是否成立。在此基础上拟合模型 2 以便检查哪些人口和社会因素可能与结局变量有关联。模型取正常耳或无异形类别(编号＝1)为参考组,在 MQL 估计方法下收敛。两模型的参数估计结果见表 6.4。

从图 6.1 模型 1 的 MLwiN 表达可见此模型以“无异形”为参考类别,与其他三种异形类别构成三个对数比数模型。此模型设定每个模型的截距在医院水平有随机效应,它们的方差和协方差矩阵如图 6.1 所示。

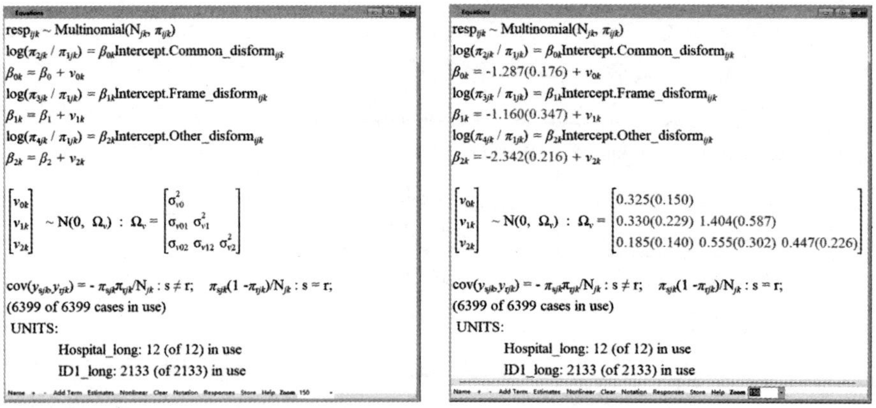

图 6.1　对例 6.1 左耳异形类别分布拟合两水平无序多项式 logistic 模型 1 结果

图 6.1 右边是模型收敛后的各参数估计值及其相应的标准误。模型 1 在医院水平的随机效应系数估计值,对应于常见异形、耳廓异形和其他异形对数比数的方差,展示在水平 2 方差-协方差矩阵的对角线上。其他元素是各类别之间的协方差,它们通常没有明确的解释意义。对角线上的各异形类别的方差对应的 Wald 检验的 χ^2 值分别为 4.69($P=0.030$)、5.72($P=0.017$) 和 3.91($P=0.048$);三个方差联合 Wald 检验 $\chi^2_{(3)}=9.775$, $P=0.021$,检验均显示各种异形类别分布与正常耳形分布的频率比在医院间有差别,提示该结局变量在医院内不独立且存在随机效应,用两水平模型分析是合理的。

亦可结合“在自由度＝1 时 χ^2 分布值的平方与正态分布值相等”的原理,直接对各类别的水平 2

方差估计值做 Z 检验，得到统计量 Z 估计值分别为：0.325/0.150＝2.17，1.404/0.587＝2.39，0.447/0.226＝1.98。它们均大于 0.05 检验水准下Ⅰ型误差的检验界值 1.96。其结论与 Wald 检验的完全一致。

模型 1 截距值的反对数为 0.276、0.313 和 0.096，分别代表耳朵常见异形、外耳廓异形和其他异形相对于正常类型的比数，例如原始数据的左耳常见异形与无异形频率之比为 0.285(16.8%/59.0%)、外耳廓异形与无异形频率之比为 0.315(18.6%/ 59.0%)、其他异形与无异形频率之比为 0.095(5.6%/ 59.0%)。模型估计结果与原始数据基本一致，不一致部分归因于模型估计值去除了随机效应成分。

我们也可以根据模型 1 的截距值按式(6.5)和(6.6)计算无协变量条件下左耳异形分类的边际分布估计值，与原始分布频率对比：

$$c=2(\text{耳朵常见异形})：P_{y=2}^{(2)}=\frac{\exp(-1.287)}{1+\exp(-1.287)+\exp(-1.16)+\exp(-2.342)}=0.164$$

$$c=3(\text{外耳廓异形})：P_{y=3}^{(3)}=\frac{\exp(-1.16)}{1+\exp(-1.287)+\exp(-1.16)+\exp(-2.342)}=0.186$$

$$c=4(\text{其他形态异形})：P_{y=4}^{(4)}=\frac{\exp(-2.342)}{1+\exp(-1.287)+\exp(-1.16)+\exp(-2.342)}=0.057$$

$$c=1(\text{无异形})：P_{y=1}^{(1)}=1-\sum\nolimits_{2}^{4}P^{c}=1-(0.164+0.186+0.057)=0.593$$

可见基于两水平模型估计的结果变量新生儿左耳异形类别的分布与真实世界中其相应分布(16.8%、18.6%、5.9%和 59.0%)很接近，微小差别是因为结果变量的分布在水平 2 上的差异没有纳入以上计算。估计边际分布的置信区间可通过公式(6.5)中的系数±1.96×标准误后指数化获得，即 $\exp(\beta_x^{(c)}\pm 1.96\beta_x^{(c)})$。模型 1 中没有协变量，$\beta^{(c)}$ 的标准误就是截距估计值的标准误。于是第二类(c＝2)异形频率分布估计值的 95%置信区间的分子按式 $\exp(-1.287\pm 1.96\times 0.176)$ 带入，分母分别带入其他各类别的相应估计值和 1.96 倍标准误，得到 95%置信区间为(0.138－0.188)。同理分别得到第三类(c＝3)的 95%置信区间(0.112－0.299)，第四类(c＝4)的 95%置信区间(0.044－0.071)，第一类的 95%置信区间上限 1－(0.138＋0.112＋0.044)＝0.706，下限 1－(0.188＋0.299＋0.071)＝0.442。

表 6.4　新生儿左耳异形分类及其相关因素参数估计值(1 阶 PQL)

模型和变量	耳朵常见异形/正常 $\hat{\beta}^{(2)}$(SE) *OR*(95% *CI*)	外耳廓异常/正常 $\hat{\beta}^{(3)}$(SE) *OR*(95% *CI*)	其他形态异形/正常 $\hat{\beta}^{(4)}$(SE) *OR*(95% *CI*)
固定效应			
无协变量模型 1			
截距	−1.287(0.176)***	−1.160(0.347)***	−2.342(0.216)***
含协变量模型 2			
截距	−0.731(0.304)*	−1.287(0.448)***	−2.570(0.568)***
女婴(参照：男婴)	−0.316(0.120)** 0.73(0.58−0.92)	−0.135(0.112) 0.87(0.70−1.09)	−0.667(0.195)*** 0.51(0.35−0.75)
城市(参照：农村)	0.225(0.219) 1.25(0.86，1.92)	0.041(0.208) 1.04(0.69，1.57)	0.025(0.321) 1.03(0.55−1.92)

续表

模型和变量	耳朵常见异形/正常 $\hat{\beta}^{(2)}$(SE) *OR*(95% *CI*)	外耳廓异常/正常 $\hat{\beta}^{(3)}$(SE) *OR*(95% *CI*)	其他形态异形/正常 $\hat{\beta}^{(4)}$(SE) *OR*(95% *CI*)
汉族(参照:其他民族)	−0.693(0.204)*** 0.50(0.34−0.75)	0.183(0.251) 1.20(0.73−1.96)	0.512(0.481) 1.67(0.65−4.28)
孕周-39	0.084(0.051) 1.09(0.98−1.20)	−0.096(0.042)* 0.91(0.84−0.99)	0.068(0.079) 1.07(0.92−1.25)
随机效应 方差-协方差估计(SE)			
无协变量模型 1			
耳朵常见异常/正常	0.325(0.150)†		
外耳廓异常/正常	0.330(0.229)	1.404(0.587)†	
其他形态异常/正常	0.185(0.140)	0.555(0.302)	0.447(0.226)†
含协变量模型 2			
耳朵常见异常/正常	0.284(0.134)†		
外耳廓异常/正常	0.329(0.219)	1.392(0.585)†	
其他形态异常/正常	0.204(0.135)	0.548(0.299)	0.435(0.223)

注:Z 检验结果 * $P\leqslant 0.05$, ** $P\leqslant 0.01$, *** $P\leqslant 0.001$。孕周以 39 周中心化。†Wald 检验 $P\leqslant 0.05$。

模型 2 中加入了婴儿性别、母亲居住地、母亲民族和母亲孕周这 4 个协变量。为使截距估计值更有解释意义,对变量母亲孕周作了中心化处理,即减去平均值 39 周。图 6.2 显示模型设置,每个协变量在每个比数模型中有自己的效应估计值,可以评估某协变量对不同类别的影响是否不同。从表 6.4 中模型 2 的估计值可见,婴儿性别的影响对各类都一致,显示女婴较男婴有更少的各类左耳异形。而母亲民族和母亲孕周的影响在不同左耳异形间似乎有所不同。

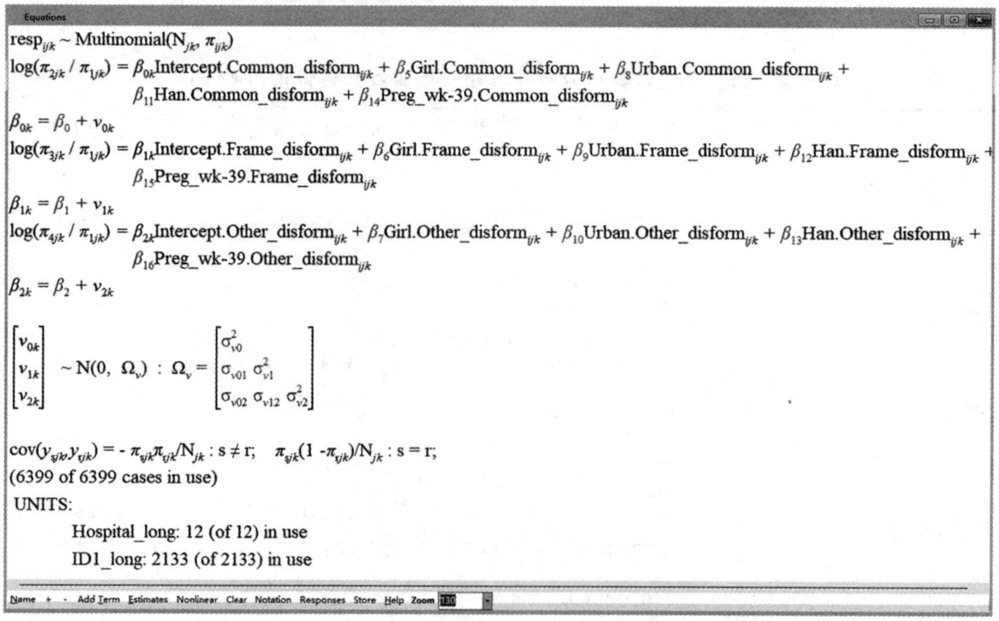

图 6.2　对例 6.1 左耳异形分类拟合两水平无序多项式 logistic 模型 2

用 Z 检验对各个协变量的参数估计值的无效假设 H_0 做检验，以双侧 $\alpha=0.05$ 为界值。发现：相对于正常组，女新生儿中有左耳常见异常和其他异常发生的可能性比男新生儿分别低 27%（*OR* 0.73，95% *CI*：0.58－0.92）和 49%（*OR* 0.51，95% *CI*：0.35－0.75）；母亲汉族的新生儿左耳常见异常比其他少数民族新生儿更低（*OR* 0.50，95% *CI*：0.34－0.75）；母亲孕周越长的新生儿患外左耳耳廓异常的风险更低（*OR* 0.91，95% *CI*：0.84－0.99）。没有发现新生儿家庭在农村或城市与左耳异形的分布有关联。

表 6.4 中模型 2 估计的性别影响对不同的左耳异形类别分布有差别，其 *OR* 值在左耳常见异常和其他异常组有统计学意义，而外耳廓异常组与正常组比数无明显差别，有必要在三个估计值间做两两比较，可以采用以下两种检验方法。

方法一：用 *OR* 值及其置信区间比较。如果各置信区间不重合，则可认为现有证据接受研究的假设。如本例中女新生儿类别三（外耳廓异常）*OR* 的 95%置信区间（0.70－1.09）与类别四（其他形态异常）的 95%置信区间（0.35－0.75）基本不重合，可以认为性别对这两类异形的影响有统计学差别，与外耳廓异常相比，男婴比女婴有更大的风险患其他左耳耳形异常。而第二类和第四类的估计值置信区间有较大重合，不能判断其差别有统计学意义。

方法二：用广义 Wald 检验进行两两比较。两两比较的检验假设有三个，分别是：

$$\mu_1-\mu_2=0;\mu_2-\mu_3=0;\mu_1-\mu_3=0$$

相应的线性对比系数（contrast coefficients）都是（1，－1）。在 MLwiN 软件的操作结果截屏如图 6.3：

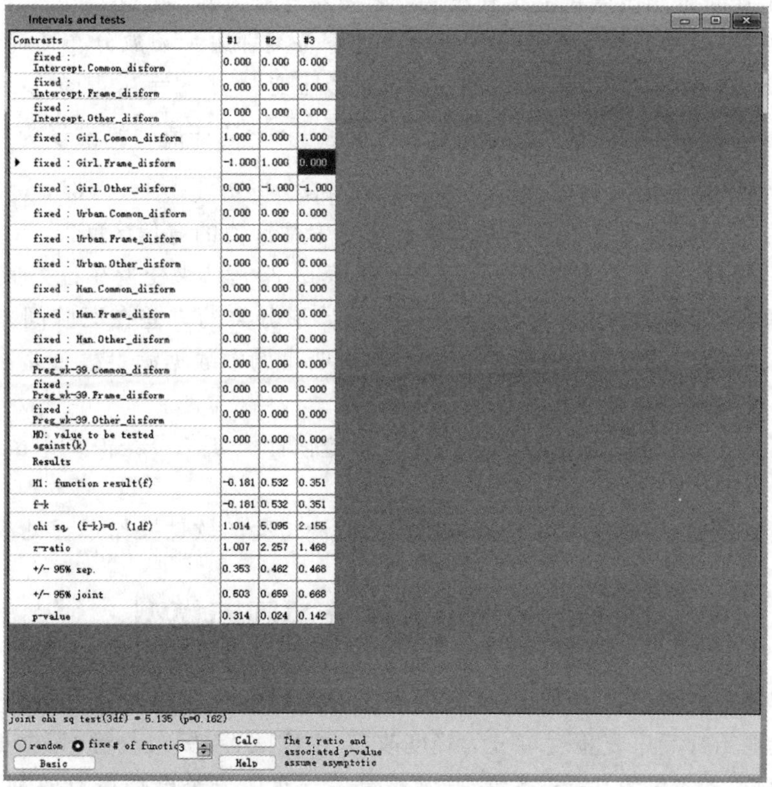
Intervals and tests

Contrasts	#1	#2	#3
fixed : Intercept.Common_disform	0.000	0.000	0.000
fixed : Intercept.Frame_disform	0.000	0.000	0.000
fixed : Intercept.Other_disform	0.000	0.000	0.000
fixed : Girl.Common_disform	1.000	0.000	1.000
fixed : Girl.Frame_disform	-1.000	1.000	0.000
fixed : Girl.Other_disform	0.000	-1.000	-1.000
fixed : Urban.Common_disform	0.000	0.000	0.000
fixed : Urban.Frame_disform	0.000	0.000	0.000
fixed : Urban.Other_disform	0.000	0.000	0.000
fixed : Han.Common_disform	0.000	0.000	0.000
fixed : Han.Frame_disform	0.000	0.000	0.000
fixed : Han.Other_disform	0.000	0.000	0.000
fixed : Preg_wk-39.Common_disform	0.000	0.000	0.000
fixed : Preg_wk-39.Frame_disform	0.000	0.000	0.000
fixed : Preg_wk-39.Other_disform	0.000	0.000	0.000
H0: value to be tested against(k)	0.000	0.000	0.000
Results			
H1: function result(f)	-0.181	0.532	0.351
f-k	-0.181	0.532	0.351
chi sq. (f-k)=0. (1df)	1.014	5.095	2.155
z-ratio	1.007	2.257	1.468
+/- 95% sep.	0.353	0.462	0.468
+/- 95% joint	0.503	0.659	0.668
p-value	0.314	0.024	0.142

joint chi sq test(3df) = 5.135 (p=0.162)

图 6.3　性别影响参数估计值各异常类别间两两比较的 MLwiNv3.05 输出结果

三个检验假设的 Wald 检验 χ^2 值分别为 1.014（$P=0.314$）、5.095（$P=0.024$）和 2.155（$P=0.142$），男婴比女婴有更大的风险患其他左耳耳形异常（与外耳廓异常相比），结果与用置信区间比较的一致。

对于有协变量的模型2，估计男、女新生儿左耳异形的类别分布的边际分布如下。

男新生儿：$P_{y=2}^{(2)}=\dfrac{\exp(-0.731)}{1+\exp(-0.731)+\exp(-1.287)+\exp(-2.570)}=0.262$

$$P_{y=3}^{(3)}=\frac{\exp(-1.287)}{1+\exp(-0.731)+\exp(-1.287)+\exp(-2.570)}=0.151$$

$$P_{y=4}^{(4)}=\frac{\exp(-2.570)}{1+\exp(-0.731)+\exp(-1.287)+\exp(-2.570)}=0.042$$

$$P_{y=1}^{(1)}=1-\sum\nolimits_{2}^{4}P^{c}=1-(0.262+0.151+0.042)=0.545$$

女新生儿：$P_{y=2}^{(2)}=\dfrac{\exp(-0.731-0.316)}{1+\exp(-0.731-0.316)+\exp(-1.287-0.315)+\exp(-2.570-0.667)}=0.215$

$$P_{y=3}^{(3)}=\frac{\exp(-1.287-0.315)}{1+\exp(-0.731-0.316)+\exp(-1.287-0.315)+\exp(-2.570-0.667)}=0.148$$

$$P_{y=4}^{(4)}=\frac{\exp(-2.570-0.667)}{1+\exp(-0.731-0.316)+\exp(-1.287-0.315)+\exp(-2.570-0.667)}=0.024$$

$$P_{y=1}^{(1)}=1-\sum\nolimits_{2}^{4}P^{c}=1-(0.215+0.148+0.024)=0.613$$

在原始数据中，此结局变量在男、女新生儿中的分布分别为(56.4%、18.3%、18.4%、7.0%)和(61.8%、15.2%、18.8%、4.1%)。模型校正了母亲居住地、母亲民族、母亲孕周的影响和出生医院间的随机效应后，显示女新生儿比男新生儿有较低风险患左耳各类异形。边际分布更清楚地显示表6.4中模型固定效应对性别差异的检验结果。同理也可计算各类别边际频数分布估计值的置信区间。对于有协变量的模型2，在各协变量相互独立的假设且变量 $sex=1$，其余变量为0的情况下，$var(\beta_{截距}+\beta_{sex})=var(\beta_{截距})+var(\beta_{sex})$。因此女新生儿 $c=2$ 类估计值的标准误为 $\sqrt{0.304^2+0.120^2}=0.327$；$c=3$ 和 $c=4$ 类估计值的标准误分别为 $\sqrt{0.448^2+0.112^2}=0.462$，$\sqrt{0.568^2+0.195^2}=0.601$。根据这些标准误就可以算出各类别边际分布频率估计值的置信区间。

对性别、母亲居住地、母亲民族和孕周做了校正的模型2，其结果变量在各类别的分布变异度稍有减少，尤其是左耳常见异形的比数减少明显，但在其他异形分类的方差在医院间差别无统计学意义。两模型各类异形间协方差估计值差异无统计学意义，说明本例中数据满足模型基本假设，即说明各类别分布在水平2单位间是相互独立的。

公式(6.3)和(6.4)中有水平2上各医院的随机效应估计值 u_j^h，可获得每个医院结局变量的边际分布估计值。

例6.1的模型拟合、固定效应和随机效应参数的假设检验的软件操作过程见本章6.4节。

6.3 多水平有序分类回归模型

医学研究中有序分类数据很常见，例如测量疼痛的级别可由低到高分为四级(＋、＋＋、＋＋＋、＋＋＋＋)；卒中失能治疗后康复程度可分为轻度改善、中度改善、极大改善、完全正常；病人对医疗服务的满意度分不满意、基本满意、完全满意、非常满意等。有序分类模型可有效利用数据的这些顺序特征，关注结果变量的累积分布以及相关因素对累积分布的可能影响，传统常用的模型为有序 logistic 模型和有序 probit 模型。多水平有序分类回归分析则在传统模型基础上引入方差成分以反映数据的层次结构或变量间的随机聚集效应。

6.3.1　基本公式——两水平 logistic 模型

设 i 个个体（ $i=1,\cdots,N$ ），来自 j 个水平 2 单位（ $j=1,\cdots,n_j$ ），结果变量 y_{ij} 为具有 C 类属性的有序分类变量（ $c=1,\cdots,C$ ），累积概率为：

$$P(Y_{ij} \leqslant C) = P_{ij}^{(1)} + \cdots + P_{ij}^{(C)}$$

或者
$$E(Y_{ij}^{(c)}) = \sum\nolimits_c P_{ij}^{(c)} = Y_{ij}^{(c)} \qquad c=1,\cdots,C-1 \tag{6.9}$$

累积 logit$P$ 为：

$$\ln\left(\frac{Y_{ij}^{(c)}}{1-Y_{ij}^{(c)}}\right) = \alpha^{(c)} - (X'\beta + u_j) \quad (\alpha^{(1)} \leqslant \alpha^{(2)} \leqslant \cdots \leqslant \alpha^{(c-1)}) \tag{6.10}$$

u_j 为水平 2 单位随机效应或正态随机变量：

$$u_j \sim N(0,\sigma_u^2)$$

其中，X 为协变量矩阵，β 为偏回归系数或与 X 相关的固定效应系数向量，即 X 每变化一个单位下结局序列的对数比数相应变化的数量。$\alpha^{(1)} \leqslant \alpha^{(2)} \cdots \leqslant \alpha^{(c-1)}$ 是各顺序类别门槛系数(thresholds)，又称各类别累积分布的终点分割值(cut-off)，也是模型的截距。如果顺序类别 $c=5$，对应每个顺序 c，模型(6.10)的对数比数表达为：

$$c=1,\ \ln\frac{P^{(1)}}{P^{(2)}+P^{(3)}+P^{(4)}+P^{(5)}} = \alpha^{(1)} - (X'\beta + u_j)$$

$$c=2,\ \ln\frac{P^{(1)}+P^{(2)}}{P^{(3)}+P^{(4)}+P^{(5)}} = \alpha^{(2)} - (X'\beta + u_j)$$

$$c=3,\ \ln\frac{P^{(1)}+P^{(2)}+P^{(3)}}{P^{(4)}+P^{(5)}} = \alpha^{(3)} - (X'\beta + u_j)$$

$$c=4,\ \ln\frac{P^{(1)}+P^{(2)}+P^{(3)}+P^{(4)}}{P^{(5)}} = \alpha^{(4)} - (X'\beta + u_j)$$

此模型不能直接估计等级序列的概率分布，但可以估计分布的比数从一个等级向相邻等级的线性变化阈值 α 和与 X 相关的可加变化量，并假设对数的比数从一个顺序 c 到下一个顺序 $c+1$ 的增加量相同，即比例比数假设(proportional odds assumption)。在此假设下，顺序 c 的对数比数形成一个等距离数学序列且具有线性可加性。对式(6.10)取反自然对数得到累积比数：

$$odds(Y_{ij}^{(c)}) = \frac{\exp(\alpha^{(c)})}{\exp(\beta_1 X_{1ij} + \cdots + \beta_m X_{mij} + u_j)} \qquad c=1,\cdots,C-1 \tag{6.11}$$

可见该模型假设协变量的作用在结果变量各类别间的比数相同，各类别门槛系数 $\alpha^{(c)}$ 随累积分布分割点的变化而呈比例变化，故有累计比例比数模型(cumulative proportional odds model)之称。因为累积分布总和为 100%，通常选择最后一类为参考组，Y 变量的累积分布是从低序列到高序列，公式(6.10)或(6.11)只估计 $C-1$ 个门槛系数 $\alpha^{(c)}$ 值。

这里需要估计的模型参数包括固定效应系数 $\beta_1 \sim \beta_m$，累积概率门槛值或与分布分割点相关的截距 $\alpha^{(1)} \sim \alpha^{(C-1)}$ 和水平 2 单位随机效应的总方差 σ^2，进而可估计随机效应 u_j，又称累积 logit 水平 2 单位的条件均数。

当 Y 变量的累积分布是从低序列到高序列，即以最高序列为参考组，且公式(6.11)中当 β 估计值为负值时，表明协变量 X 相对于其参考组有较少的低序列比数或较多的高序列比数，协变量 X 将有序变量的对数比数推向高序列方向；而当 β 估计值为正值时，表明协变量 X 使有序变量的对数比数向低等级移动。式中 $\alpha^{(c)}$ 估计值则是反映在没有或扣除了 X 变量影响下的基础序列累积分布。

对式(6.10)取反 logit 变换得到与估计门槛值 $\alpha^{(1)\sim\alpha^{(c-1)}}$ 相对应的累积概率：

$$Y_{ij}^{(c)}=\frac{\exp(\alpha^{(c)}-(X\beta+u_j))}{1+\exp(\alpha^{(c)}-(X\beta+u_j))}$$
$$(Y^1<Y^2<\cdots<Y^{C-1},Y^C=1-\sum_{c=1}^{C-1}Y^c) \tag{6.12}$$

通过比较不含协变量模型和含协变量模型的估计累计概率分布的差别，可直观理解协变量对结局变量分布的影响。

6.3.2 参数估计、假设检验和三水平模型

参数估计和假设检验与本章 6.2 节相同。

若数据呈现三水平层次结构，如 i 个病人来自 j 个医院，j 个医院又抽自 k 个地区，模型(6.9)可直接推广到(6.13)：

$$\ln\left(\frac{Y_{ijk}^{(c)}}{1-Y_{ijk}^{(c)}}\right)=\alpha^{(c)}-(X'\beta+u_{jk}+v_k)$$
$$(\alpha^{(1)}\leqslant\alpha^{(2)}\leqslant\cdots\leqslant\alpha^{(c-1)}) \tag{6.13}$$
$$u_{jk}\sim N(0,\sigma_u^2),v_k\sim N(0,\sigma_v^2),cov(u_{jk},v_k)=0$$

u_{jk} 和 v_k 分别为水平 2 单位和水平 3 单位间的随机效应变量，它们之间相互独立。其方差 σ_u^2 和 σ_v^2 反映相应随机效应的大小。Fielding，Yang and Goldstein (2005) 给出了详细的三水平数据模型应用实例。

6.3.3 实例分析 (例 6.2)

世界卫生组织 ICD-11 对人格障碍的诊断按严重程度分类，分为无障碍、困难人格、单纯性障碍、复合障碍和严重障碍五个级别。这种诊断基于人格障碍是一个逐渐发展过程的假设。在此假设下，伴随人格障碍逐渐严重发展的过程将会观察到其他相关伴随精神疾病患病率如精神分裂症(变量名 *psyctall*)、毒品依赖(变量名 *drugdep*)、酒精依赖(变量名 *sadq*)、抑郁焦虑症等神经症(变量名 *neurotic*)的增加。为检验此假设，采用英国国家统计局 2000 年全国精神疾患抽样调查数据 (Yang，Coid and Tyrer，2010)，样本含 8345 名 16—74 岁社区成人，他们随机抽自 439 个邮政投递区(变量名 *area*)。各社区成人为水平 1 单位，邮政投递区为水平 2 单位。人格障碍严重度(变量名 *severity*) 按五级有序分类的分布如下：

表 6.5 人格障碍严重度的频数分布

人格障碍等级序列	例数(%)			累计频率 $P(Y)$
	男	女	合计	
无障碍(1)	814(21.8)	1045(22.7)	1859(22.3)	22.3
困难人格(2)	1762(47.2)	2325(50.4)	4087(49.0)	71.3
单纯性障碍(3)	858(23.0)	908(19.7)	1766(21.2)	92.4
复合障碍(4)	224(6.0)	298(6.5)	522(6.3)	98.7
严重障碍(5)	75(2.0)	36(0.8)	111(1.3)	100.0
合计	3733(100.0)	4612(100.0)	8345(100.0)	

对本例使用软件 MLwiN 分析，拟构建三个两水平有序分类 logistic 回归模型，水平 2 单位是地区，水平 1 单位是个体。第一个模型为不含任何协变量的基本两水平模型，用于判断两水平模型是否

成立，即检验结局变量的分布在地区间有无差异，并帮助理解累积概率门槛值或与分布分割点相关的截距 $\alpha^{(1)} \sim \alpha^{(4)}$ 。在第一个模型的基础上，第二个模型中加入调查对象的人口学特征变量(含性别“*male*”、年龄“*respage*-16”和就业情况“*empstat*”)，通过对这些变量估计值的显著性检验和观察截距 $\alpha^{(1)} \sim \alpha^{(4)}$ 。估计值的变化，了解这些变量对人格障碍严重度的影响或相关关系。第三个模型加入其他精神疾病，同时对人口学变量进行调整，了解这些疾病是否与人格障碍严重度有伴随关系。

表 6.6　两水平比例比数模型估计值及其标准误 - 固定效应和随机效应

变量	估计参数	模型 1 (1 阶 MQL)	模型 2 (1 阶 PQL)	模型 3 (1 阶 PQL)
固定效应				
门槛值截距(分布切割点)	$\alpha^{(1)}$	−1.250 (0.030)	−1.171 (0.067)	−0.803 (0.068)
	$\alpha^{(2)}$	0.907 (0.028)	1.029 (0.067)	1.529 (0.070)
	$\alpha^{(3)}$	2.500 (0.044)	2.646 (0.075)	3.287 (0.080)
	$\alpha^{(4)}$	4.306 (0.096)	4.462 (0.115)	5.225 (0.121)
年龄	β_1		0.005 (0.0015)***	−0.00135 (0.0015)
男性(参照:女性)	β_2		−0.169 (0.044)**	−0.161 (0.045)**
半工作(参照:全日工作)	β_3		−0.030 (0.062)	−0.053 (0.062)
失业(参照:全日工作)	β_4		−0.647 (0.129)***	−0.497 (0.131)**
尚无力工作(参照:全日工作)	β_5		−0.416 (0.064)***	−0.274 (0.065)***
有可疑精神分裂症(参照:无)	β_6			−1.019 (0.262)***
有神经症(参照:无)	β_7			−1.406 (0.057)***
有毒品依赖(参照:无)	β_8			−0.714 (0.124)***
有酒精依赖(参照:无)	β_9			−0.076 (0.007)***
随机效应 (地区水平)				
	σ_u^2	0.081 (0.018)***	0.080 (0.018)***	0.0620 (0.017)**

*$P<0.05$，**$P<0.01$，***$P<0.001$；按式(6.10)。

图 6.4 是模型 1 的分析输出屏幕，估计值见表 6.6。对模型 1 估计的截距值按式(6.12)计算或用 MLwiN 软件指令“*alogit* ($\alpha^{(c)}$)”计算得到前四级人格障碍严重度的累计分布值依次为 22.2%、71.2%、92.4%和 98.7%，由此可知每一级严重度的分布为 22.2%、49.0%、21.2%、6.3% 和 1.3%，与表 6.5 中的原始分布完全一致，显示基础模型对原始值的拟合度好。对地区水平的估计方差用 Wald χ^2 检验显示 $\chi^2_{(1)}=20.74$，$P<0.0001$，可以认为人格障碍严重度的分布存在地区差别或有地区聚集性，分析用两水平模型是恰当的。

$\text{resp}_{ijk} \sim \text{Ordered Multinomial}(\text{nnn}_{jk}, \pi_{ijk})$

$\gamma_{1jk}=\pi_{1jk};\ \gamma_{2jk}=\pi_{1jk}+\pi_{2jk};\ \gamma_{3jk}=\pi_{1jk}+\pi_{2jk}+\pi_{3jk};\ \gamma_{4jk}=\pi_{1jk}+\pi_{2jk}+\pi_{3jk}+\pi_{4jk};\ \gamma_{5jk}=1$

$\text{logit}(\gamma_{1jk}) = -1.25009(0.02973)\text{const.}(<=\text{severity\_1})_{ijk} + h_{jk}$

$\text{logit}(\gamma_{2jk}) = 0.90719(0.02786)\text{const.}(<=\text{severity\_2})_{ijk} + h_{jk}$

$\text{logit}(\gamma_{3jk}) = 2.49958(0.04359)\text{const.}(<=\text{severity\_3})_{ijk} + h_{jk}$

$\text{logit}(\gamma_{4jk}) = 4.30602(0.09643)\text{const.}(<=\text{severity\_4})_{ijk} + h_{jk}$

$h_{jk} = v_{4k}\text{const2.1234}$

$\left[v_{4k}\right] \sim N(0,\ \Omega_v) : \Omega_v = \left[0.08095(0.01777)\right]$

$\text{cov}(y_{sjk}, y_{rjk}) = \gamma_{sjk}(1-\gamma_{rjk})/\text{nnn}_{jk} \quad s <= r$

(33380 of 33380 cases in use)

图 6.4　人格障碍严重度有序多项式模型 1 拟合结果(MLwiN)

图 6.4 中模型在地区水平的随机效应估计值用 v 指示而非式(6.12)中的 u。这是因为将结局变量的有序等级转为:当水平 1 单位同时拟合多个 logit 模型时,原来的水平 2 单位地区升级为水平 3 单位,个体为水平 2 单位,水平 1 单位则为虚拟。故水平指示字母相应提升一级,但不影响参数的估计。

在模型 1 基础上加入人口变量性别、年龄和就业情况获得模型 2,模型估计值及标准误见表 6.6 和图 6.5。对新加入的人口变量做固定效应的广义 Wald 联合检验,$\chi^2_{(5)}=93.92$,$P<0.001$。每个估计值的独立检验亦显示各人口学变量对人格障碍严重度的影响均有统计学意义。年龄影响为正值,提示个人年龄每增加 1 岁,高级别的概率之比为 exp(−0.005) = 0.995。这个变化量度对从无障碍→人格困难、人格困难→单纯障碍、单纯障碍→复合障碍、复合障碍→严重障碍每个等级都是一样的。同理,性别影响为负值,提示男性人格障碍严重度的对数比数高于女性。男性在人格障碍严重端的概率比数比是女性的 1.184 倍($10^{-0.169}$)。而失业或无力就业人群的人格障碍严重度对数比数高于全日就业和半日就业人群。将模型 2 估计的截距值 α 与模型 1 的比较(图 6.6a),可见前者的门槛值较后者稍有上升,显示在去除人口变量的影响后,基础人格障碍严重度的分布向轻度端偏移或呈改善趋势。对 α 估计值作反 logit 变换得到人格障碍严重度的基线累积分布为 23.7%、73.7%、93.4%、98.8% 和 100%。模型 1 和模型 2 的基线累积分布比较(图 6.6b)也显示后者在等级的低端稍有增加。而这些人口学变量没有改变人格障碍严重度在地区间的随机效应或差别。

	#1	#2	#3	#4	#5
fixed : const.(<=severity_1)	0.00000	0.00000	0.00000	0.00000	0.00000
fixed : const.(<=severity_2)	0.00000	0.00000	0.00000	0.00000	0.00000
fixed : const.(<=severity_3)	0.00000	0.00000	0.00000	0.00000	0.00000
fixed : const.(<=severity_4)	0.00000	0.00000	0.00000	0.00000	0.00000
fixed : respage-16.1234	1.00000	0.00000	0.00000	0.00000	0.00000
fixed : empstat_2.1234	0.00000	1.00000	0.00000	0.00000	0.00000
fixed : empstat_3.1234	0.00000	0.00000	1.00000	0.00000	0.00000
fixed : empstat_4.1234	0.00000	0.00000	0.00000	1.00000	0.00000
fixed : male.1234	0.00000	0.00000	0.00000	0.00000	1.00000
constant(k)	0.00000	0.00000	0.00000	0.00000	0.00000
function result(f)	0.00495	-0.02958	-0.64703	-0.41621	-0.16937
f-k	0.00495	-0.02958	-0.64703	-0.41621	-0.16937
chi sq, (f-k)=0. (1df)	10.92767	0.22973	25.10972	42.06067	14.70248
+/- 95% sep.	0.00293	0.12093	0.25303	0.12576	0.08656
+/- 95% joint	0.00498	0.20532	0.42961	0.21353	0.14697

joint chi sq test(5df) = 93.92403

random fixed # of functions 5 Calc Help

图 6.5 人格障碍严重度有序多项式模型 2 固定效应的联合检验(MLwiN v2.4)

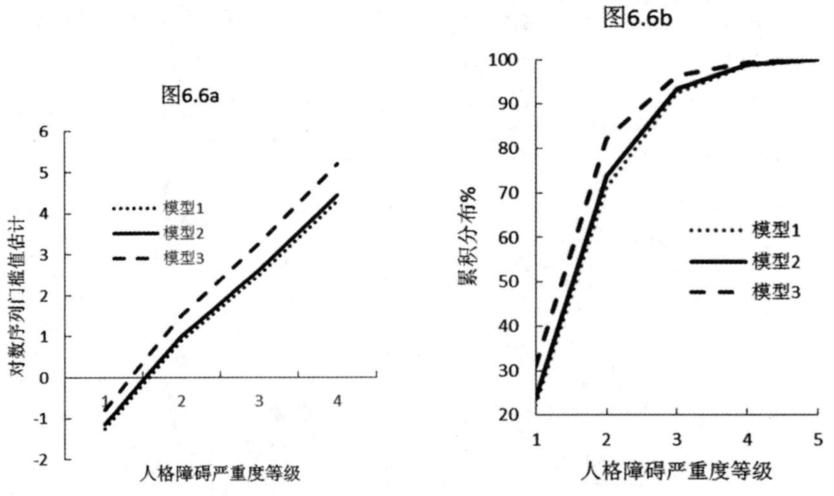

图 6.6 有序多项式模型 1、2、3 估计的对数序列门槛值比较

在模型 2 基础上加入其他精神疾患如可疑精神分裂症（变量 *psyctall*）、神经症（变量 *neurotic*）、毒品依赖症（变量 *drugdep*）和酒精依赖（变量 *sadq*）形成模型 3，用以估计这些变量在校正年龄、性别和职业后与人格障碍严重度的独立关系，拟合模型见表 6.6。用 Wald 检验四个精神疾患变量均显示与人格障碍严重度的对数比数呈负相关。它们的联合作用将对数的序列门槛值明显上推(图 6.6a)，表明在扣除精神疾患变量的影响下，群体人格障碍严重度的分布向轻度水平移动(图 6.6b)。固定效应中常见精神疾患对人格障碍严重度的对数比数值 1.019、1.406、0.714 和 0.076 相应的比数比分别为 2.77、4.08、2.42 和 1.08，即每种精神疾患均增加了人格障碍变严重的可能性，也提示人格障碍的发展是个连续的病理过程，会伴随其他精神疾患的出现而呈现加重的趋势。

模型 3 地区间随机效应的方差估计值 0.062 与模型 2 的估计值 0.080 相比减少 22.5%。表明地区间人群常见精神疾患的差别在一定程度上解释了人格障碍严重度在地区间的随机效应，亦说明人格障碍与精神疾患有密切的伴随关系。

6.3.4　比例比数模型假设的判断

基于比数呈比例的假设，模型中估计的协变量的影响效应对有序类别的每一个级别都是相同的。换句话说，模型中只需估计协变量的整体效应，而不是像无序多项分类的 logistic 回归模型公式(6.1)对每个类别分别估计协变量的影响。显然这个假设减少了模型估计的参数个数并使得结果更方便解释。在实际应用中，也常有必要检查此假设对要分析的数据是否合理，可用图示法和趋势检验法，判断门槛值或截距或类别累积分布切割点 $\alpha^{(c)}$ 和协变量的对数比数比值是否呈比例或线性变化。

(1)图示法

将有序类别等级值 c 作横轴，相应的对数比数估计值作纵轴，如图 6.6(a) 所示：三个模型估计的 $\alpha^{(c)}$ 与人格障碍严重度类别等级值 c 都呈线性关系，提示比例比数的假设在分布的门槛值上是合理的。而要判断此假设在对协变量如性别、年龄等的影响上是否也呈比例，则要先拟合非比例比数模型(non-proportional odds model)，获得协变量在每个类别等级上的估计值。用 MLwiN 估计模型只含性别和年龄两个协变量的非比例比数模型结果如表 6.7 。对模型估计的累积分布切割点、性别和年龄效应分别做图 6.7 展示其对数比数估计值在人格障碍严重度等级上的变化趋势。看图 6.7 可初步判断性别效应似乎不满足比例比数假设，而年龄效应和分布切割点值基本满足此假设。

表 6.7　两水平非比例比数模型、偏比例比数和 Probit 模型的估计值及其标准误

变量	估计参数	非比例比数模型(1 阶 PQL)	偏比例比数模型(1 阶 PQL)	Probit 模型(2 阶 PQL)
固定效应				
门槛值截距(分布切割点)	$\alpha^{(1)}$	−1.083 (0.063)	−1.206 (0.069)	−0.740 (0.039)
	$\alpha^{(2)}$	0.934 (0.059)	1.065 (0.068)	0.620 (0.039)
	$\alpha^{(3)}$	2.129 (0.093)	2.640 (0.083)	1.522 (0.041)
	$\alpha^{(4)}$	3.847 (0.219)	4.945 (0.179)	2.335 (0.052)
年龄	$\beta_1^{(1)}$	−0.0056 (0.0017)	*n/a*	
	$\beta_1^{(2)}$	0.0026 (0.0016)	*n/a*	
	$\beta_1^{(3)}$	0.016 (0.003)***	*n/a*	
	$\beta_1^{(4)}$	0.042 (0.007)***	*n/a*	
	β_1		0.005 (0.0015)***	0.003 (0.0009)***
男性(参照:女性)	$\beta_2^{(1)}$	−0.050 (0.054)	−0.082 (0.056)	*n/a*
	$\beta_2^{(2)}$	−0.196 (0.049)***	−0.239 (0.051)***	*n/a*

续表

变量	估计参数	非比例比数模型 (1 阶 PQL)	偏比例比数模型 (1 阶 PQL)	Probit 模型 (2 阶 PQL)
	$\beta_2^{(3)}$	−0.110 (0.083)	−0.151 (0.085)	*n/a*
	$\beta_2^{(4)}$	−0.989 (0.204)***	−1.000 (0.206)***	*n/a*
	β_2			−0.104 (0.025)***
半工作(参照:全日工作)	β_3		−0.034 (0.062)	−0.011 (0.036)
失业(参照:全日工作)	β_4		−0.650 (0.129)***	−0.368 (0.074***
尚无力工作(参照:全日工作)	β_5		−0.421 (0.064)***	−0.242 (0.037)***
随机效应 (地区水平)	σ_u^2	0.091 (0.019)***	0.081 (0.018)***	0.027 (0.006)***

* $P<0.05$，** $P<0.01$，*** $P<0.001$；按式(7.10)，MLwiN 获得的固定效应估计值 β 需乘以(−1)。

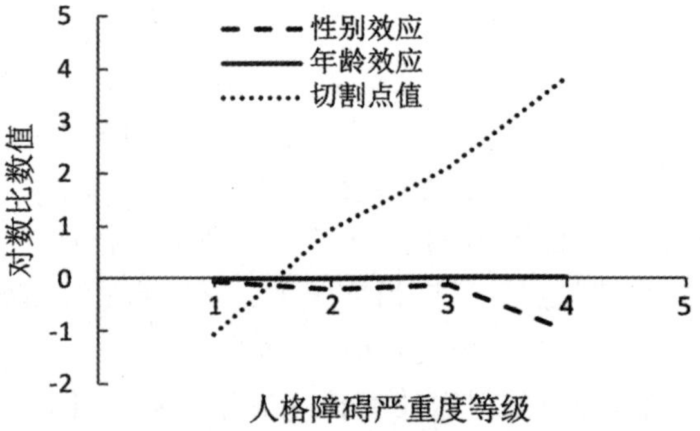

图 6.7　性别、年龄效应在人格障碍严重度级别的变化趋势

(2)线性趋势的假设检验

任何模型的估计值都有抽样误差，用图示法判断假设满足与否时并没有考虑抽样误差，图 6.5 中显示的性别对数比数非线性变化，这可能为抽样误差所致。对各有序等级对应的对数比数估计值作线性趋势的假设检验可以排除抽样误差导致的个别现象。

对多个统计量作线性趋势检验的关键是建立线性假设，构造线性对比系数组(linear contrast coefficients)。如果要检验的等级数为奇数如三、五、七等，可将居中的系数设为 0，向左依次赋值为−1、−2、−3 等，向右依次赋值为 1、2、3 等。如果要检验的等级数为偶数如四、六等，可由中间向左依次赋值为−1、−2 等，向右依次赋值为 1、2 等。其特点是：检验线性趋势的对比系数值本身呈等间距递增且总和为 0，如(−2，−1，0，1，2)、(−1，0，1)、(−2，−1，1，2)等以此类推到其他等级数。表 6.8 列出对比系数举例并解释用以做线性检验的原理。

表 6.8　线性对比系数检验估计参数线性变化趋势的原理举例

有序等级	线性对比系数组 k	假设要检验的参数组 $\boldsymbol{B}_1$：等量线性变化	假设要检验的参数组 $\boldsymbol{B}_2$：无线性关系
1	−2	4	6
2	−1	5	4
3	1	6	7
4	2	7	5

表中线性对比系数组与等量线性变化的参数项 B_1 的线性组合 $\sum_1^4 kB_1 = 7$，而与无线性关系的参数项 B_2 的线性组合 $\sum_1^4 kB_2 = 1$ 。此时要检验的无效假设是参数值不存在线性变化规律，即组合函数值为 0。若此假设被拒绝，则可认为这些参数在有序等级间呈线性变化。假设如下：

$$H_0: \mu(kB) = 0, H_1: \mu(kB) \neq 0$$

Wald 统计量的分子是 kB 的线性组合，分母是其方差为 $v(k\boldsymbol{B})$、自由度为 1 时的 χ^2 统计量。其值越大，越有理由接受 H_1。

对表 6.7 中的非比例比数模型的性别效应做线性趋势检验，用 MLwiN 做广义 Wald 检验，其工具窗口和检验结果见图 6.8。

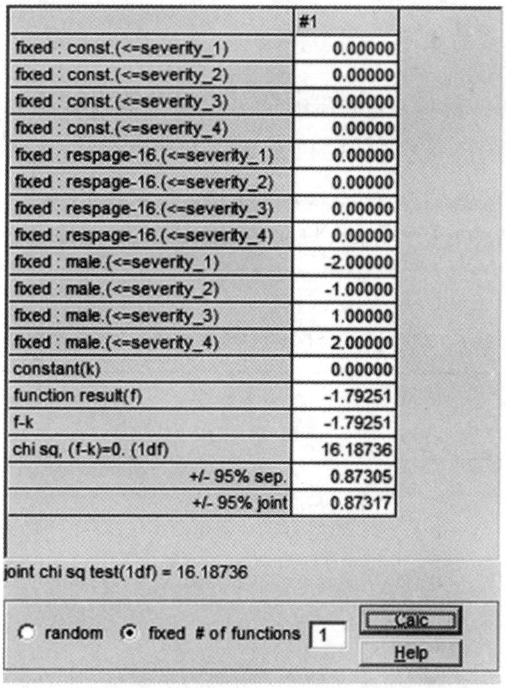

	#1
fixed : const.(<=severity_1)	0.00000
fixed : const.(<=severity_2)	0.00000
fixed : const.(<=severity_3)	0.00000
fixed : const.(<=severity_4)	0.00000
fixed : respage-16.(<=severity_1)	0.00000
fixed : respage-16.(<=severity_2)	0.00000
fixed : respage-16.(<=severity_3)	0.00000
fixed : respage-16.(<=severity_4)	0.00000
fixed : male.(<=severity_1)	-2.00000
fixed : male.(<=severity_2)	-1.00000
fixed : male.(<=severity_3)	1.00000
fixed : male.(<=severity_4)	2.00000
constant(k)	0.00000
function result(f)	-1.79251
f-k	-1.79251
chi sq, (f-k)=0. (1df)	16.18736
+/- 95% sep.	0.87305
+/- 95% joint	0.87317

图 6.8　性别效应估计值的线性趋势检验

输入性别固定效应估计值的对比系数对应严重度等级 1、2、3 和 4 分别为 −2、−1、1 和 2，获得 $\chi^2_{(1)} = 16.19$，$P < 0.001$，显示性别效应的对数比数随人格障碍严重度等级升高有线性趋势，可以认为比例比数假设对性别效应也满足。用同样原理和方法可以对该模型中的年龄效应和分布切割点估值做线性趋势检验，得到卡方值分别为 56.29 和 31.33，P 值都远小于 0.001，均提示这些效应有明显的等比例线性变化趋势，对这些变量拟合比例比数模型是合理的。结果与图 6.7 所示相同。

6.3.5　多水平有序分类的非比例比数模型

如果检验显示比例比数假设不成立，则可拟合非比例比数模型，如表 6.7 所示。对应每个有序等级分别估计与协变量的关系，于是模型的参数估计数与无序多项式模型估计的值相等，但对协变量效应的解释会有难度。如表 6.7 模型中性别只对等级 2 和等级 4 的影响具有统计学意义，而人格障碍严重度是个有等级关联的因变量，模型拟合的也是按有序等级逐级递增的累积分布的比数，简单得出结论认为性别只对等级 2 和 3 有影响就没有实际意义。观察性别的影响在每个等级的方向都是一致的，故合理的解释是性别对人格障碍严重度的影响是男性将该尺度整体推向更严重级别端，但其影响的程度可能不呈比例。

必要时也可以拟合偏比例比数模型(partial proportional odds model),就是只对部分协变量假设比数呈比例,如我们可以对表 6.6 模型 2 中年龄和就业情况的效应做此假设,对性别按非比例比数处理获得偏比例比数模型如表 6.7 所示。结果可见针对三个协变量的固定参数估计值的结论与全比例比数模型 2 的结论一致。

6.3.6 多水平有序分类的 probit 模型

对不满足比例比数模型假设的数据,可以考虑用 Probit 模型分析。

比例比数模型或 logit 模型对结局变量 Y 做对数变换为 $F(y)=(1+exp(-y))^{-1}$, $F^{-1}(y)=\text{logit}(y)=\ln\left(\frac{y}{1-y}\right)$,这时模型的水平 1 误差假设为 $\frac{\pi^2}{3}$ 。Probit 模型对结局变量 Y 的变换为标准正态 $F(y)=\Phi(y)$, $F^{-1}(y)=\Phi^{-1}(y)$,变量在水平 1 的误差假设服从标准正态分布,结局变量分布的门槛值是在区间 ($\alpha^{(1)}\leqslant\cdots\leqslant\alpha^{(C-1)}$) 上的随机正态潜变量(latent variable),高水平上的随机效应分布亦假设服从正态分布,固定效应的解释也直接与门槛值变化相关联。软件 MLwiN、SAS 和 Stata 都可估计此模型,其结果(表 6.9)几乎等同,只是 Stata 中结果去掉了"-",更便于解释固定效应对 y 变量的影响。

表 6.9 不同软件对例 6.2 数据拟合 probit 模型结果

变量	估计参数	MLwiN (1 阶 PQL)	SAS (GHQ)	Stata (GHQ)
固定效应				
门槛值(分布切割点)	$\alpha^{(1)}$	-0.504 (0.040)	-0.512 (0.042)	-0.505 (0.040)
	$\alpha^{(2)}$	0.910 (0.040)	0.904 (0.042)	0.911 (0.040)
	$\alpha^{(3)}$	1.883 (0.044)	1.877 (0.047)	1.885 (0.044)
	$\alpha^{(4)}$	2.799 (0.058)	2.790 (0.061)	2.802 (0.057)
年龄	β_1	-0.00069(0.001)	-0.00059 (0.001)	0.00069 (0.001)
男性(参照女性)	β_2	-0.095(0.026)**	-0.093 (0.027)**	0.095 (0.026)**
半工作(参照全日工作)	β_3	-0.026(0.036)	-0.023 (0.037)	0.026 (0.036)
失业(参照全日工作)	β_4	-0.287(0.075)***	-0.290 (0.080)***	0.287 (0.075)**
尚无力工作(参照全日工作)	β_5	-0.150(0.037)***	-0.149 (0.040)***	0.150 (0.037)***
有可疑精神分裂症(参照无)	β_6	-0.559(0.151)***	-0.560(0.149)***	0.559 (0.151)***
有神经症(参照无)	β_7	-0.803(0.032)***	-0.800(0.035)***	0.804 (0.033)***
有毒品依赖(参照无)	β_8	-0.456(0.071)***	-0.450(0.088)***	0.456 (0.072)***
有酒精依赖(参照无)	β_9	-0.041(0.004)***	-0.041(0.005)***	0.041 (0.004)***
随机效应(地区水平)				
	σ_u^2	0.0195 (0.0055)***	0.0195 (0.079)***	0.0198 (0.0058)**

* $P<0.05$, ** $P<0.01$, *** $P<0.001$。

6.4　用 MLwiN 拟合多水平多项式模型

6.4.1　拟合无序多水平多项式 logistic 模型

本节将结合例 6.1 介绍如何使用 MLwiN 设置无序多水平多项式模型，如何在模型中加协变量，如何对模型中的固定和随机参数估计值做假设检验等基本操作。

(1)数据准备工作

- 进入 MLwiN 界面
- 打开数据文件“dat6-1.ws”
- 点击 Data Manipulation 显示下滑窗列表
- 点击列表中的 Names 项显示变量信息窗口如下

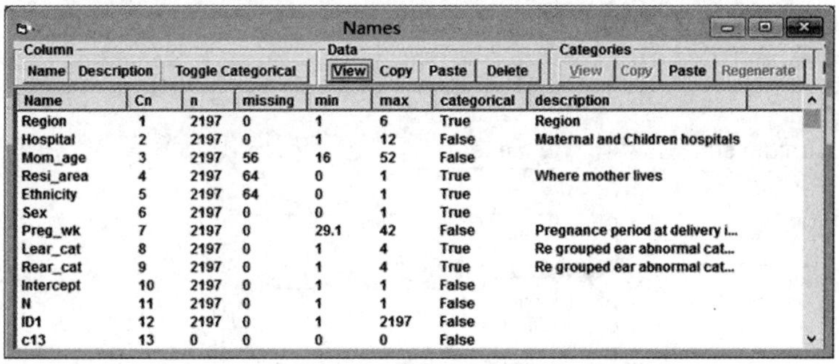

Name	Cn	n	missing	min	max	categorical	description
Region	1	2197	0	1	6	True	Region
Hospital	2	2197	0	1	12	False	Maternal and Children hospitals
Mom_age	3	2197	56	16	52	False	
Resi_area	4	2197	64	0	1	True	Where mother lives
Ethnicity	5	2197	64	0	1	True	
Sex	6	2197	0	0	1	True	
Preg_wk	7	2197	0	29.1	42	False	Pregnance period at delivery i...
Lear_cat	8	2197	0	1	4	True	Re grouped ear abnormal cat...
Rear_cat	9	2197	0	1	4	True	Re grouped ear abnormal cat...
Intercept	10	2197	0	1	1	False	
N	11	2197	0	1	1	False	
ID1	12	2197	0	1	2197	False	
c13	13	0	0	0	0	False	

为方便学习，该样本数据已做成 MLwiN 系统数据库。表中地区(*region*)、居住地(*Resi_area*)、民族(*Ethnicity*)、性别(*Sex*)和左耳(*Lear_cat*)/右耳(*Rear_cat*)异形分类是离散分类变量。选中任何一个，点击“Categories”下的 View 按杻可在弹窗中看到该变量各类别编码的定义，如性别中 0 为男、1 为女。变量 *Hospital* 为妇幼保健院，共 12 个，为水平 2 单位指示变量。水平 1 单位是出生婴儿，指示变量是“ID1”。我们选变量左耳异形分类(*Lear_cat*)为 Y 变量。表中“*Intercept*”是单位向量，与模型的截距相关。“N”也是单位向量，代表结局变量出现的频次，即 logistic 回归模型的分母。

(2) 定义和拟合无协变量模型 1

- 点击 Model 显示下滑窗列表
- 点击列表中的 Equations 项弹出公式窗口

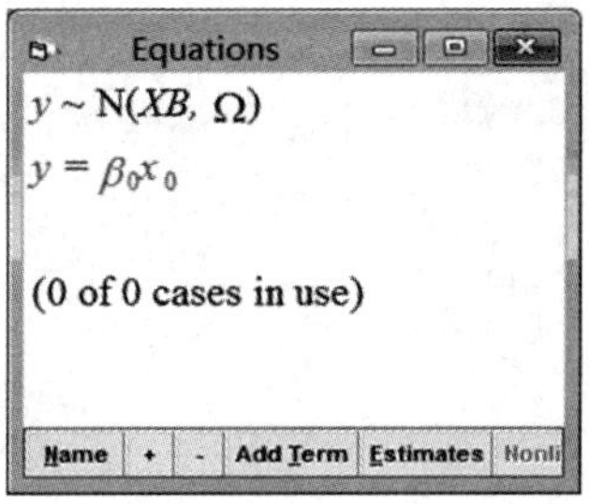

- 定义结局变量和水平结构

弹窗中单击 y，从弹窗中选定 y 变量，选定数据水平数 2，选定各水平指示变量，见下图。完成后点击“done”按钮。

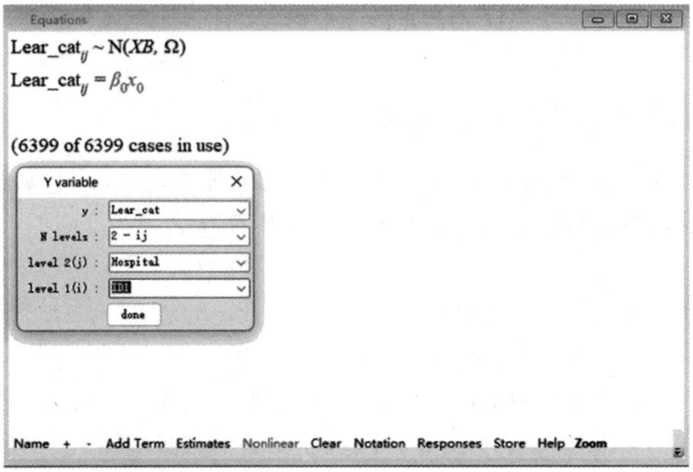

• 定义 y 变量的分布和参考类别

点击 $N(XB,\Omega)$ 的 N，从 Select distribution 窗口中选 Multinomial 分布，从 Multinomial options 窗口中选 Unordered，在窗口 ref category 中选 Normal 为参考类，完成后点击 done 按钮。

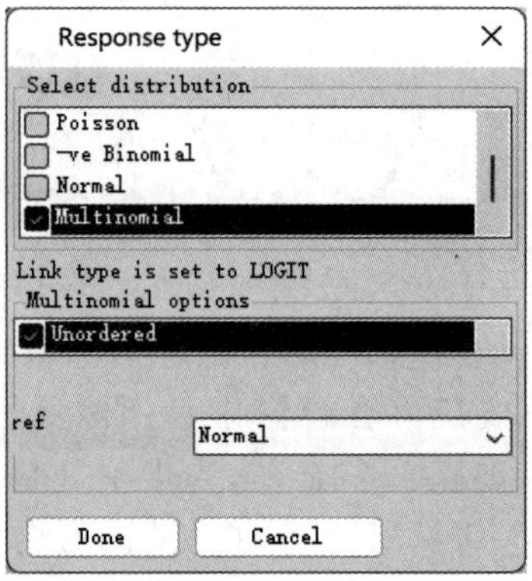

• 定义概率分布的分母

点击 n_{jk}，从变量列表中选出“N”，完成后点击 done 按钮。

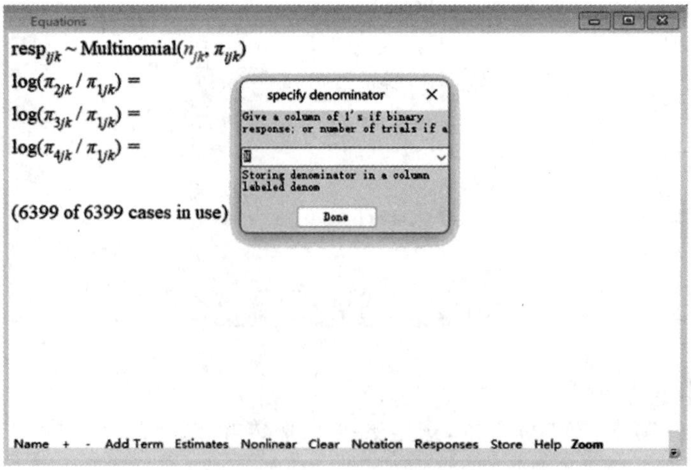

- 添加截距,定义模型 1

点击窗口底部的 Add Term 按钮,从弹窗中的 variable 窗口列表选出变量 Intercept 作为截距。

- 确定每个类别有一个截距。点击 add Separate coefficients 按钮。

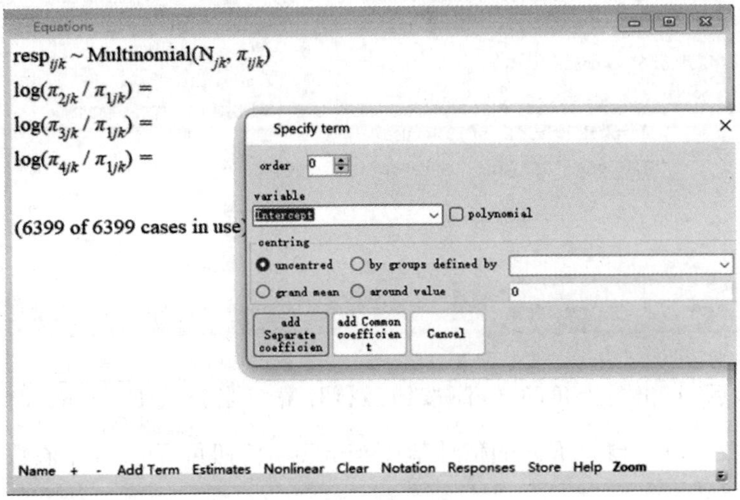

- 定义水平 2 的方差-协方差元素

依次点击各类别对数比数公式中的 Intercept,在相应 X variable 弹窗中选择 k(Hospital_long),指示其截距估计值在医院水平有随机效应。

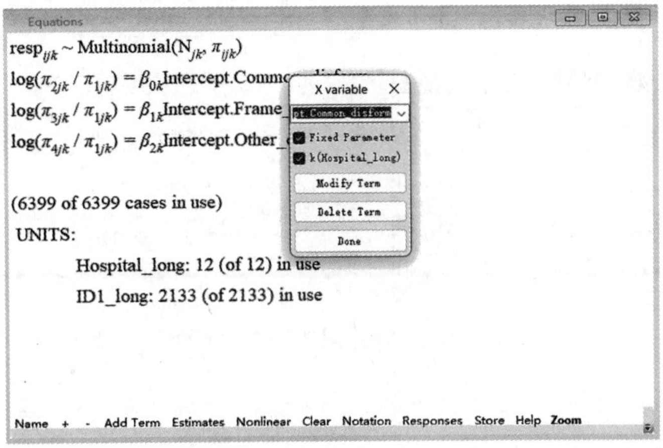

- 选择 IGLS 估计下的线性化方法

到此,例 6.1 的模型 1 设置已经完成。MLwiN 预设的线性化方法是 1 阶 MQL,这是最能保证模型收敛的算法。若要改变预设方法,点击公式下 Nonlinear 按钮引出 Nonlinear Estimation 弹窗供选择不同方法。

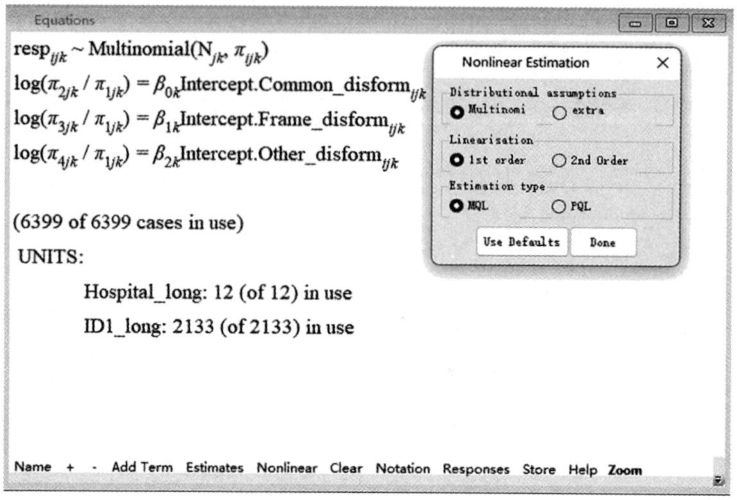

完成以上各步骤后，点击左上角的 start 按钮运行计算。当公式 Equations 窗中的参数颜色转为绿色，表明模型已收敛。点击窗口下方的估计值 Estimates 按钮可显示估计值数字及相应的标准误。具体数值见表 6.4 。

(3) 对模型 1 的随机效应估计值进行假设检验

• 应用 Wald 检验工具

模型 1 中有 6 个随机参数估计值。检验对角线上三个类别对数比数的方差是否有统计学意义可确定两水平模型是否成立。

点击 Model 按钮弹出下滑列表，点击列表中的 Intervals and tests 获得如下窗口。

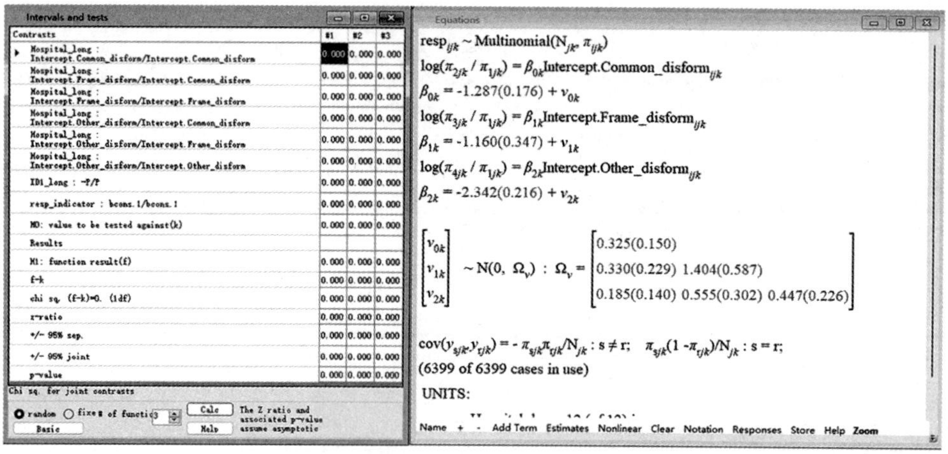

在该工具窗口下方选择 random ，并指示要检验的函数是 3 个。窗口中出现 3 列数值输入格，供手工输入检验的对比系数。对于 $\sigma_{v0}^2=0$ 假设，对比系数为 1；同理假设 $\sigma_{v_1}^2=0$ 的系数和 $\sigma_{v_2}^2=0$ 的系数都为 1 。在这些参数估计值相应输入格中输入 1 后点击 Calc 按钮得到每个方差估计值分别的 χ^2 值 4.688、5.717、3.911 和联合检验的 χ^2 值 9.775 如下。

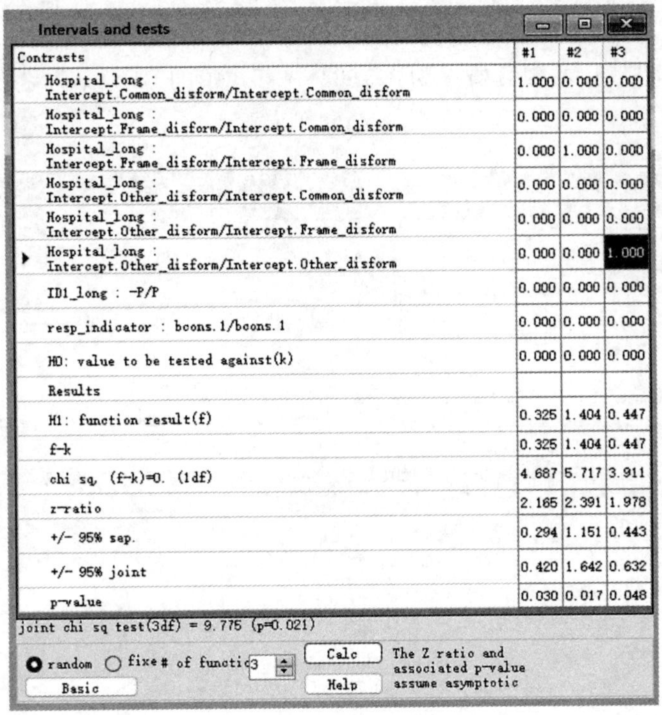

• <u>确定 χ^2 值对应的 P 值</u>

对每个方差的检验自由度为 1，此时可以用临界值 3.86 和 6.66 初步判断是否 $P<0.05$ 或 $P<0.01$。本篇值在 0.01 至 0.05 之间，可认为水平 2 随机效应具有统计学意义。也可以计算其确切概率如下。

• 点击窗口上方的 Basic Statistics ，从弹窗下滑列表中选择 Tail Areas 后出现右侧弹窗。选择 Chi Squared ，表示要计算 χ^2 分布的尾部面积或Ⅰ型误差概率。输入 4.688 和 1 个自由度，点击 Calculate 按钮， Output 窗口中就出现值 0.030374，即 P 值。将联合 χ^2 值 9.775 和自由度 3 输入后得到 P 值 0.020579 。

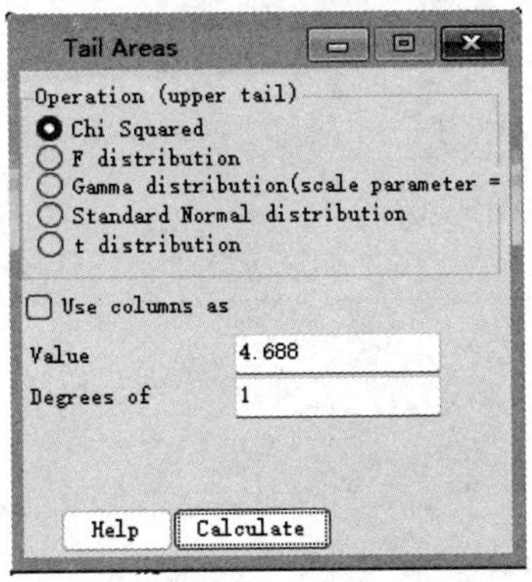

(4)预测结局变量各类别的频率分布

根据模型 1 中各类别的截距，按式 6.4 和 6.5 计算各类别的频率分布。因为这是做分布的点估计，用指令 CALCulate 最方便。MLwiN 可接受指令的前 4 个字母。

• 点击窗口上方的 Data Manipulation ，从弹窗下滑列表中选择 Command interface 后出现右侧窗口。计算第 2 类常见耳朵异形频率，在窗口下方的数据入口中输入“CALC B100 = expo(−1.287)/(1+expo(−1.287)+expo(−1.16)+expo(−2.342))”后按回车键，在点击此界面上方的 "Output"按钮，可获得估计或预测概率为 0.1634 。算式中的 B100 表示将这个预测值放入 Box100 或数据位置 100 号格子中。

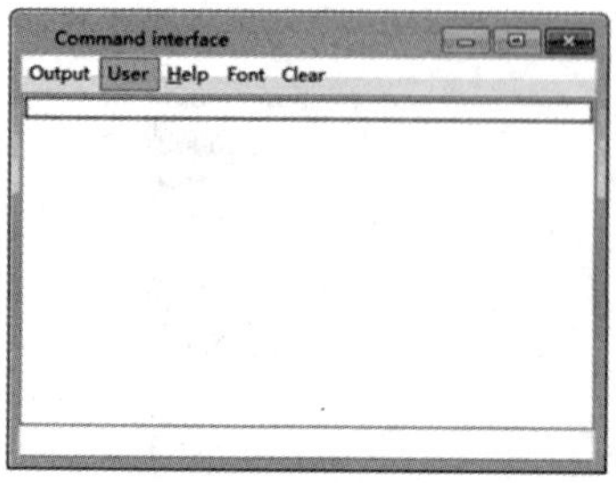

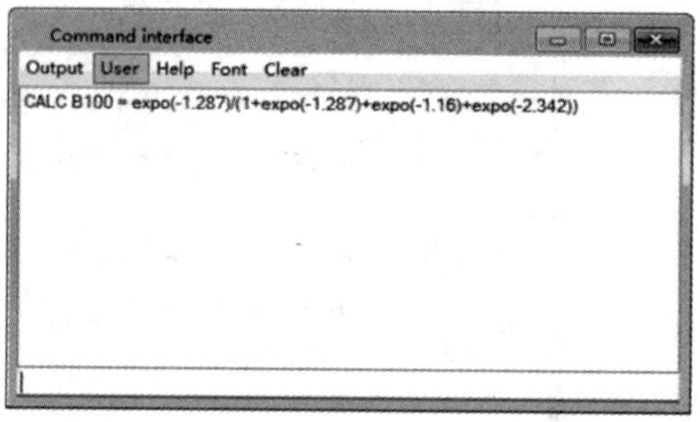

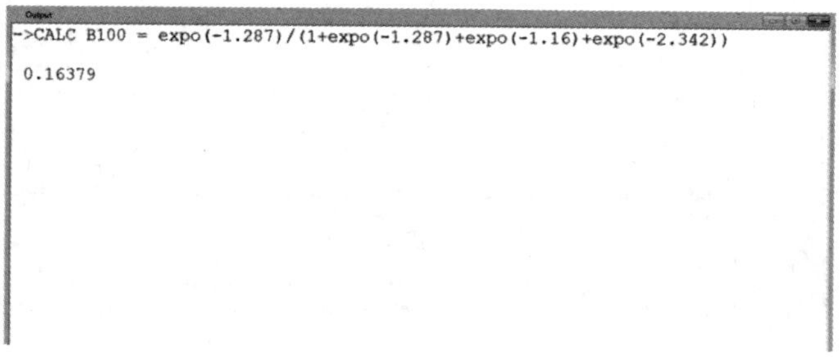

在 Command interface 窗口中依次输入以下算式，便可获得第 3 类耳廓异形的估计分布率为 0.186，第 4 类其他异形 0.057，而无异形为 0.593 。这个预测值与原始的分布频率 0.168、0.186、0.059 和 0.590 很相近。

- CALC B101 = expo(−1.16)/(1+expo(−1.287)+expo(−1.16)+expo(−2.342))
- CALC B102 = expo(−2.342)/(1+expo(−1.287)+expo(−1.16)+expo(−2.342))
- CALC B103 = 1−(B100 + B101 + B102)

(5) 拟合模型 2，并对固定效应估计值进行假设检验

在模型 1 的基础上估计 4 个协变量即婴儿性别、居住地区、民族和母亲孕周的固定效应，按以下步骤操作。

- 点击 Equations 窗口下方的 Add Term 按钮后弹出 Specify term 窗口。
- 在 variable 窗口的下滑变量列表中选择性别变量 *Sex*。右侧参考类别窗口自动显示 Boy 为对照组。

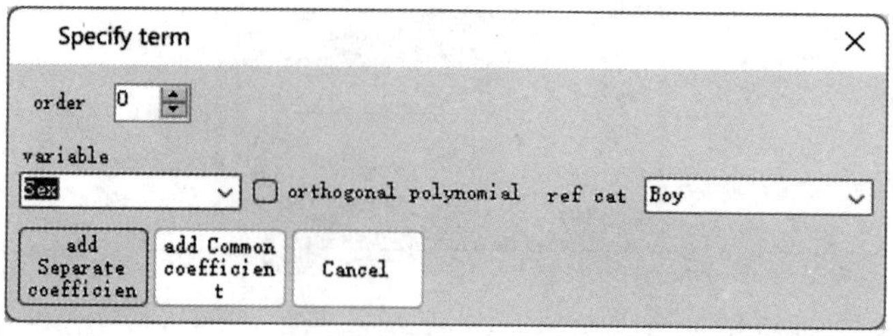

- 点击下方的 add Separate coefficients 按钮，表示将此变量加到每个类别的公式中，获得右侧公式。

• 点击界面右上角的 Start 或 More 按钮运行模型到收敛。也可以不运行模型,重复上一步操作依次添加变量 *Resi_area*、*Ethnicity*、*Preg_wk*-39 后运行模型到收敛。模型估计值见表 6.4。

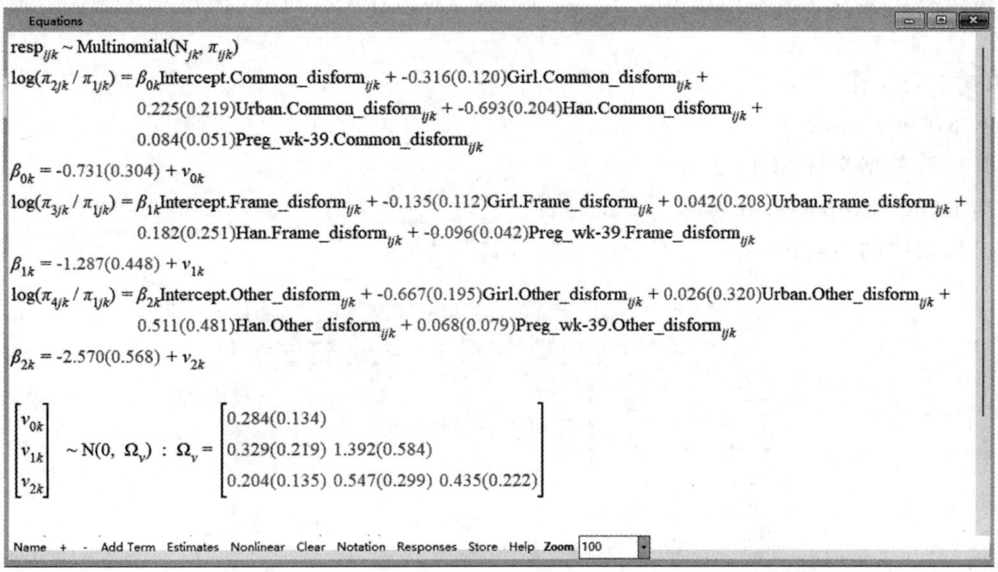

模型 2 估计的性别对三个异形类别的影响估计值分别为－0.316(SE 0.120)、－0.135(0.112)、－0.667(0.195),初步判断对常见耳朵异形和其他异形的影响有统计学意义。用 Wald 检验可获得分类别检验的Ⅰ型误差概率和三个类别联合检验的概率。

• 点击 Model 按钮弹出下滑列表,选择列表中的 Intervals and tests 获得如下窗口。

• 在窗口的下端选择做 3 个 Fixed 固定参数的检验函数。

• 在相应固定参数的位置输入系数 1 后点击 Calc 按钮即获得单个类别检验的 χ^2 值见 Chi Sq.($f-k$) =0.(1df)一行的值 7.005、1.45 和 11.71 。联合类别检验的 χ^2 值,joint chi sq test(3df) = 26.154 。

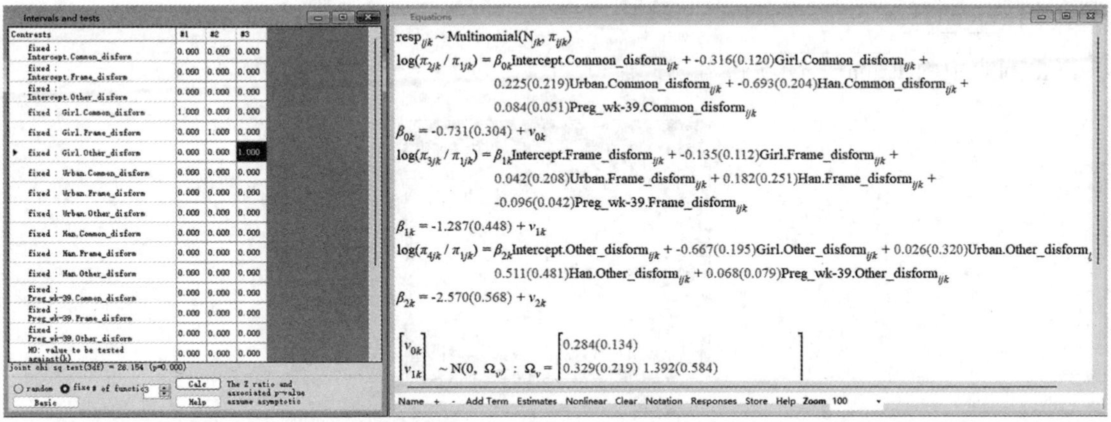

确定相应于 χ^2 值的确切概率用 Basic Statistics 中的 Tail Areas 工具,具体操作见本节第三步描述。由此得到三个独立检验的概率分别为 0.008、0.229 和 0.0006,联合检验的概率 $P<0.0001$ 。

多个估计参数的两两比较的检验操作已在本章第 6.2.5 实例分析中介绍。

6.4.2 拟合有序多水平多项式 logistic 模型

本节将结合例 6.2 介绍如何设置有序多水平模型、如何加协变量、如何检验比例比数假设等基本操作。

(1)数据准备工作

- 进入 MLwiN 界面
- 打开系统数据文件“dat6-2. ws”
- 点击 Data Manipulation 显示下滑窗列表
- 点击列表中的 Names 项显示变量信息窗口如下

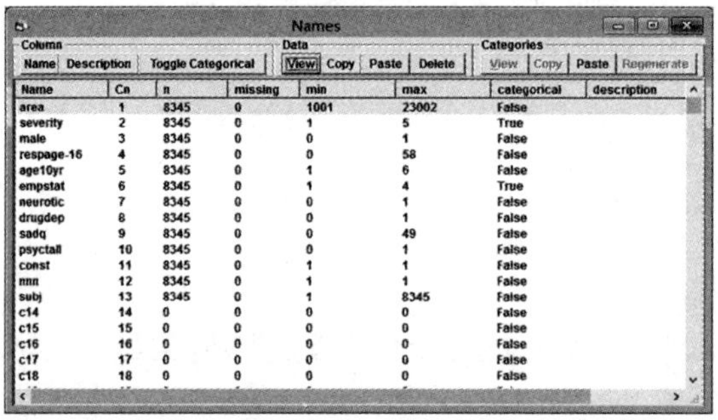

Name	Cn	n	missing	min	max	categorical	description
area	1	8345	0	1001	23002	False	
severity	2	8345	0	1	5	True	
male	3	8345	0	0	1	False	
respage-16	4	8345	0	0	58	False	
age10yr	5	8345	0	1	6	False	
empstat	6	8345	0	1	4	True	
neurotic	7	8345	0	0	1	False	
drugdep	8	8345	0	0	1	False	
sadq	9	8345	0	0	49	False	
psyctall	10	8345	0	0	1	False	
const	11	8345	0	1	1	False	
nnn	12	8345	0	1	1	False	
subj	13	8345	0	1	8345	False	
c14	14	0	0	0	0	False	
c15	15	0	0	0	0	False	
c16	16	0	0	0	0	False	
c17	17	0	0	0	0	False	
c18	18	0	0	0	0	False	

数据表中地区(area)是水平 2 指示变量,个人(*subj*)是水平 1 指示编号,人格障碍严重度(*severity*)是有五个有序变化等级的结果变量。协变量有中心化在 16 岁的个体年龄(*respage*-16)、按 10 岁分组的年龄(*age*10*yr*)、就业状态(*empstat*)、神经症(*neurotic*)、毒品依赖(*drugdep*)、酒精依赖(*sadq*)、可疑精神分裂症(*psyctall*)。两分类的变量:0 代表“No”;1 代表 “Yes”。对就业状态和严重度变量,点击其 Categories 下的 View 按钮可在弹窗中看到变量各类别编码的定义。表中“const”是单位向量,与模型的截距相关。“nnn”也是单位向量,代表结局变量出现的频次,即 logistic 回归模型的分母。

(2) 定义和拟合无协变量模型 1

- 点击 Model 显示下滑窗列表
- 点击列表中的 Equations 项弹出公式窗口

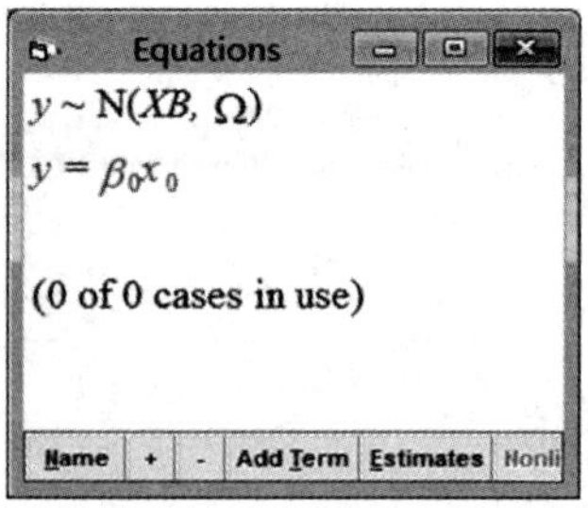

- <u>定义结局变量和水平结构</u>

点击弹窗中击 y ,从弹窗中选定 y 变量,选定数据水平数,选定各水平指示变量见右图,完成后点击 done 按钮。

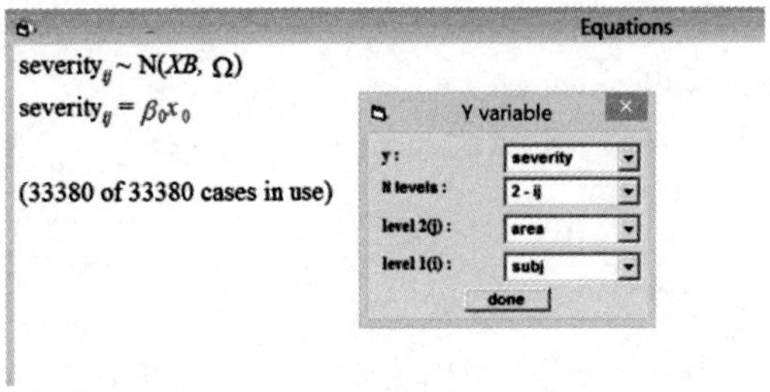

• 定义 y 变量的分布和参考类别

点击 $N(XB,\Omega)$ 的 N，从 Select distribution 窗口中选 Multinomial 分布，从 Selecet link function 窗口中选 logit，从 Multinomial options 窗口中选 Ordered proportional odds，在窗口(ref category)选最后等级 severity_5 为参考类，完成后点击 done 按钮。

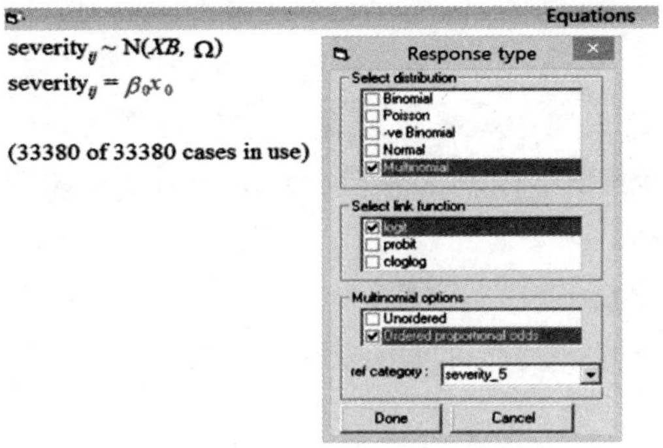

• 定义概率分布的分母

点击 n_{jk}，从变量列表中选出“nnn”，完成后点击 done 按钮。

γ_{ck} 指示选定比例比数模型的分子，为累计概率，即要估计的 logit 阈值或截距。

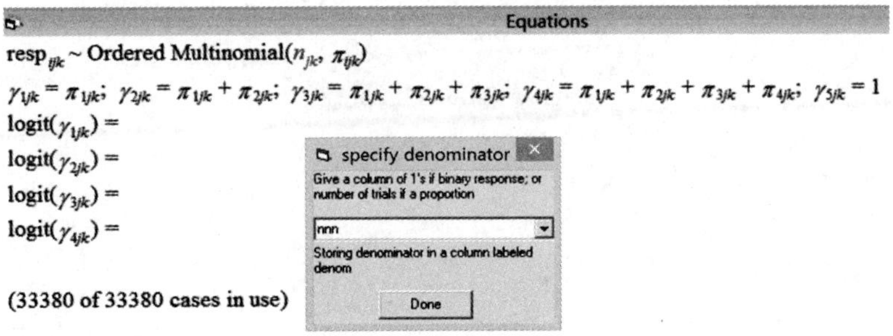

• 添加截距，定义模型 1

点击窗口底部的 Add Term 按钮，从弹窗中的 variable 窗口列表选出变量“const”作为截距。

• 确定每个类别有一个截距。点击 add Separate coefficients 按钮。

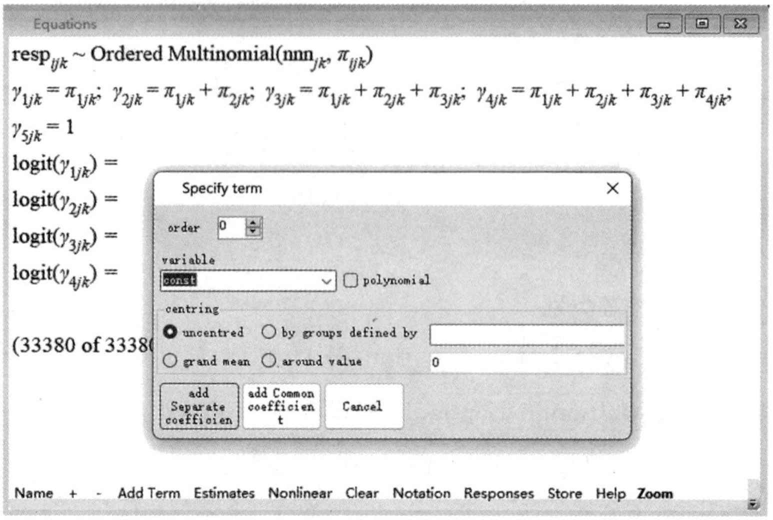

• 添加单位向量

因为比数比例模型假设截距值在各等级间呈线性变换，可视为连续变量，故在高水平可用一个共有方差代替，即只需估计一个方差值。因此需要一个新的相当于截距的单位向量，作为地区水平随机效应估计的设计矩阵(design matrix)。

• 从 Data Manipulation 的弹窗下滑列表中选择 Generate Vector；从窗口中选 Constant vector，在数据录入格中选无数据的空列 C24 作为向量输出列，再分别填入数值 8345(重复 8345 次)个 1 。完后点击 Generate 按钮。

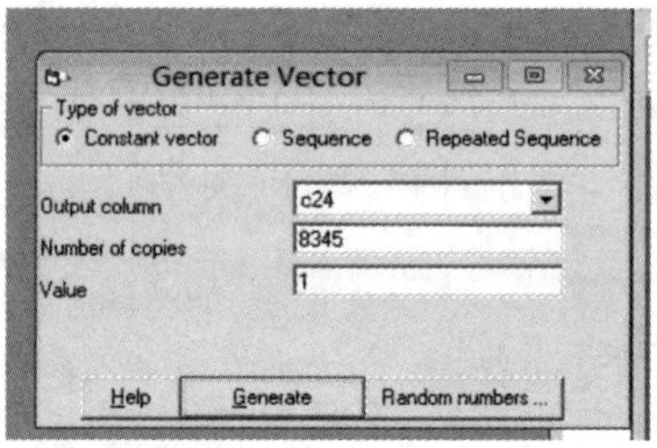

• 定义水平 2 的方差－协方差元素

• 在 Names 窗口中为 C24 列命名“const2”

• 从 Equations 窗口中添加变量“const2”

• 点击 Add Common coefficient 按钮弹出 Specify coefficient 窗。点击 Include 按钮。点击 Done 后得到左侧图中公式。

• 点击公式中 $\beta 4$，在弹窗中选填入水平 2 随机效应 $k(area\_long)$，并选“const2”的固定效应 Fixed Parameter

• 点击界面左上角 Start 运行模型到收敛后，点击 Estimates 得到右侧公式。

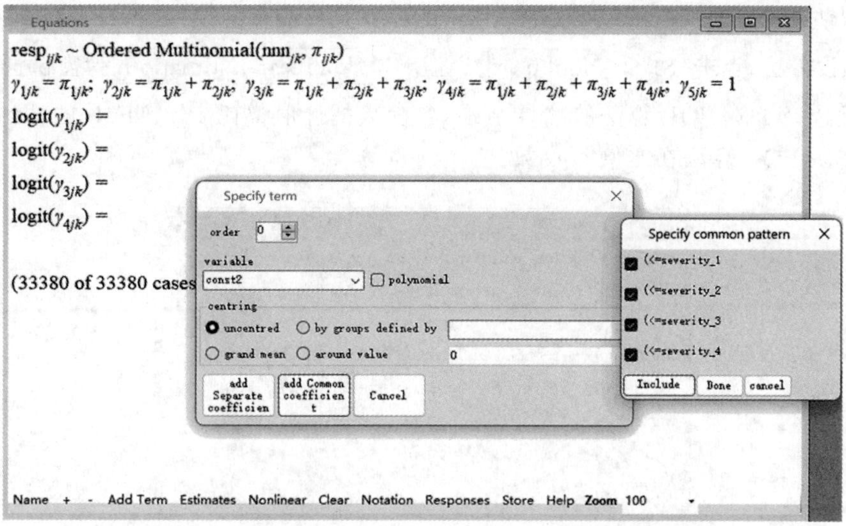

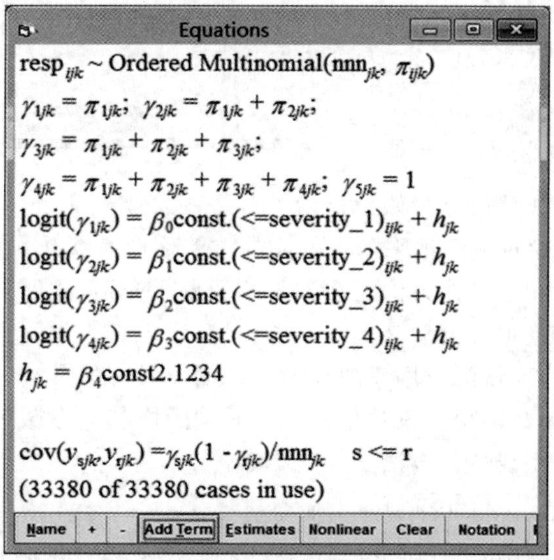

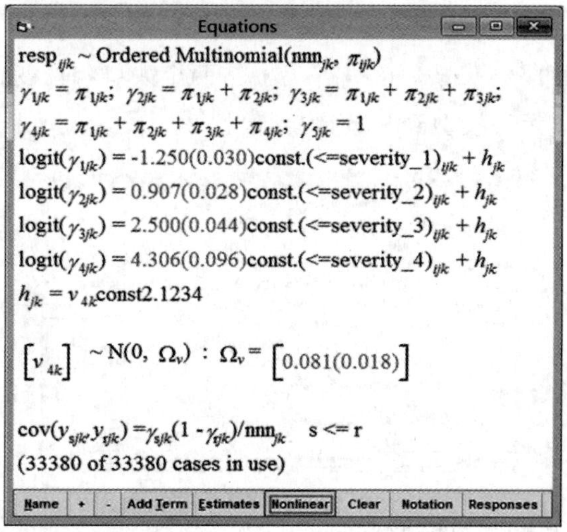

- 选择 IGLS 估计下的线性化方法

上面的模型估计方法是 MLwiN 预设的 1 阶 MQL，亦是最能保证模型收敛的算法，但可低估模型参数。若要改变预设方法，点击公式下 Nonlinear 按钮引出 Nonlinear Estimatio-n 弹窗供选择不同方法。

右侧模型是选择 1 阶 PQL 算法的估计结果，各参数估计值都比 1 阶 MQL 的估计值大一点，是预期的结果。而 2 阶 PQL 算法在本例不收敛。

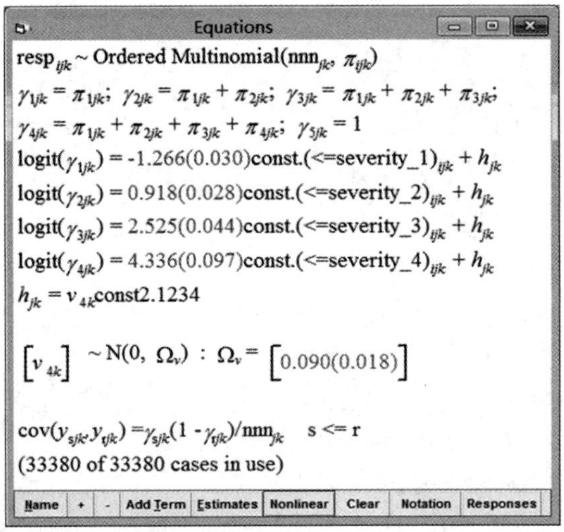

• 对模型 1 的随机效应估计值进行假设检验

可用 Z 检验或 Wald 检验对地区水平随机效应的方差估计值 0.090 检验其总体值是否为 0，即结局变量的地区聚集性是否存在。具体方法已在本节前面做了介绍，此处不再赘述。

• 添加人口学特征协变量拟合模型 2

在比数比例的假设下，协变量的作用反映在对等级阈值尺度的影响，此影响对每个等级在对数尺度下呈等比例的线性变化，因此模型中只需估计一个共同的协变量参数值。添加变量操作如下左列，模型最后结果入下右列。模型线性化方法是 1 阶 PQL。

• 从 Equations 窗口中的 Add Term 处添加变量“Male”。

• 点击 Add Common coefficient 按钮弹出 Specify coefficient 窗。点击 Include all 按钮后，点击 Done 完成一个变量的添加。

• 重复以上操作依次添加 *Respage*-16 和 *Empstat* 两个人口特征变量。

• 点击界面左上角 Start 运行模型到收敛，得到模型 2。

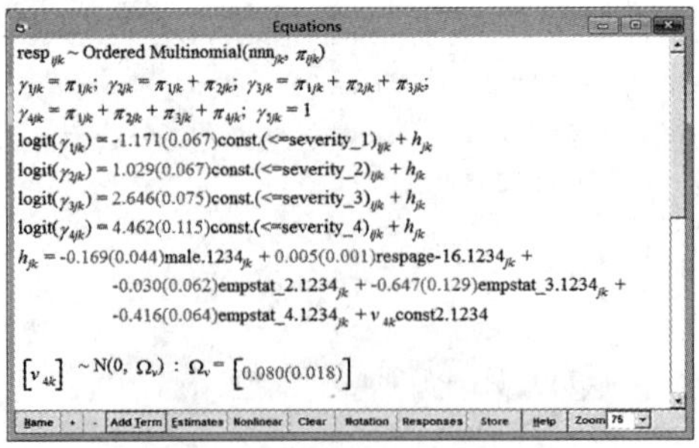

• 拟合非比例比数或偏比例比数模型

本章第 6.3.4 节详细介绍了检验比例比数模型假设的理念和用 MLwiN 软件实现的方法。如果此假设不成立，可以拟合非比例比数模型，即允许每个协变量对每个序列等级的影响不同，让模型同时估计一个协变量的多个固定效应值，使模型的形式相同于无序分类的多项式模型组。也可以对一部分协变量估计多个固定效应，对另一部分协变量仍然估计一个共享效应，即偏比例比数模型。模型设置时使用的工具见下：

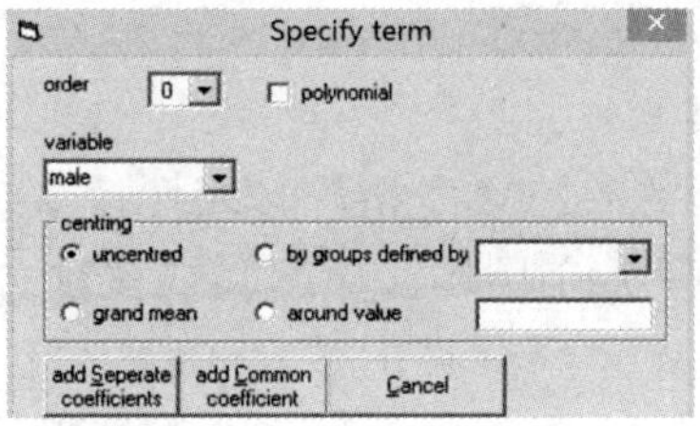

- 从 Equations 窗口中的 Add Term 处添加变量“Male”。
- 点击 Specify term 窗下的 Add Separate coefficients 按钮。
- 重复以上操作依次添加 *Empstat* 和 *Respage*-16 两个人口特征变量。
- 点击界面左上角 Start 运行模型到收敛，得到非比例比数模型。如下。

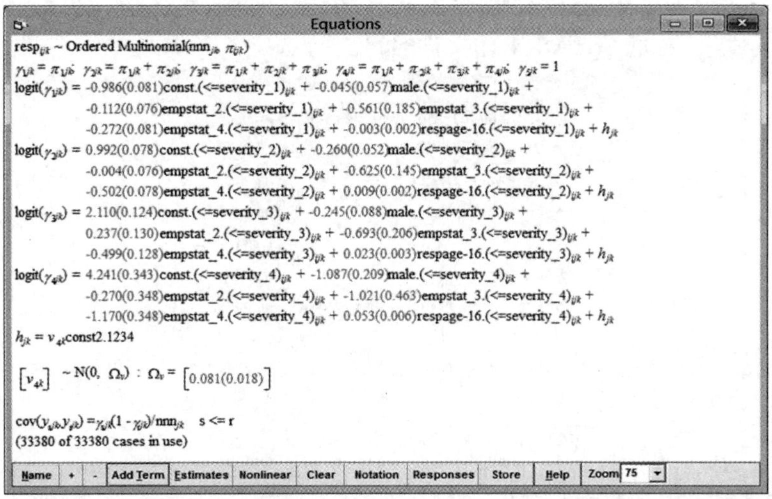

如果考虑年龄影响在各等级呈比例或线性变化，可以只估计一个参数，则从 Specify term 窗口中选 Add common coefficient，运行得到如下偏比例比数模型。

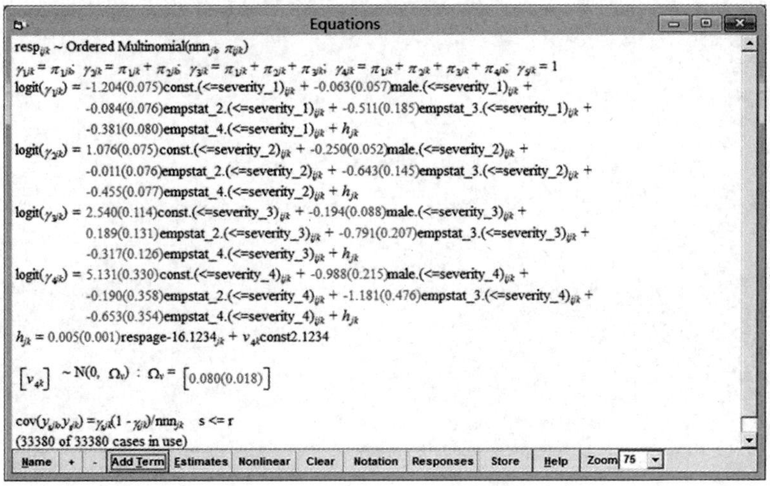

6.5 用其他统计软件拟合多水平多项式模型

6.5.1 SAS

(1)拟合两水平有序多项式模型

SAS过程 PROC GLIMMIX 中的 GLIM 意指广义线性模型，MIX 指混合效应，顾名思义此过程的作用是采用广义线性模型理论对分类变量如二项分类或多项分类拟合模型，并允许估计固定和随机效应参数。目前此过程只针对有序多项分类的数据拟合累计 logit 比数比模型(cumulative logit proportional-odds model)，如式(6.10)。针对本章例 6.2 人格障碍严重度(*severity*)是有五个有序变化等级的结局变量(从无障碍到严重障碍)，协变量有中心化在 16 岁的个体年龄(*respage*_16)、按 10 岁分组的年龄(*age*10*yr*)、就业状态(*empstat*)、神经症(*neurotic*)、毒品依赖(*drugdep*)、酒精依赖(*sadq*)、可疑精神分裂症(*psyctall*)。后四个都是两分变量(0/1 编码:0 代表无,1 代表有)。将 da6-2. dta 数据读入 SAS 工作文件 work. import 后，运行"proc contents data=work. import; run;"，可见全部变量如下列表。地区(*area*)是水平 2 单位;个体(*subj*)是水平 1 单位，在地区内聚集。*severity* 为五级等级分类 Y 变量 。SAS 工作文件名可自行选定。

Alphabetic List of Variables and Attributes					
#	Variable	Type	Len	Format	Label
5	age10yr	Num	8		age10yr
1	area	Num	8		area
11	const	Num	8		const
8	drugdep	Num	8		drugdep
6	empstat	Num	8	EMPSTAT.	empstat
3	male	Num	8		male
7	neurotic	Num	8		neurotic
12	nnn	Num	8		nnn
10	psyctall	Num	8		psyctall
4	respage_16	Num	8		respage-16
9	sadq	Num	8		sadq
2	severity	Num	8	SEVERIT.	severity
13	subj	Num	8		subj

拟合表 6.6 中模型 3 含全协变量的两水平随机截距模型，主要指令如下：

```
proc contents data=work. import;
run;

proc glimmix data = work. import emprical = mbn method = quad;
class area empstat(ref = 'empstat_1') male(ref = '0') neurotic(ref = '0') drugdep(ref = '0')
psyctall(ref = '0');
model severity = respage_16 male empstat neurotic drugdep sadq psyctall /dist = multinomial
link = cumlogit solution or(label);
random intercept / subject = area;
run;
```

下面的程序运行输出结果清楚显示了选定模型的信息、参数估计方法、模型拟合优度值和我们需要的固定效应和随机效应的估计值。与表 6.6 中模型 3 MLwiN 估计值基本相等。如地区水平随机效应的方差，MLwiN 估计值 0.062，SAS 估计值 0.063，但其标准误估值差别较大(0.017 vs 0.025)。固定效应估计值及其标准误在两软件方法之间的差别甚小。SAS GLIMMIX 过程亦可拟合随机斜率模型，如选项“random intercept male/subject= area”则允许性别的效应在地区间有变异。估计模型后的边际分布估计、随机效应地区估计值等需深入学习 SAS 软件操作获得。

The GLIMMIX Procedure

Model Information	
Data Set	WORK.IMPORT
Response Variable	severity
Response Distribution	Multinomial (ordered)
Link Function	Cumulative Logit
Variance Function	Default
Variance Matrix Blocked By	area
Estimation Technique	Maximum Likelihood
Likelihood Approximation	Gauss-Hermite Quadrature
Degrees of Freedom Method	Containment
Fixed Effects SE Adjustment	Sandwich - MBN(df,r=1,d=2)

Number of Observations Read	8345
Number of Observations Used	8345

Response Profile		
Ordered Value	severity	Total Frequency
1	severity_1	1859
2	severity_2	4087
3	severity_3	1766
4	severity_4	522
5	severity_5	111

The GLIMMIX procedure is modeling the probabilities of levels of severity having lower Ordered Values in the Response Profile table.

Dimensions	
G-side Cov. Parameters	1
Columns in X	18
Columns in Z per Subject	1
Subjects (Blocks in V)	439
Max Obs per Subject	29

Optimization Information	
Optimization Technique	Dual Quasi-Newton
Parameters in Optimization	14
Lower Boundaries	1
Upper Boundaries	0
Fixed Effects	Not Profiled
Starting From	GLM estimates
Quadrature Points	1

Convergence criterion (GCONV=1E-8) satisfied.

Fit Statistics	
-2 Log Likelihood	19762.46
AIC (smaller is better)	19790.46
AICC (smaller is better)	19790.51
BIC (smaller is better)	19847.65
CAIC (smaller is better)	19861.65
HQIC (smaller is better)	19813.03

Fit Statistics for Conditional Distribution	
-2 log L(severity | r. effects)	19526.59

Covariance Parameter Estimates			
Cov Parm	Subject	Estimate	Standard Error
Intercept	area	0.06280	0.02475

Solutions for Fixed Effects											
Effect	severity	empstat	male	neurotic	drugdep	psyctall	Estimate	Standard Error	DF	t Value	Pr > |t|
Intercept	severity_1						-0.8087	0.07338	438	-11.02	<.0001
Intercept	severity_2						1.5365	0.07359	438	20.88	<.0001
Intercept	severity_3						3.2990	0.08618	438	38.28	<.0001
Intercept	severity_4						5.2397	0.1238	438	42.32	<.0001
age_16							-0.00134	0.001613	7894	-0.83	0.4072
male			1				-0.1614	0.04659	7894	-3.46	0.0005
male			0				0	.	.	.	.
empstat		empstat_2					-0.05253	0.06453	7894	-0.81	0.4157
empstat		empstat_3					-0.4958	0.1419	7894	-3.49	0.0005
empstat		empstat_4					-0.2750	0.06980	7894	-3.94	<.0001
empstat		empstat_1					0	.	.	.	.
neurotic				1			-1.4117	0.06267	7894	-22.52	<.0001
neurotic				0			0	.	.	.	.
drugdep					1		-0.7179	0.1630	7894	-4.40	<.0001
drugdep					0		0	.	.	.	.
sadq							-0.07642	0.009957	7894	-7.67	<.0001
psyctall						1	-1.0207	0.2628	7894	-3.88	0.0001
psyctall						0	0	.	.	.	.

Type III Tests of Fixed Effects				
Effect	Num DF	Den DF	F Value	Pr > F
age_16	1	7894	0.69	0.4072
male	1	7894	12.01	0.0005
empstat	3	7894	9.87	<.0001
neurotic	1	7894	507.37	<.0001
drugdep	1	7894	19.39	<.0001
sadq	1	7894	58.90	<.0001
psyctall	1	7894	15.08	0.0001

将以上指令中的“link=cumlogit”改为“link = cumprobit”则得到 probit 模型的估计值。三水平结构数据可定义两个 RANDOM 截距，分别估计两个水平随机效应的方差，如 *area-family-individual* 结构。

```
random intercept/subject = area;
random intercept/subject = family;
```

随机斜率（如性别）可定义为：

```
random intercept male/subject = area;
```

（2）拟合两水平无序多项式模型

SAS GLIMMIX 过程不能拟合含随机效应的无序多项式模型，考虑用 PROC NLMIXED 过程，因为此过程用于拟合非线性的混合模型。首先尝试对例 6.1 拟合最简单的不含协变量且只有一个水平 2 的随机效应的方差，即假设三个比例比数的随机效应方差相等，这个模型比 MLwiN 拟合的模型 1 更简单，后者在水平 2 估计了三个分类项各自的方差和类别间的协方差。

以下程序第一段是将原始数据中的反应变量"*Lear_cat*"中的无异形类（Normal）从编号 1 改为编号 4，以便 SAS 程序自动将最后一类设为参照组。程序第二段则是对要估计的参数赋予初始值并定义计算中相关的变量向量。鉴于此模型在水平 2（医院）只估计一个方差，指令 RANDOM 只有一个。

```
data example6;
set example6_1;
yvar_char = put(Lear_cat, $2.);
yvar1 = yvar_char - 0;
if yvar1 = 1 then yvar1 = 5;
if yvar1 = 2 then yvar = 1;
if yvar1 = 3 then yvar = 2;
```

```
if yvar1 = 4 then yvar = 3;
if yvar1 = 5 then yvar = 4;
run;

proc nlmixed data=example6;
parms b1=-1 b2=-1 b3=-2 ss=1;
array y[3]y1-y3;
array p[3]p1-p3;
array b[3]b1-b3;
psum = 1;
do i=1 to 3;
    y[i]= b[i]+ u ;
    psum = psum + exp(y[i]);
end;

do i=1 to 3;
    p[i]=exp(y[i])/(psum);
    if (yvar=i) then z=p[i];
end;

if (yvar=4) then z = 1-p1-p2-p3;
if (z>1e-8) then ll=log(z);
else ll=-1e10;

model yvar ~ general(ll);
random u ~ normal(0,ss * ss) subject=hospital;
run;
```

运行以上程序后得到主要结果输出如下：可见 SAS NLMIXED 过程自定义的模型估计方法、数据信息、迭代到模型收敛过程以及最终的模型参数估计值。

SAS 系统

The NLMIXED Procedure

Specifications	
Data Set	WORK.EXAMPLE6
Dependent Variable	yvar
Distribution for Dependent Variable	General
Random Effects	u
Distribution for Random Effects	Normal
Subject Variable	Hospital
Optimization Technique	Dual Quasi-Newton
Integration Method	Adaptive Gaussian Quadrature

Dimensions	
Observations Used	2133
Observations Not Used	0
Total Observations	2133
Subjects	12
Max Obs per Subject	270
Parameters	4
Quadrature Points	1

Initial Parameters				
b1	b2	b3	ss	Negative Log Likelihood
-1	-1	-2	1	2006.95709

Iteration History					
Iteration	Calls	Negative Log Likelihood	Difference	Maximum Gradient	Slope
1	5	2004.6231	2.334006	9.71134	-244.484
2	8	2003.6783	0.944749	6.12215	-46.9833
3	10	2002.7266	0.951695	4.19492	-15.6829
4	12	2002.5379	0.1887	0.60366	-0.27275
5	14	2002.4652	0.072763	0.75096	-0.12044
6	17	2002.4550	0.010205	0.27004	-0.01636
7	20	2002.4546	0.000408	0.003814	-0.00069
8	23	2002.4546	6.959E-7	0.001260	-7.6E-7

NOTE: GCONV convergence criterion satisfied.

Fit Statistics	
-2 Log Likelihood	4004.9
AIC (smaller is better)	4012.9
AICC (smaller is better)	4012.9
BIC (smaller is better)	4014.8

Parameter Estimates								
Parameter	Estimate	Standard Error	DF	t Value	Pr > |t|	95% Confidence Limits		Gradient
b1	-1.3240	0.4183	11	-3.17	0.0090	-2.2446	-0.4033	-0.00006
b2	-1.2206	0.4180	11	-2.92	0.0139	-2.1405	-0.3006	-0.00126
b3	-2.4254	0.4250	11	-5.71	0.0001	-3.3607	-1.4900	0.001006
ss	1.4266	0.3038	11	4.70	0.0007	0.7581	2.0952	0.000224

上表中的三个固定参数点估计值与 MLwiN 估计的模型 1 相差不大，但标准误相差很大，因为参数估计方法和模型定义都不同。而水平 2 的一个总方差不能与模型 1 中的六个方差-协方差相比，但整体结论是反应变量的分布在医院间有聚集性，存在随机效应。

若要估计医院水平三个比数的方差-协方差六个随机参数，则需要将以上程序中的水平 2 残差 u 定义为向量（u_1，u_2，u_3）纳入 DO 算式，给每个待估计的参数赋予初始值，并对指令 RANDOM 做相应改变。若模型在自定义的算法下不收敛，NLMIXED 过程估计对较复杂的非线性模型有很多优化整合的算法供选择，但需要对主要算法有一定的理论基础才能做出合理的选择，这不在本书的范围。

6.5.2 Stata

（1）拟合无序两水平多项式模型

Stata 拟合多水平多项式模型需要使用版本 17 及以上，其中的新指令 xtmlogit 用于分析有随机效应（或重复测量数据）的无序多项分类结局变量，如例 6.1 新生儿耳廓异常分布数据。拟合表 6.4 中含有四个协变量的模型，只需用以下指令即可实现。指令 xtset 指定水平 2 单位标志变量，xtmlogit 给出 logistic 模型中的 y 和 x 变量，并预设定水平 2 随机效应的分布为 Gaussian。

- xtset Hospital （指定水平 2 单位标识变量）
- xtmlogit Lear_cat i. Resi_area i. Ethnicity i. Sex PregWk_39（指定模型的 Y 和 X 变量）

```
Random-effects multinomial logistic regression      Number of obs     =   2,133
Group variable: Hospital                            Number of groups  =      12

Random effects u_i ~ Gaussian                       Obs per group:
                                                                  min =      83
                                                                  avg =   177.8
                                                                  max =     270

Integration method: mvaghermite                     Integration pts.  =       7

                                                    Wald chi2(12)     =   46.24
Log likelihood = -1958.5414                         Prob > chi2       =  0.0000

------------------------------------------------------------------------------
    Lear_cat | Coefficient  Std. err.      z    P>|z|     [95% conf. interval]
-------------+----------------------------------------------------------------
Normal       |  (base outcome)
-------------+----------------------------------------------------------------
Common_disform|
   Resi_area |
      Urban  |   .2193767   .2505596     0.88   0.381     -.271711    .7104644
             |
   Ethnicity |
        Han  |  -.7225993   .2246584    -3.22   0.001    -1.162922   -.2822771
             |
         Sex |
       Girl  |  -.3793477   .1301434    -2.91   0.004    -.6344242   -.1242713
   PregWk_39 |   .0715955    .055501     1.29   0.197    -.0371845    .1803755
       _cons |  -3.445794   2.208523    -1.56   0.119     -7.77442    .8828316
-------------+----------------------------------------------------------------
Frame_disform|
   Resi_area |
      Urban  |   .0929161   .2574896     0.36   0.718    -.4117542    .5975864
             |
   Ethnicity |
        Han  |   .1272796   .2771328     0.46   0.646    -.4158907      .67045
             |
         Sex |
       Girl  |  -.2385045   .1374649    -1.74   0.083    -.5079307    .0309217
   PregWk_39 |  -.1284625   .0528264    -2.43   0.015    -.2320004   -.0249247
       _cons |   3.382009   2.143788     1.58   0.115    -.8197382    7.583757
-------------+----------------------------------------------------------------
Other_disform|
   Resi_area |
      Urban  |   .1808738   .3515918     0.51   0.607    -.5082335     .869981
             |
   Ethnicity |
        Han  |    .427167   .4924241     0.87   0.386    -.5379665      1.3923
             |
         Sex |
       Girl  |  -.7397915   .2073781    -3.57   0.000    -1.146245   -.3333378
   PregWk_39 |   .0536647   .0826965     0.65   0.516    -.1084174    .2157468
       _cons |  -4.771815   3.302538    -1.44   0.148    -11.24467    1.701042
-------------+----------------------------------------------------------------
     var(u2) |   1.129803   .5045766                      .4708162    2.711155
     var(u3) |   3.239038   1.397147                      1.390764      7.5436
     var(u4) |    1.64537   .7517934                      .6719504    4.028932
------------------------------------------------------------------------------
LR test vs. multinomial logit: chi2(3) = 646.43          Prob > chi2 = 0.0000
```

以上输出模型结果在数值上与 MLwiN 估计的不等，但每个固定和随机参数估计值的显著性检验水平基本相同。估计值数值的不同有两个原因。一是两软件用不同的非线性模型参数估计方法；二是 Stata 只估计了水平 2 各类别比数的方差项而无协方差项。亦可用以下指令获得并输出 y 变量类别水平 2 上完整的方差-协方差估计值与 MLwiN 结果比较，但此模型在 Stata 的算法下没有收敛。

- xtmlogit Lear_cat i. Resi_area i. Ethnicity i. Sex PregWk_39，covariance(unstructured)

用以下指令可获得模型估计值的相对风险比(relative-risk ratio)及其 95%置信区间。

- xtmlogit Lear_cat i. Resi_area i. Ethnicity i. Sex PregWk_39，rrr

```
Random-effects multinomial logistic regression        Number of obs    =  2,133
Group variable: Hospital                              Number of groups =     12

Random effects u_i ~ Gaussian                         Obs per group:
                                                                   min =     83
                                                                   avg =  177.8
                                                                   max =    270

Integration method: mvaghermite                       Integration pts. =      7

                                                      Wald chi2(12)    =  46.24
Log likelihood = -1958.5414                           Prob > chi2      = 0.0000

------------------------------------------------------------------------------
    Lear_cat |        RRR   Std. err.      z    P>|z|     [95% conf. interval]
-------------+----------------------------------------------------------------
Normal       |  (base outcome)
-------------+----------------------------------------------------------------
Common_disform|
   Resi_area |
       Urban |     1.2453   .3120219     0.88   0.381     .7620745    2.034936
             |
   Ethnicity |
         Han |   .4854887   .1090691    -3.22   0.001     .3125716    .7540647
             |
         Sex |
        Girl |   .6843076   .0890581    -2.91   0.004     .5302407    .8831402
   PregWk_39 |   1.074221   .0596203     1.29   0.197     .9634983    1.197667
       _cons |   .0318794   .0704065    -1.56   0.119     .0004204    2.417736
-------------+----------------------------------------------------------------
Frame_disform|
   Resi_area |
       Urban |    1.09737   .2825613     0.36   0.718     .6624871    1.817726
             |
   Ethnicity |
         Han |   1.135735   .3147493     0.46   0.646     .6597523    1.955117
             |
         Sex |
        Girl |   .7878051   .1082955    -1.74   0.083     .6017395    1.031405
   PregWk_39 |   .8794465    .046458    -2.43   0.015     .7929458    .9753834
       _cons |   29.42985   63.09136     1.58   0.115      .440547    1966.001
-------------+----------------------------------------------------------------
Other_disform|
   Resi_area |
       Urban |   1.198264   .4212998     0.51   0.607     .6015573    2.386866
             |
   Ethnicity |
         Han |   1.532909   .7548411     0.87   0.386     .5839345    4.024097
             |
         Sex |
        Girl |   .4772134   .0989636    -3.57   0.000     .3178279    .7165281
   PregWk_39 |   1.055131   .0872556     0.65   0.516      .897253    1.240788
       _cons |    .008465    .027956    -1.44   0.148     .0000131    5.479652
-------------+----------------------------------------------------------------
     var(u2) |   1.129803   .5045766                      .4708162    2.711155
     var(u3) |   3.239038   1.397147                      1.390764      7.5436
     var(u4) |    1.64537   .7517934                      .6719504    4.028932
------------------------------------------------------------------------------
Note: Estimates are transformed only in the first 4 equations to relative-risk ratios.
Note: _cons estimates baseline relative risk (conditional on zero random effects).
LR test vs. multinomial logit: chi2(3) = 646.43          Prob > chi2 = 0.0000
```

进一步用以下指令计算此模型下男女新生儿左耳廓异常的预测边际分布率。由于不同软件的模型估计算法不同导致模型参数估计值不同,其预测边际分布概率也会不全等。

- margins Sex

```
Predictive margins                                       Number of obs = 2,133
Model VCE: OIM

1._predict: Pr(Lear_cat==Normal), predict(pr outcome(1))
2._predict: Pr(Lear_cat==Common_disform), predict(pr outcome(2))
3._predict: Pr(Lear_cat==Frame_disform), predict(pr outcome(3))
4._predict: Pr(Lear_cat==Other_disform), predict(pr outcome(4))

------------------------------------------------------------------------------
             |            Delta-method
             |     Margin   std. err.      z    P>|z|     [95% conf. interval]
-------------+----------------------------------------------------------------
_predict#Sex |
       1#Boy |   .4775501   .0566984     8.42   0.000     .3664234    .5886768
      1#Girl |   .5598292   .0590724     9.48   0.000     .4440494    .6756089
       2#Boy |   .2054447   .0479581     4.28   0.000     .1114486    .2994408
      2#Girl |   .1721072   .0429323     4.01   0.000     .0879616    .2562529
       3#Boy |   .2159353   .0656438     3.29   0.001     .0872758    .3445948
      3#Girl |   .2063412   .0643775     3.21   0.001     .0801637    .3325187
       4#Boy |   .1010699   .0346968     2.91   0.004     .0330653    .1690744
      4#Girl |   .0617224   .0243928     2.53   0.011     .0139133    .1095314
------------------------------------------------------------------------------
```

用指令 marginspot 亦可获得不同协变量水平下左耳廓异常的预测边界分布概率图。这个操作留给读者自行练习。

(2) 拟合两水平有序多项式模型

Stata 13 中指令 xtologit 和 xtoprobit 可拟合含随机效应的有序多项式 logit 和 probit 模型,此程序包由 Hedeker D (2003)开发。如对例 6.2 (dat0602.dta)拟合表 6.6 中模型 3 含全协变量的两水平随机截距 logistic 模型,编码如下:

- xtset area
- xtologit severity age_16 i. male i. empstat i. neurotic i. drugdep sadq i. psyctall

```
Random-effects ordered logistic regression          Number of obs     =  8,345
Group variable: area                                Number of groups  =    439

Random effects u_i ~ Gaussian                       Obs per group:
                                                                  min =      6
                                                                  avg =   19.0
                                                                  max =     29

Integration method: mvaghermite                     Integration pts.  =     12

                                                    Wald chi2(9)      = 924.19
Log likelihood = -9881.1677                         Prob > chi2       = 0.0000
```

severity	Coefficient	Std. err.	z	P>|z|	[95% conf.	interval]
age_16	.001358	.0015549	0.87	0.382	-.0016896	.0044055
1.male	.1615656	.0452616	3.57	0.000	.0728544	.2502767
empstat						
empstat_2	.0528629	.0621549	0.85	0.395	-.0689585	.1746843
empstat_3	.4986239	.1337702	3.73	0.000	.2364391	.7608088
empstat_4	.2748918	.0650524	4.23	0.000	.1473914	.4023921
1.neurotic	1.411606	.0580388	24.32	0.000	1.297852	1.52536
1.drugdep	.7174905	.130912	5.48	0.000	.4609077	.9740733
sadq	.0764279	.0080119	9.54	0.000	.0607248	.092131
1.psyctall	1.022774	.2640457	3.87	0.000	.5052544	1.540295
/cut1	-.8075677	.0688593			-.9425295	-.6726059
/cut2	1.537376	.0707093			1.398788	1.675963
/cut3	3.300152	.0808596			3.14167	3.458634
/cut4	5.240763	.1211814			5.003251	5.478274
/sigma2_u	.0632255	.0180531			.0361281	.1106471

```
LR test vs. ologit model: chibar2(01) = 17.98         Prob >= chibar2 = 0.0000
```

这里的模型估计方法与 SAS 的完全一样,但由于 Gauss Hermit Quadrature 的分割点数不同,故参数估计值尤其是水平 2 方差的标准误估计值差别较大(SAS 0.0248 vs Stata 0.0181),但 Stata 的估计值与 MLwiN (PQL1)估计的 0.017 接近。固定效应估计值与其他软件一致,但结果输出对符号做了相反处理。这种处理更容易对协变量的作用做解释,比如性别系数为正 0.1616,表示男性与人格障碍严重度有正相关,其高序列的比数大于女性的 1.175 倍。在指令后加“or”选项可以得到 OR 估计值及其置信区间。

- xtologitseverity age_16 i. male i. empstat i. neurotic i. drugdep sadq i. psyctall, or

再用 Probit 连接函数拟合同样模型,其结论与 Logit 连接函数的完全一致。

- xtoprobit severity age_16 i. male i. empstat i. neurotic i. drugdep sadq i. psyctall

```
Random-effects ordered probit regression          Number of obs      =      8345
Group variable: area                              Number of groups   =       439

Random effects u_i ~ Gaussian                     Obs per group: min =         6
                                                                 avg =      19.0
                                                                 max =        29

Integration method: mvaghermite                   Integration points =        12

                                                  Wald chi2(9)       =    971.52
Log likelihood  = -9865.2202                      Prob > chi2        =    0.0000

------------------------------------------------------------------------------
    severity |      Coef.   Std. Err.      z    P>|z|     [95% Conf. Interval]
-------------+----------------------------------------------------------------
      age_16 |   .0006936   .0008895     0.78   0.436    -.0010497    .0024369
      1.male |    .095261   .0259942     3.66   0.000     .0443133    .1462087
             |
     empstat |
   empstat_2 |   .0261071   .0358398     0.73   0.466    -.0441376    .0963517
   empstat_3 |   .2867968   .0749432     3.83   0.000     .1399108    .4336827
   empstat_4 |   .1499202   .0372981     4.02   0.000     .0768174    .2230231
             |
  1.neurotic |   .8036111   .0326809    24.59   0.000     .7395577    .8676646
   1.drugdep |    .456245   .0716724     6.37   0.000     .3157697    .5967203
        sadq |    .040538    .004276     9.48   0.000     .0321572    .0489188
  1.psyctall |   .5591461   .1505381     3.71   0.000     .2640968    .8541953
-------------+----------------------------------------------------------------
       /cut1 |  -.5047366   .0397168   -12.71   0.000    -.5825802   -.4268931
       /cut2 |   .9113189    .040439    22.54   0.000     .8320599    .9905779
       /cut3 |   1.885267   .0440983    42.75   0.000     1.798836    1.971698
       /cut4 |   2.801584   .0573228    48.87   0.000     2.689234    2.913935
-------------+----------------------------------------------------------------
   /sigma2_u |    .019823   .0058476                      .0111192    .0353399
------------------------------------------------------------------------------
LR test vs. oprobit regression:   chibar2(01) =    16.67 Prob>=chibar2 = 0.0000
```

6.5.3 R

R 拟合多项分布混合效应模型的工具仍在开发中。已知的工具包如 mixcat、MCMClogit 和 mme (multinomial mixed models)都有基本功能拟合两水平的模型，但因为是不同人开发的程序包，其对数据阵的要求和模型定义规则有所不同。如 mme 要求将多分类的 y 变量列成多个两分变量，k 项分类就要有 k 个 y (y_1，y_2，$\cdots y_k$)；协变量 x 也要分别与 $k-1$ 个 y 变量相关联；另外还要给出模型参数的估计初始值。MCMClogit 则是在 MCMC 算法下构造和估计模型，程序包 mixcat 相对简单便捷 (Papageorgiou，Hinde. 2012)。

程序包 mixcat (Mixed effects cumulative link and logistic regression models)的主要模块是 npmlt，主要规定内容如下，具体解释可从 R 的 library(mixcat)中获得。初级用户需要知道如何设定其中的两个 formula、random、id 和 link 函数。

```
npmlt(formula, formula.npo=~1, random=~1, id, k=1, eps=0.0001,
      start.int=NULL, start.reg=NULL, start.mp=NULL,
      start.m=NULL, link="clogit",
      EB=FALSE, maxit=500, na.rm=TRUE, tol=0.0001)
```

第一个 formula 预设为定义比例比数(po)模型，需要给出 y 变量和 x 变量；第二个 formula 定义非比例比数(npo)模型，需给出相应 x 变量；random＝～1 设定随机截距模型，random＝～1＋x 设定一个随机斜率模型；id＝水平 2 指示变量；link＝”blogit” 或者“clogit”，前者以多项分类的最后一类为参考拟合 C－1 个比例比数 logistic 模型，适用于无序多项分类数据；后者拟合累计 logistic 模型，适用于有序多项分类数据，为模型预设选择。此模块对随机效应的分布采用非参数方法，$k=1$ 拟合固定效应模型，$k=2$ 或 $k>2$ 决定非参数点的个数，一般设为 2 即可。EB 参数预置为 FALES，如果改为 TRUE，模型提供 Bayes 法估计的随机效应值。若协变量中有缺失值，需要用 na. rm＝TRUE 对缺失值做删除后拟合模型。其他参数为模块预置可不必改变。两个 formula 分别定义比例比数和非比例比数模型中变量，有利于检查比例比数假设。针对两个 link 函数的要求，拟合模型前要确定 y 变量是离散或有序分类变量，最后一个类别是参照组(blogit)或累计概率组(clogit)。另外在拟合模型前需要用 attach(data#)，完成分析后用 detach(data#)。

以下以例 6.1 和 6.2 数据简介如何用 npmlt 模块估计两水平多项式模型。

(1) 拟合两水平无序多项式模型

准备工作：调用"haven""tidyverse""statmod""mixcat"程序包；读入 dat06-1.dta 数据；将数据中结局变量"*Lear_cat*"变量中代表"normal"的编码从"1"修改为"5"(若函数 npmlt( )需要调用参数"link=blogit"，则默认识别最后编码的为参考类)；定义结局变量和水平 2 单位数为分类变量。

```
> library(haven)
> library(statmod)
> library(mixcat)
> library(tidyverse)
> data <-read_dta("/第六章数据文件/dat06-1.dta")
> data <-data %>%
  mutate(Lear_cat=case_when(Lear_cat==1~5,
                            Lear_cat==2~2,
                            Lear_cat==3~3,
                            Lear_cat==4~4))
> data$Lear_cat <-factor(data$Lear_cat)
> data$Hospital <-factor(data$Hospital)
> attach(data)
```

拟合模型：

```
> model1<-npmlt(Lear_cat~1,formula.npo=~1,random=~1, id=Hospital,k=2,link="blogit")
> summary(model1)
```

```
Call:  npmlt(formula = Lear_cat ~ 1, formula.npo = ~1, random = ~1,      id = Hospital, k = 2, link = "blogit")

Coefficients:
               Estimate   Std. Error
  (Intercept) 1   -1.4034     0.4908
  (Intercept) 2   -1.3000     0.4432
  (Intercept) 3   -2.5048     0.4926

Estimated NP Dist.:
              Estimate  Std. Error
  mass point 1  -1.0802     0.4606
  mass point 2   1.0802     0.4377
  mass 1         0.5000     0.2077
  mass 2         0.5000     0.2077

Random effects mean: constrained to 0

Random effects variance:   Estimate  Std. Error
                           1.16686    0.05231

 -2(Log-Likelihood) : 4133
Number of iterations : 4
```

R 此模块没有对每个类别的 logit 函数(或截距)估计其随机效应方差的功能，模型 1 只有一个随机效应方差 1.169 (SE=0.0523)代表所有类别，虽然也显示具有统计学意义，但其估计值无法与 stata 估计的三个截距的方差和 MLwiN 估计的三个截距的方差－协方差系数比较。虽然截距的估计值与 MLwiN 估计的－1.287、－1.160、－2.342 相差不大，但其标准误的估计值明显大于 MLwiN 的估计值，因为随机效应的方差没有被完全从总方差中分离出来，另外随机效应的估计方法不同。

估计包含4个协变量的模型2用以下编码。因某些协变量有缺失值，故新加条件“na.rm=TRUE”要求软件删除缺失值后拟合模型。不加此条件，程序将不能拟合模型。

```
> model2<-npmlt (Lear_cat~1+Sex+Resi_area+Ethnicity+PregWk_39, formula.npo=~1+Sex+Resi_area+Ethnicity+PregWk_39, random=~1, id=Hospital, na.rm=TRUE, k=2, link="blogit")
> summary(model2)
```

对目标“model2”总结获得如下模型估计值。基于前面提到的原因，4个协变量的效应估计值和标准误都不能直接与MLwiN和Stata的结果做比较。但比较其效应的统计结论，R估计的性别效应(类别1和3)结果以及民族(类别1)效应结果与其他两个软件一致。R估计城镇效应3有统计学意义，其他两个软件估计值无统计学意义；R估计孕期效应无统计学意义而其他两个软件估计孕期效应(类别2)有统计学意义。

```
Call:  npmlt(formula = Lear_cat ~ 1 + Sex + Resi_area + Ethnicity +      PregWk_39, formula.npo = ~1
 + Sex + Resi_area + Ethnicity +      PregWk_39, random = ~1, id = Hospital, k = 2, link = "blogit",
     na.rm = TRUE)

Coefficients:
                 Estimate   Std. Error
  (Intercept) 1   -1.01335    0.09265
  (Intercept) 2   -1.72363    0.14081
  (Intercept) 3   -2.79197    0.08615
  Sex 1           -0.39538    0.20961
  Sex 2           -0.16935    0.13219
  Sex 3           -0.74933    0.30530
  Resi_area 1      0.42779    0.17480
  Resi_area 2      0.40014    0.19073
  Resi_area 3      0.03269    0.02712
  Ethnicity 1     -0.65789    0.24144
  Ethnicity 2      0.18464    0.14285
  Ethnicity 3      0.62066    0.05587
  PregWk_39 1      0.06804    0.13284
  PregWk_39 2     -0.11254    0.09345
  PregWk_39 3      0.03827    0.19462


Estimated NP Dist.:
               Estimate   Std. Error
  mass point 1  -1.08153    0.12416
  mass point 2   1.08155    0.09990
  mass 1         0.50000    0.04892
  mass 2         0.50000    0.04892

Random effects mean: constrained to 0

Random effects variance:   Estimate   Std. Error
                            1.16974     0.08379

 -2(Log-Likelihood) : 4080
Number of iterations : 4
```

假设根据以上模型2可认为孕期的效应在各类别无统计学意义，因此符合比例比数假设，可以将变量PregWk_39从formula.npo中去除，这样对三个比数模型只估计一个公共系数。

```
> model2<-npmlt (Lear_cat~1+Sex+Resi_area+Ethnicity+PregWk_39, formula.npo=~1+Sex+Resi_area+Ethnicity, random=~1, id=Hospital, na.rm=TRUE, k=2, link="blogit")
```

最后用以下指令存储数据文件，以便后续对其中的其他变量作分析。

```
> write_dta(data=data,path="/第六章数据文件/dat6-1.dta")
```

(2)拟合两水平有序多项式模型

以下对Example6_2的有序多分类y变量人格障碍严重度拟合两个累计分布比例比数模型，一个是本章表 6.6 中的模型 1(无协变量模型)，一个是含全部协变量的模型 3(含全部协变量)，以便与其他软件拟合结果比较。准备工作类似上一节。

```
> library(haven)
> library(statmod)
> library(mixcat)
> library(tidyverse)
> data <-read_dta("/第六章数据文件/example 6_2. dta")
> names(data)
```

```
 [1] "area"       "severity"  "male"       "respage-16" "age10yr"    "empstat"
 [7] "neurotic"   "drugdep"   "sadq"       "psyctall"   "const"      "nnn"
[13] "subj"
```

```
> data $ severity<-factor(data $ severity)
> data $ empstat<-factor(data $ empstat)
> attach(data)
```

以下模型的第一个 formula 只含截距项，第二个 formula 指定截距非比例比数，即分别估计 $C-1$ 个(本例为 $5-1=4$)分布切割点或分布阈值，截距在地区间有随机效应，并将模型估计结果存入 model1。

```
> model1<-npmlt(severity~1,formula. npo=~1,random=~1,id=area, k=2,link="clogit")
```

总结拟合结果显示如下。其中 4 个分布阈值估计值和标准误与 MLwiN 估计相差不大，但地区间随机效应方差估计值差别大，原因是 MLwiN 用迭代广义线性模型下的 PQL 或 MQL 法，R 用非参数法下 2 个 mass points 和 mass ($k=2$) 做估计，都是近似算法。不过两软件估计值都显示方差具有统计学统计学意义。结果中有提示迭代次数已达上限 500，如果定义模型是将 maxit 参数改为 600 或更多，估计结果可能会更准确。

```
>summary(model1)
```

```
Call:  npmlt(formula = severity ~ 1, formula.npo = ~1, random = ~1,      id = area, k = 2, li
nk = "clogit")

Coefficients:
                Estimate   Std. Error
  (Intercept) 1  -1.25838    0.02768
  (Intercept) 2   0.92198    0.02548
  (Intercept) 3   2.51942    0.04080
  (Intercept) 4   4.32716    0.09464

Estimated NP Dist.:
               Estimate  Std. Error
  mass point 1 -0.04613    0.01854
  mass point 2  1.16354    0.15736
  mass 1        0.96186    0.01763
  mass 2        0.03814    0.01763

Random effects mean: constrained to 0

Random effects variance:   Estimate  Std. Error
                            0.05368    0.01925

 -2(Log-Likelihood) : 20720
Number of iterations : 500

Warning: maximum mumber of iterations was reached
```

以下拟合模型 3，将所有变量只纳入第一个 formula，即认定比例比数假设，其结果中的固定参数估计值与 MLwiN、SAS 和 Stata 都接近，地区水平随机效应的方差估计值与其他软件相差大，但结论与 MLwiN 相等，即不具有统计学意义。

```
>model3<-npmlt(severity~male+age_16+empstat+neurotic+drugdep+sadq+psyctall, formula.npo=~1, random=~1, id=area, k=2, link="clogit")
> summary(model3)
```

```
Call:  npmlt(formula = severity ~ male + `respage-16` + empstat + neurotic +      drugdep + sadq + psyctall, formula.npo = ~1, random = ~1,
   id = area, k = 2, link = "clogit")

Coefficients:
                Estimate  Std. Error
  (Intercept) 1 -0.794110   0.065888
  (Intercept) 2  1.532916   0.068241
  (Intercept) 3  3.283636   0.076142
  (Intercept) 4  5.216198   0.123514
  male          -0.165686   0.045309
  `respage-16`  -0.001283   0.001545
  empstat2      -0.051674   0.061579
  empstat3      -0.499595   0.128780
  empstat4      -0.284272   0.062117
  neurotic      -1.405351   0.055334
  drugdep       -0.688442   0.113115
  sadq          -0.075818   0.006782
  psyctall      -1.009936   0.273052

Estimated NP Dist.:
                Estimate  Std. Error
  mass point 1 -0.020727   0.013234
  mass point 2  1.727069   0.396089
  mass 1        0.988141   0.009038
  mass 2        0.011859   0.009038

Random effects mean: constrained to 0

Random effects variance:   Estimate   Std. Error
                            0.03580    0.02043

 -2(Log-Likelihood) : 19750
```

若希望检查协变量如性别的效应是否满足比例比数假设，可将第 2 个公式写为 Formula. npo=~1+male，这样将获得 4 个性别效应估计值对应于每个分布阈值公式，以便判断模型假设是否成立。在假设不成立的情况下，可分别估计其效用估计值，本章前面已有介绍。

（杨珉）

第 7 章　多水平 Poisson 回归模型

7.1　Poisson 模型简介

医学科研中常需研究单位时间、空间、面积内某事件的发生数，如研究每升水中大肠菌群数的分布、粉尘在单位容积内计数的分布、放射性物质在单位时间(1 分钟)内放射出质点数的分布、每平方公里内某些野生动物或昆虫数的分布、某地每天交通事故发生数的分布、一定人群中某种患病率很低的非传染性疾病发病数或死亡数的分布，这类资料可利用 Poisson 分布(Poisson distribution)的理论进行分析。

如果某事件的发生是完全随机的，则单位时间或单位空间内，某事件发生 0 次、1 次、2 次…的概率为：

$$P(X)=e^{-\lambda}\ \frac{\lambda^{X}}{X!}\quad X=0,1,2,\cdots \tag{7.1}$$

称该事件的发生服从参数为 λ 的 Poisson 分布，记为 $X \sim Poisson(\lambda)$。X 为单位时间或空间内某事件的发生数，$P(X)$ 是事件数为 X 时的概率，e 为自然对数的底，$X!$ 是 X 的阶乘。Poisson 分布的重要特征是其方差等于均数：

$$E(X)=var(X)=\lambda \tag{7.2}$$

Poisson 回归(Poisson regression)常用于单位时间、面积、空间内某事件发生数(count)的影响因素的分析。另外，对于以人群为基础的稀有疾病发病率和卫生事件资料的分析也可以用 Poisson 回归。

设因变量 Y 服从参数为 λ 的 Poisson 分布，影响 λ 的因素为 $X_1, X_2, \cdots, X_m$。在广义线性模型中，对服从 Poisson 分布的因变量，取连接函数为对数，则：

$$\log(\lambda)=\beta_0+\beta_1 X_1+\beta_2 X_2+\cdots+\beta_m X_m \tag{7.3}$$

或

$$\lambda=\exp(\beta_0+\beta_1 X_1+\beta_2 X_2+\cdots+\beta_m X_m) \tag{7.4}$$

假设第 i 个研究对象的观察单位数为 E_i，则相应的事件发生数估计值为：

$$\hat{Y}_i=E_i \times \exp(\beta_{0i}+\beta_1 X_{1i}+\beta_2 X_{1i}+\cdots+\beta_m X_{mi}) \tag{7.5}$$

其中观察单位数的对数值 $\log(E_i)$ 被称为偏移校正量(offset)。如果各 E_i 相等，则模型中 offset 可以省略。

Poisson 回归模型假设各自变量对事件数的影响是指数相乘的，故称为相乘效应的 Poisson 回归模型或 Poisson 乘法模型。回归系数 β_i 的解释是：当其他自变量不变时，自变量 X_i 改变一个单位时，事件发生数的对数值的平均改变量。有关 Poisson 回归模型更多的性质、建模策略以及模型解释等，请参考 McCullagh & Nelder(1989)以及陈峰(2018)的专著。

7.2　两水平 Poisson 模型

对事件发生数资料，如果资料具有层次结构，则可以用多水平 Poisson 模型进行分析。以两水平

为例,简单的两水平 Poisson 模型或随机截距模型可以定义为:

$$Y_{ij} \sim Poisson(\lambda_{ij})$$
$$\ln(\lambda_{ij}) = \ln(E_{ij}) + \beta_0 + \beta_1 X_{1_{ij}} + \cdots + \beta_m X_{m_{ij}} + u_{0j} \quad (7.6)$$
$$u_{0j} \sim N(0,\ \sigma^2_{u_0})$$

其中 Y_{ij} 是第 j 个水平 2 单位中第 i 个观察值,$X_{1_{ij}}, X_{2_{ij}}, \cdots, X_{m_{ij}}$ 是第 j 个水平 2 单位中第 i 个观察值相应的协变量,β_0 为截距。

模型中假设水平 1 观察值服从 Poisson 分布,则 $var(y_{ij}|\lambda_{ij}) = \lambda_{ij}$;水平 2 残差 u_{0j} 服从均数为 0,方差为 $\sigma^2_{u_0}$ 的正态分布 $N(0, \sigma^2_{u_0})$ 。如果水平 2 随机效应项多于 1 个,则假设其服从均向量为 **0**,协方差矩阵为 Ω_u 的多元正态分布 $MN(\mathbf{0},\ \Omega_u)$。

多水平 Poisson 模型中,由于因变量与协变量的关系是非线性的,故高水平残差的估计需要用 Taylor 展开式进行线性化,线性化后可以利用迭代广义最小二乘 IGLS 或复加权迭代广义最小二乘 RIGLS 进行估计。如果在 Taylor 展开式中取第一项作为近似称为 1 阶近似,取前两项作为近似称为 2 阶近似。2 阶近似比 1 阶近似更精确,但稳定性差,不容易收敛。

参数的估计可以用边际拟似然方法,其残差的估计仅依赖于模型的固定效应部分;也可以用惩罚拟似然方法,又称预测拟似然方法,其残差的估计既依赖于模型的固定效应部分,又与目前高水平残差有关。

1 阶 MQL 的估计值往往会低估参数,特别是当高水平单位数较少,或事件发生数过小或过大时。2 阶 PQL 估计的精确性较好,但不容易收敛,特别是有个别残差较大时。因此,分析资料时常常以 1 阶 MQL 的估计值作为 2 阶 PQL 的初值。在 2 阶 PQL 收敛有困难时,也可以退而求其次,使用 1 阶 PQL 或 2 阶 MQL 进行估计。

例 7.1 本资料是英格兰和威尔士 15 个地区 1959—1991 年按年龄、性别分组的逐年人口数和肺癌死亡人数。

表 7.1 肺癌死亡资料数据库变量编码

变量	变量含义	变量取值
year	年份	year= 1959—1991
region	地区	1—15
age	年龄	age=0 表示年龄≤50 岁;age=1 表示年龄>50 岁
gender	性别	gender=0 表示女性;gender=1 表示男性
population	年观察人口数	
death	年肺癌死亡数	

该资料具有两水平层次结构,地区为水平 2 单位,各地区内逐年重复观察结果为水平 1 单位。资料按性别、年龄分组。反应变量是肺癌死亡人数。因为肺癌死亡是稀有事件,故考虑使用 Poisson 模型分析。

对该资料的分析,拟用三个模型回答如下问题:

(1)拟合单水平 Poisson 模型,分析肺癌死亡率是否与年龄、性别有关,是否存在年龄与性别的交互作用?肺癌死亡率是否存在时间趋势?这种趋势是否为线性的?

(2)拟合两水平随机截距 Poisson 模型,说明肺癌死亡率在区域之间是否存在差异?

(3)拟合两水平随机系数 Poisson 模型,进一步说明肺癌死亡率在区域之间的差异(水平 2 方差)

是否与年龄、性别、时间有关？

与一般资料的统计分析思路相同，首先对该资料进行统计描述。结果见表 7.2 和表 7.3，以及图 7.1 和图 7.2。

表 7.2　1959—1991 年英格兰和威尔士 15 个地区逐年肺癌死亡率

年份	人口	肺癌死亡人数	肺癌死亡率(1/10 万)
1959	45386017	21049	46.38
1960	45754991	22022	48.13
1961	46166020	22891	49.58
1962	46668988	23706	50.80
1963	47022697	24410	51.91
1964	47404303	25365	53.51
1965	47762823	26390	55.25
1966	48075295	27053	56.27
1967	48390803	28341	58.57
1968	48593004	28744	59.15
1969	48826813	29778	60.99
1970	48987694	30270	61.79
1971	48805800	30743	62.99
1972	49028883	31077	63.39
1973	49174618	31245	63.54
1974	48831554	32980	67.54
1975	48784581	32816	67.27
1976	48764379	33447	68.59
1977	48735507	34005	69.77
1978	48727673	34391	70.58
1979	49093595	34520	70.31
1980	49179077	35068	71.31
1981	49201684	34662	70.45
1982	49153897	34812	70.82
1983	49192673	35577	72.32
1984	49289593	35617	72.26
1985	49436299	35728	72.27
1986	49568211	35134	70.88
1987	49692240	35104	70.64
1988	49817214	35300	70.86
1989	49654570	34604	69.69
1990	50718742	34131	67.29
1991	50954836	34083	66.89
合计	1604845074	1025063	63.87

表 7.3　1959—1991 年英格兰和威尔士 15 个地区按性别、年龄分组的肺癌死亡率

性别	年龄	人口	肺癌死亡人数	肺癌死亡率(1/10 万)
男	≤50 岁	571605056	40816	7.1406
女	≤50 岁	555526096	14810	2.6659
男	＞50 岁	210904291	757775	359.2980
女	＞50 岁	266809631	211662	79.3307

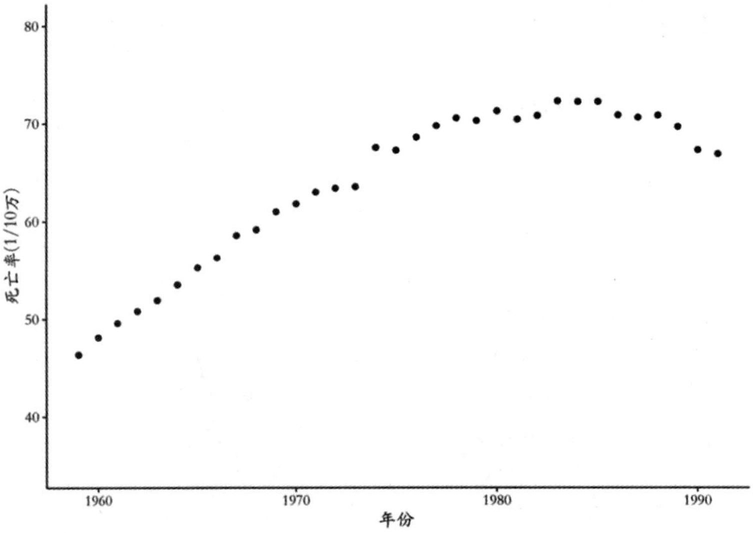

图 7.1　1959—1991 年英格兰和威尔士 15 个地区逐年肺癌死亡率

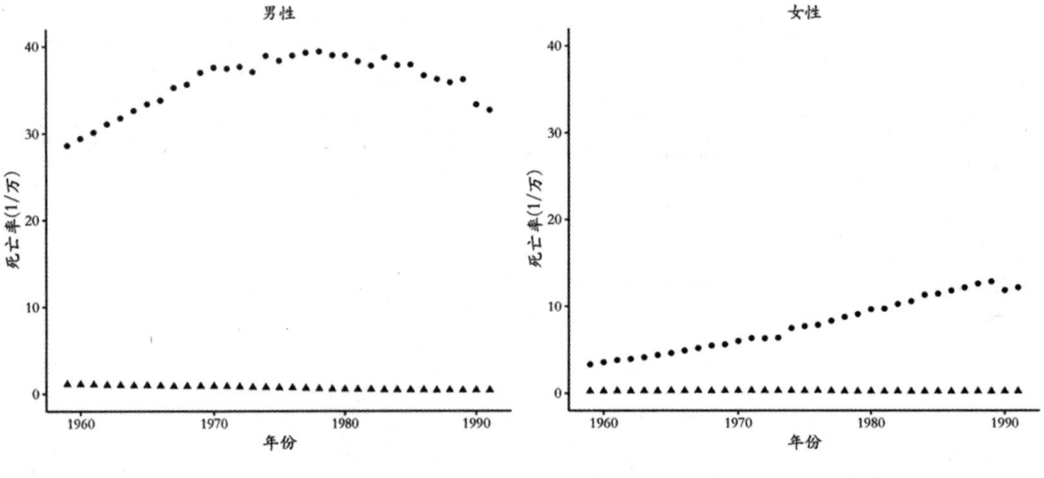

图 7.2　1959—1991 年英格兰和威尔士 15 个地区按性别、年龄分组的逐年肺癌死亡率

(标示 ●代表＞50 岁年龄组,▲代表≤50 岁年龄组)

由表 7.2 和图 7.1 可见,1959—1991 年英格兰和威尔士 15 个地区肺癌总死亡率从 1959 年开始有逐年上升趋势,并到 80 年代后期开始下降。表 7.3 显示,男性肺癌死亡率高于女性;"＞50 岁"年龄组的肺癌死亡率高于"≤50 岁"年龄组,且男性的两个年龄组之间的差别大于女性者。进一步考察发现(见图 7.2),肺癌死亡率的时间趋势在不同年龄、性别之组是不同的。男性小于"≤50 岁"组,肺癌死亡率基本维持在一个较低的水平上,">50 岁"组肺癌死亡率呈现先升后降的趋势;女性"≤50 岁"组肺癌死亡率基本维持在一个较低水平上,但">50 岁"组呈现逐年上升的趋势。上述结论是否能得到统计学上的支持呢?需要应用统计学模型及其假设检验提供佐证。

7.2.1　拟合单水平模型

从上述分析可知,肺癌死亡率在时间上的变化不是线性的,因此,模型中关于年份的变量需考虑年份的 2 次项;因年龄间、性别间有差异,且年龄组间的差异在性别间是不同的,故需要考虑性别与年龄的交互作用项;因不同的年龄、性别组间肺癌死亡率的时间趋势不同,所以模型中还应该包括年龄、性别与年份变量的交互作用项。最终拟合单水平 Poisson 模型(single level Poisson model),记为模型(7.1A):

$$\mathbf{death}_i \sim \mathbf{Poisson}(\pi_i)$$
$$\mathbf{log}(\pi_i) = \mathbf{offset}_i + \beta_0\mathbf{cons} + \beta_1\mathbf{age}_i + \beta_2\mathbf{gender}_i + \beta_3\mathbf{year}_i + \beta_4\mathbf{year.year}_i + \beta_5\mathbf{age.year}_i + \beta_6\mathbf{gender.year}_i + \beta_7\mathbf{age.gender}_i + \beta_8\mathbf{age.gender.year}_i$$

$$\mathbf{var}(\mathbf{death}_i|\pi_i) = \pi_i$$

MLwiN 软件所展示的公式中,π_i 即上文所提到的第 i 个对象事件发生数的概率 λ_i,offset 是年人口数的对数 log(population)。采用 MLwiN 软件对模型进行拟合,结果如下:

$$\mathbf{death}_i \sim \mathbf{Poisson}(\pi_i)$$
$$\mathbf{log}(\pi_i) = \mathbf{offset}_i + -10.53144(0.01611)\mathbf{cons} + 2.44862(0.01688)\mathbf{age}_i + 1.38695(0.01823)\mathbf{gender}_i + 0.01783(0.00098)\mathbf{year}_i + -0.00084(0.00001)\mathbf{year.year}_i + 0.05344(0.00093)\mathbf{age.year}_i + -0.02821(0.00105)\mathbf{gender.year}_i + 0.84011(0.01916)\mathbf{age.gender}_i + -0.01108(0.00109)\mathbf{age.gender.year}_i$$

$$\mathbf{var}(\mathbf{death}_i|\pi_i) = \pi_i$$

采用 Wald 检验对模型中各系数进行假设检验,结果模型中各固定效应项均有统计学意义。从模型估计值得知,总体趋势是这些地区的肺癌死亡率男性远高于女性,33 年间呈二项式变化,随年份推移,呈先增加后减少的趋势,而这种在时间与年龄上的变化在男女性间差别很大,男性随年龄增大更明显,但此性别差异在后几年有变小的趋势。

7.2.2　拟合两水平随机截距 Poisson 模型

将上述模型扩展到两水平的情形,以了解肺癌死亡率在对年龄、性别和年份间做了调整后是否还存在地区间的差异。以地区作为水平 2 单位,水平 2 方差中只包括常数或截距项,即仅允许截距项参数在地区间有随机效应,需要估计其方差,拟合简单的两水平 Poisson 模型(2-level Poisson model),记为模型(7.1B):

$$\text{death}_{ij} \sim \text{Poisson}(\pi_{ij})$$
$$\log(\pi_{ij}) = \text{offset}_{ij} + \beta_{0j}\text{cons} + \beta_1\text{age}_{ij} + \beta_2\text{gender}_{ij} + \beta_3\text{year}_{ij} + \beta_4\text{year.year}_{ij} + \beta_5\text{age.year}_{ij} + \beta_6\text{gender.year}_{ij} + \beta_7\text{age.gender}_{ij} + \beta_8\text{age.gender.year}_{ij}$$
$$\beta_{0j} = \beta_0 + u_{0j}$$
$$\left[u_{0j}\right] \sim N(0,\ \Omega_u) : \Omega_u = \left[\sigma^2_{u0}\right]$$
$$\text{var}(\text{death}_{ij}|\pi_{ij}) = \pi_{ij}$$

采用 2 阶 PQL 估计，模型拟合结果如下：

$$\text{death}_{ij} \sim \text{Poisson}(\pi_{ij})$$
$$\log(\pi_{ij}) = \text{offset}_{ij} + \beta_{0j}\text{cons} + 2.44922(0.01690)\text{age}_{ij} + 1.38867(0.01825)\text{gender}_{ij} + 0.01800(0.00098)\text{year}_{ij} + \text{-}0.00084(0.00001)\text{year.year}_{ij} + 0.05341(0.00093)\text{age.year}_{ij} + \text{-}0.02826(0.00105)\text{gender.year}_{ij} + 0.84045(0.01918)\text{age.gender}_{ij} + \text{-}0.01107(0.00109)\text{age.gender.year}_{ij}$$
$$\beta_{0j} = \text{-}10.54683(0.03137) + u_{0j}$$
$$\left[u_{0j}\right] \sim N(0,\ \Omega_u) : \Omega_u = \left[0.01086(0.00399)\right]$$
$$\text{var}(\text{death}_{ij}|\pi_{ij}) = \pi_{ij}$$

采用 Wald 检验对水平 2 的方差进行检验，结果为：

$$\chi^2 = \left(\frac{0.01086}{0.00399}\right)^2, P = 0.0065$$

根据上述结果，可以认为不同地区的肺癌死亡率间存在差异。与单水平模型(7.1A) 拟合结果进行对比，发现年龄、性别和年份的固定效应在两模型间基本不变。由此可见，地区间的肺癌死亡率差异不是由这些人群的地区分布不同所致。

进一步估计水平 2 残差值 u_{0j} 获得各地区的肺癌死亡率的分布，如表 7.4。通过识别死亡率最高或最低的地区，有利于进一步调查其原因。

表 7.4 例 7.1 资料的简单两水平 Poisson 模型的水平 2 残差及估计死亡率

地区编号	水平 2 残差 $\hat{u}_{0j}$	残差标准误 $SE(\hat{u}_{0j})$	估计死亡率(1/万) $\exp(\hat{\beta}_0 + \hat{u}_{0j}) \times 10000$
1	0.1426	0.0271	0.3031
2	0.0147	0.0271	0.2667
3	−0.0559	0.0271	0.2484
4	−0.1289	0.0274	0.2309
5	0.0367	0.0271	0.2726
6	0.0850	0.0271	0.2860
7	0.1017	0.0271	0.2909
8	0.0431	0.0272	0.2743
9	−0.0565	0.0273	0.2484

续表

地区编号	水平 2 残差 $\hat{u}_{0j}$	残差标准误 $SE(\hat{u}_{0j})$	估计死亡率(1/万) $\exp(\hat{\beta}_0+\hat{u}_{0j})\times 10000$
10	－0.1292	0.0274	0.2309
11	－0.1541	0.0272	0.2252
12	－0.0271	0.0271	0.2557
13	0.1829	0.0272	0.3155
14	0.0776	0.0271	0.2840
15	－0.1331	0.0272	0.2300

7.2.3　拟合两水平随机系数 Poisson 模型

为进一步了解不同地区间肺癌死亡率性别上的差异是否不同，在模型的随机部分水平 2 增加性别，拟合两水平随机系数 Poisson 模型(2-level random coefficient Poisson model)，记为模型(7.1C)，其 2 阶 PQL 模型估计结果如下：

$$\text{death}_{ij} \sim \text{Poisson}(\pi_{ij})$$

$$\begin{aligned}\log(\pi_{ij}) = {} & \text{offset}_{ij} + \beta_{0j}\text{cons} + 2.44610(0.01690)\text{age}_{ij} + \beta_{2j}\text{gender}_{ij} + 0.01810(0.00098)\text{year}_{ij} + \\ & -0.00084(0.00001)\text{year.year}_{ij} + 0.05352(0.00093)\text{age.year}_{ij} + -0.02835(0.00105)\text{gender.year}_{ij} + \\ & 0.84406(0.01918)\text{age.gender}_{ij} + -0.01120(0.00109)\text{age.gender.year}_{ij}\end{aligned}$$

$$\beta_{0j} = -10.54697(0.03921) + u_{0j}$$

$$\beta_{2j} = 1.38742(0.02681) + u_{2j}$$

$$\begin{bmatrix} u_{0j} \\ u_{2j} \end{bmatrix} \sim N(0,\ \Omega_u)\ :\ \Omega_u = \begin{bmatrix} 0.01915(0.00705) & \\ -0.00756(0.00339) & 0.00577(0.00215) \end{bmatrix}$$

$$\text{var}(\text{death}_{ij}|\pi_{ij}) = \pi_{ij}$$

采用 Wald 检验对水平 2 的方差进行检验，$\sigma^2_{u_0}$、$\sigma_{u_{02}}$、$\sigma^2_{u_2}$ 均有统计学意义，可以认为不同地区间的肺癌死亡率有性别差异。地区间男女肺癌死亡率的变异可由下式计算：

$$var\ (u_{0j}+u_{2j}gender_{ij}) = \sigma^2_{u_0} + 2\sigma_{u_{02}}(gender) + \sigma^2_{u_2}(gender)^2$$

女性(gender＝0)死亡率的方差(对数尺度)：

$$var\ (u_{0j}+u_{2j}gender_{ij}) = \sigma^2_{u_0} = 0.01915$$

男性(gender＝1)死亡率的方差(对数尺度)：

$$var\ (u_{0j}+u_{2j}gender_{ij}) = \sigma^2_{u_0} = 0.01915 - 2\times 0.00756 + 0.00577 = 0.00980$$

说明不同地区男性肺癌死亡率间的差异小于不同地区女性间的差异。u_{0j} 和 u_{2j} 的协方差为负值，说明地区内女性死亡率(u_{0j} 估计值)与死亡率的性别差异(u_{2j} 估计值)呈负相关。女性死亡率越高的地区其性别差异也越小。表 7.5 结果更清楚地解释此模型中两随机效应的实际意义。

表 7.5 例 7.1 资料的两水平 Poisson 模型(7.1C)分性别的水平 2 残差及估计死亡率

地区编号	女性		男性	
	$\hat{u}_{0j}$	$\exp(\hat{\beta}_0+\hat{u}_{0j})\times 10000$	$\hat{u}_{2j}$	$\exp(\hat{\beta}_0+\hat{\beta}_2+\hat{u}_{0j}+\hat{u}_{2j})\times 10000$
1	0.1674	0.3105	−0.0311	1.2057
2	0.0103	0.2654	0.0064	1.0698
3	−0.1209	0.2328	0.0827	1.0125
4	−0.1485	0.2266	0.0257	0.9306
5	0.1355	0.3007	−0.1263	1.0618
6	0.0865	0.2866	−0.0012	1.1457
7	0.1408	0.3025	−0.0502	1.1518
8	0.1384	0.3016	−0.1238	1.0675
9	−0.0516	0.2494	−0.0056	0.9936
10	−0.0847	0.2413	−0.0564	0.9137
11	−0.1606	0.2237	0.0092	0.9042
12	−0.1449	0.2273	0.1486	1.0559
13	0.2082	0.3235	−0.0323	1.2544
14	0.0553	0.2776	0.0293	1.1449
15	−0.2312	0.2085	0.1248	0.9459

为进一步说明不同地区的肺癌死亡率间的差异是否还与年龄、年份有关，在水平 2 的随机部分增加年龄和年份，记为模型(7.1D)，其模型的 2 阶 PQL 估计结果如下：

$$\text{death}_{ij} \sim \text{Poisson}(\pi_{ij})$$

$$\begin{aligned}\log(\pi_{ij}) = {} & \text{offset}_{ij} + \beta_{0j}\text{cons} + \beta_{1j}\text{age}_{ij} + \beta_{2j}\text{gender}_{ij} + \beta_{3j}\text{year}_{ij} + -0.00086(0.00001)\text{year.year}_{ij} + \\ & 0.05417(0.00093)\text{age.year}_{ij} + -0.02883(0.00105)\text{gender.year}_{ij} + 0.85607(0.01921)\text{age.gender}_{ij} + \\ & -0.01134(0.00109)\text{age.gender.year}_{ij}\end{aligned}$$

$$\beta_{0j} = -10.57341(0.05638) + u_{0j}$$

$$\beta_{1j} = 2.45869(0.04225) + u_{1j}$$

$$\beta_{2j} = 1.38777(0.02964) + u_{2j}$$

$$\beta_{3j} = 0.01855(0.00181) + u_{3j}$$

$$\begin{bmatrix} u_{0j} \\ u_{1j} \\ u_{2j} \\ u_{3j} \end{bmatrix} \sim N(0, \Omega_u) : \Omega_u = \begin{bmatrix} 0.04368(0.01609) & & & \\ -0.01086(0.00866) & 0.02241(0.00828) & & \\ -0.00974(0.00554) & -0.00708(0.00397) & 0.00814(0.00301) & \\ -0.00032(0.00033) & -0.00068(0.00029) & 0.00041(0.00017) & 0.00003(0.00001) \end{bmatrix}$$

$$\text{var}(\text{death}_{ij}|\pi_{ij}) = \pi_{ij}$$

结果表明，水平 2 随机效应各项均有统计学意义，可以认为不同地区的肺癌死亡率间的差异与性别、年龄、年份均有关系。

现将上述模型(7.1A)～(7.1D)拟合的结果总结为表 7.6。从表 7.6 可见，随水平 2 方差分解越来越细，固定部分的系数基本稳定，但随着水平 2 方差中考虑的变量增加，其对应的固定部分的系数的标准误会随之增大。说明对这类具有聚集性的资料，如果不考虑水平 2 的方差或考虑不周全时，固定部分变量的效应的假阳性会增加。

表 7.6　例 7.1 资料的两水平 Poisson 模型拟合结果比较

效应	参数	估计系数(标准误)			
		模型 7.1A	模型 7.1B	模型 7.1C	模型 7.1D
固定效应	β_0(常数项)	−10.53148(0.01610)	−10.54685(0.03137)	−10.54697(0.03921)	−10.57341(0.05638)
	β_1(age)	2.44874(0.01688)	2.44923(0.01690)	2.44610(0.01690)	2.45869(0.04225)
	β_2(gender)	1.38701(0.01822)	1.38869(0.01825)	1.38742(0.02681)	1.38777(0.02964)
	β_3(year)	0.01782(0.00098)	0.01801(0.00098)	0.01810(0.00098)	0.01855(0.00181)
	β_4($year^2$)	−0.00084(0.00001)	−0.00084(0.00001)	−0.00084(0.00001)	−0.00086(0.00001)
	β_5(age×year)	0.05344(0.00093)	0.05340(0.00093)	0.05352(0.00093)	0.05417(0.00093)
	β_6(gender×year)	−0.02820(0.00105)	−0.02826(0.00105)	−0.02835(0.00105)	−0.02883(0.00105)
	β_7(age×gender)	0.84007(0.01915)	0.84043(0.01918)	0.84406(0.01918)	0.85607(0.01921)
	β_8(age×gender×year)	−0.01110(0.00109)	−0.01107(0.00109)	−0.01120(0.00109)	−0.01134(0.00109)
随机效应					
水平 2	$\sigma^2_{u_0}$	—	0.01086(0.00399)	0.01915(0.00705)	0.04368(0.01609)
	$\sigma_{u_{01}}$	—	—	—	−0.01086(0.00866)
	$\sigma^2_{u_1}$	—	—	—	0.02241(0.00828)
	$\sigma_{u_{02}}$	—	—	−0.00756(0.00339)	−0.00974(0.00554)
	$\sigma_{u_{12}}$	—	—	—	−0.00708(0.00397)
	$\sigma^2_{u_2}$	—	—	0.00577(0.00215)	0.00814(0.00301)
	$\sigma_{u_{03}}$	—	—	—	−0.00032(0.00033)
	$\sigma_{u_{13}}$	—	—	—	−0.00068(0.00029)
	$\sigma_{u_{23}}$	—	—	—	0.00041(0.00017)
	$\sigma^2_{u_3}$	—	—	—	0.00003(0.00001)
水平 1	$var(death_{ij}\|\pi_{ij})=\pi_{ij}$	1	1	1	1

7.3　超 Poisson 方差模型

理论上，Poisson 分布的方差 $var(Y)$ 等于其期望 $E(Y)$。实际工作中常常遇到应用 Poisson 模型预测的方差大于其期望，这种情况常被称为超 Poisson 变异(extra-Poisson variation)，又称为超离散(over-dispersion)。导致超离散现象的原因很多：从生物学角度来看，是因为事件的发生具有聚集性；从模型构造角度来看，是因为已知的协变量不能有效地解释因变量的变异或者是数据中有异常值；从统计学的角度来看，观察值是由若干个(K 个)随机变量组合而成，即：

$$Y = Z_1 + Z_2 + \cdots + Z_K$$

这里，Z_i 是独立同分布的(Independent and identically distributed, IID)，而 K 也是随机的，服从 Poisson 分布，且与 Z 独立，这样：

$$E(Y) = E(K)E(Z)$$

$$var(Y) = E(K)E(Z^2)$$

显然，当 $E(Z^2) > E(Z)$ 时 Y 就是超离散的。因此，超离散的多水平 Poisson 模型中水平 1 的方差可定义为：

$$var(y_{ij} \mid \pi_{ij}) = k\pi_{ij}, \qquad k>1$$

拟合超离散模型是检查所拟合模型的假设是否满足，并为进一步改进模型拟合优度提供线索。

对例 7.1 资料拟合超离散的两水平 Poisson 模型。其中模型(7.1E)是单水平模型；模型(7.1F)是简单两水平随机截距模型，水平 2 的随机效应中只考虑了常数项；模型(7.1G)中水平 2 的随机效应中考虑了常数项和性别项；模型(7.1H)中水平 2 上的随机效应中考虑了常数项、性别、年龄和年份。模型(7.1E)至模型(7.1H)的结果总结见表 7.7。

表 7.7　例 7.1 资料的两水平超离散 Poisson 模型拟合结果比较

效应	参数	估计系数(标准误)			
		模型 7.1E	模型 7.1F	模型 7.1G	模型 7.1H
固定效应	β_0(常数项)	−10.53144(0.04967)	−10.54671(0.04396)	−10.54725(0.04837)	−10.57385(0.05833)
	β_1(age)	2.44862(0.05205)	2.44921(0.03650)	2.44623(0.03428)	2.46029(0.04544)
	β_2(gender)	1.38695(0.05620)	1.38866(0.03941)	1.38840(0.04175)	1.38832(0.03513)
	β_3(year)	0.01783(0.00301)	0.01800(0.00211)	0.01810(0.00198)	0.01849(0.00207)
	β_4(year^2)	−0.00084(0.00004)	−0.00084(0.00003)	−0.00084(0.00003)	−0.00086(0.00002)
	β_5(age×year)	0.05344(0.00286)	0.05341(0.00200)	0.05351(0.00188)	0.05418(0.00134)
	β_6(gender×year)	−0.02821(0.00323)	−0.02826(0.00277)	−0.02835(0.00213)	−0.02884(0.00152)
	β_7(age×gender)	0.84011(0.05906)	0.84045(0.04141)	0.84388(0.03890)	0.85580(0.02780)
	β_8(age×gender×year)	−0.01108(0.00335)	−0.01107(0.00235)	−0.01120(0.00220)	−0.01133(0.00157)
随机效应					
水平 2	$\sigma^2_{u_0}$	—	0.01078(0.00397)	0.01899(0.00705)	0.04271(0.01592)
	$\sigma_{u_{01}}$	—	—	—	−0.01031(0.00858)
	$\sigma^2_{u_1}$	—	—	—	0.02187(0.00824)
	$\sigma_{u_{02}}$	—	—	−0.00742(0.00340)	−0.00958(0.00549)
	$\sigma_{u_{12}}$	—	—	—	−0.00701(0.00395)
	$\sigma^2_{u_2}$	—	—	0.00554(0.00216)	0.00799(0.00299)
	$\sigma_{u_{03}}$	—	—	—	−0.00031(0.00033)
	$\sigma_{u_{13}}$	—	—	—	−0.00068(0.00029)
	$\sigma_{u_{23}}$	—	—	—	0.00041(0.00017)
	$\sigma^2_{u_3}$	—	—	—	0.00003(0.00001)
水平 1	$var(death_{ij} \mid \pi_{ij}) = \pi_{ij}$	9.48426(0.30122)	4.66322(0.14877)	4.11338(0.13173)	2.09558(0.06763)

从表 7.7 中可见，随着水平 2 上的方差分解越来越细，固定效应部分估计系数基本稳定，但相应的标准误越来越小。同时，随水平 2 的方差分解越细，水平 1 的方差越来越接近于 Poisson 的方差，即 k 越来越接近于 1。

根据模型(7.1H)的固定效应部分，对各年龄组、性别的逐年肺癌死亡率进行估计，结果见图 7.3。模型基本上与实际情况相符。

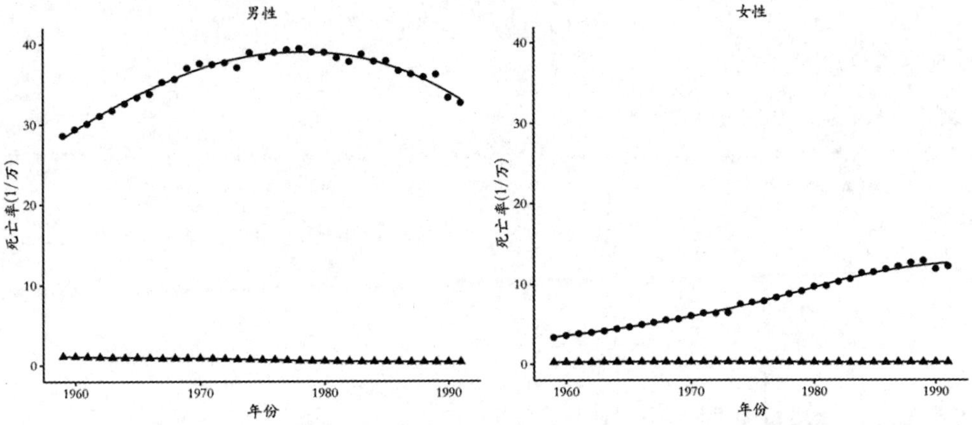

图 7.3　1959—1991 年英格兰和威尔士 15 个地区按性别、年龄分组逐年肺癌死亡率(1/万)及拟合结果

(标示 ● 代表>50 岁年龄组,▲代表≤50 岁年龄组)

然而,对模型(7.1H)中水平 1 方差的约束项 k 进行检验:

$$z=\frac{2.09558}{0.06763}=16.1996,\ P<0.0001$$

上述结果说明模型(7.1H)估计的方差尚有部分不能用性别、年龄和年份来解释。这可能因为此资料为集合数据,我们没有足够的个体水平的变量如生活习惯、吸烟史、家族病史等来解释肺癌死亡的个体差异。

对比表 7.6 和表 7.7 中相应的模型发现,超离散两水平 Poisson 模型中固定部分系数的标准误大于单纯两水平 Poisson 模型。这提示对于聚集性资料应当合理指定各水平随机效应。

7.4　两水平负二项分布模型

超离散现象的出现还有另外一个解释。假设每个观察值 Y 均服从 Poisson 分布,但每个 Poisson 分布的参数 π 不是一个常数,而是一个随机变量,此时存在三种情况。

(1)若 π 服从均数为 μ,方差为 μ/φ 的 Gamma 分布,则复合分布 Y 服从负二项分布(negative binomial distribution),此时:

$$E(Y)=\mu$$

$$var(Y)=\mu(1+\varphi)/\varphi$$

这里 φ 是一个大于 0 的常数。显然,Y 的方差大于其均数,此时,Y 的方差与其均数的比值是恒定的。当 $\varphi\to\infty$时,负二项分布退化为 Poisson 分布。

(2)若 π 服从均数为 μ,方差为 μ^2/ν 的 Gamma 分布,ν 是一个大于 0 的常数。则 Y 仍然服从负二项分布,而此时复合分布 Y 的均数和方差为:

$$E(Y)=\mu$$

$$var(Y)=\mu+\mu^2/\nu$$

显然,Y 的方差仍大于其均数,方差与其均数的关系是二次项的,而不是线性的。当 $\nu\to\infty$时,负二项分布退化为 Poisson 分布。MLwiN 中采用的是后一种形式。

对例 7.1 资料,拟合两水平的负二项模型,观察值服从负二项分布,其中固定效应和随机效应的

两水平上的定义同模型(7.1D)和模型(7.1H),水平1的方差是服从负二项分布,即:

$$var(death_{ij} \mid \pi_{ij}) = \pi_{ij} + \pi_{ij}^2/\nu$$

模型记为(7.1I):

$$\text{death}_{ij} \sim \text{-ve Binomial}(\pi_{ij})$$
$$\log(\pi_{ij}) = \text{offs}_{ij} + \beta_{0j}\text{cons} + \beta_{1j}\text{age}_{ij} + \beta_{2j}\text{gender}_{ij} + \beta_{3j}\text{year}_{ij} + \beta_4\text{year.year}_{ij} + \beta_5\text{age.year}_{ij} + \beta_6\text{gender.year}_{ij} + \beta_7\text{age.gender}_{ij} + \beta_8\text{age.gender.year}_{ij}$$
$$\beta_{0j} = \beta_0 + u_{0j}$$
$$\beta_{1j} = \beta_1 + u_{1j}$$
$$\beta_{2j} = \beta_2 + u_{2j}$$
$$\beta_{3j} = \beta_3 + u_{3j}$$

$$\begin{bmatrix} u_{0j} \\ u_{1j} \\ u_{2j} \\ u_{3j} \end{bmatrix} \sim \text{N}(0,\ \Omega_u)\ :\ \Omega_u = \begin{bmatrix} \sigma_{u0}^2 & & & \\ \sigma_{u01} & \sigma_{u1}^2 & & \\ \sigma_{u02} & \sigma_{u12} & \sigma_{u2}^2 & \\ \sigma_{u03} & \sigma_{u13} & \sigma_{u23} & \sigma_{u3}^2 \end{bmatrix}$$

$$\text{var}(\text{death}_{ij}|\pi_{ij}) = \pi_{ij} + \pi_{ij}{}^2 * a$$

(3)若 Y 的方差仍然大于负二项分布模型估计的方差,称为超负二项离散(extra- negative binomial dispersion)模型,定义为:

$$var(Y) = k\mu + \mu^2/\nu$$

$k=1$ 时就是负二项方差。

对例7.1资料,建立超离散的两水平负二项模型,其中固定效应和随机效应的水平2上的定义同模型(7.1I),水平1的方差定义为:

$$var(death_{ij} \mid \pi_{ij}) = k\pi_{ij} + \pi_{ij}^2/\nu$$

模型记为(7.1J),拟合结果如下:

$$\text{death}_{ij} \sim \text{-ve Binomial}(\pi_{ij})$$
$$\log(\pi_{ij}) = \text{offs}_{ij} + \beta_{0j}\text{cons} + \beta_{1j}\text{age}_{ij} + \beta_{2j}\text{gender}_{ij} + \beta_{3j}\text{year}_{ij} + -0.00081(0.00002)\text{year.year}_{ij} + 0.05390(0.00115)\text{age.year}_{ij} + -0.02867(0.00129)\text{gender.year}_{ij} + 0.85423(0.02413)\text{age.gender}_{ij} + -0.01123(0.00136)\text{age.gender.year}_{ij}$$
$$\beta_{0j} = -10.56736(0.05697) + u_{0j}$$
$$\beta_{1j} = 2.46534(0.04414) + u_{1j}$$
$$\beta_{2j} = 1.38540(0.03242) + u_{2j}$$
$$\beta_{3j} = 0.01715(0.00204) + u_{3j}$$

$$\begin{bmatrix} u_{0j} \\ u_{1j} \\ u_{2j} \\ u_{3j} \end{bmatrix} \sim \text{N}(0,\ \Omega_u)\ :\ \Omega_u = \begin{bmatrix} 0.04263(0.01583) & & & \\ -0.00972(0.00858) & 0.02254(0.00843) & & \\ -0.00950(0.00550) & -0.00760(0.00408) & 0.00811(0.00304) & \\ -0.00034(0.00034) & -0.00073(0.00031) & 0.00044(0.00018) & 0.00004(0.00001) \end{bmatrix}$$

$$\text{var}(\text{death}_{ij}|\pi_{ij}) = 1.45344(0.06718)\pi_{ij} + \pi_{ij}{}^2 * 0.00132(0.00015)$$

显然,$k>1$,即水平1上的方差是超负二项离散的。

拟合负二项分布或超离散负二项分布模型的目的一般是考察观察值是否存在一定形式的超离散。除非确切知道超离散方差的来源,不然在实际工作中,一般不以负二项分布或超负二项分布模型的拟合结果作为对实际资料的最终解释,而是简单地拟合超 Poisson 方差模型。因为负二项或超负二项方差模型并不比超 Poisson 方差模型提供更多关于超离散方差来源的信息,而它们在固定效应的结论上也常常是一致的。

7.5　三水平 Poisson 模型

下面以一个多中心、随机、双盲、阳性药物对照的交叉设计临床试验案例来说明三水平 Poisson 模型的定义和应用。交叉设计资料是重复测量资料的一种特殊形式。

例 7.2　某药物研发单位研究国产盐酸托烷司琼注射液缓解化疗所致的恶心和呕吐的效果，以进口盐酸托烷司琼为对照，采用 2×2 交叉设计进行临床试验，110 名受试者经随机化，分为 AB 顺序组和 BA 顺序组。AB 顺序组在第一个化疗周期前使用国产盐酸托烷司琼(A)，在第二个化疗周期前使用进口盐酸托烷司琼(B)；BA 顺序组在第一个化疗周期前使用进口盐酸托烷司琼(B)，在第二个化疗周期前使用国产盐酸托烷司琼(A)。两个化疗周期间隔 4 周，以便洗脱前一个周期用药的影响。每个周期观察 6 天，共 12 天。故每个人共 12 个重复观察值。该资料具有三水平层次结构：重复测量(水平 1 单位)→个体(水平 2 单位)→医院(水平 3 单位)。

表 7.8　盐酸托烷司琼临床试验数据库变量编码

变量名	变量含义	变量取值	缺失情况
vomit	呕吐次数	0，1，2，…	缺失 20 个数据
id	患者	1，2，…，112	24 号和 42 号缺失
repeat	重复测量的次数	1，2，…，12	
treat	组别	A＝1，B＝0	
sequence	顺序	AB＝1，BA＝0	
period	试验阶段	第 1 阶段＝1，第 2 阶段＝2	
age	年龄		95 号年龄缺失
gender	性别	男＝1，女＝0	
height	身高(m)		
weight	体重(kg)		
bmi	体质指数	bmi＝体重(kg)/(身高(m))^2	
hospital	医院编号	1，2，…，5	

本研究的主要目的是考察国产药物(treat＝1)与进口药物(treat＝0)之间是否具有临床等效性。从严格意义上讲，临床等效性是指两药物的观察指标均数相等，同时方差亦相等。

这里，单位时间(每天)的呕吐次数(vomit)是因变量，属计数资料，可以用 Poisson 模型或超 Poisson 模型进行分析。

服从 Poisson 分布的数据其方差等于其均数，据此可以判断资料是否服从 Poisson 分布。从实际资料算得，呕吐次数的均数为 0.708，方差为 2.604，方差大于均数，提示可能需要考虑分布具有超离散的情形。呕吐次数的分布见表 7.9。

表 7.9 呕吐次数的实际频数与 Poisson 分布理论频数

呕吐次数	实际频数	Poisson 分布理论频数
0	962	640.61
1	117	453.36
2	80	160.42
3	55	37.84
4	35	6.70
5	23	0.95
6	9	0.11
7	7	0.01
8	4	0.00
9	2	0.00
10	4	0.00
合计	1300	1300.00

对数据的结构进行识别不难看出，此时个体内的重复观察是水平 1 单位，个体是水平 2 单位，医院是水平 3 单位。作为案例，下面分别用多水平 Poisson 回归模型和超离散的多水平 Poisson 模型对例 7.2 资料进行分析。模型中固定效应部分包含下列变量：组别（*treat*），顺序（*sequence*），时期（*period*），患者的性别（*gender*），年龄（*age*）和体质指数（*bmi*）。随机部分分别讨论单水平模型，简单结构两水平模型，简单结构三水平模型和随机系数三水平模型等。由于所有单位观察时间均为 1 天，故模型中不再考虑 offset。

（1）忽略层次结构，直接用单水平模型进行分析，记为模型（7.2A）：

$$\text{vomit}_i \sim \text{Poisson}(\pi_i)$$
$$\log(\pi_i) = \beta_0\text{cons} + \beta_1\text{treat}_i + \beta_2\text{sequence}_i + \beta_3\text{period}_i + \beta_4\text{gender}_i + \beta_5\text{age}_i + \beta_6\text{bmi}_i$$

$$\text{var}(\text{vomit}_i|\pi_i) = \pi_i$$

结果如表 7.10 系数第 1 列。

由于模型没有考虑层次结构，忽略了高水平（患者）的方差，故顺序（*sequence*）、时期（*period*）、患者的性别（*gender*）和年龄（*age*）均有统计学意义，而国产药与进口药物间差异无统计学意义，体质指数亦无统计学意义。

（2）以患者为水平 2 单位，重复测量值为水平 1 单位，构建简单两水平随机截距模型，记为模型（7.2B）如下：

$$\text{vomit}_{ij} \sim \text{Poisson}(\pi_{ij})$$
$$\log(\pi_{ij}) = \beta_{0j}\text{cons} + \beta_1\text{treat}_{ij} + \beta_2\text{sequence}_j + \beta_3\text{period}_{ij} + \beta_4\text{gender}_j + \beta_5\text{age}_j + \beta_6\text{bmi}_j$$
$$\beta_{0j} = \beta_0 + u_{0j}$$

$$\left[u_{0j}\right] \sim \text{N}(0,\ \Omega_u)\ :\ \Omega_u = \left[\sigma^2_{u0}\right]$$

$$\text{var}(\text{vomit}_{ij}|\pi_{ij}) = \pi_{ij}$$

模型拟合结果如表 7.10 系数第 2 列。

此时，水平 2 的方差为 1.97265，标准误为 0.29067 有统计学意义。说明估计水平 2 的方差是必要的。在该模型中，处理(*treat*)、顺序(*sequence*)、患者的年龄(*age*)、体质指数(*bmi*)无统计学意义，而时期(*period*)、性别(*gender*)差异亦有统计学意义。单水平模型中年龄和用药顺序对反应变量的影响实质上是个体间差异的结果。

(3)以医院为水平 3 单位，患者为水平 2 单位，重复测量值为水平 1 单位，考虑拟合简单三水平随机截距 Poisson 模型(3-level random intercept Poisson model)，记为模型(7.2C)：

$$\text{vomit}_{ijk} \sim \text{Poisson}(\pi_{ijk})$$
$$\log(\pi_{ijk}) = \beta_{0jk}\text{cons} + \beta_1\text{treat}_{ijk} + \beta_2\text{sequence}_{jk} + \beta_3\text{period}_{ijk} + \beta_4\text{gender}_{jk} + \beta_5\text{age}_{jk} + \beta_6\text{bmi}_{jk}$$
$$\beta_{0jk} = \beta_0 + v_{0k} + u_{0jk}$$
$$\begin{bmatrix} v_{0k} \end{bmatrix} \sim N(0,\ \Omega_v) : \Omega_v = \begin{bmatrix} \sigma^2_{v0} \end{bmatrix}$$
$$\begin{bmatrix} u_{0jk} \end{bmatrix} \sim N(0,\ \Omega_u) : \Omega_u = \begin{bmatrix} \sigma^2_{u0} \end{bmatrix}$$
$$\text{var}(\text{vomit}_{ijk} | \pi_{ijk}) = \pi_{ijk}$$

结果如表 7.10 估计系数第 3 列。

此时，水平 3 上的方差为 0.06204，标准误为 0.10277，无统计学意义。在该模型中，顺序(*sequence*)，患者的年龄(*age*)、体质指数(*bmi*)无统计学意义，而时期(*period*)之间有差别，性别(*gender*)差异亦有统计学意义。

本例中水平 3 单位是医院，但本试验中的医院数只有 5 家，样本量显然太小，这里只是作为一个例子说明三水平模型的建立。

(4)在模型(7.2C)的基础上，根据药物临床等效性的定义，进一步考虑水平 2 方差(个体内变异)在药物之间是否有差异。

设：$\sigma^2_u = \sigma^2_{u_0} + 2\sigma_{u(0,treat)}treat + \sigma^2_{u,treat}(treat)^2$

则进口药的方差为：$\sigma^2_u = \sigma^2_{u_0}$，国产药的方差为：$\sigma^2_u = \sigma^2_{u_0} + 2\sigma_{u(id,treat)} + \sigma^2_{u,treat}$。对 $\sigma^2_{u,treat}$ 或 $\sigma_{u(id,treat)}$ 进行检验，若有统计学意义，说明水平 2 的方差与药物有关。拟合下列模型，记为模型(7.2D)：

$$\text{vomit}_{ijk} \sim \text{Poisson}(\pi_{ijk})$$
$$\log(\pi_{ijk}) = \beta_{0jk}\text{cons} + \beta_{1j}\text{treat}_{ijk} + \beta_2\text{sequence}_{jk} + \beta_3\text{period}_{ijk} + \beta_4\text{gender}_{jk} + \beta_5\text{age}_{jk} + \beta_6\text{bmi}_{jk}$$
$$\beta_{0jk} = \beta_0 + v_{0k} + u_{0jk}$$
$$\beta_{1j} = \beta_1 + u_{1jk}$$
$$\begin{bmatrix} v_{0k} \end{bmatrix} \sim N(0,\ \Omega_v) : \Omega_v = \begin{bmatrix} \sigma^2_{v0} \end{bmatrix}$$
$$\begin{bmatrix} u_{0jk} \\ u_{1jk} \end{bmatrix} \sim N(0,\ \Omega_u) : \Omega_u = \begin{bmatrix} \sigma^2_{u0} & \\ \sigma_{u01} & \sigma^2_{u1} \end{bmatrix}$$
$$\text{var}(\text{vomit}_{ijk} | \pi_{ijk}) = \pi_{ijk}$$

结果如表 7.10 估计系数第 4 列。因水平 2 上 treat 的方差为 2.12575，标准误为 0.37206，有统计学意义。进口药物的方差为 1.86903，国产药物的方差为：$1.86903 - 2 \times 0.48025 + 2.12575 = 3.03428$。而固定效应 treat 的系数无统计学意义。说明，尽管接受国产药物与进口药物平均呕吐次数差异无统计学意义，但接受国产药物的呕吐次数的变异大于进口药物。显然，这一结论用单水平模型是难以得到的。

(5)在模型(7.2D)的基础上，拟合超离散 Poisson 回归模型，记为模型(7.2E)。

表 7.10　例 7.2 资料的多水平 Poisson 模型拟合结果比较

效应	参数	系数(标准误)				
		模型 7.2A	模型 7.2B	模型 7.2C	模型 7.2D	模型 7.2E
固定效应						
	β_0(常数项)	−0.42652(0.25229)	−1.13516(1.03153)	−1.31794(1.04845)	−1.28151(1.04310)	−1.20688(1.01228)
	β_1(treat)	−0.07071(0.06682)	−0.06644(0.06541)	−0.06659(0.06666)	−0.02163(0.15969)	−0.04380(0.14451)
	β_2(sequence)	−0.20121(0.06789)	−0.06522(0.28532)	−0.05944(0.28112)	−0.03646(0.28177	−0.05269(0.27552)
	β_3(period)	0.15327(0.06682)	0.14901(0.06541)	0.14916(0.06666)	0.16437(0.15960)	0.14385(0.14409)
	β_4(age)	−0.01472(0.00251)	−0.02201(0.01050)	−0.01849(0.01066)	−0.01752(0.01044)	−0.01607(0.01023)
	β_5(gender)	0.99880(0.07400)	1.04436(0.28852)	0.99323(0.28834)	1.03702(0.28159)	1.00970(0.27552)
	β_6(bmi)	0.00577(0.00953)	0.04913(0.04082)	0.04955(0.04088)	0.04231(0.03988)	0.03881(0.03887)
随机效应						
水平 3	σ^2_{v0}	—	—	0.06204(0.10277)	0.08202(0.11181)	0.07894(0.10736)
水平 2	σ^2_{u0}	—	1.97265(0.29067)	1.90950(0.28888)	1.86903(0.30391)	1.37001(0.28197)
	σ_{u01}	—	—	—	−0.48025(0.24879)	0.01388(0.20952)
	σ^2_{u1}	—	—	—	2.12575(0.37206)	0.92912(0.29342)
水平 1	$var(vomit_{ij}\|\pi_{ij})=\pi_{ij}$	1	1	1	1	2.40383(0.10285)

结果如表 7.10 最后一列。

结论与模型 7.2D 基本一致，但水平 2 方差变小了。进一步还可以考虑顺序、时期、性别等因素对水平 2 方差的影响。留给读者练习。

7.6　用 MLwiN 软件拟合多水平 Poissin 模型

例 7.1 资料中共收集了 15 个地区共 33 个年份的观察人口和肺癌死亡人口数据，根据 2 个与人群相关二分类变量年龄分组和性别分组将数据整理成长数据格式，最终得到行数为 1980(15×33×2×2)的分析数据集"dat7-1.wsz"。下面以例 7.1 说明多水平 Poisson 模型的拟合步骤。

进入 MLwiN 后，打开数据文件"dat7-1.wsz"；

数据预处理：

在 Data Manipulation 菜单下进入 Command interface 窗口。在命令行分别键入如下命令，每个命令以回车键结束：

```
put1980 1 c7/ *   产生 1980 个 1，存入 c7，作为常数项
name c7'cons'
gene 1 1980 1 c8/ *   产生 1 到 1980 的序号，作为 1 水平单位
name c8'id1'
calc c9=loge('population')/ *   计算 offset，存入 c9
name c9'offset'
```

从菜单中的 Model 进入 Equations ，程序弹出 Equations 对话框。

Poisson 模型的设置：

结果变量、结果变量的分布，以及多水平结构的设置：点击 Equations 对话框中的 y，指定模型的结果变量（death），水平数（2），水平 2 单位（region）和水平 1 单位（id1）。点击 $N(XB,\Omega)$，弹出 Response type 菜单，选 Poisson 分布，点 Done 确定。

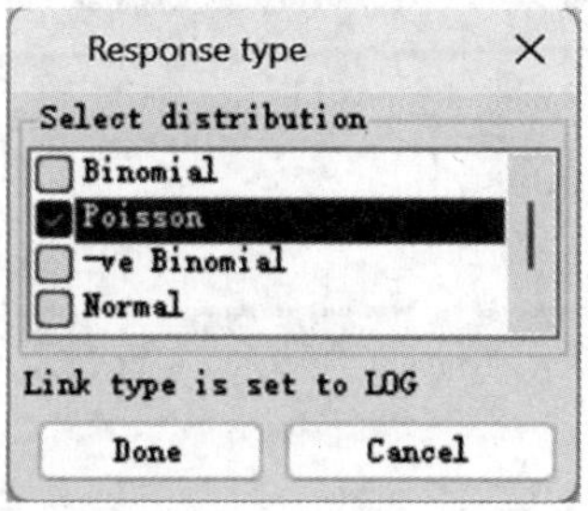

设定 offset：点击方程左边的 π_{ij}，弹出 specify offset 菜单，选变量 offset，点 Done 确定。

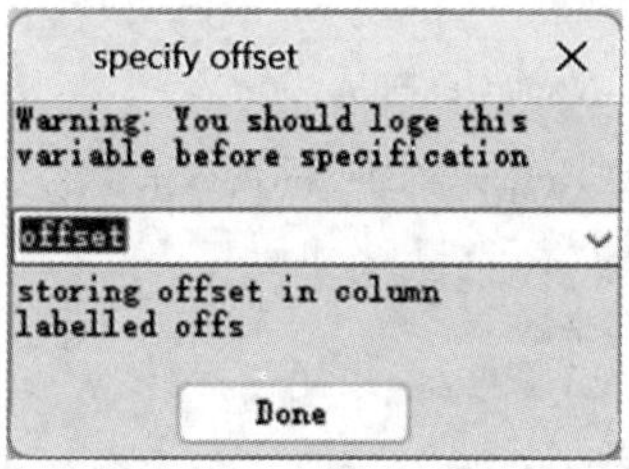

模型中固定效应的设置：在 Equations 对话框的下方点击 Add Term ，在弹出窗口 Specify term 逐个添加模型中固定部分的解释变量，包括 cons，age，gender，year，以及一阶交互作用项 year×year，age×year，gender×year，age×gender 和二阶交互作用项 gender×age×year。

模型中随机效应的设置：在 Equations 对话框中，点击 cons，在弹出的窗口中选择水平 2 随机效应。在 Equations 对话框的下方点击 Estimates ，就可以看到设定的两水平 Poisson 模型，即例 7.1 中的模型 B。

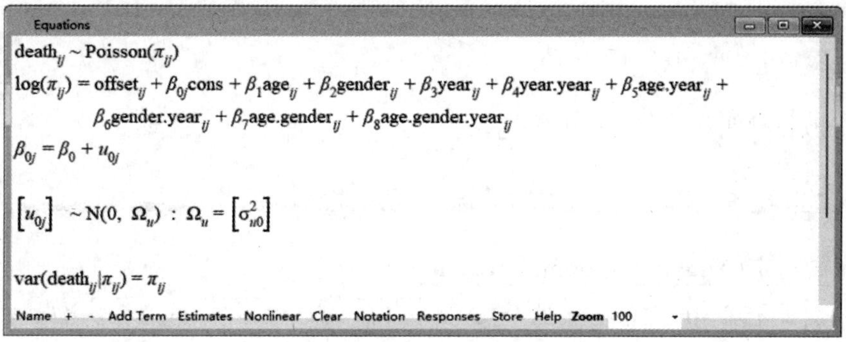

模型的估计：

在 Equations 对话框的下方再次点击 Estimates ，并点击 Start 按钮，就可以看到例 7.1 中模型 B 的拟合过程，以及最后收敛的结果。

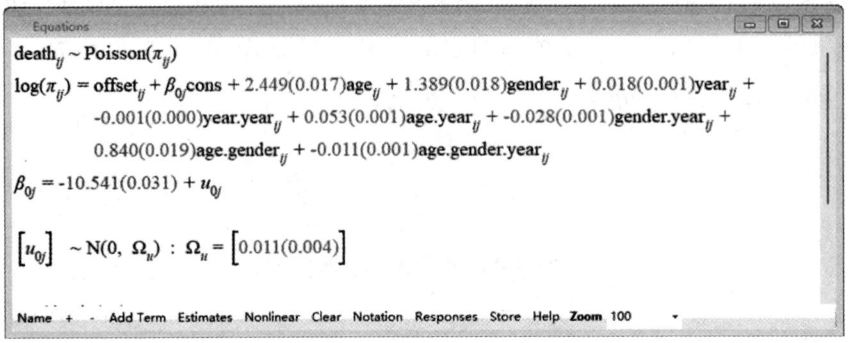

2 阶近似和 PQL 算法的设置：

在 Equations 对话框的下方点击 Nonlinear ，弹出 Nonlinear estimation 窗口，在该窗口设定 2 阶近似(2nd Order)和 PQL 算法。点 Done 确定，回到 Equations 窗口。

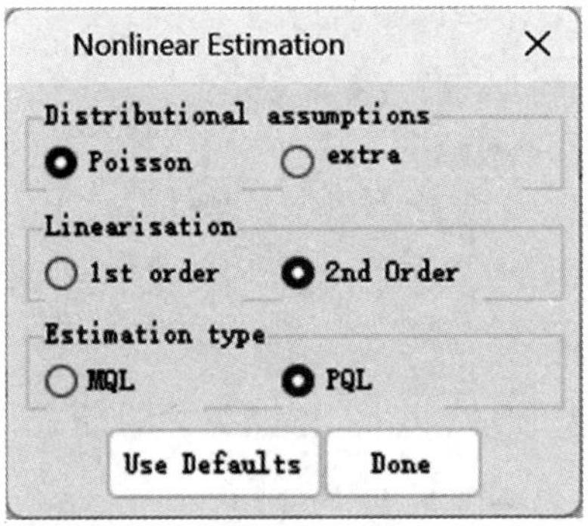

并点击 More 按钮，模型将在原估计值的基础上，继续按刚才设定的方法迭代。

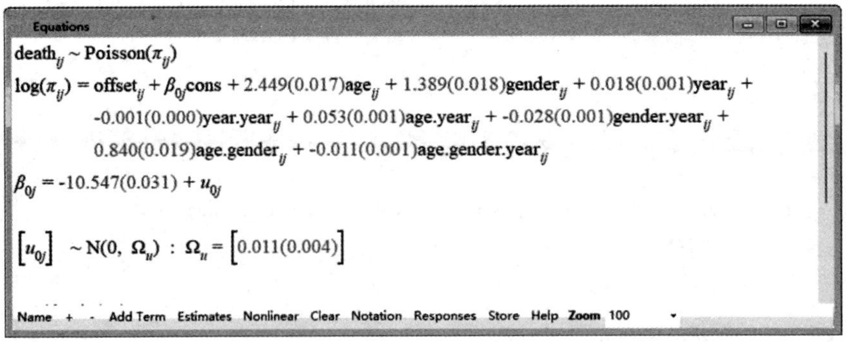

负二项分布的指定(Negative Binomial distribution)：

在 Equations 对话框中，点击变量的分布 Poisson ，弹出 Response type 窗口，在该窗口选 - ve Binomial，点 Done 确定，回到 Equations 窗口，这就设定了负二项分布。

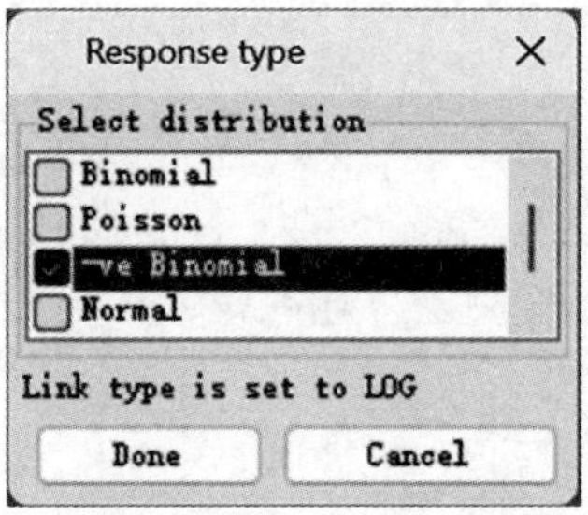

在 Equations 对话框的下方点击 Nonlinear ，弹出 Nonlinear estimation 窗口，在该窗口设定 2 阶近似(2nd Order)和 PQL 算法，以及负二项方差或超负二项方差。注意，超 Poisson 分布也是在 Nonlinear 进行指定的。

7.7　用其他软件拟合多水平 Poissin 模型

7.7.1　SAS 软件

可以用 SAS 的 glimmix 过程拟合多水平 Poisson 回归模型。以例 7.1 的模型(7.1B)为例，将数据集“dat7-1. dta”导入 SAS 软件中。

模型拟合程序指令为：

```
proc glimmix data=eg7_1;
class region;
model death=age gender year year * year age * year gender * year age * gender
age * gender * year/solution dist=poisson link=log
offset=offset ddfm=bw;
random int/subject=region type=un;
run;
```

输出结果为：

协方差参数估计			
协方差参数	对象	估计	标准误差
UN(1,1)	region	0.01163	0.004404

固定效应的解					
效应	估计	标准误差	自由度	t 值	Pr > |t|
Intercept	-10.5465	0.03218	14	-327.69	<.0001
age	2.4492	0.01690	1957	144.93	<.0001
gender	1.3887	0.01825	1957	76.10	<.0001
year	0.01800	0.000977	1957	18.42	<.0001
year*year	-0.00084	0.000013	1957	-65.92	<.0001
age*year	0.05341	0.000927	1957	57.61	<.0001
gender*year	-0.02826	0.001050	1957	-26.91	<.0001
age*gender	0.8405	0.01918	1957	43.83	<.0001
age*gender*year	-0.01107	0.001086	1957	-10.19	<.0001

若要拟合超离散 Poisson 回归模型，程序修改为

```
proc glimmix data=eg7_1;
class region;
model death=age gender year year * year age * year gender * year age * gender
age * gender * year/solution dist=poisson link=log
offset=offset ddfm=bw;
random int/subject=region type=un;
random _residual_/subject=region;
run;
```

7.7.2 Stata 软件

以例 7.1 为例，将数据导入 Stata 后，先用下列命令产生高次项和交互作用项。

```
• gen year_year=year * year
• gen age_year=age * year
• gen gender_year=gender * year
• gen age_gender=age * gender
• gen age_gender_year=age * gender * year
```

若需拟合两水平 Poisson 回归模型即模型(7.1B)，可以在命令行输入

```
• mepoisson death age gender year year_year age_year gender_year age_gender age_gender_
year, offset(offset) || region:
```

其中，offset 选项用于指定 offset 变量，||后指定了水平 2 单位 region。也可以在 Stata 的“统计”菜单中依次选择“多层混合效应模型”“泊松回归模型”或“统计”菜单中依次选择“计数结果”“多层泊松回归”。

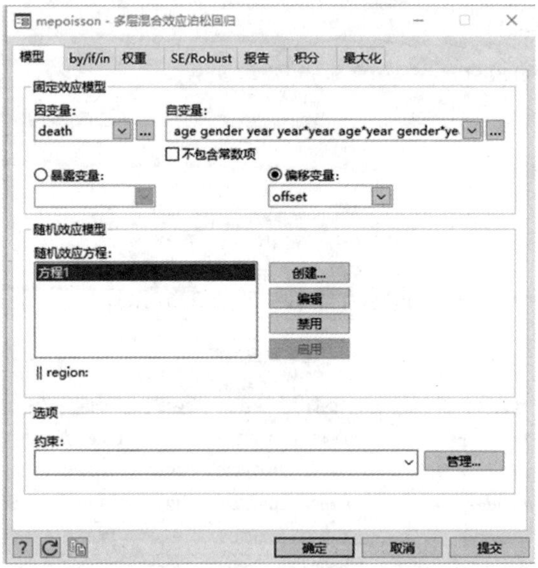

分析结果如下：

```
Mixed-effects Poisson regression                Number of obs      =      1,980
Group variable:           region                Number of groups   =         15

                                                Obs per group:
                                                              min =        132
                                                              avg =      132.0
                                                              max =        132

Integration method: mvaghermite                 Integration pts.   =          7

                                                Wald chi2(8)       =   1.16e+06
Log likelihood = -11575.659                     Prob > chi2        =     0.0000

------------------------------------------------------------------------------
         death |      Coef.   Std. Err.      z    P>|z|     [95% Conf. Interval]
---------------+--------------------------------------------------------------
           age |   2.449217   .0168988   144.93   0.000     2.416096    2.482338
        gender |   1.388666   .0182466    76.11   0.000     1.352904    1.424429
          year |   .0180044   .0009772    18.42   0.000     .0160891    .0199196
     year_year |  -.0008359   .0000127   -65.92   0.000    -.0008607    -.000811
      age_year |   .0534059    .000927    57.61   0.000      .051589    .0552228
   gender_year |  -.0282571   .0010501   -26.91   0.000    -.0303152    -.026199
    age_gender |   .8404538   .0191743    43.83   0.000     .8028727    .8780348
age_gender_year|  -.0110732   .0010861   -10.20   0.000    -.0132019   -.0089446
         _cons |  -10.54647     .03137  -336.20   0.000    -10.60795   -10.48498
        offset |          1  (offset)
---------------+--------------------------------------------------------------
region         |
     var(_cons)|   .0108583   .0039714                      .005302    .0222374
------------------------------------------------------------------------------
LR test vs. Poisson model: chibar2(01) = 9364.81      Prob >= chibar2 = 0.0000
```

7.7.3　SPSS 软件

(1) 依次点击软件窗口左上角“File”→“Import Data” →“Stata”,将数据集“dat7-1. dat”导入 SPSS 软件中。依次点击“File”→“New” →“Syntax”,输入下列命令产生高次项和交互作用项：

```
compute year×year=year * year.
execute.
compute age×year=age * year.
execute.
compute gender×year=gender * year.
execute.
compute age×gender= age * gender.
execute.
compute age×gender×year= age * gender * year.
execute.
```

完成上述操作后,在“Variable View”窗口,将变量 *id*1 和 *region* 的“Measure”设置为“Nominal”,其他变量均设置为“Scale”。

(2) 拟合两水平模型。继续在“Syntax”框中,输入以下命令：

```
 * generalized linear mixed models.
genlinmixed
  /data_structure subjects=region    /* 指定数据结构
  /fields target=death trials=none offset=field(offset)    /* 指定结局变量
  /target_options distribution=poisson link=log    /* 选择连接函数
  /fixed  effects=year age gender year×year age×year gender×year age×gender age×gen-
der×year use_intercept=true    /* 设置固定效应
```

```
/random effects=region use_intercept=true covariance_type=variance_components solution=false /* 设置随机效应
/build_options target_category_order=ascending inputs_category_order=ascending max_iterations=100 confidence_level=95 df_method=residual covb=robust pconverge=0.000001(absolute) scoring=0 singular=0.000000000001
/emmeans_options scale=original padjust=lsd.
```

点击运行，模型结果如下：

Fixed Coefficients[a]

Model Term	Coefficient	Std. Error	t	Sig.	95% Confidence Interval		Exp (Coefficient)	95% Confidence Interval for Exp (Coefficient)	
					Lower	Upper		Lower	Upper
Intercept	-10.546	.1730	-60.976	.000	-10.886	-10.207	2.629E-5	1.872E-5	3.690E-5
year	.018	.0010	18.424	.000	.016	.020	1.018	1.016	1.020
age	2.449	.0169	144.935	.000	2.416	2.482	11.579	11.202	11.969
gender	1.389	.0182	76.102	.000	1.353	1.424	4.009	3.869	4.156
year×year	-.001	1.2679E-5	-65.925	.000	-.001	-.001	.999	.999	.999
age×year	.053	.0009	57.611	.000	.052	.055	1.055	1.053	1.057
gender×year	-.028	.0011	-26.908	.000	-.030	-.026	.972	.970	.974
age×gender	.840	.0192	43.831	.000	.803	.878	2.317	2.232	2.406
age×gender×year	-.011	.0011	-10.195	.000	-.013	-.009	.989	.987	.991

Probability distribution: Poisson
Link function: Log

a. Target: death

Random Effect

Random Effect Covariance	Estimate	Std. Error	Z	Sig.	95% Confidence Interval	
					Lower	Upper
Var(Intercept)	.029[a]	.	.	.	.	.
Var(region)	.012	.004	2.642	.008	.006	.024

Covariance Structure: Variance components
Subject Specification: (None)

a. This parameter is redundant.

7.7.4 R 软件

下面以例 7.1 为例，利用 R 软件中的 lme4 包进行两水平 Poisson 回归的拟合。

首先使用 library()语句加载操作所需的包，如果提示"Error: there is no package called xxx"则提示需要额外先使用 install. packages()语句对包进行安装。

```
library(foreign) #用于读取数据的 R 包
library(lme4) #用于拟合模型的 R 包
```

使用"foreign"包中的 read. dta 语句将例 7.1 数据导入 R，本节操作为增加模型拟合的稳健性，确保模型能够收敛，先对 year 变量进行标化，再产生高次项，执行操作如下：

```
EG7_1<-read.dta("C:/…/dat7-1.dta")  #根据路径读取数据文件
EG7_1[,"year_c"]<-(EG7_1$year-mean(EG7_1$year))/sqrt(var(EG7_1$year)) #将年份数据进行标准化
EG7_1[,"year_c2"]<-EG7_1$year_c*EG7_1$year_c #构建拟合模型所需的年份数据的二次项变量
```

完成基础的数据整理工作之后，可以开始进行两水平随机截距模型即模型(7.1B)的拟合。使用“lme4”包中的 glmer()语句，分别指定拟合模型，调用数据集，结局变量分布类型(连接函数)，偏移矫正量等参数即可开始拟合。

glmer()语句常在指定所需拟合模型时，在模型表达式中使用“+”在模型的固定参数部分的最后连接模型的随机参数部分。随机参数部分使用“(…|…)”格式进行表达，其中竖线前填写需要指定随机效应的变量，默认为“1”，即随机截距模型，其后可使用“+”连接需要考虑随机斜率的变量；竖线后填写数据关于水平的指示变量，若数据已整理为长数据格式则此处可不需填写最低水平单位的指示变量。本例中此处填写水平 2 指示变量“region”。

```
fit<-glmer(death~age+gender+year_c+year_c2+age:year_c+gender:year_c+age:gender+age:gender:year_c+1+(1|region),data=EG7_1,family = poisson(link="log"),offset=offset, control=glmerControl(optCtrl = list(maxfun=20000)))
```

用 summary(fit)命令查看结果，与其他软件基本一致。结果中除了给出了 AIC、BIC 等模型诊断统计量外，还在 Random effects 处给出了随机效应的方差及其标准误。例如，区域的方差为 0.01086，其标准误为 0.1042。在 Fixed effects 部分给出了各固定效应的估计值、标准误、Z 统计量及对应的 P 值。

```
Generalized linear mixed model fit by maximum likelihood (Laplace Approximation) ['glmerMod']
 Family: poisson  ( log )
Formula: death ~ age + gender + year_c + year_c2 + age:year_c + gender:year_c +
    age:gender + age:gender:year_c + 1 + (1 | region)
   Data: EG7_1
 Offset: offset
Control: glmerControl(optCtrl = list(maxfun = 20000))

     AIC      BIC   logLik deviance df.resid
 23171.3  23227.2 -11575.7  23151.3     1970

Scaled residuals:
    Min      1Q  Median      3Q     Max
-7.1454 -1.4059 -0.0673  1.2710 12.1407

Random effects:
 Groups Name        Variance Std.Dev.
 region (Intercept) 0.01086  0.1042
Number of obs: 1980, groups:  region, 15

Fixed effects:
                   Estimate Std. Error  z value Pr(>|z|)
(Intercept)      -10.472377   0.028159 -371.900   <2e-16 ***
age                3.303712   0.008571  385.450   <2e-16 ***
gender             0.936553   0.009743   96.124   <2e-16 ***
year_c            -0.083278   0.008493   -9.806   <2e-16 ***
year_c2           -0.075825   0.001150  -65.925   <2e-16 ***
age:year_c         0.508655   0.008829   57.611   <2e-16 ***
gender:year_c     -0.269129   0.010002  -26.908   <2e-16 ***
age:gender         0.663282   0.010095   65.706   <2e-16 ***
age:gender:year_c -0.105465   0.010345  -10.195   <2e-16 ***
---
Signif. codes:  0 '***' 0.001 '**' 0.01 '*' 0.05 '.' 0.1 ' ' 1
```

若拟合随机系数模型，只需要将上述模型语句代码中的“(1|region)”改写为“(1+gender|region)”即可，此处不继续展示拟合结果。

```
fit<-glmer(death~age+gender+year_c+year_c2+age:year_c+gender:year_c+age:gender+age:gender:year_c+1+(1+gender|region),data=EG7_1,family = poisson(link="log"),offset=offset, control=glmerControl(optCtrl = list(maxfun=20000)))
```

（赵杨）

第8章　新药生物等效性评价中的多水平模型

8.1　生物等效性评价的应用背景和定义

生物等效性(bioequivalence, BE),是指在相似的试验条件下,单次或多次给予相同剂量的受试药物后,受试药物中试验药的吸收速度(药物峰浓度 Cmax)和吸收程度(药物浓度一时间曲线下面积 AUC)与参比药的差异在可接受范围内。当仿制药品与注册药品满足生物等效性时,申报可以按照简略新药申请程序(abbreviated new drug application, ANDA),避免耗时和开展昂贵的Ⅰ～Ⅲ期临床试验。在中国,生物等效性的评价可用于化学药物仿制药上市申请,以及已上市药物变更申请(国家药品监督管理局药物评审中心. 2018)。因此,生物等效性评价是药代动力学的重要内容,在新药开发和新药评价的过程中发挥着重要的作用,也是近年来统计学应用的热点领域(沈卓之,杨珉. 2015)。

例 8.1　为研究国产罗格列酮(Rosiglitazone Maleate Tablets, RMT)与进口罗格列酮的生物等效性,试验考虑两个因素:剂量有 2mg 和 4mg,产地有国产仿制药和进口原研药。选择 24 名志愿者,进行 4×4 交叉设计。试验采用 4 因素 Williams 设计,即用下列 4×4 的拉丁方:

A	D	B	C
B	A	C	D
C	B	D	A
D	C	A	B

其中 A、B、C、D 分别表示:A 进口 2mg 片剂;B 国产 2mg 片剂;C 进口 4mg 片剂;D 国产 4mg 片剂。

将 24 名受试者随机分为 4 组,每组 6 人。每个受试者参加 4 个阶段服药,每个阶段所服药物按拉丁方中字母所示。每两个阶段间的洗脱期至少为 7 天。每一服药阶段连续观察 24 小时以获得血药浓度曲线。表 8.1 是血药浓度曲线下 AUC 面积,最大浓度 Cmax。

表 8.1　国产罗格列酮与进口罗格列酮 4×4 交叉试验结果

ID	顺序	第一阶段		第二阶段		第三阶段		第四阶段	
		AUC	*Cmax*	*AUC*	*Cmax*	*AUC*	*Cmax*	*AUC*	*Cmax*
1	DCAB	884.27	204.63	905.09	222.94	2330.77	455.14	1936.98	395.55
2	CBDA	919.50	178.27	2201.98	346.89	855.89	205.31	1939.36	327.12
3	ADBC	1738.12	326.72	901.70	130.61	1889.72	375.37	870.93	158.99
4	BACD	2000.29	382.25	2350.58	479.88	952.86	187.72	955.46	202.02
5	CBDA	823.39	158.72	1864.97	329.66	710.06	133.87	1372.77	309.07
6	ADBC	2102.11	360.38	946.33	155.29	2005.84	339.67	934.45	176.23
7	DCAB	907.86	170.88	991.65	197.54	2139.65	369.21	2408.84	368.93
8	BACD	2139.72	366.84	2012.09	411.87	1134.23	200.43	924.12	223.98

续表

ID	顺序	第一阶段		第二阶段		第三阶段		第四阶段	
		AUC	*Cmax*	*AUC*	*Cmax*	*AUC*	*Cmax*	*AUC*	*Cmax*
9	DCAB	787.80	163.07	905.52	172.22	1966.42	362.11	1640.15	331.95
10	BACD	1785.35	347.46	1934.66	373.82	892.89	163.78	826.27	151.87
11	ADBC	2031.55	320.43	975.70	165.38	1893.99	313.81	788.06	128.56
12	BACD	1524.61	381.50	2525.23	439.42	952.05	177.75	940.57	187.22
13	ADBC	2013.54	314.76	1005.49	168.16	2322.68	406.54	946.92	152.94
14	DCAB	990.04	163.73	1118.63	177.61	2300.18	334.58	2197.79	293.69
15	CBDA	839.94	136.99	1956.45	374.10	611.43	132.20	1707.48	273.61
16	CBDA	1159.85	167.43	2760.90	349.34	1007.45	178.00	2477.37	327.36
17	DCAB	1032.22	182.99	1039.21	173.00	2440.50	380.79	1860.15	353.41
18	BACD	1782.62	376.58	1917.01	426.42	1048.27	179.42	882.46	149.33
19	CBDA	852.84	150.20	2256.02	284.50	982.67	157.35	1924.09	360.50
20	ADBC	2178.77	436.64	1273.04	186.33	2074.44	296.02	1009.09	190.86
21	ADBC	2529.23	449.49	1365.57	190.35	1868.99	412.40	1064.39	208.41
22	CBDA	989.89	167.33	1936.16	334.66	904.53	175.76	2029.20	420.12
23	BACD	1579.55	328.00	1756.96	284.65	949.38	188.22	951.75	201.15
24	DCAB	889.20	186.69	757.79	196.20	1813.93	441.25	1523.54	327.47

这是一个 4×4 交叉试验，可以看作是重复测量的一个特例。但每次测量时，患者所接受的处理是不同的，该资料中，同一受试者的 4 个不同阶段间的观察指标（AUC、C_{max}）是重复测量的特例，属于水平 1 单位，受试者为水平 2 单位。本例在本书第三章重复测量数据的模型分析中作为例 3.2 已回答了两个问题：同一剂量的国产罗格列酮与进口罗格列酮是否有差异？这种差别在 2mg 剂量和 4mg 剂量是否不相同？第 3 章的模型分析重点评价了两种药物效果的平均差别在不同剂量下有无意义，这只是生物等效性评价的一部分。本章则更全面地介绍在仿制药评审的过程中，生物等效性评价方法包含哪些内容和相应的模型分析方法。

8.1.1　生物等效性评价方法分类

生物等效性评价方法按其临床意义主要分为以下三种：平均生物等效性（average bioequivalence，ABE），群体生物等效性（population bioequivalence，PBE）以及个体生物等效性（individual bioequivalence，IBE）。平均生物等效性评价只对观察指标的平均水平进行研究，而不考虑受试个体间的变异；群体生物等效性评价既考虑了平均水平，又考虑了受试个体间的变异；个体生物等效性除考虑平均水平和个体变异外，还考虑了受试个体与药物间的交互作用。

平均生物等效性（ABE）评价，主要针对试验药（test，T）和参比药（reference，R）观察指标均值间的差异进行比较，当均值的差值/比值被预先确定的等效区间包含时，可以认为 T 药物和 R 药物具有平均生物等效性。ABE 评价计算简便，易于理解，只考虑药物效应的平均水平，不考虑效应的变异和分布，对低变异或高变异的药物设置的标准一致。当仿制药在个体间变异较大时，ABE 不能保证其对每个患者都是安全有效的，在用于评价药物间的互换性中显示了明显的不足。

而药物的互换性，包括了“可处方性”（prescribility）和“可替换性”（switchability）两个方面。前者指医生在给患者初次开药时可以任意选用 T 药物或 R 药物，即医生具有处方可选择性。PBE 评价建立在 ABE 基础之上,除需保证 T 药物与 R 药物的平均效应值相同,还需比较效应的变异度(方差),以保证两药物效应具有相同的边际分布。

而药物的可替换性是指患者服用某药物一段时间后,更换使用另一药物,也具有相同的安全性和有效性。在 IBE 评价方法出现前,研究者们面临这样一个问题:当几种仿制药都已经证实和同一参比药生物等效时,这几种仿制药之间是否具有生物等效性,即有无“可替换性”是一重要考虑,其重要意义是因为它将指导患者对药物的选择。如果在更换已经使用很长时间的有效药物时选择了一种误以为和原用药具有“生物等效性”的药物却得不到希望的疗效,这无疑损害了患者的利益。对于已接受一段时间药物治疗的患者而言,药物的可替换性比可处方性更为重要。因为对于每个受试者而言,使用两种药物所得的效应不一定相同。换言之,群体生物等效并不能保证两药物对于该患者是可交换的,个体与药物间可能存在交互作用(subject-by-formulation interaction)。为保证药物对大部分受试者是等效的,个体生物等效性评价的内容除包含不同药物均数与变异的比较,还包含对个体内变异、个体一药物交互作用的比较(S. Anderson et al. 1990),而这正是 IBE 评价的内容,补充了 PBE 评价的缺失点。

从等效的程度来看,IBE 最强,PBE 次之,ABE 最弱。一般应按 ABE→PBE→IBE 的逻辑顺序进行评价,PBE 和 IBE 评价较 ABE 更为全面,特别对于生物利用度个体内变异大、治疗窗范围窄的药物,能提供 ABE 评价中得不到的信息。

8.1.2 现行生物等效性统计方法

FDA、EMA 及 NMPA 相关评价指导原则中,均推荐非高变异药物采用 ABE 方法进行评价。目前大多数国家生物等效性研究指南的制定仍主要进行 ABE 的评价,尚无药政管理部门、学术界、制造商三方均认可的 PBE/IBE 的统计方法和评价标准。2021 年 1 月,在我国药监局药审中心关于发布《奥氮平口崩片生物等效性研究技术指导原则》等 11 个技术指导原则的通告(2021 年第 5 号)中,均依然采用 ABE 评价方法进行生物等效性评价。虽然运用药代动力学评估仿制药品的 ABE 方法已日趋完善,包括一般药物的置信区间法,双单侧检验法(two one-sided test,TOST)(D. J. Schuirmann. 1987),高变异药物的参比药校正方法(reference scaled average bioequivalence,RSABE)、拓宽生物等效界值(average bioequivalence with expanding limits,ABEL)(FDA. 2010;国家药品监督管理局药物评审中心 . 2018)。但对于群体生物等效性、个体生物等效性以及一些特殊的药物(如内源性物质),或高变异性药物的评价,均要求在严格合理的临床随机试验条件下进行。除了对统计方法的选择外,新药评价的试验设计亦是生物等效性研究指南中的重要内容。

8.1.3 生物等效性研究中的试验设计

按照美国的药物评价指南,生物等效性试验要尽量采用交叉设计的方法,即对不同受试者在不同阶段进行试验观察,每个受试者有多次重复观察的结果,他们在两个或多个时刻接受不同的处理。这是由于生物利用度测量值的个体存在差异,而个体间的变异系数往往远大于个体内变异系数。交叉设计可以将个体间的变异分离出来,提高检验的敏感性和准确性,有效降低个体间变异给试验带来的偏倚。

交叉设计有不同的设计类型,主要表现在不同顺序(sequence)、不同阶段(period)和不同处理(treatment)的安排上。在生物等效性试验中最基本且最常用的是两处理、两阶段、两序列的交叉设计,也称 2×2 交叉设计。随着等效性试验的发展,多阶段交叉试验设计(multi-stage crossover experimental design)应运而生,是一种将不同的研究对象按照事先设计好的不同试验次序,在不同的时期逐次实施多种处理,以检验多种试验药和参比药是否具有生物等效性的设计方法,如包括 3 种药(2 个试验药和 1 种参比药)时,则宜采用 3 处理 3 阶段的 3×3 拉丁方试验设计。

对 T、R 两种药物进行比较,常见的重复交叉设计有以下几种:

(1) 2×4 重复交叉设计:在四个用药阶段中,两种药物按两个或多个顺序进行试验。常用设计有:

顺序 1	TRTR	或	顺序 1	TRRT
顺序 2	RTRT		顺序 2	RTTR

若以上顺序均采用,则为 4×4 重复交叉设计。

(2) 2×3 重复交叉设计:在三个用药阶段中,两种药物按两个或多个顺序进行试验。常用设计有:

顺序 1	TRT	或	顺序 1	TTR
顺序 2	RTR		顺序 2	RRT

(3) Balaam 重复交叉设计:如果采用两阶段的交叉设计,则需要多个顺序才能得到个体内变异和个体与药物的交互作用。

顺序 1	TR
顺序 2	RT
顺序 3	TT
顺序 4	RR

FDA 指南指出,对于 IBE 的评价,若采用 2×4 设计,推荐 (TRTR, RTRT)顺序;而对于 2×3 设计,则推荐(TRT,RTR)顺序。

对于重复交叉设计的资料,同一个研究对象重复测量值之间不独立,而不同研究对象的测量值之间差异相对较大,具有重复测量数据层次结构的典型特征。研究对象为高水平单位(水平 2),同一个研究对象不同阶段的测量值为低水平单位(水平 1)。而多水平模型的优势,正是在于考虑了数据误差的层次性。它将传统模型中的误差随机项分解到与数据层次结构对应的各个水平上,不仅可充分利用个体水平内的聚集信息,获得模型参数的有效估计,对随机误差进行更细化的分解,同时提供在各个水平上拟合复杂方差结构的可能性。

8.2　等效性评价中的方差分解和统计方法

8.2.1　ABE 评价

在 FDA 指南中,ABE 评价由以下三个步骤构成:①一系列统计参数估计;②根据参数估计,构造等效标度;③计算等效标度的置信区间,并与预先确定的容许区间相比较。

以 μ_T 和 μ_R 分别代表试验药和参比药观察指标(AUC、C_{max})的总体均数。为方便起见,记试验药方差 $\sigma_T^2=\sigma_{BT}^2+\sigma_{WT}^2$,参比药总方差 $\sigma_R^2=\sigma_{BR}^2+\sigma_{WR}^2$,$\sigma_{BT}^2$ 和 σ_{WT}^2 分别为受试者服用试验药时的个体间和个体内变异,σ_{BR}^2 和 σ_{WR}^2 分别为受试者服用参比药时的个体间和个体内变异,σ_{TR} 为两药个体间效应的协方差。

在 FDA 指南中的 ABE 评价的等效标度以对数尺度进行:

$$-\theta_A<\mu_T-\mu_R<\theta_A \tag{8.1}$$

其中,θ_A 为平均等效限,FDA 推荐 $\theta_A=\ln(1.25)=-\ln(0.8)$。实际应用时,当 $\mu_T-\mu_R$ 的 90%置信

区间在(ln0.8，ln1.25)也即(－0.2231，0.2231)内时，可认为T和R两种药具有平均生物等效。

实际工作中，μ_T 和 μ_R 无法得到，可用试验药和参比药观察指标的样本均数 $\bar{Y}_T$ 和 $\bar{Y}_R$ 代替。

8.2.2 PBE 评价

PBE 等效标度主要包括两个方面的内容：(1) 试验药和参比药总体均值的差 $(\mu_T - \mu_R)$；(2) 试验药和参比药总体方差之差 $(\sigma_T^2 - \sigma_R^2)$。

而 PBE 评价则是将 PBE 等效标度与群体等效限比较，具体表达式为：

$$\frac{(\mu_T - \mu_R)^2 + (\sigma_T^2 - \sigma_R^2)}{\max(\sigma_{T_0}^2, \sigma_R^2)} < \theta_p \tag{8.2}$$

其中，$\sigma_{T_0}^2$ 称试验药常数方差，是控制总方差的参数，为特定的常数，FDA 推荐值为 0.04。当通过样本估计得到 $\hat{\sigma}_R^2 > \sigma_{T_0}^2$，式(8.2)分母为 σ_R^2，式(8.2)左侧称为参照标度(reference scaled)。反之，若 $\hat{\sigma}_R^2 \leqslant \sigma_{T_0}^2$，分母为 $\sigma_{T_0}^2$，称为常数标度(constant scaled)。PBE 评价也称为"混合标度法"(mixed-scaling approach)，即参照标度用于变异度较大的药物，常数标度用于变异度较小的药。θ_P 为群体等效限(PBE limit)，通常由 ABE 的标准加上 PBE 中考虑到的方差因子而获得：

$$\theta_P = \frac{\text{平均等效限的平方} + \text{PBE 中的方差因子}}{\text{试验药常数方差}} = \frac{(\ln 1.25)^2 + \varepsilon_P}{\sigma_{T_0}^2} \tag{8.3}$$

式中 ε_P 为 FDA 建议的两药方差之差的容许误差，其取值可根据 PBE 数据分析中的方差项 $(\sigma_T^2 - \sigma_R^2)$ 的大小来确定。ε_P 通常取 FDA 推荐值 0.02，故：

$$\theta_p = \frac{(\ln 1.25)^2 + 0.02}{0.04} \approx 1.7448$$

但 FDA 指南同时也指出，θ_P 和 ε_P 应由药政管理部门和有关专家讨论给出，并根据研究药物的不同而作出调整；药厂进行 PBE 评价之前，应与药政部门联系，以获得有关 θ_P 和 ε_P 的信息。

在实际应用中，为方便使用，将式(8.2)转化为等价的线性标准形式，PBE 的线性等效标度为：

当 $\hat{\sigma}_R^2 > \sigma_{T_0}^2$，参照标度

$$\nu_{PBE} = \Delta^2 + \sigma_T^2 - (1 + \theta_p)\sigma_R^2 \tag{8.4}$$

当 $\hat{\sigma}_R^2 \leqslant \sigma_{T_0}^2$，常数标度

$$\nu_{C.PBE} = \Delta^2 + \sigma_T^2 - \sigma_R^2 - \theta_p \cdot \sigma_{T_0}^2 \tag{8.5}$$

ν_{PBE}、$\nu_{C.PBE}$ 为群体等效性的线性标度(linearized criterion)，当其单侧 95%置信上限小于 0，则两种药物具有群体生物等效。值得注意的是，在进行群体等效评价前，首先要求其平均等效性成立。对于各个方差分量的估计，存在以下两种情况：①对于完整数据，FDA 指南推荐采用的方法为矩法(method of moments，MOM)(FDA. 2001)；②对于有缺失的数据，采用限制性极大似然法(restricted maximum likelihood method，REML)(S. D. Patterson et al. 2002)。

8.2.3 IBE 评价

IBE 评价的统计与 PBE 相似，仍以 σ_{BT}^2 和 σ_{WT}^2 代表受试者服用试验药时的个体间和个体内变异，σ_{BR}^2 和 σ_{WR}^2 代表受试者服用参比药时的个体间和个体内变异。但其与 ABE、PBE 的不同之处，在于其强调了对个体内变异、个体－药物交互作用的评价。在 IBE 评价中，参数 σ_D^2 是评价 IBE 的关键，σ_D^2 表示个体和药物交互作用的方差

$$\sigma_D^2 = \sigma_{BT}^2 + \sigma_{BR}^2 - 2\rho\sigma_{BT}\sigma_{BR} \tag{8.6}$$

式中，ρ 为试验药 T 和参比药 R 效应值的相关系数。

IBE 等效标度主要包括三个方面的内容：① 试验药和参比药的总体均值之差 $(\mu_T - \mu_R)$；② 个体-药物交互作用的方差 σ_D^2；③ 试验药和参比药个体内方差之差 $(\sigma_{WT}^2 - \sigma_{WR}^2)$，见式(8.7)：

$$\frac{(\mu_T - \mu_R)^2 + \sigma_D^2 + (\sigma_{WT}^2 - \sigma_{WR}^2)}{\max(\sigma_{W_0}^2, \sigma_{WR}^2)} < \theta_I \tag{8.7}$$

其中，$\sigma_{W_0}^2$ 是控制个体内方差的参数，为特定的常数，FDA 推荐值为 0.04。当通过样本获得 $\hat{\sigma}_{WR}^2 > \sigma_{W_0}^2$，式(8.7)分母为 σ_{WR}^2，称为参照标度。反之，若 $\hat{\sigma}_{WR}^2 \leqslant \sigma_{W_0}^2$，式(8.7)分母为 $\sigma_{W_0}^2$，则称为常数标度。θ_I 为个体等效限(IBE limit)，通常由 ABE 的标准加上 IBE 中考虑到的额外方差分量获得：

$$\theta_I = \frac{\text{平均等效限} + IBE\ \text{中的方差因子}}{\text{试验药常数方差}} = \frac{(\ln 1.25)^2 + \varepsilon_I}{\sigma_{W_0}^2} \tag{8.8}$$

式中，ε_I 为 FDA 建议的容许误差。综合考虑了个体－药物交互作用方差 σ_D^2 与两药个体内方差之差 $(\sigma_{WT}^2 - \sigma_{WR}^2)$ 之和。FDA 推荐 σ_D^2 和 $(\sigma_{WT}^2 - \sigma_{WR}^2)$ 分别为 0.03 和 0.02，则 ε_I 取常数 0.05，故

$$\theta_I = \frac{(\ln 1.25)^2 + 0.03 + 0.02}{0.04} \approx 2.4948$$

同样，θ_I 和 ε_I 应由药政管理部门和有关专家讨论给出，并根据研究药物的不同而作出调整；药厂进行 IBE 评价之前，应与药政部门联系，以获得有关 θ_I 和 ε_I 的信息。在实际应用中，为方便使用，将式(8.7)转化为等价的线性标准形式，IBE 的线性标度为：

当 $\hat{\sigma}_{WR}^2 > \sigma_{W_0}^2$，参照标度：

$$\nu_{IBE} = \Delta^2 + \sigma_D^2 + \sigma_{WT}^2 - (1 + \theta_I)\sigma_{WR}^2 < 0 \tag{8.9}$$

当 $\hat{\sigma}_{WR}^2 \leqslant \sigma_{W_0}^2$，常数标度 ：

$$\nu_{C.IBE} = \Delta^2 + \sigma_D^2 + \sigma_{WT}^2 - \sigma_{WR}^2 - \theta_I \cdot \sigma_{W_0}^2 < 0 \tag{8.10}$$

ν_{IBE} 、$\nu_{C.IBE}$ 为个体等效性的线性标度，当其 95％置信上限小于 0，则两种药物具有群体生物等效。同样，在进行个体等效评价前，首先要求平均等效和群体等效均成立。对于各个方差分量的估计，FDA 指南推荐对于完整数据，采用矩法；而对于缺失数据，采用限制性极大似然法。

8.3　等效标度的置信区间估计

无论何种生物等效性评价，其判断的最后一步，均为计算等效标度的置信区间，并与预先确定的容许区间相比较。与参数估计方法相对应，对于完整数据的等效标度的置信区间，FDA 指南推荐采用的方法为基于矩法估计的 3H 法；而对于有缺失的数据，采用基于 REML 估计的渐近正态近似法。

8.3.1　PBE 等效标度的 95％置信上限

(1) 基于矩法估计的 3H 法

FDA 指出，等效标度的 95％置信上限的计算，应根据其参数估计方法的不同选用相应的统计方法。但尽管如此，其在 2001 年指南上只提供了采用矩法进行参数估计时，等效标度的 95％置信上限计算方法。该法由 Hyslop，Hsuan 和 Holder 三人于 2000 年提出(T. Hyslop et al. 2000)，以 Cornish-Fisher 展开式来近似确定分位数，从而推导出参数的置信区间，亦称 3H 法。

对于 PBE 等效标度的 95％置信上限，可将等效标度看成由几个部分组成，如均值差，个体内和个体间方差等，这些部分每个都有一定分布特征，可以用一定的统计矩求得，均值差服从 t 分布，个体内及个体间方差服从 χ^2 分布。

基于矩法估计的 3H 法求得的置信上限，实际上是由几个参数统计矩合并的结果，如表 8.2～8.3

所示。详细内容可查看上述参考文献。

表 8.2 PBE 参照标度的各分量

H_q :置信上限	E_q :点估计	$U_q=(H_q-E_q)^2$
$H_D=\left(\lvert\hat{\Delta}\rvert+t_{1-\alpha,n-s}\left(\frac{1}{s^2}\sum_{i=1}^{s}n_i^{-1}M_I\right)^{1/2}\right)^2$	$E_D=\hat{\Delta}^2$	U_D
$H_1=\frac{(n-s)E_1}{\chi^2_{\alpha,n-s}}$	$MU_T=E_1$	U_1
$H_2=\frac{(n-s)E_2}{\chi^2_{\alpha,n-s}}$	$0.5\times MV_T=E_2$	U_2
$H_{3rs}=\frac{(n-s)E_{3rs}}{\chi^2_{1-\alpha,n-s}}$	$-(1+\theta_p)MU_R=E_{3rs}$	U_{3rs}
$H_{4rs}=\frac{(n-s)E_{4rs}}{\chi^2_{1-\alpha,n-s}}$	$-(1+\theta_p)\times 0.5\times MV_R=E_{4rs}$	U_{4rs}

$H_{\nu_{PBE}}=\sum E_q+(\sum U_q)^{1/2}$ 为 PBE 参照标度的单侧 95%置信上限,其中 $\chi^2_{\alpha,n-s}$ 是自由度为 $n-s$ 的 χ^2 分布的 α 分位点,即 $Pr(\chi^2_{n-s}\leqslant\chi^2_{\alpha,n-s})=\alpha$,故 $H_{\nu_{PBE}}$ 是 ν_{PBE} 的 $1-\alpha$ 置信上限。若 $H_{\nu_{PBE}}<0$,则可证明 PBE。

表 8.3 PBE 常数标度的各分量

H_q :置信上限	E_q :点估计	$U_q=(H_q-E_q)^2$
$H_D=\left(\lvert\hat{\Delta}\rvert+t_{1-\alpha,n-s}\left(\frac{1}{s^2}\sum_{i=1}^{s}n_i^{-1}M_I\right)^{1/2}\right)^2$	$E_D=\hat{\Delta}^2$	U_D
$H_1=\frac{(n-s)E_1}{\chi^2_{\alpha,n-s}}$	$MU_T=E_1$	U_1
$H_2=\frac{(n-s)E_2}{\chi^2_{\alpha,n-s}}$	$0.5\times MV_T=E_2$	U_2
$H_{3cs}=\frac{(n-s)E_{3cs}}{\chi^2_{1-\alpha,n-s}}$	$-1\times MU_R=E_{3cs}$	U_{3cs}
$H_{4cs}=\frac{(n-s)E_{4cs}}{\chi^2_{1-\alpha,n-s}}$	$-0.5\times MV_R=E_{4cs}$	U_{4cs}

$H_{\nu_{C.PBE}}=\sum E_q-\theta_P\times\sigma^2_{T_0}+(\sum U_q)^{1/2}$ 为 PBE 常数标度的单侧 95%置信上限,$H_{\nu_{C.PBE}}<0$,则可证明 PBE。

(2)基于 REML 估计的渐近正态近似法

通过对数据拟合无结构型(unstructured, UN)协方差矩阵,即在 SAS 软件 mixed 过程中,在 RANDOM statement 语句里指定 Type='UN',得到方差分量估计矩阵($\sigma^2_{BT},\sigma_{RT},\sigma^2_{BR},\sigma^2_{WT},\sigma^2_{WR}$),以及其渐进方差-协方差矩阵$\Sigma$。方差分量估计矩阵中每个参数的近似标准误,即为$\Sigma$矩阵对角线元素的平方根。为简化表示,该矩阵中的 σ 特指协方差 σ_{RT} 。

$$\sum=\begin{pmatrix} l_{BT} & l_{BT\times\sigma} & l_{BT\times BR} & l_{BT\times WT} & l_{BT\times WR} \\ l_{BT\times\sigma} & l_{\sigma} & l_{BR\times\sigma} & l_{\sigma\times BT} & l_{\sigma\times WR} \\ l_{BT\times BR} & l_{BR\times\sigma} & l_{BR} & l_{BR\times WT} & l_{BR\times WR} \\ l_{BT\times WT} & l_{\sigma\times BT} & l_{BR\times WT} & l_{WT} & l_{WR\times WR} \\ l_{BT\times WR} & l_{\sigma\times WR} & l_{BR\times WR} & l_{WR\times WR} & l_{WR} \end{pmatrix}$$

该法由 Jones 和 Kenward(B. Jones et al. 2003)提出，ν_{PBE} 渐近服从正态分布，期望值为：

$$E[\hat{\nu}_{PBE}]=\Delta^2+\sigma_{BT}^2+\sigma_{WT}^2-(1+\theta_p)(\sigma_{BR}^2+\sigma_{WR}^2) \tag{8.11}$$

方差为：

$$\begin{aligned} var[\hat{\nu}_{PBE}]=&4\sigma_{\Delta}^2\Delta^2+l_{BT}+l_{+}(1+\theta_p)^2(l_{BR}+l_{WR})+2l_{BT\times WT} \\ &-2(1+\theta_p)l_{BT\times BR}-2(1+\theta_p)l_{BT\times WR}-2(1+\theta_p)l_{BR\times WT} \\ &-2(1+\theta_p)l_{BR\times WT}-2(1+\theta_p)l_{WT\times WR}-2(1+\theta_p)l_{BR\times WR} \end{aligned} \tag{8.12}$$

同理，$\nu_{C.PBE}$ 亦渐近服从正态分布，其期望值为：

$$E[\hat{\nu}_{C.PBE}]=\Delta^2+\sigma_{BT}^2+\sigma_{WT}^2-(\sigma_{BR}^2+\sigma_{WR}^2)-\theta_p\cdot\sigma_{T_0}^2 \tag{8.13}$$

方差为：

$$\begin{aligned} var[\hat{\nu}_{C.PBE}]=&4\sigma_{\Delta}^2\Delta^2+l_{BT}+l_{WT}+l_{BR}+l_{WR}+2l_{BT\times WT} \\ &-2l_{BT\times BR}-2l_{BT\times WR}-2l_{BR\times WT}-2l_{WT\times WR}+2l_{BR\times WR} \end{aligned} \tag{8.14}$$

基于近似正态的最大似然法，PBE 参照标度的渐近 95%单侧置信区间上限为：

$$\hat{\nu}_{PBE}+1.645\sqrt{v\hat{a}r(\hat{\nu}_{PBE})} \tag{8.15}$$

而 PBE 常数标度的渐近 95%单侧置信区间上限为：

$$\hat{\nu}_{C.PBE}+1.645\sqrt{v\hat{a}r(\hat{\nu}_{C.PBE})} \tag{8.16}$$

Jones 和 Kenward 于 2003 年(B. Jones et al. 2003)采用 SAS 软件中的 MIXED 过程运算，并提供了具体程序，该程序由 McCarthy, W. F 于 2007 年(W. F. Mccarthy. 2007)作出进一步改进。

8.3.2　IBE 等效标度的 95%置信上限

(1) 基于矩法估计的 3H 法

表 8.4　IBE 参照标度的各分量

H_q：置信上限	E_q：点估计	$U_q=(H_q-E_q)^2$
$H_D=\left(\lvert\hat{\Delta}\rvert+t_{1-\alpha,n-s}\left(\frac{1}{s^2}\sum_{i=1}^{s}n_i^{-1}M_I\right)^{1/2}\right)^2$	$E_D=\hat{\Delta}^2$	U_D
$H_I=\frac{(n-s)E_I}{\chi^2_{\alpha,n-s}}$	$E_I=M_I$	U_I
$H_T=\frac{0.5\cdot(n-s)M_T}{\chi^2_{\alpha,n-s}}$	$E_T=0.5\cdot M_T$	U_T
$H_R=\frac{-(1.5+\theta_I)\times(n-s)\times M_R}{\chi^2_{1-\alpha,n-s}}$	$E_R=-(1.5+\theta_I)\cdot M_R$	U_R

$H_{\nu_{IBE}}=\sum E_q+(\sum U_q)^{1/2}$ 为 IBE 参照标度的单侧 95%置信上限，$H_{\nu_{IBE}}<0$，则可证明 IBE。

表 8.5 IBE 常数标度的各分量

H_q :置信上限	E_q :点估计	$U_q=(H_q-E_q)^2$
$H_D=\left(\lvert\hat{\Delta}\rvert+t_{1-\alpha,n-s}\left(\frac{1}{s^2}\sum_{i=1}^{s}n_i^{-1}M_I\right)^{1/2}\right)^2$	$E_D=\hat{\Delta}^2$	U_D
$H_I=\frac{(n-s)E_I}{\chi^2_{\alpha,n-s}}$	$E_I=M_I$	U_I
$H_T=\frac{0.5\cdot(n-s)M_T}{\chi^2_{\alpha,n-s}}$	$E_T=0.5\cdot M_T$	U_T
$H_R=\frac{-1.5\cdot(n-s).M_R}{\chi^2_{1-\alpha,n-s}}$	$E_R=-1.5\cdot M_R$	U_R

$H_{\nu_{C.IBE}}=\sum E_q-\theta_I\cdot\sigma^2_{W_0}+(\sum U_q)^{1/2}$ 为 IBE 常数标度的单侧 95%置信上限，$H_{\nu_{C.IBE}}<0$，则可证明 IBE。

(2) 基于 REML 估计的渐近正态近似法

ν_{IBE} 渐近服从正态分布，其期望值为：

$$E[\hat{\nu}_{IBE}]=\Delta^2+\sigma^2_D+\sigma^2_{WT}-(1+\theta_I).\sigma^2_{WR} \tag{8.17}$$

方差为：

$$\begin{aligned}var[\hat{\nu}_{IBE}]=&4\sigma^2_\Delta\Delta^2+l_{BT}+l_{BR}+4l_\sigma+l_{WT}+(^1+\theta_I)2l_{WT}\\&+2l_{BT\times BR}-4l_{BT\times\sigma}+2l_{BT\times WT}-2(1+\theta_I)l_{BT\times WR}\\&-4l_{BR\times\sigma}+2l_{BR\times WT}-2(1+\theta_I)l_{BR\times WR}-4l_{\sigma\times WT}\\&+4(1+\theta_I)l_{\sigma\times WR}-2(1+\theta_I)l_{WT\times WR}\end{aligned} \tag{8.18}$$

同理，$\nu_{C.PBE}$ 亦渐近服从正态分布，其期望值为：

$$E[\hat{\nu}_{C.IBE}]=\Delta^2+\sigma^2_D+\sigma^2_{WT}-\sigma^2_{WR}-\theta_I\cdot\sigma^2_{W_0} \tag{8.19}$$

方差为：

$$\begin{aligned}var[\hat{\nu}_{C.IBE}]=&4\sigma^2_\Delta\Delta^2+l_{BT}+l_{BR}+4l_\sigma+l_{WT}+l_{WR}+2l_{BT\times BR}\\&-4l_{BT\times\sigma}+2l_{BT\times WT}-2l_{BT\times WR}-4l_{BR\times\sigma}+2l_{BR\times WT}\\&-2l_{BR\times WR}-4l_{\sigma\times WT}+4l_{\sigma\times WR}-2l_{WT\times WR}\end{aligned} \tag{8.20}$$

基于近似正态的最大似然法，IBE 参照标度的渐近置信上限为：

$$\hat{\nu}_{IBE}+1.645\sqrt{v\hat{a}r(\hat{\nu}_{IBE})} \tag{8.21}$$

而 IBE 常数标度的渐近置信上限为：

$$\hat{\nu}_{C.IBE}+1.645\sqrt{v\hat{a}r(\hat{\nu}_{C.IBE})} \tag{8.22}$$

8.4 估计方差分量的多水平模型

8.4.1 基本模型

$$y_{ij}=\beta_{0j}+\beta_{1j}x_{1ij}+\sum_{h=2}^{p}\beta_h x_{hij}+e_{1ij}z_{1ij}+e_{2ij}z_{2ij}$$

$$\beta_{0j}=\beta_0+u_{0j},\quad \beta_{1j}=\beta_1+u_{1j}$$

$$\begin{bmatrix} u_{0j} \\ u_{1j} \end{bmatrix} \sim N(0,\Omega_u):\Omega_u = \begin{bmatrix} \sigma_{u_0}^2 & \\ \sigma_{u_{01}} & \sigma_{u_1}^2 \end{bmatrix} \tag{8.23}$$

$$\begin{bmatrix} e_{1ij} \\ e_{2ij} \end{bmatrix} \sim N(0,\Omega_e)\ \Omega_e = \begin{bmatrix} \sigma_{e_1}^2 & \\ & \sigma_{e_2}^2 \end{bmatrix}$$

$x_{1ij}=1$ 示药物 T,0 示药物 R；$z_{1ij}=1$ 示药物 R,0 示药物 T；$z_{2ij}=1$ 示药物 T,0 示药物 R。

以 j 表示受试者,为水平 2 单位；i 表示重复测量值,为水平 1 单位。以 y_{ij} 表示第 j 个受试者的第 i 次测量值，x_{1ij} 表示试验药 T 和参比药 R 的指示变量(1 为试验药,0 为参比药)。变量 sequence 代表顺序,以 2×4 交叉设计为例,RTTR sequence＝1，TRRT sequence＝0。变量 period 代表试验阶段,第 1 阶段 period＝1,第 2 阶段 period＝2,…,以此类推。

模型中对第 j 个受试者的第 i 次测量拟合模型,基本模型暂未纳入其他协变量,模型的水平 2 随机部分拟合了 x_{1ij} 的随机系数,它表示不同药物间的差别在水平 2 的患者间存在变异,其实际意义是两种药物对每个受试者的效应存在着差异。个体内的变异即水平 1 方差,需对其按照不同处理组分别估计,以 z_{1ij} 和 z_{2ij} 分别为指示 T、R 两药的哑变量,即在水平 1 分别拟合两药的个体内变异。

上述模型的解释变量 x_{1ij} 的系数估计不是固定的而是随机的,换言之,不同药物的效应在不同的水平 2 单位间是不同的,可将该模型称为“具有水平 1 复杂方差结构的两水平随机斜率模型”(沈卓之. 2012)。

模型中，β_0、β_1 和 $\sum_{h=2}^{p}\beta_h x_{hij}$ 为固定效应,截距 β_0 表示药物 R 效应的总平均值,斜率 β_1 为两药平均效应的差值,$\beta_1=\hat{\mu}_T-\hat{\mu}_R=\hat{\Delta}$ 。$\sum_{h=2}^{p}\beta_h x_{hij}$ 表示模型中还可纳入其他固定部分解释变量。

u_{0j} 、u_{1j} 、e_{1ij} 和 e_{2ij} 为随机效应,其中水平 2 随机效应 u_{0j} 和 u_{1j} 反映了受试个体之间效应的变异与不同药物的关系。将两药在水平 1 随机效应的协方差限定为 0,因为受试个体在每一次的测量中不可能同时服用 T 和 R 两种药物。

8.4.2 方差分量分解

水平 2 方差,参照式(8.6),转为两水平模型的水平 2 方差表达式：

$$var(u_{0j}+u_{1j}x_1)=\sigma_{u_0}^2+2\sigma_{u_{01}}x_1+\sigma_{u_1}^2x_1^2 \tag{8.24}$$

对照药的个体间方差：

$$\sigma_{BR}^2=\sigma_{u_0}^2 \tag{8.25}$$

试验药的个体间方差：

$$\sigma_{BT}^2=\sigma_{u_0}^2+2\sigma_{u_{01}}+\sigma_{u_1}^2 \tag{8.26}$$

而水平 1 方差则可直接分解为参比药的个体内方差和试验药的个体内方差。

参比药的个体内方差：

$$\sigma_{WR}^2=\sigma_{e_1}^2 \tag{8.27}$$

试验药的个体内方差：

$$\sigma_{WT}^2=\sigma_{e_2}^2 \tag{8.28}$$

由此可得,参比药的总方差为：

$$\sigma_R^2=\sigma_{BR}^2+\sigma_{WR}^2=\sigma_{u_0}^2+\sigma_{e_1}^2 \tag{8.29}$$

试验药总方差：

$$\sigma_T^2 = \sigma_{BT}^2 + \sigma_{WT}^2 = \sigma_{u_0}^2 + 2\sigma_{u_{01}} + \sigma_{u_1}^2 + \sigma_{e_2}^2 \tag{8.30}$$

上述结果可总结为表 8.6。

表 8.6　多水平模型下评价 PBE 的方差分量分解

	参比药	试验药
水平 2(个体间)	$\sigma_{u_0}^2\ (\sigma_{BR}^2)$	$\sigma_{u_0}^2 + 2\sigma_{u_{01}} + \sigma_{u_1}^2\ (\sigma_{BT}^2)$
水平 1(个体内)	$\sigma_{e_1}^2\ (\sigma_{WR}^2)$	$\sigma_{e_2}^2\ (\sigma_{WT}^2)$
总方差	σ_R^2	σ_T^2

由以上方差分量,即可构造 PBE 的等效标度,而对于 IBE 评价,其关键在于个体－药物交互效应 σ_D^2 的估计。在多水平模型中,以随机效应 u_{1j} 表示第 j 个个体上的斜率残差,它的意义是:对于不同药物,其效应增量的个体差异,从定义上即可得出水平 2 残差方差 $\sigma_{u_1}^2$ 即为个体－药物交互效应 σ_D^2。

$$\sigma_D^2 = var(\eta_{jT} - \eta_{jR}) = \mathrm{var}(u_{1j}) = \sigma_{u_1}^2 \tag{8.31}$$

用 MLwiN 软件拟合多水平模型,可对个体－药物交互效应 σ_D^2 做出直接估计。

8.4.3　等效标度构造

将多水平模型下的方差分量估计式(8.25)－(8.28)代入 PBE 的等效标度式(8.4)、(8.5) 以及 IBE 的等效标度式(8.9)、(8.10),可得多水平模型下的群体生物等效性 PBE 以及个体生物等效性 IBE 的等效标度分别为:

$$\nu_{PBE} = \hat{\beta}_1{}^2 + 2\sigma_{u_{01}} + \sigma_{u_1}^2 + \sigma_{e_2}^2 - \sigma_{e_1}^2 - \theta_p(\sigma_{u_0}^2 + \sigma_{e_1}^2) \tag{8.32}$$

$$\begin{aligned}\nu_{C.PBE} &= \hat{\Delta}^2 + \hat{\sigma}_{BT}^2 + \hat{\sigma}_{WT}^2 - (\hat{\sigma}_{BR}^2 + \hat{\sigma}_{WR}^2) - \theta_p \cdot \sigma_{T_0}^2 \\ &= \hat{\beta}_1{}^2 + 2\sigma_{u_{01}} + \sigma_{u_1}^2 + \sigma_{e_2}^2 - \sigma_{e_1}^2 - \theta_p \cdot \sigma_{T_0}^2.\end{aligned} \tag{8.33}$$

$$\nu_{IBE} = \hat{\beta}_1^2 + \sigma_{u_1}^2 + \sigma_{e_2}^2 - (1+\theta_I)\sigma_{e_1}^2 \tag{8.34}$$

$$\nu_{C.IBE} = \hat{\beta}_1^2 + \sigma_{u_1}^2 + \sigma_{e_2}^2 - \sigma_{e_1}^2 - \theta_I \cdot \sigma_{W_0}^2 \tag{8.35}$$

8.4.4　等效标度置信上限的 MCMC 估计

在生物等效性评价中,最关键的步骤是构建等效标度的置信上限,从而得出是否等效/不等效的结论。近年来,贝叶斯统计方法由于估计结果偏倚小,不限于正态假设,能考虑参数的先验信息等优点,逐渐得到 FDA 的重视(P. Ghosh et al. 2007)。MCMC 估计使贝叶斯模型的参数估计变得容易,多种软件如 R、S-plus、Matlab、MLwiN 和 WinBUGS 等均可实现。自 1998 年起,MLwiN 软件经过若干次不断升级,已能满足大部分贝叶斯模型拟合的需要。MLwiN 能给出 Markov 链的简要统计量:均数和标准差(类似频率论的标准误),并可通过确定有序链的值的 2.5%点和 97.5%点,直接给出参数估计值的 95%置信区间。

在 MLwiN 中,MCMC 不需要计算后验分布的精确函数值,而是以 RIGLS 估计值作为初始值,从后验分布中模拟抽样产生一系列数值,每一新产生的数值仅依赖于上一步所产生的数值,这一系列数值形成一条马尔科夫链,基于这些"链"进行推断,直到收敛成功,达到平衡分布。与传统的最大似然估计方法相比较,MCMC 方法的优势是:它可以给出一条更长的参数估计值的链,从而得到精确的区间估计,而不是依赖于大样本推断的近似估计。

在 MLwiN 的 MCMC 估计中,我们除了能得到各参数的均数,中位数等统计量作为参数估计值,另外也可方便地得到相应的标准差、百分位数以及后验置信区间。不仅如此，还可进一步计算由参数构建的函数，以获得函数的后验分位数，为我们对参数的函数进行准确推断提供了极大方便。MLwiN 中提供了丰富的动态可视化图形，可对于每个参数，甚至参数的函数进行诊断评价，包括核密度函数分布图、自相关函数图、偏自相关函数图、后验估计的蒙特卡罗标准误以及 Raftery-Lewis 诊断等。

本节涉及的理论基础，可详细参见第十三章中“贝叶斯推断与 MCMC 算法”相关内容。构建等效标度置信上限的具体步骤，将在实例分析和软件操作中做详细阐释。

8.5　实例分析

8.5.1　完整数据的实例分析

对例 8.1 中国产罗格列酮与进口罗格列酮的生物等效性数据进行分析，以 dose=0 表示 2mg，dose=1 表示 4mg；dome=0 表示进口，dome=1 表示国产。dose×dome 表示 dose 与 dome 的交互作用。模型中尚需考虑 4 种试验顺序（seq）间的差别，用哑变量分析。以下分别介绍 ABE、PBE 和 IBE 评价结果和等效性指标。

（1）ABE 评价

拟合具有水平 1 复杂方差结构的两水平随机斜率模型两水平模型，并纳入顺序、阶段作为协变量。模型如下：

$$y_{ij}=\beta_{0j}+\beta_{1j}dome+\beta_2 dose+\beta_3 dose\times dome+\beta_4 seq_2+\beta_5 seq_3+\beta_6 seq_4+e_{7ij}z_{7ij}+e_{8ij}z_{8ij}$$

这里，i 指水平 1 单位，j 指水平 2 单位，$i=1,\cdots,4$；$j=0,\cdots,24$。

β_{0j} 和 β_{1j} 为随机变量，且有：

$$\beta_{0j}=\beta_0+u_{0j}$$

$$\beta_{1j}=\beta_1+u_{1j}$$

$\beta_0,\beta_1,\beta_2,\beta_3,\beta_4,\beta_5,\beta_6$ 为固定效应参数，u_{0j}，u_{1j} 为水平 2 上的随机变量，seq_2，seq_3，seq_4，是以第一个顺序为参照的哑变量。拟合结果如下表所示。

表 8.7　国产罗格列酮与进口罗格列酮 4×4 交叉试验资料的两水平模型

效应	参数	log(AUC)	log(Cmax)
		系数(标准误)	系数(标准误)
固定效应	β_0(常数项)	7.676(0.048)	5.891(0.040)
	β_1(dome)	−0.054(0.031)	−0.067(0.030)
	β_2(dose)	−0.775 (0.026)	−0.754(0.025)
	β_3(dose * dome)	0.032(0.049)	0.041(0.042)
	β_4(seq_2)	−0.059(0.063)	0.076(0.048)
	β_5(seq_3)	−0.073(0.063)	−0.025(0.048)
	β_6(seq_4)	−0.053(0.063)	0.0508(0.048)
随机效应			
水平 2(个体)	$\sigma^2_{u_0}$	0.012(0.005)	0.010(0.004)

续表

效应	参数	log(AUC)	log(Cmax)
		系数(标准误)	系数(标准误)
	$\sigma^2_{u_1}$	−0.005(0.004)	0.001(0.004)
	$\sigma_{u_{01}}$	−0.002(0.003)	−0.005(0.003)
水平 1(阶段)	$\hat{\sigma}^2_{WT}$	0.020(0.006)	0.013(0.004)
	$\hat{\sigma}^2_{WR}$	0.008(0.002)	0.008(0.002)
−2loglikelihood	(RIGLS)	−128.759	−149.402

从拟合的效果来看，按 $\alpha=0.05$ 检验水准，对交互效应的系数 β_3 做 Wald 检验结果，*dose*×*dome* 的交互作用无统计学意义，说明国产 2mg 与 4mg 间的差异与进口 2mg 与 4mg 间的差异是一致的。在 log(*AUC*)资料中，对 *dose* 的系数 β_2 做 Wald 检验结果，$\chi^2=888.498$，$P<0.05$，提示 *dose* 效应有统计学意义，说明 2mg 与 4mg 剂量间是有差异的。对 *dome* 的系数 β_1 做 Wald 检验结果，$\chi^2=3.034$，$P>0.05$，进口药物与国产药物的效应差异无统计学意义，相应的 90%CI 为(−0.105，−0.003)，按式(8.1)中所述，落在平均等效区间(−0.2331，0.2231)之内，说明进口药物与国产药物等效。同理，*dose*×*dome* 的交互作用无统计学意义，说明国产 2mg 与 4mg 间的差异与进口 2mg 与 4mg 间的差异是一致的。对 log(*Cmax*)资料，*dose* 有统计学意义，说明 2mg 与 4mg 剂量间是有差异的；*dome* 虽有统计学意义，但相应的 90%CI：(−0.116，−0.018)在平均等效区间(−0.2331，0.2231)之内，说明进口药物与国产药物等效。

4 个不同的用药顺序间差异无统计学意义。进一步分析了不同处理对下一个时期的延迟效应，均无统计学意义。

综上所述，国产罗格列酮与进口罗格列酮具有平均生物等效性。

(2) PBE 及 IBE 评价

由公式(8.32)—公式(8.35)可知，多水平模型下的 PBE 等效标度、IBE 等效标度可看成是由 $\hat{\beta}_1$、$\hat{\sigma}^2_{u_0}$、$\hat{\sigma}_{u_{01}}$、$\hat{\sigma}^2_{u_1}$、$\hat{\sigma}^2_{e_1}$ 和 $\hat{\sigma}^2_{e_2}$ 等参数所构建的函数。按 8.4.2 小节中所述，由多水平模型中可得到 PBE 和 IBE 评价所需的各个方差分量，并分别计算出 PBE 和 IBE 的等效标度：ν_{PBE} 和 ν_{IBE}，如下表所示：

表 8.8　在多水平模型下对罗格列酮资料评价 PBE 和 IBE 的参数估计值

参数	log(AUC)		log(Cmax)	
	参数估计	标准误	参数估计	标准误
$\hat{\sigma}^2_{BR}$	0.012	0.005	0.010	0.004
$\hat{\sigma}^2_{BT}$	0.003	0.001	0.001	0.0003
$\hat{\sigma}^2_{WR}$	0.008	0.002	0.008	0.002
$\hat{\sigma}^2_{WT}$	0.020	0.006	0.013	0.004
$\hat{\sigma}^2_{D}$	−0.005	0.004	0.001	0.004
ν_{PBE}	−0.035		−0.039	
ν_{IBE}	−0.015		−0.018	

由上表可见，由多水平模型可轻松构建出 PBE 和 IBE 等效标度的参数估计值，但如何得到最后一步的结果，即等效标度的 95%置信上限呢？接下来的实例 2 将详细阐述如何通过 MCMC 方法，进一步构建生物等效性评价中最关键的等效标度的置信上限，从而得到等效性评价的最终结论。

8.5.2　不完整数据的实例分析

在交叉试验中，某个阶段的数据出现缺失，造成数据不完整，是试验实施过程中难以避免的情况。如受试者中途要求退出试验，因药物不良反应等特殊原因试验中止等。而 FDA 所倡导的理想 BE 评价方法，应当能"容忍"缺失数据的存在，而非采用统计学方法填补。多水平模型因其算法不要求所有的观测个体有相同的观测次数，可充分利用含有缺失值的信息，且不会影响参数估计精度，能灵活、有效地分析含有缺失值的资料，对于缺失数据和非均衡设计具有较好普适性。

例 8.2　本实例资料来源于两种剂型维拉帕米(Verapamil)的 4×4 交叉试验研究，Chinchilli 于 1996 年首次基于该数据探讨了 PBE 和 IBE 评价的统计学方法(S. Anderson, Hauck, W. W. 1990)，Hyslop 于 2000 年将"3H"方法运用于该数据，计算 PBE 和 IBE 等效标度的置信上限，多位统计学者亦曾基于该数据的分析提出了不同的 IBE 评价方法(T. Hyslop et al. 2000; J. L. Carrasco et al. 2003; R. J. McNally et al. 2003)。

试验共分四组顺序，顺序 1 为 TRTR，顺序 2 为 RTRT，顺序 3 为 TRRT，顺序 4 为 RTTR，共计纳入 23 名健康男性，每位受试者对于每种药物均有两次重复测量值。以 $AUC_{0\to\infty}$ 为生物利用度指标，原始数据为完整数据，在 SAS 9.4 中随机删除 10 次测量值，即构成有随机缺失的不完整数据，如表 8.9 所示。

表 8.9　4×4 交叉设计中两种剂型维拉帕米的 $AUC_{0\to\infty}$ 结果

受试者	顺序	Test 1	Test 2	Reference1	Reference2
1	TRTR	5.108669	5.763403	5.600050	5.222354
2	TRTR	5.610351	5.975386	6.445402	6.178193
3	TRTR	5.287711	4.945492 *	5.526926	4.747017
4	TRTR	5.381555	5.220410	5.221976	5.606537 *
5	TRTR	6.501094	5.810512 *	6.092350	5.624992
6	TRTR	6.416454	5.543848	6.567839	5.982272
7	RTRT	5.763434	5.453225	5.702415	6.387569
8	RTRT	5.043232	5.174001	5.632895	5.573940
9	RTRT	5.679661	4.971201	5.967377 *	5.620292
10	RTRT	6.150709	5.695616	6.010286	6.179292
11	RTRT	5.641765 *	5.184925	5.863290	5.680923
12	RTRT	5.316796	5.649573	4.836123	5.686602
13	TRRT	5.765222	5.359460	5.348678	5.807752
14	TRRT	5.470925	5.714591	5.779755	5.709301
15	TRRT	6.418202	6.243973 *	6.106756	6.783393
16	TRRT	4.606969	4.924714	4.732684 *	4.789407
17	TRRT	5.625821	5.256714	5.118233	5.463366
18	TRRT	6.744518	5.678670	6.637520	6.249570
19	RTTR	6.306877	6.220312	6.037728	6.485597
20	RTTR	6.397913	6.258759	5.762492	5.750062
21	RTTR	5.483967	5.839624	5.053822 *	5.254313
22	RTTR	3.992496	5.017280	4.202601	4.410371
23	RTTR	6.236839 *	6.104771	5.483468	5.715612 *

* 为随机删除的"缺失"测量值

(1) 三种方法的参数估计

分别采用 MOM、REML 拟合传统模型(用 SAS 软件),RIGLS 算法拟合多水平模型(用 MLwiN 软件),对随机删除测量值后的不完整数据进行分析,结果如下表所示。

表 8.10 三种方法对 4×4 设计不完整数据分析 ABE、PBE 和 IBE 的结果

参数	MOM		REML		RIGLS	
	参数估计	标准误	参数估计	标准误	参数估计	标准误
$\hat{\sigma}^2_{BR}$	0.190	0.088	0.252	0.101	0.247	0.094
$\hat{\sigma}^2_{BT}$	0.173	0.089	0.172	0.080	0.165	0.051
$\hat{\sigma}^2_{WR}$	0.096	0.031	0.112	0.038	0.113	0.037
$\hat{\sigma}^2_{WT}$	0.132	0.043	0.140	0.045	0.147	0.047
$\hat{\sigma}^2_{D}$	−0.045	0.022	−0.034	0.046	−0.046	0.043
$\hat{\Delta}$	−0.112	0.060	−0.045	0.070	−0.044	0.066
90% CI	(−0.211, −0.013)		(−0.161, 0.071)		(−0.153, 0.065)	
ν_{PBE}	−0.535		−0.687		−0.678	
单侧 95%上限	−0.256		−0.305		—	
ν_{IBE}	−0.237		−0.284		−0.296	
单侧 95%上限	−0.088		−0.019		—	

对于不完整数据的分析结果可知,两药同时满足 ABE、PBE 和 IBE,既具有处方可选择性,也具有药物可替换性。三种方法评价 ABE、PBE 和 IBE 的等效性结论一致,该结论与前人采用现行 FDA 评价方法的结果相符合。

但三种方法仍有不同之处:对于 PBE 和 IBE 评价,MOM 所得方差分量总是大于 REML 和 RIGLS 的结果,对于所有参数的估计均表现出明显的偏性,而 REML 和 RIGLS 算法结果较为吻合。

(2) 构建等效标度的置信上限

接下来,采用 MLwiN 中的 MCMC 估计,在取得各参数后验分布的基础上,进一步构建生物等效性评价中最关键的等效标度的置信上限。

先验分布的选择:拟合具有水平 1 复杂方差结构的两水平随机斜率模型,并纳入顺序、阶段作为协变量。本节中处理、顺序、时期的固定效应以及截距项均服从默认的非正常均匀先验 $p(\beta) \propto 1$。而方差先验拟采用 MLwiN 中预设的两种形式。

伽马分布型 $\tau \sim G(0.001, 0.001)$:在此前提条件下,水平 2 随机效应的方差-协方差矩阵先验分布服从逆 Wishart 分布,以 RIGLS 估计值为初始值进行迭代。由于在水平 1 拟合了复杂结构,将水平 1 随机效应分为 T 药物和 R 药物两组,而对于此类参数的先验分布,MLwiN 中默认为服从均匀分布,即 $p(\sigma^2_{WR}) \propto 1$,$p(\sigma^2_{WT}) \propto 1$。

均匀分布型 $p(\sigma^2) \propto 1$:如果勾选此项,模型中水平 2 方差-协方差矩阵的先验为 $p(\Omega_u) \propto 1$,而水平 1 方差的先验仍为 $p(\sigma^2_{WR}) \propto 1$,$p(\sigma^2_{WT}) \propto 1$。各参数先验分布整理如下表所示。

表 8.11 多水平贝叶斯模型中相关参数的先验分布

相关参数	先验分布假设
截距项	$p(\beta_0) \propto 1$
处理效应	$p(\beta_1) \propto 1$

续表

相关参数	先验分布假设
顺序效应	$p(\beta_2) \propto 1$
阶段效应	$p(\beta_3) \propto 1$
水平 2 方差	逆 Wishart 分布：$p(\Omega^{-1}) \propto Wishart_p(p, \hat{\Omega})$ 均匀分布：$p(\Omega_u) \propto 1$
水平 1 方差	$p(\sigma^2_{WR}) \propto 1, p(\sigma^2_{WT}) \propto 1$

首先以 RIGLS 算法拟合多水平模型，并纳入顺序和阶段作为协变量，获得各参数估计的初始值。进一步采用 MCMC 估计拟合贝叶斯多水平模型，取得各参数后验分布，并比较水平 2 方差的不同先验分布假定对模型拟合的影响。尤其值得注意的是，MCMC 在以下三种情况不会执行运算：①任意水平上作为初始值的协方差矩阵非正定；② 任意估计值为零的方差；③ 任意估计值为零的固定系数。而表 8.12 中结果显示，水平 2 随机系数估计值 $\sigma_{u_{01}}$，$\sigma^2_{u_1}$ 均为负值。

对于这类情况，英国 Bristol 大学多水平研究中心在其官网上已进行了相应的解答，处理方式为：第一步，以 RIGLS 算法拟合模型时，将水平 1、2 的方差均限定为非负。经此限定后，本例中原本为负值的水平 2 协方差、方差均强制为零。第二步，人工修改 MLwiN 数据文件中储存水平 2 随机系数估计值的列 C1096 的相应零值或负值，本例中，将 $\sigma^2_{u_1}$ 修改为足够小的正值 10^{-6}。由于修改了初始值，为减小偏倚，需设定更多的抽样次数和 burn-in 长度。本例设定对每个模型抽样 50000 次，burn-in 长度为 5000(即舍弃前 5000 次)，模型默认采用后 45000 次链条结果的均数作为参数估计值。Browne 等学者通过大量模拟实验发现(W. J. Browne et al. 2006)，采用参数的后验中位数(posterior median)而不是均数作为参数的后验概率，能够大幅度的降低 MLwiN 中 MCMC 估计的正偏倚。在两种方差先验下分别进行估计，整理得到后验均数、标准误和中位数，并与基于 RIGLS 算法的模型(简称 RIGLS 模型)进行比较，如下表所示。

表 8.12　RIGLS 模型与不同先验分布下多水平贝叶斯模型的参数估计

效应	参数	RIGLS		Prior 1(伽马分布)			Prior 2 (均匀分布)		
		均数值	标准误	均数值	标准误	中位数	均数值	标准误	中位数
固定效应									
	β_0 截距	5.700	0.269	5.763	0.298	5.765	5.763	0.323	5.760
	β_1 处理	−0.044	0.066	−0.035	0.092	−0.035	−0.035	0.096	−0.034
随机效应									
水平 2(个体)	$\sigma^2_{u_0}(\sigma^2_{BR})$	0.247	0.094	0.305	0.118	0.281	0.370	0.172	0.330
	$\sigma_{u_{01}}$	−0.018	0.045	−0.049	0.050	−0.042	−0.062	0.084	−0.048
	$\sigma^2_{u1}(\sigma^2_D)$	−0.046	0.043	0.045	0.029	0.039	0.061	0.055	0.046
	σ^2_{BT}	0.165	0.051	0.254	0.097	0.237	0.299	0.103	0.273
水平 1(阶段)	σ^2_{WR}	0.113	0.037	0.119	0.038	0.112	0.120	0.038	0.113
	σ^2_{WT}	0.147	0.047	0.138	0.042	0.132	0.139	0.042	0.132
	DIC	—		83.65			85.11		

结果分析：

1) 关于参数估计：RIGLS 模型的结果与两种方差先验 MCMC 估计的贝叶斯模型的结果均有一

定差异。分析其原因是:在 RIGLS 模型的设定中,允许水平 2 方差为负值,因为在实际生物等效性研究中个体与药物之间可能为负交互作用。而在 MLwiN 的 MCMC 估计中,以 RIGLS 模型的估计值为初始值,若初始值矩阵中存在负值,必须人为地将其修改为正值。这一操作除了对随机效应有直接影响,同时也间接影响了固定效应的估计值。若在 RIGLS 设定中不允许水平 2 方差为负,则其参数估计值与贝叶斯模型的结果相似。而 Prior 1 模型与 Prior 2 模型比较,Prior 2 模型似乎总是容易导致正偏倚,这与 Browne(W. J. Browne et al. 2006)的模拟研究结论相符。

2) 关于标准误:Prior 2 模型最大,Prior 1 模型次之,RIGLS 模型最小。这是由于 RIGLS 算法本身与 REML 算法等价,而 REML 算法易导致参数标准误的负偏倚,在水平 2 单位数量较小时尤其明显,具体理论参见 Goldstein 相关专著(H. Goldstein. 2011)。

3) 关于中位数:对于贝叶斯模型固定效应的分析,中位数与均数几乎无差异,表明对固定效应的正态先验假设是正确的。而对于随机效应,中位数明显小于均数,这也说明在实际生物等效性评价中,方差分量并不服从正态分布的情况是存在的,运用基于正态假设的 REML 法是有缺陷的(S. C. Chow et al. 1990)。

4) 关于 DIC:Prior 1 模型的 DIC 小于 Prior 2 模型,Prior 1 模型拟合优度较好。

综上,对 4×4 交叉设计的不完整数据,基于 MCMC 估计的两水平贝叶斯模型优于基于 RIGLS 算法的两水平模型,采用伽马分布型方差先验的 Prior 1 模型优于均匀分布方差先验的 Prior 2 模型。

(3) 模型诊断与精度评价

对 Prior 1 模型的拟合结果进行诊断,可通过"Trajectory"窗口观察到指定抽样次数下各参数的抽样动态轨迹图。该图从左至右,从上到下分别按固定效应、水平 2 方差成分结构以及水平 1 方差成分结构依次展示,如图 8.1 所示。当图中各参数的估计值趋于稳定,与初始值的大小无关时,可以认为迭代过程基本收敛,该结果是可信的。

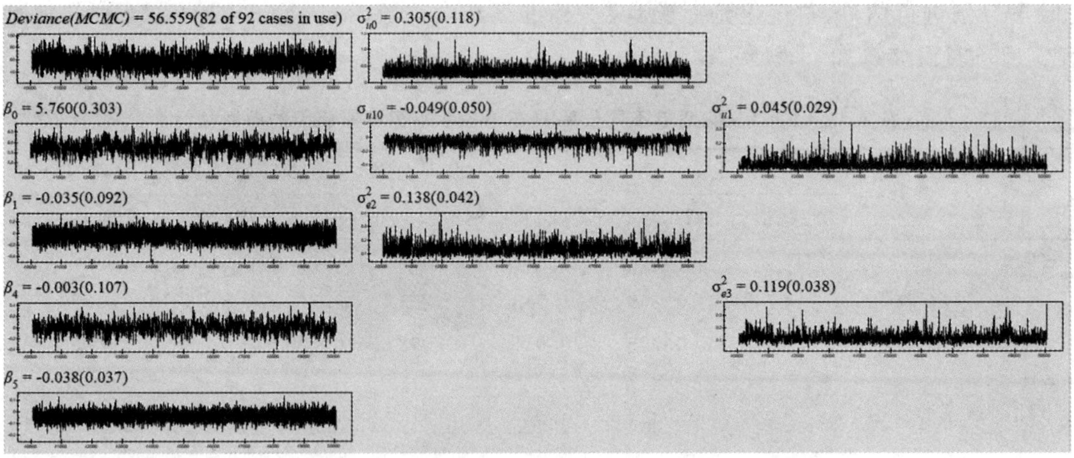

图 8.1 Prior 1 模型中各参数的抽样动态轨迹图(取后 10000 次作图)

进一步得到各参数的详细诊断评价。MLwiN 中提供了丰富的动态可视化图形,可对于每个参数,甚至参数的函数进行诊断评价,包括核密度函数分布图、自相关函数图、偏自相关函数图、后验估计的蒙特卡罗标准误以及 Raftery-Lewis 诊断等。以参比药个体间方差 $\sigma^2_{u_0}$ 为例,该参数的详细诊断如图 8.2 所示。

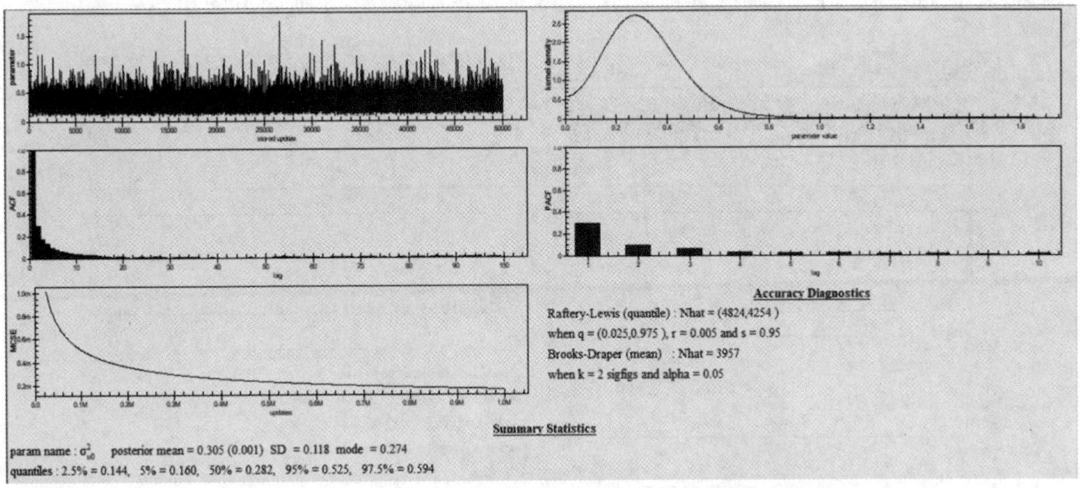

图 8.2　参比药个体间方差 $\sigma^2_{u_0}$ 的 MCMC 详细诊断图

左上角为该参数的轨迹图，与图 8.1 中相应图形一致；右上角为参数后验分布的核密度函数图，类似于平滑的直方图。由图可见，$\sigma^2_{u_0}$ 后验分布非正态。中间靠左的图形为自相关函数图（ACF），即链条 1,2,……之间的相关性，中间靠右的图形则为偏自相关函数图（PACF）。两图相结合可得，Gibbs 抽样的表现为轻微的一阶自回归时间序列。结果提示，该模型还可进一步将时间变量作为随机效应纳入模型，其先验分布设为一阶自回归过程 AR(1)或一阶移动平均过程 MAR(1)。左下角为后验估计的蒙特卡罗标准误（MCSE），研究者可自行设定并计算在特定标准误下所需确定抽取的链条数。

右下角为关于模型精度的评价计算，包括基于分位数的 Raftery-Lewis 检验和基于均数的 Brooks-Draper 检验。Raftery-Lewis 统计量决定要获得精确的四分位数估计需模拟的次数；Brooks-Draper 统计量决定要获得精确的均数估计需模拟的有统计学意义的次数。关于 Raftery-Lewis 检验中 $q=(0.025, 0.975)$，$r=0.005$，$s=0.95$ 的意义为：在现有的链条长度下，实际的蒙特卡罗双侧 95%区间的覆盖率变化范围不超过 $100(2\times r)\%=1\%$ 的蒙特卡罗概率为 $100\times s=95\%$，而 q，r，s 亦可人为规定。Nhat 即为满足以上精度条件所需的最小迭代次数（链条长度）。而 Brooks-Draper 检验结果则表示：以 $100(1-\alpha)\%$ 概率获得均数估计值的两位有效数字（即 0.25）的精度条件所需的最小迭代次数（链条长度）。由此可见，MCMC 诊断可决定获得稳定的后验参数需模拟的次数。结果提示，在给定的精度设置下，具有足够的抽样次数。

而图形最底端汇总显示了该参数迭代的最终结果：后验均数、标准误、众数，第 2.5%、5%、50%、95%、97.5%分位数，第 50%分位数即为该参数的中位数。可见 MCMC 估计不但能提供准确的点估计，更重要的是给出了后验区间估计的结果，参比药个体间方差 $\sigma^2_{u_0}$ 的 95%后验贝叶斯置信区间为（0.144，0.594）。

同样，可获得其他随机参数的详细诊断图，此处不赘述。

(4) 等效标度的置信上限

由公式(8.20)～公式(8.23)可知，多水平模型下的 PBE 等效标度、IBE 等效标度可看成是由 $\hat{\beta}_1$，$\hat{\sigma}^2_{u_0}$，$\hat{\sigma}_{u_{01}}$，$\hat{\sigma}^2_{u_1}$，$\hat{\sigma}^2_{e_1}$，$\hat{\sigma}^2_{e_2}$ 等参数所构建的函数。在 MLwiN 中，可将需计算的等效标度分别存储为一列（Column），对“列”同样可进行上述诊断评价（Column Diagnostics），以获得其 95%后验分位数，此即为等效标度的单侧 95%置信上限。因涉及变量较多，采用 MLwiN 宏程序实现，具体操作及结果详见本章最后小节。本例中，PBE 等效标度、IBE 等效标度的诊断图，分别如下图所示：

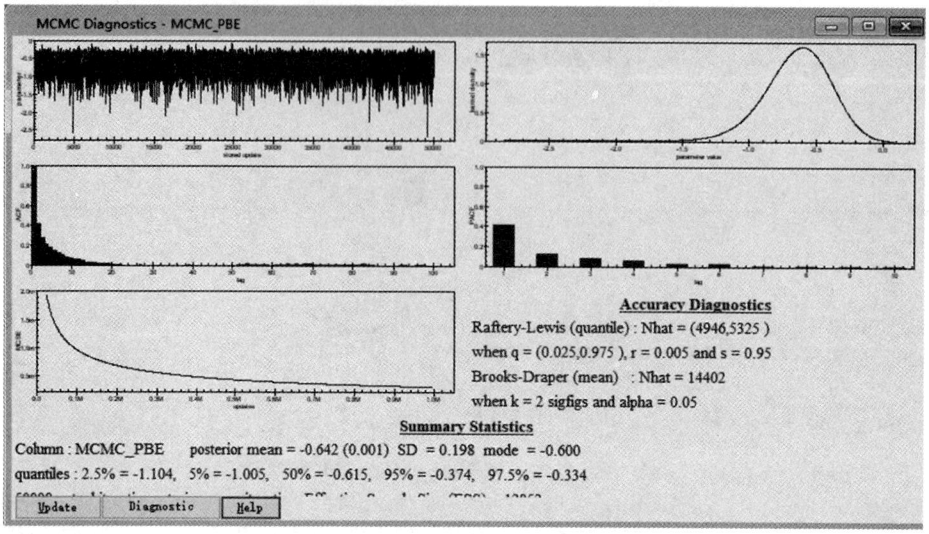

图 8.3　PBE 等效标度的 MCMC 诊断图

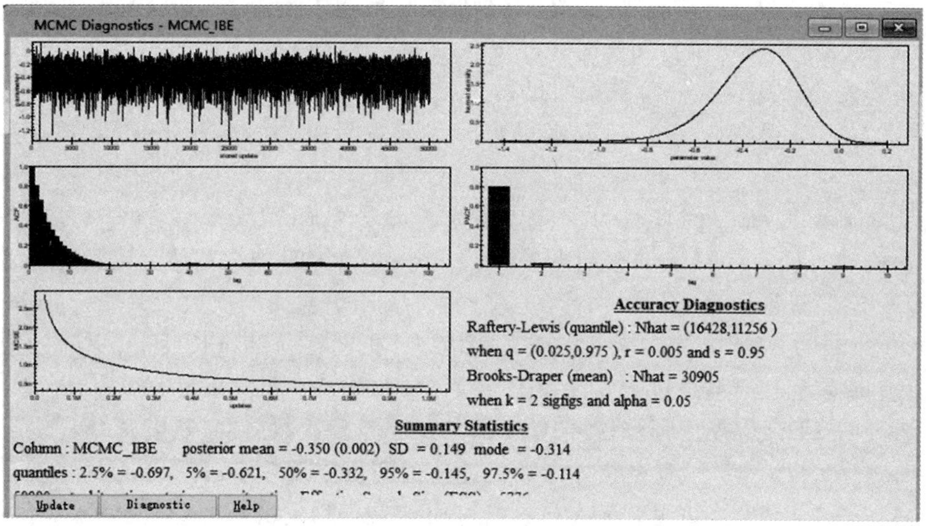

图 8.4　IBE 等效标度的 MCMC 诊断图

结果提示，函数拟合效果良好，PBE 等效标度的单侧 95%置信上限为－0.374，IBE 等效标度的单侧 95%置信上限为－0.145，均小于零，可以认为参比药与试验药具有群体生物等效、个体生物等效。将 MCMC 估计所得的贝叶斯后验置信上限与另两种方法相比较，如表 8.13 所示。

表 8.13　三种方法对 4×4 设计不完整数据分析 ABE、PBE 和 IBE 的结果

评价方法	参数	MOM	REML	RIGLS＋MCMC	是否等效
ABE	90% CI	(－0.211,－0.013)	(－0.161, 0.071)	(－0.153, 0.065)	是
PBE	95%上限	－0.256	－0.305	－0.374	是
IBE	95%上限	－0.088	－0.019	－0.145	是

本章以几种常见生物等效性评价场景为例，遵循提出问题→分析问题→解决问题的思路，将多水平模型应用于生物等效性评价，拓展了多水平模型的应用领域。通过构建具有水平 1 复杂方差结构的两水平随机斜率模型，在个体水平拟合随机效应，即可方便地直接估计个体—药物交互效应 σ_D^2，克服了传统 FDA 生物等效性评价方法因间接估计 σ_D^2 而带来偏倚增大的问题。模型将生物等效性、多水平建模与贝叶斯统计理论有机结合，为非均衡、高变异、小样本、有缺失、多指标的生物等效性评价开拓了新的思路，提供了新的方法，也为实现在一个多水平贝叶斯模型框架下同时进行药物的 ABE、PBE 和 IBE 评价奠定了基础。

8.6　软件操作

本节主要介绍如何通过常用统计软件，估计生物等效性评价需要的主要参数。考虑到现实中临床试验常有缺失值，采用例 8.2 中有缺失的数据进行分析。

8.6.1　MLwiN

(1) 用 RIGLS 算法估计参数

1)进入 MLwiN 后，打开数据文件 dat8-1. WS；

2)从菜单中的 Model 进入 Equations ，程序弹出 Equations 对话框。

3)模型的设置：

a)结果变量、结果变量的分布，以及数据结构的设置：点击 Equations 对话框中的 *y*，指定模型的结果变量(*lnauc*)，水平数(2)，2 水平单位(*id*)和 1 水平单位(*cons*)。

b)模型中固定效应的设置：在 Equations 对话框的下方点击 Add Term ，在弹出窗口 Specify term 逐个添加模型中固定部分的解释变量。包括 *cons*，*treat*，*seq*，*period*。

c)2 水平随机效应的设置：在 Equations 对话框中，依次点击 *cons* 和 *treat*，在弹出窗口 X variable 中选择水平 2 的随机效应。点击 Done 。

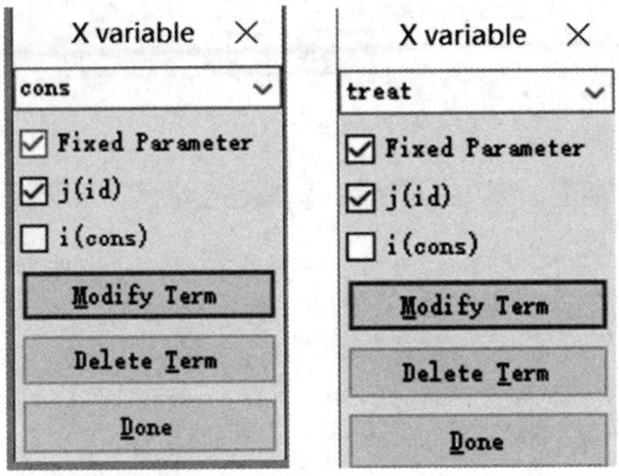

d)水平 1 随机效应的设置：点击 Add Term，依次选择药物效应的指示变量 *trt-t* 和 *trt-r* 为纳入变量，对于指示变量不设置固定效应和水平 2 随机效应项，只设置水平 1 随机效应项，点击 Done。

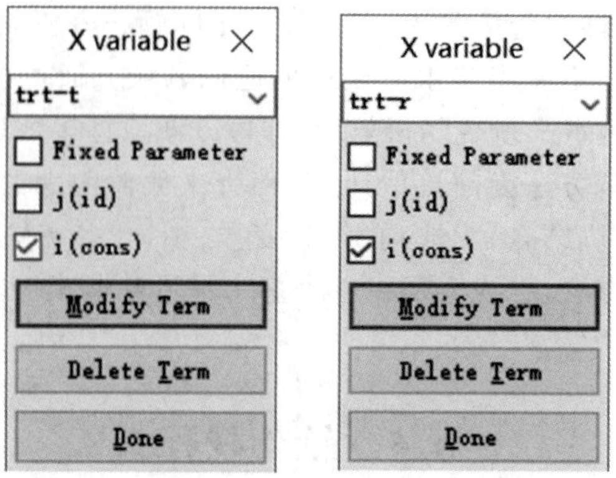

e)在Equations对话框的下方点击Estimates，就可看到设定的两水平模型。

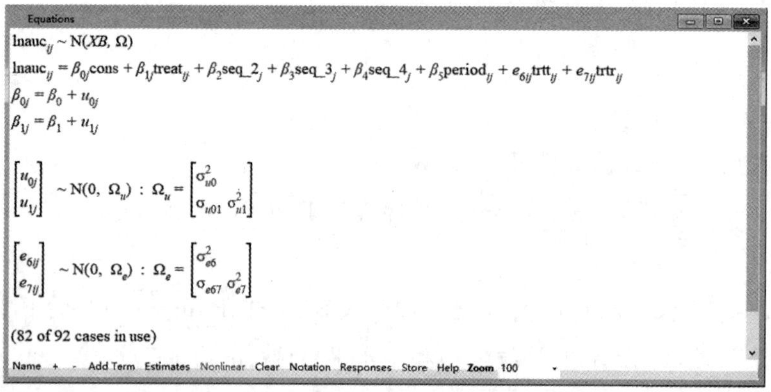

因水平1随机效应项不存在交互作用，故点击 σ_{e67} 后将该协方差项移除，如下图所示。

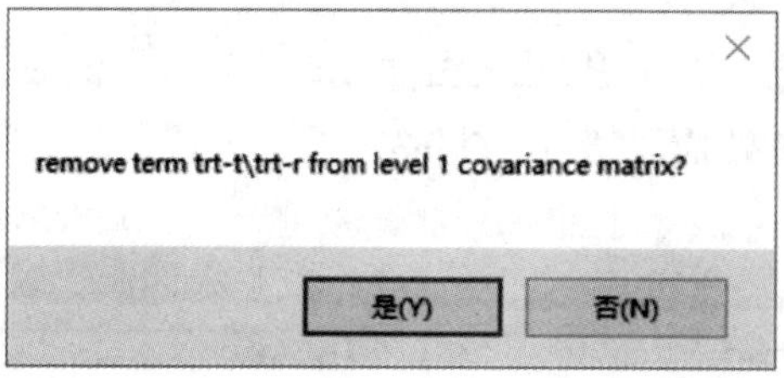

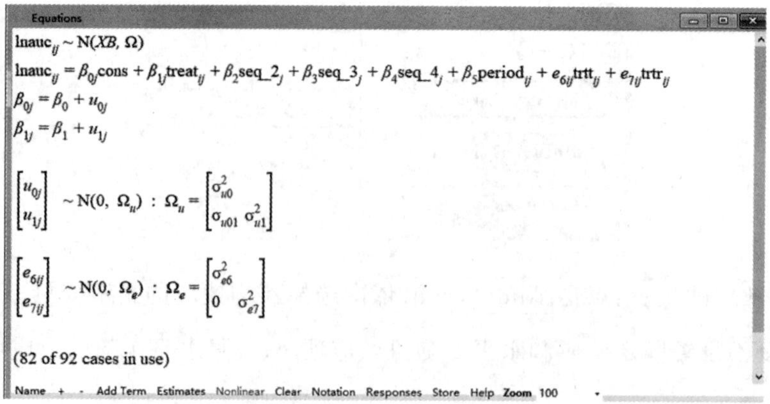

4)参数估计方法

a)单击菜单栏的 Estimation control 选项卡,在对话框的下方选择 RIGLS 参数估计方法,因接下来将用 MCMC 估计等效标度的置信上限,故此处将水平 1 和 2 的方差均限定为非负,设置办法为:在 Allow negative variances 对话框中,将 level 1 和 level 2 都设置为 NO。

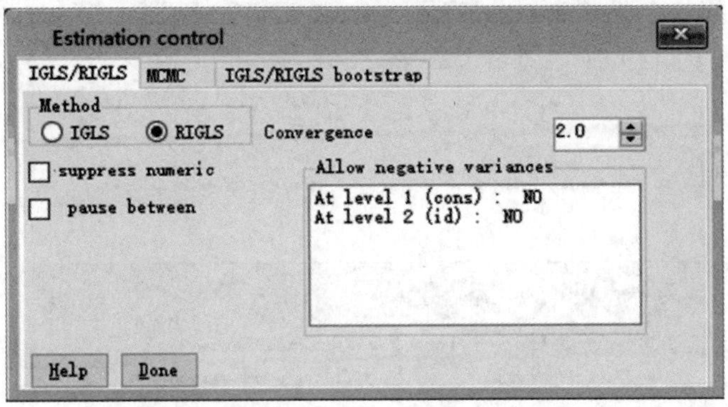

b)在 Equations 对话框的下方再次点击 Estimates ,并点击 Start 按钮,点击 More 按钮,就可以看到模型的拟合过程,以及最后收敛的结果。可看到,经方差非负限定后,原本为负值的水平 2 协方差、方差均强制为零。

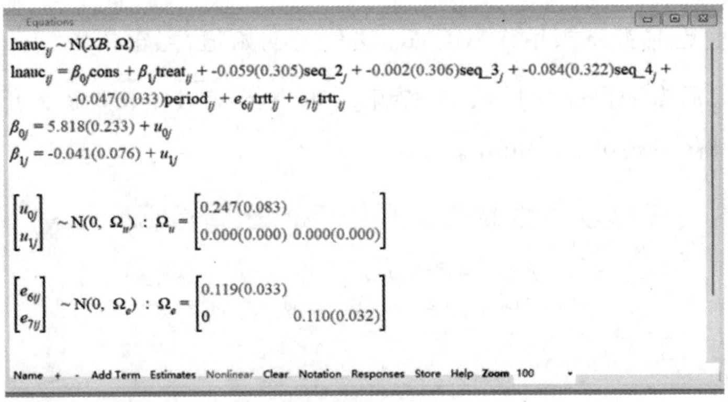

(2) 用 MCMC 算法估计参数计算等效标度置信上限

a)校正零值方差。在 Data Manipulation 菜单下,选择 View or edit data ,人工修改 MLwiN 数据文件中储存水平 2 随机效应的列 C1096 的相应零值,本例中,将 σ_{u1}^2 和 σ_{u01} 修改为足够小的正值 10^{-6}。

b)设定 MCMC 参数。本例对每个模型抽样 50000 次,弃去前 5000 次,模型默认采用后 45000 次链条结果的均数作为估计参数值。运行 MLwiN,点击菜单栏的 Estimation control 命令,点击 MCMC 命令,Burn-in 设置成 5000,Monitoring Chain 设置成 50000,并单击 Done 命令。设定方差先验。方差先验采用 MLwiN 中预设的伽马分布型,点击主菜单的 Model 菜单—MCMC 窗口—Priors 对话框,勾选 Gamma priors。

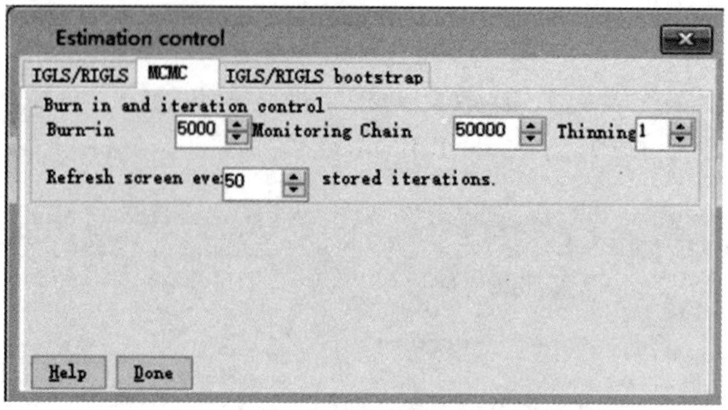

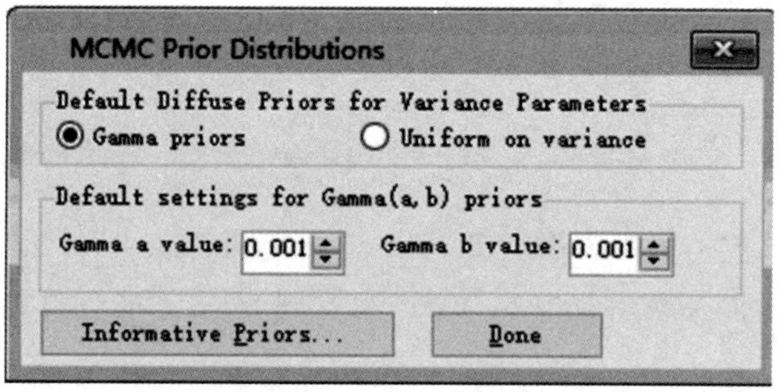

c)将当前 RIGLS 算法估计结果用作 MCMC 迭代的初始值,点击中 Estimation 的 start 命令,开始 MCMC 预烧阶段,之后自动保存抽样数据,结束后可点击 Estimates 命令可查看 MCMC 结果,抽样估计出的参数结果保存在 c1090 column。

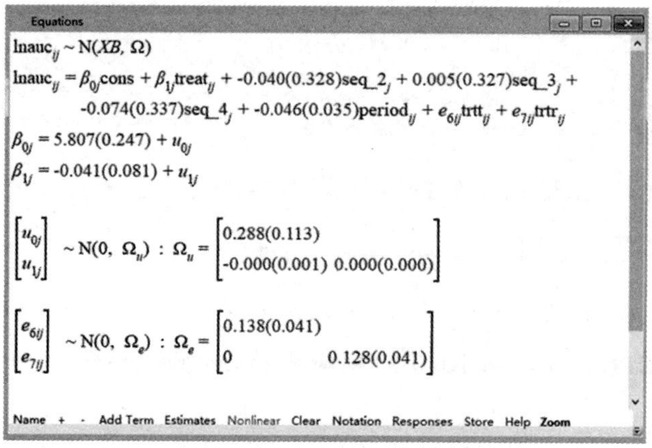

d)提取结果。在 MLwiN 中,运行以下 Macro 命令,将参数 β_0, β_1, β_2, β_3, β_4, β_5, $\sigma_{u_0}^2$, $\sigma_{u_{01}}$, $\sigma_{u_1}^2$,估计结果提取出,分别放在第 c301～c311 列,再根据公式(8.4)(8.5)(8.9)(8.10),计算出 50000 个 PBE 等效标度、IBE 等效标度的值,放在 c312～c315 列,Macro 命令中的 1.7448、2.4948 分别为 θ_p 和 θ_I 。因本例中 $\hat{\sigma}_R^2 > \sigma_{T0}^2$, $\hat{\sigma}_{WR}^2 > \sigma_{W0}^2$,故 PBE 和 IBE 均只需计算其参照标度,无须计算常数标度,命令中的常数标度仅为展示其计算过程。

```
code 11 1 50000 c300
split c1090 c300 c301-c311
```

```
name c301 'beta0' c302 'beta_treat' c303 'beta_seq2' c304 'beta_seq3' c305 'beta_seq4' c306 'beta_period'
name c307 'mcmc_sigu02' c308 'mcmc_sigu01' c309 'mcmc_sigu12' c310 'mcmc_sigwr2' c311 'mcmc_sigwt2'
name c312 'MCMC_PBE' C313 'MCMC_CPBE' c314 'MCMC_IBE' C315 'MCMC_CIBE'
CALC 'MCMC_PBE'='beta_treat'^2+2 * 'mcmc_sigu01'+'mcmc_sigu12'^2+'mcmc_sigwr2'-'mcmc_sigwt2'-1.7448 * ('mcmc_sigu02'+'mcmc_sigwt2')
CALC 'MCMC_CPBE'='beta_treat'^2+2 * 'mcmc_sigu01'+'mcmc_sigu12'^2+'mcmc_sigwr2'-'mcmc_sigwt2'-1.7448 * 0.04
CALC 'MCMC_IBE'='beta_treat'^2+'mcmc_sigu12'^2+'mcmc_sigwt2'-(1+2.4948) * 'mcmc_sigwr2'
CALC 'MCMC_CIBE'='beta_treat'^2+'mcmc_sigu12'^2+'mcmc_sigwt2'-'mcmc_sigwr2'-2.4948 * 0.04
```

(3) 计算等效标度及其置信上限

经过上一步,已将需计算的等效标度分别存储为一列(Column),命名为 MCMC_PBE 和 MCMC_IBE。在 MLwiN 中对"列"直接可进行上述诊断评价(Column Diagnostics),以获得其 95%后验分位数,此即为等效标度的单侧 95%置信上限。操作如下:点击菜单栏的 Basic Statistic 命令,点开 Column Diagnostics 对话框,依次将 MCMC_PBE 和 MCMC_IBE 两列选入,即得到对该列直接的诊断评价。

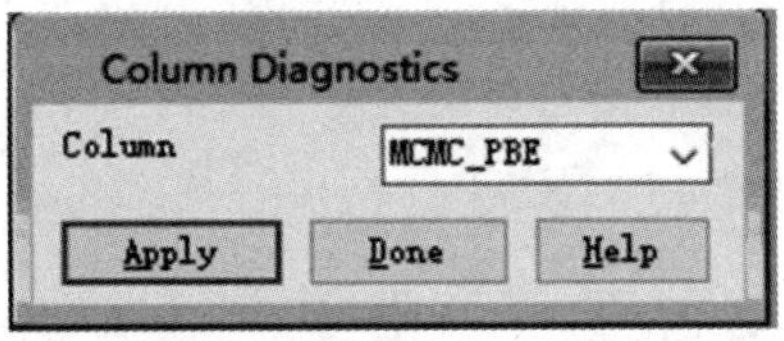

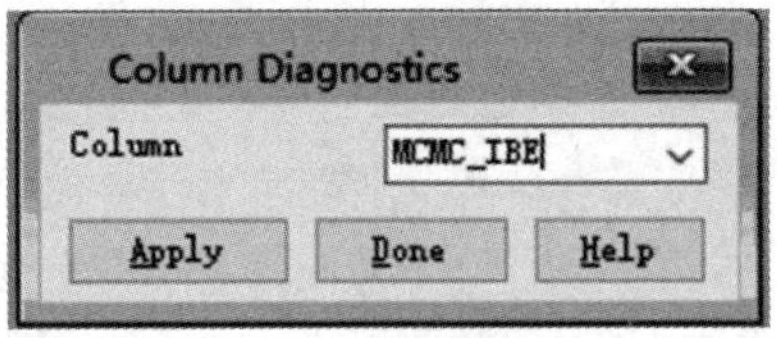

对 PBE 等效标度的诊断评价:

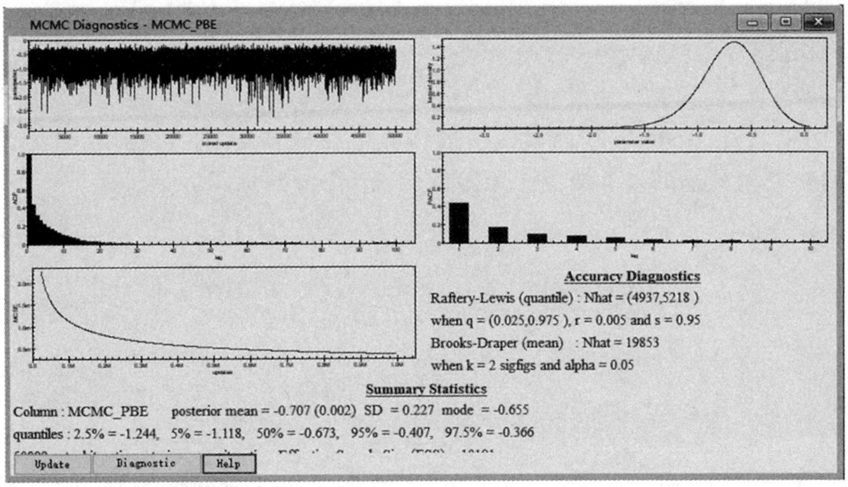

对 IBE 等效标度的诊断评价:

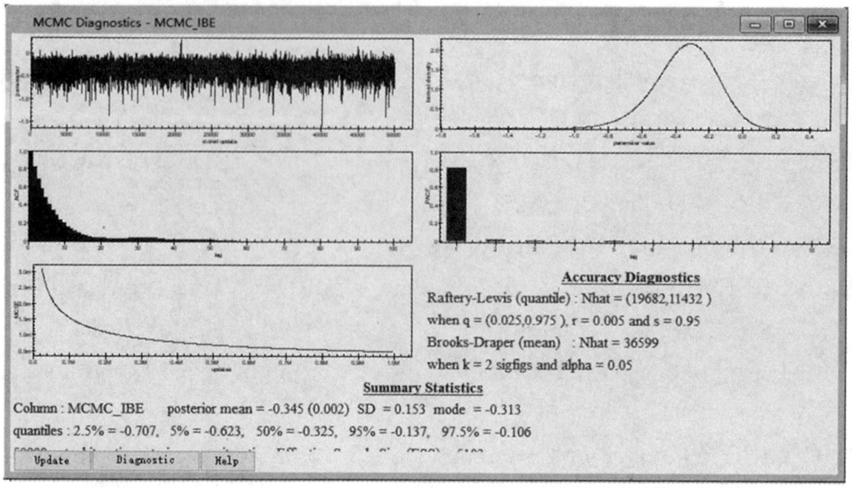

8.6.2 SAS

(1) 用 REML 算法估计参数

在 SAS 中 mixed 过程中，采用 REML 算法，对有缺失的 dat8-1 数据拟合“无结构型”协方差矩阵，即在 random statement 语句中指定 type＝un。

```
proc mixed data=missing  method=reml  cl=wald alpha=0.05 scoring=50 maxiter=200 ic
asycov covtest;
class id  treat;
model lnauc= treat seq period/solution ddfm=kenwardroger ;
random treat/type=un  subject=id g;
repeated/group=treat subject=id;
estimate  't-r'
treat  -1 1  /cl alpha=0.05;
ods output estimates=fblue  covparms=fcov  asycov=fasov;
run;
```

在 output 语句中，将模型中 treat 因素的参数估计值存放在 fblue 数据集，将方差分量估计值存放在 fcov 数据集，将方差分量的渐近协方差矩阵存放在 fasov 数据集。如下所示：

fblue数据集-参数估计值

Obs	Label	Estimate	StdErr	DF	tValue	Probt	Alpha	Lower	Upper
1	T-R	-0.04474	0.06988	20.4	-0.64	0.5291	0.05	-0.1903	0.1008

fcov数据集-方差分量估计值

Obs	CovParm	Subject	Group	Estimate	StdErr	ZValue	ProbZ	Alpha	Lower	Upper
1	UN(1,1)	id		0.2522	0.1006	2.51	0.0061	0.05	0.1314	0.6676
2	UN(2,1)	id		0.2287	0.07915	2.89	0.0039	0.05	0.07360	0.3839
3	UN(2,2)	id		0.1716	0.08026	2.14	0.0163	0.05	0.08156	0.5650
4	Residual	id	treat 0	0.1122	0.03846	2.92	0.0018	0.05	0.06323	0.2520
5	Residual	id	treat 1	0.1399	0.04520	3.10	0.0010	0.05	0.08108	0.2973

fasov数据集-渐近协方差矩阵

Obs	Row	CovParm	CovP1	CovP2	CovP3	CovP4	CovP5
1	1	UN(1,1)	0.01011	0.006950	0.004970	-0.00084	6.486E-6
2	2	UN(2,1)	0.006950	0.006265	0.005415	8.063E-7	-4.99E-8
3	3	UN(2,2)	0.004970	0.005415	0.006441	7.568E-6	-0.00108
4	4	Residual	-0.00084	8.063E-7	7.568E-6	0.001479	-0.00002
5	5	Residual	6.486E-6	-4.99E-8	-0.00108	-0.00002	0.002043

(2) 计算等效标度置信上限

在获得以上随机效应估计值后，即可用公式(8.11)和公式(8.12)计算出 PBE 等效标度的期望值和方差，用公式(8.17)和公式(8.18)计算出 IBE 等效标度的期望值和方差，并由公式(8.15)(8.21)分别直接计算 PBE 及 IBE 等效标度的置信上限值。此处不赘述。

8.6.3 其他软件

因其他软件目前暂不能在水平 1 设置指示变量的复杂方差结构(A. H. Leyland. 2004)，此处不做展示。

(沈卓之)

第9章 信度分析中的多水平模型

9.1 信度的定义及指标

医药卫生研究常应用调查工具对相关人群做调查收集数据，如特定人群的营养状况调查、心理卫生调查、认知能力调查、健康行为调查等。使用的调查工具和调查者的能力都会影响调查数据的准确性或可靠性，并进一步影响研究结果的科学性。因此，当研究者设计出一个新的调查工具或需要将该工具应用到新的人群，应用前都需要评价其信度(reliability)，即该工具测量结果的可靠性、稳定性和一致性。常用的信度评价类别包括重测信度(test-retest reliability)，评分者信度(inter-rater reliability)和内部一致性信度(internal consistency reliability)。在发表研究结果时，学术杂志也要求报告所使用工具和调查人员的可靠性。

重测信度是指在不同时间使用同一调查表对同一组调查对象进行重复测量，不同时间测量结果之间的一致性。评分者信度是指不同评分者使用同一调查表对同一组调查对象进行测量，不同评分者测量结果之间的一致性。重测信度及评分者信度均可用测量结果的相关性分析(如 Pearson 相关系数)或差异性的假设检验(如随机区组的方差分析，配对 t 检验)进行评价(Bruton A, et al. 2000)。相关性越大或差异性越小亦说明一致性越好。内部一致性信度是指调查表同一组条目是否测量同一概念，即其内部一致性的大小。主要用克朗巴赫阿尔法系数(Cronbach's alpha)进行评价(Cronbach LJ. 1951)，检查各条目两两间的相关性并加以平均。

除上述指标外，组内相关系数(intraclass correlation coefficients，ICC)是另一个重要的信度评价指标(Shrout PE. et al. 1979)，且随着混合效应模型(mixed effects models)的发展和应用有了更广泛的应用前景。ICC 的定义为：总的方差(根据情况具有不同定义)中归因于研究对象的部分所占的比例，其可被用来评价重测信度、评分者信度及内部一致性信度，既适用于连续性评分，又适用于分类评分。在信度评价指标中，Pearson 相关系数仅可用于衡量相关性，t 检验仅可衡量等价性，而 ICC 可根据需要选择相对一致型(consistency)或绝对等价型(agreement)(Koo TK, et al. 2016)，并且方便用于多组比较。另外，将 ICC 用于评价分类变量评分时，在一些情境下可等价于 Kappa 指数(Cohen J. 1960; Fleiss JL, et al. 1973)，用于内部一致性评价时，可等价于 Cronbach's alpha (刘霖芯 等. 2018)。

使用 ICC 评价信度，可以根据不同情境，选择不同模型、类别及定义的 ICC，对应有不同的计算公式(Koo TK. et al. 2016)。但传统的方差计算公式无法校正其他协变量，本书前面的章节已介绍了多水平模型中的 ICC 的计算，信度本质上为研究者真正关心的变异占总变异的比例，而且调查数据可被认为是经典的重复测量数据类型，这就为用多水平模型或混合效应模型评价信度奠定了基础。本章以几种常见信度评价为例，介绍如何利用多水平模型来计算相应的 ICC，从而直观地理解信度评价的含义和分析方法，并且在评价信度时进行协变量的影响分析及校正。

9.2 相关系数、方差分析、ICC 与多水平模型

9.2.1 信度评价中的 ICC

量表测量所得数据结构一般可表示为表 9.1 所示，其为双向分组：调查对象 i 和处理因素 j，处理因素可有不同定义，对应不同分析设计和目的。当处理因素为 k 个评分者时，数据用于估计评分者信度；当处理因素为 k 个测量时间时，数据用于估计重复测量信度；当处理因素为 k 个测量量表条目时，数据用于估计内部一致性信度。

表 9.1　量表测量数据结构

调查对象	处理因素					
	1	2	…	j	…	k
1	x_{11}	x_{12}	…	x_{1j}	…	x_{1k}
2	x_{21}	x_{22}	…	x_{2j}	…	x_{2k}
⋮	⋮	⋮	⋮	⋮	⋮	⋮
i	x_{i1}	x_{i2}	…	x_{ij}	…	x_{ik}
⋮	⋮	⋮	⋮	⋮	⋮	⋮
n	x_{n1}	x_{n2}	…	x_{nj}	…	x_{nk}

用于分析这类数据的模型包括单向模型（one-way model）和双向模型（two-way model）两种模型。单向模型只考虑了行随机效应，其列效应、行列交互效应及随机误差是不可分解的一部分。以评分者信度为例，若每个调查对象的评分者都来自一个随机样本，则可采用单向模型。而双向模型既考虑了行随机效应，又考虑了列效应（column effects），根据是否有列随机效应，双向模型又可细分为双向随机模型和双向混合模型。以评分者信度为例，若调查对象受同一组评分者调查，而这一组评分者来自一个大的评分者群体，且结果需要外推到该来源群体，则列效应为随机效应，符合双向随机模型；若调查结果不需要外推到其他评分者，则列效应为固定效应，符合双向混合模型。

首先，单向模型中表 9.1 中调查的数据 x_{ij} 由三部分构成：

$$x_{ij}=m+r_i+e_{ij} \tag{9.1}$$

其中，m 为调查对象得分的总体均数，r_i 为行效应（row effects），为随机效应且 $r_i\sim N(0,\sigma_r^2)$ 。e_{ij} 为随机误差，且 $e_{ij}\sim N(0,\sigma_e^2)$ 。

根据信度评价的含义，信度的大小可根据真分数方差占总方差的比例大小来评定，在评分者或重复测量信度评价中即为：

$$Reliability=\frac{\text{真分数方差}}{\text{总方差}}=\frac{\text{调查对象间方差}}{\text{调查对象间方差}+\text{误差方差}} \tag{9.2}$$

在单向模型中转换成数学公式即为（Fisher RA. 1992）：

$$\text{ICC}=\frac{\sigma_r^2}{\sigma_r^2+\sigma_e^2} \tag{9.3}$$

值得注意的是，当 $k=2$ 时，ICC 可被理解为 Pearson 相关系数 ρ，也可从另一方面反映 ICC 的意义。在计算两组观测的相关系数时，同一调查对象 i 的两个观测 j 和 k 的协方差为：

$$cov(x_{ij},x_{ik})=S_r^2 \tag{9.4}$$

各自方差为：

$$var(x_{ij}) = var(x_{ik}) = S_r^2 + S_e^2 \tag{9.5}$$

由此得到相关系数即等价于 ICC：

$$r = \frac{cov(x_{ij}, x_{ik})}{\sqrt{var(x_{ij})\, var(x_{ik})}} = \frac{S_r^2}{S_r^2 + S_e^2} \tag{9.6}$$

显而易见，当两个观测 j 和 k 越相近，其协方差会越大，相关系数 ρ 就越大。而相关系数只能衡量相关性，即等价性，无法区分是否有绝对一致性，如前文提到，ICC 既可衡量是否等价相关，也可衡量是否绝对一致。根据 ICC 的定义，还可分为相对一致型 ICC（$ICC_{consistency}$）和绝对等价型 ICC（$ICC_{agreement}$），二者的计算公式不同，区别在于 $ICC_{agreement}$ 的总方差（计算公式的分母部分）考虑了列效应方差，而 $ICC_{consistency}$ 不考虑。重复测量信度所用条目一样，需要测量绝对等价性，采用 $ICC_{agreement}$。如果不同评分者的评定结果是单独分析，而非加和后分析也需考察绝对等价性，需要将列效应 σ_c^2 纳入分母，双向模型公式为：

$$x_{ij} = m + r_i + c_j + e_{ij}，其中\ C_j \sim N(0, \sigma_c^2) \tag{9.7}$$

计算 $ICC_{agreement}$：

$$ICC_{(A,1)} = \frac{\sigma_r^2}{\sigma_r^2 + \sigma_c^2 + \sigma_e^2} \tag{9.8}$$

同样对于评分者信度，如果只需要衡量不同评分者对调查对象调查结果的相对高低，评定结果是加总在一起考虑，则不要求结果的绝对等价，衡量相对一致性即可。另外内部一致性信度的 Cronbach's alpha 系数测量的也是不同条目的相对一致性，而非绝对等价性，因此分母不需要考虑列效应，等同于 $ICC_{consistency}$。单个条目对应于 $ICC_{consistency}$ 的总方差为 $\sigma_r^2 + \sigma_e^2$，则有：

$$ICC_{(C,k)} = \frac{\sigma_r^2}{\sigma_r^2 + \sigma_e^2} \tag{9.9}$$

k 个条目的平均一致性对应 $ICC_{consistency}$ 的总方差为 $\sigma_r^2 + \sigma_e^2/k$，则有：

$$ICC_{(C,k)} = \frac{\sigma_r^2}{\sigma_r^2 + \sigma_e^2/k} \tag{9.10}$$

9.2.2 连续变量的信度评价

(1)方差分解法计算 ICC

当表 9.1 中数据为连续型变量时，传统的方差分解结果如表 9.2（Bartko JJ. 1966）。由方差分解表及 ICC 公式可知，$\sigma_r^2 = \frac{MS_R - MS_E}{k}$，$\sigma_c^2 = \frac{MS_C - MS_E}{n}$，$\sigma_e^2 = MS_E$。根据表 9.1 的数据，分析这群固定的评分者对随机的调查对象评分的等价性，应用单个评分者的评分，符合双向混合效应(two-way mixed effects)模型，即可得传统评分者信度或重复测量信度的 ICC 的计算公式为：

$$ICC = \frac{MS_R - MS_E}{MS_R + (k-1)MS_E + \frac{k}{n}(MS_C - MS_E)} \tag{9.11}$$

其中，MS_R 代表行的均方差，MS_c 代表列的均方差，MS_E 代表误差的均方差，k 代表评分者人数，n 代表调查对象人数。此方法用于平衡数据，应用前提包括数据无缺失值。

另外对于双向模型，ICC 的定义不同(一致型或等价型)对应的 ICC 计算公式也不同，而列效应是否随机则并不影响 ICC 的计算，只影响最后结果的解释。

表 9.2　方差分解表

模型类别	变异来源	Df 自由度	MS 均方差	EMS 期望均方差
单向模型 $x_{ij}=\mu+r_i+e_{ij}$	调查对象之间	$n-1$	MS_R	$k\sigma_r^2+\sigma_e^2$
	调查对象内	$(n-1)(k-1)$	MS_E	σ_e^2
	总变异	$nk-k$		
双向模型 $x_{ij}=\mu+r_i+c_j+e_{ij}$	调查对象之间	$n-1$	MS_R	$k\sigma_r^2+\sigma_e^2$
	调查对象内			
	不同测量之间	$k-1$	MS_C	$n\sigma_c^2+\sigma_e^2$
	误差	$(n-1)(k-1)$	MS_E	σ_e^2
	总变异	$nk-1$		

(2)线性两水平模型计算 ICC

多水平模型分析可用于非平衡数据,不必删除缺失值或做数据填补,但前提为数据缺失是随机的。对每个调查问题分别分析,设评分者(或测量时间或量表条目)为水平 1 单位,被评个体(调查对象)为水平 2 单位,对于连续型变量可建立线性多水平模型,表达为:

$$x_{ij}=b_{0j}intercept+e_{0ij} \tag{9.12}$$

其中,$b_{0j}=\beta_0+u_{0j}$,u_{0j} 为水平 2 上的正态随机变量,反映第 j 个调查对象的评分值与总体均值 β_0 的差别,且有 $u_{0j}\sim N(0,\sigma_u^2)$,e_{0ij} 为水平 1 上的正态随机变量(残差),且有 $e_{0ij}\sim N(0,\sigma_e^2)$ 。ICC 的计算公式如下:

$$\text{ICC}=\frac{\sigma_u^2}{\sigma_u^2+\sigma_e^2} \tag{9.13}$$

这里的 ICC 反映的是不同处理因素效应在调查对象内的相关性或同质性。回归模型下的 ICC 估计值可以校正协变量的影响,可更有效地用于大型观察性数据的分析 (赵凯佳 等 . 2018)。

如要评价评分者对多个条目的评分信度,可单独对每个条目建立多水平模型计算条目的 ICC,也可对多条目建立联合反应变量的多水平模型同时估计 ICC。本书第 4 章对联合反应变量的多水平模型有详细介绍。

9.2.3　分类变量的信度评价

(1) Kappa 系数

一般用于分类变量的信度指标 Kappa 系数的公式为:

$$Kappa=\frac{P(a)-P(e)}{1-P(e)} \tag{9.14}$$

其中 $P(a)$ 为一致百分比,即评分者评分一致数所占百分比;$P(e)$ 为期望百分比,即将评分者 1 与评分者 2 同一类别对应样本之和相乘,再将所有类别的该乘积之和除以样本总数的平方。例如,两位评分者对样本进行一个三分类变量的分类,收集数据见表 9.3。

表 9.3　分类变量信度评价的数据结构 *

评分者 2	评分者 1			合计
	类别 1	类别 2	类别 3	
类别 1	a	d	g	S4
类别 2	b	e	h	S5
类别 3	c	f	i	S6
合计	S1	S2	S3	S

* 表中值为样本数。

$$P(a)=\frac{a+e+i}{S}$$

$$P(e)=\frac{S1\times S4+S2\times S5+S3\times S6}{S^2}$$

当评分者超过两人时，可采用 Fleiss' Kappa 系数（Fleiss JL. 1971），对于 $i=1,\cdots,n$ 个调查对象，k 个评分者，$l=1,\cdots,m$ 个条目类别，P_i 为对于第 i 个调查对象评分一致的评分者对子占所有可能的评分者对子的比例，k_{il} 为给第 i 个调查对象评为第 l 个类别的评分者数量，P_l 为第 l 个条目类别所占比例：

$$P(a)=\frac{1}{n}\sum_{i=1}^{n}P_i=\frac{1}{nk(k-1)}\left(\sum_{i=1}^{n}\sum_{l=1}^{m}k_{il}^2-nk\right) \tag{9.15}$$

$$P(e)=\sum_{l=1}^{m}p_l^2 \tag{9.16}$$

（2）两水平 logistic 模型计算 ICC

ICC 在一些情境下等价于 Kappa 系数。对于分类变量，既可建立两水平线性回归，也可建立两水平 logistic 回归计算 ICC。此处以二分类反应变量的两水平 logistic 回归为例，模型表示为：

$$x_{ij}\sim \text{logit}(P_{ij})=b_{0j}intercept \tag{9.17}$$

其中，$b_{0j}=\beta_0+u_{0j}$，$u_{0j}\sim N(0,\sigma_u^2)$，$var(P_{ij})=\delta\pi_{ij}(1-\pi_{ij})/n_{ij}$。

$$\text{ICC}_{\text{logistic}}=\frac{\sigma_u^2}{\sigma_u^2+\pi^2/3} \tag{9.18}$$

与线性模型类似，若要评价评分者对多个条目的评分信度，可单独建立两水平模型计算每个条目的 ICC，也可建立联合反应变量的多水平 logistic 模型同时估计 ICC。详见本书第 4 章。

9.3　ICC 的置信区间

传统 ICC 的置信区间计算公式（McGraw KO, et al. 1996）如表 9.4。

设 α 为检验水准，其中 F_{obs} 为行效应 MS_R/MS_E，$F_{obs}=\frac{k\sigma_r^2+\sigma_e^2}{\sigma_e^2}$，$F_{\alpha/2,n-1,(n-1)(k-1)}$ 为分子自由度为 $(n-1)$，分母自由度为 $(n-1)(k-1)$ 的 F 分布对应概率为 $\alpha/2$ 的界值，$F_{1-\alpha/2,n-1,(n-1)(k-1)}$ 为分子自由度为 $(n-1)$，分母自由度为 $(n-1)(k-1)$ 的 F 分布对应概率为$(1-\alpha/2)$的界值，以此类推。

表 9.4　ICC 的置信区间

模型（ICC 定义）	$(1-\alpha)\times 100\%$置信区间	
	下限	上限
双向混合模型（绝对等价型 ICC）	$\dfrac{\dfrac{F_{obs}}{F_{1-\alpha/2,n-1,(n-1)(k-1)}}-1}{\dfrac{F_{obs}}{F_{1-\alpha/2,n-1,(n-1)(k-1)}}+(k-1)}$	$\dfrac{F_{obs}F_{1-\alpha/2,(n-1)(k-1),n-1}-1}{F_{obs}F_{1-\alpha/2,(n-1)(k-1),n-1}+(k-1)}$
双向混合模型（相对一致型 ICC）	$\dfrac{F_{obs}-F_{\alpha/2,n-1,(n-1)(k-1)}}{F_{obs}}$	$\dfrac{F_{obs}-F_{1-\alpha/2,n-1,(n-1)(k-1)}}{F_{obs}}$

多水平模型 ICC 的置信区间也可用自助法（bootstrapping）或马尔科夫链蒙特卡洛方法（markov chain monte carlo，MCMC）得到，可在模型中加入协变量后的情况下使用。Bootstrapping 是从样本中进行重复抽样几百甚至几千次，建立模型，估计出成百上千的 ICC 值，取均值作为 ICC 点估计值，第 97.5 百分位数及第 2.5 百分位数分别作为 ICC 95%置信区间上下限。MCMC 也是采用数据模拟的方法，通过马尔科夫链结合蒙特卡洛随机采样得到设定量的参数估计值，获得感兴趣参数的后验分布，从而可算出相应统计量。具体操作步骤见本章 9.4 的实例操作。

9.4　评分者信度实例分析及结果比较

9.4.1　对连续变量的分析

以评分者信度评价为例，数据来自英国国民精神病学流行病学调查（Coid J，et al. 2016），研究者设计了一个调查，评价含个人暴力行为的问卷调查工具的评分者信度。该问卷试图了解暴力行为的发生动机，包含有四个问题，对调查对象进行是否有暴力（violence）、被动暴力（reactive）、冲动（impulsive）和被刺激（arousal）特征的评分。调查培训后，13 个调查员中的每一位都对相同的 25 个对象进行了测评，以评定评分者信度，即不同调查员的测定结果是否一致。此处为简便实例介绍分析方法，没有纳入“是否有暴力”这个二分类问题。

评分者调查结果的分布如表 9.5 所示，原始数据有缺失，为非平衡数据，例如 1 号评分者只有 14 位调查对象的评分数据，缺失了 11 位调查对象的评分数据。被动暴力、冲动和被刺激的评分者评分平均值范围分别为 2.17－3.00、0.727－1.27 和 1.86－2.92，由于传统 ICC 的计算式(9.11)主要针对平衡数据，于是我们把缺失较多的评分者及调查对象删除，并对有少量缺失的情况用下一个序号的评分者的结果进行填补形成新的平衡数据，再进行一次分析，被动暴力、冲动和被刺激的评分者平均值范围变为 2.00－2.91、0.727－1.32 和 1.95－2.91。

按公式(9.12)建立两水平线性回归模型，考虑到数据样本量不够大，参数估计方法选择限制广义迭代最小二乘法（RGILS）。其中“被动暴力”条目的两水平模型估计结果为：$\sigma_{u_0}^2=1.433$，$\sigma_e^2=0.516$，根据公式(9.13)可计算出 $\text{ICC}=\dfrac{1.433}{1.433+0.516}=0.735$。进一步采用 MCMC 模拟 5000 次，得到 5000 对水平 1 和水平 2 方差的估计值，同样根据公式(9.13)计算得到对应的 5000 个 ICC 的值，取均值及第 2.5、97.5 百分位数，便可得到对应的 ICC 点估计值和 95%置信区间。

用传统方差分析和多水平模型计算上述数据的 ICC 评价信度的结果，如表 9.6。对于原始非平衡数据，传统方差分析方法删除缺失后计算出的结果较多水平模型 ICC 较小，而针对填补缺失后的平衡数据，两种方法计算出的ICC基本相同。

根据分析结果可知，该研究中评分者对个人暴力行为问卷中的被刺激问题一项评分信度很低，而其他两项的信度可接受。

表 9.5 暴力动机调查连续型变量条目的各评分者的评分分布 *

原始数据集					删除或填补缺失后数据集				
评分者编号	调查对象数量	被动暴力	冲动	被刺激	评分者编号	调查对象数量	被动暴力	冲动	被刺激
1	14	3.00 (0.96)	1.07 (0.829)	2.21 (0.893)	/	/	/	/	/
2	22	2.68 (1.32)	1.05 (0.950)	2.41 (0.666)	2	22	2.68 (1.32)	1.05 (0.950)	2.41 (0.666)
3	24	2.17 (1.20)	1.21 (0.779)	2.92 (0.408)	3	22	2.00 (1.11)	1.32 (0.716)	2.91 (0.426)
4	24	2.58 (1.32)	1.08 (0.881)	2.67 (0.637)	4	22	2.45 (1.30)	1.18 (0.853)	2.64 (0.658)
5	25	3.00 (1.44)	1.00 (0.913)	2.08 (0.997)	5	22	2.73 (1.32)	1.09 (0.921)	2.23 (0.973)
6	22	3.00 (1.60)	0.73 (0.767)	1.86 (1.280)	6	22	2.91 (1.51)	0.73 (0.767)	1.95 (1.17)
7	22	2.55 (1.22)	1.27 (0.827)	2.59 (0.590)	7	22	2.55 (1.22)	1.27 (0.827)	2.59 (0.590)
8	19	2.32 (1.34)	1.16 (0.958)	2.58 (0.692)	8	22	2.50 (1.34)	1.05 (0.950)	2.36 (0.848)
9	19	2.42 (1.35)	1.16 (1.010)	2.79 (0.535)	9	22	2.50 (1.26)	1.14 (0.941)	2.82 (0.501)
10	19	2.74 (1.28)	1.00 (0.943)	2.21 (0.787)	10	22	2.91 (1.27)	0.86 (0.941)	2.09 (0.811)
11	21	2.38 (1.16)	1.14 (0.793)	2.33 (0.913)	11	22	2.45 (1.18)	1.09 (0.811)	2.36 (0.902)
12	21	2.19 (1.36)	1.24 (0.831)	2.48 (0.750)	12	22	2.23 (1.34)	1.27 (0.827)	2.41 (0.796)
13	23	2.43 (1.38)	1.17 (0.834)	2.35 (0.775)	13	22	2.36 (1.36)	1.23 (0.813)	2.32 (0.780)
合计	**275**	**2.57 (1.32)**	**1.10 (0.864)**	**2.43 (0.827)**	**合计**	**264**	**2.52 (1.30)**	**1.11 (0.861)**	**2.42 (0.815)**

* 描述统计采用均数(标准差)

表 9.6 两水平模型和方差分析计算评分者信度 ICC(95% *CI*)

评价条目	原始数据集		删除或填补缺失后数据集	
	方差分析	两水平线性回归 *	方差分析	两水平线性回归 *
被动暴力评分	0.670 (0.494, 0.846)	0.735 (0.611, 0.847)	0.733 (0.605, 0.853)	0.735 (0.602, 0.852)
冲动评分	0.635 (0.457, 0.825)	0.669 (0.533, 0.801)	0.624 (0.477, 0.779)	0.627 (0.472, 0.775)
被刺激评分	0.021 (−0.025, 0.149)	0.274 (0.141, 0.462)	0.268 (0.150, 0.457)	0.270 (0.140, 0.446)

* 多水平模型用 MLwiN 估计，其 ICC 及其置信区间利用 MCMC 计算得到。

9.4.2 对二分类变量的分析

该调查数据中还有二分类变量的动机条目(包括表达性攻击、权力/支配/控制、性满足、虐待性性幻想、伤害/杀戮的强迫冲动和打击自尊等26个类别)，下文以序号条目1－26代表，每个类别的回答为“是”(阳性)或“否”(阴性)两个类别。数据共缺失14个观测，总的阳性比例为14.95%，25个调查对象的阳性比例范围为5.62% ～ 27.5%，26个类别的阳性比例范围为0% ～ 67.7%，13个评分者的阳性比例范围为13.4% ～ 18.6%。

表 9.7　各评分者对犯罪动机二分类变量条目调查的阳性结果数量及比例 *

条目	评分者													合计
	1	2	3	4	5	6	7	8	9	10	11	12	13	(N=325)
1	3 (12.0)	14 (56.0)	12 (48.0)	8 (32.0)	11 (44.0)	15 (62.5)	14 (56.0)	11 (44.0)	12 (48.0)	9 (36.0)	13 (52.0)	7 (28.0)	13 (54.2)	142 (44.0)
2	6 (25.0)	7 (28.0)	4 (16.0)	3 (12.0)	3 (12.0)	6 (24.0)	7 (28.0)	5 (20.0)	3 (12.0)	3 (12.0)	3 (12.0)	4 (16.0)	3 (12.5)	57 (17.6)
3	10 (40.0)	10 (40.0)	6 (24.0)	6 (24.0)	10 (40.0)	8 (32.0)	10 (41.7)	11 (44.0)	7 (28.0)	8 (32.0)	10 (40.0)	10 (40.0)	8 (33.3)	114 (35.3)
4	5 (20.8)	4 (16.0)	2 (8.0)	3 (12.0)	4 (16.0)	2 (8.0)	2 (8.0)	4 (16.0)	4 (16.0)	3 (12.0)	2 (8.0)	2 (8.0)	3 (12.0)	40 (12.3)
5	5 (20.8)	3 (12.0)	5 (20.0)	5 (20.0)	6 (24.0)	5 (20.0)	5 (20.0)	4 (16.0)	4 (16.0)	5 (20.0)	6 (24.0)	6 (24.0)	5 (20.0)	64 (19.8)
6	5 (20.0)	1 (4.0)	0 (0.0)	0 (0.0)	1 (4.0)	0 (0.0)	1 (4.0)	2 (8.0)	2 (8.0)	0 (0.0)	2 (8.0)	3 (12.0)	0 (0.0)	17 (5.23)
7	3 (12.0)	5 (20.0)	0 (0.0)	3 (12.0)	4 (16.0)	2 (8.0)	1 (4.0)	8 (32.0)	1 (4.0)	2 (8.0)	1 (4.0)	0 (0.0)	4 (16.0)	34 (10.5)
8	2 (8.0)	1 (4.0)	3 (12.0)	2 (8.0)	1 (4.0)	0 (0.0)	1 (4.0)	1 (4.0)	1 (4.0)	0 (0.0)	1 (4.0)	0 (0.0)	1 (4.0)	14 (4.31)
9	0 (0.0)	1 (4.0)	3 (12.0)	2 (8.0)	1 (4.0)	0 (0.0)	0 (0.0)	3 (12.0)	0 (0.0)	0 (0.0)	0 (0.0)	0 (0.0)	2 (8.0)	12 (3.69)
10	1 (4.0)	5 (20.0)	2 (8.0)	5 (20.0)	2 (8.0)	2 (8.0)	2 (8.0)	4 (16.0)	3 (12.0)	3 (12.0)	0 (0.0)	0 (0.0)	1 (4.0)	30 (9.23)
11	2 (8.0)	7 (28.0)	4 (16.0)	1 (4.17)	2 (8.0)	0 (0.0)	1 (4.0)	4 (16.0)	2 (8.0)	2 (8.0)	2 (8.0)	0 (0.0)	1 (4.0)	28 (8.67)
12	0 (0.0)	5 (20.0)	3 (12.0)	7 (28.0)	3 (12.0)	4 (16.0)	6 (24.0)	0 (0.0)	4 (16.0)	4 (16.0)	3 (12.0)	3 (12.0)	1 (4.0)	43 (13.2)
13	14 (56.0)	12 (48.0)	9 (36.0)	13 (52.0)	13 (52.0)	11 (44.0)	11 (44.0)	10 (40.0)	10 (40.0)	10 (40.0)	5 (20.8)	11 (44.0)	11 (44.0)	140 (43.2)
14	0 (0.0)	1 (4.0)	3 (12.0)	3 (12.0)	2 (8.0)	3 (12.0)	0 (0.0)	1 (4.0)	0 (0.0)	0 (0.0)	1 (4.0)	0 (0.0)	3 (12.0)	17 (5.23)
15	12 (48.0)	10 (40.0)	9 (36.0)	6 (24.0)	3 (12.0)	5 (20.0)	4 (16.0)	10 (40.0)	9 (36.0)	11 (44.0)	8 (32.0)	11 (44.0)	7 (28.0)	105 (32.3)
16	2 (8.0)	4 (16.0)	2 (8.0)	4 (16.0)	1 (4.0)	1 (4.0)	3 (12.0)	1 (4.0)	2 (8.0)	2 (8.0)	4 (16.0)	4 (16.0)	4 (16.0)	34 (10.5)
17	1 (4.0)	4 (16.0)	2 (8.0)	3 (12.0)	3 (12.0)	4 (16.0)	2 (8.0)	1 (4.0)	2 (8.0)	1 (4.0)	3 (12.0)	4 (16.0)	1 (4.0)	31 (9.54)
18	0 (0.0)	0 (0.0)	0 (0.0)	0 (0.0)	0 (0.0)	0 (0.0)	0 (0.0)	0 (0.0)	0 (0.0)	0 (0.0)	0 (0.0)	0 (0.0)	0 (0.0)	0 (0.0)
19	10 (40.0)	6 (24.0)	4 (16.0)	5 (20.0)	5 (20.0)	4 (16.0)	7 (28.0)	4 (16.0)	5 (20.0)	5 (20.0)	8 (32.0)	7 (28.0)	6 (24.0)	76 (23.4)
20	0 (0.0)	2 (8.0)	0 (0.0)	0 (0.0)	2 (8.0)	1 (4.0)	2 (8.0)	0 (0.0)	0 (0.0)	0 (0.0)	0 (0.0)	0 (0.0)	3 (12.0)	10 (3.08)
21	0 (0.0)	0 (0.0)	0 (0.0)	0 (0.0)	0 (0.0)	0 (0.0)	0 (0.0)	0 (0.0)	0 (0.0)	0 (0.0)	0 (0.0)	0 (0.0)	0 (0.0)	0 (0.0)
22	5 (20.0)	4 (16.0)	1 (4.0)	4 (16.0)	4 (16.0)	3 (12.0)	4 (16.0)	0 (0.0)	0 (0.0)	0 (0.0)	0 (0.0)	0 (0.0)	4 (16.0)	29 (8.92)
23	19 (76.0)	15 (60.0)	15 (60.0)	14 (56.0)	18 (72.0)	11 (44.0)	20 (80.0)	15 (60.0)	20 (80.0)	19 (76.0)	15 (60.0)	19 (76.0)	20 (80.0)	220 (67.7)
24	0 (0.0)	0 (0.0)	0 (0.0)	0 (0.0)	0 (0.0)	1 (4.0)	1 (4.0)	0 (0.0)	0 (0.0)	0 (0.0)	0 (0.0)	0 (0.0)	0 (0.0)	2 (0.615)
25	0 (0.0)	0 (0.0)	0 (0.0)	0 (0.0)	0 (0.0)	0 (0.0)	0 (0.0)	0 (0.0)	0 (0.0)	0 (0.0)	0 (0.0)	0 (0.0)	0 (0.0)	0 (0.0)
26	0 (0.0)	0 (0.0)	0 (0.0)	0 (0.0)	0 (0.0)	0 (0.0)	0 (0.0)	0 (0.0)	0 (0.0)	0 (0.0)	0 (0.0)	0 (0.0)	0 (0.0)	0 (0.0)

* 表中数据为阳性结果数量(%)

由表 9.7 可见，个别条目(条目 18,21,25,26)的评分者调查结果阳性比例均为 0，评分者间结果完全一致；另外，有个别条目相差较大，如条目 1 阳性比例范围为 12%～62.5%。当然，即使阳性比例差异不大也不能说明各评分者对相同调查对象的调查结果一致性就高，还需要通过配对的一致比例来评估，通过表 9.8 可知，条目 1 的配对一致比例范围为 40%～100%，3 号和 11 号评分者之间的一致性最低，2 号和 7 号评分者之间的一致性达 100%。

我们用两水平 logistic 模型 ICC、两水平线性模型 ICC 和评价多个评分者的 Fleiss' Kappa 系数(Fleiss JL. 1971)三种方法来计算二分类条目的信度。对于二分类条目 1，如公式(9.17)建立二分类反应变量的两水平 logistic 回归模型，IGLS 估计结果为 $\sigma_u^2 = 1.257$，如公式(9.18)计算 $ICC_{logistic} = \frac{1.257}{1.257 + \pi^2/3} = 0.276$。根据两水平线性模型公式(9.12)及(9.13)估计的 ICC＝0.346，根据 Fleiss' Kappa 公式(9.14－9.16)估计的结果为 0.335。所有条目评价结果见表 9.9，可见多水平线性模型 ICC 和 Fleiss' Kappa 系数相近，与两水平 logistic 回归模型 ICC 有所差别。

表 9.8 评分者配对的分类条目 1 调查结果一致比例(%)

评分者序号	1												
1	100	**2**											
2	48	100	**3**										
3	56	60	100	**4**									
4	72	60	84	100	**5**								
5	60	88	64	72	100	**6**							
6	52	64	80	72	60	100	**7**						
7	48	100	60	60	88	64	100	**8**					
8	68	56	72	72	68	76	56	100	**9**				
9	48	84	60	52	72	64	84	56	100	**10**			
10	60	64	80	72	76	60	64	76	72	100	**11**		
11	44	80	40	48	76	52	80	52	72	60	100	**12**	
12	76	72	64	80	76	52	72	68	56	68	60	100	**13**
13	52	88	72	64	76	76	88	68	80	68	68	76	100

表 9.9 两水平模型和 Kappa 系数计算评分者信度

条目	ICC (logit)	ICC (Normal)	Fleiss' Kappa
1	0.276	0.346	0.335
2	0.538	0.610	0.599
3	0.497	0.808	0.802
4	0.617	0.630	0.620
5	0.589	0.815	0.809
6	0.548	0.223	0.214
7	0.417	0.248	0.239

续表

条目	ICC (logit)	ICC (Normal)	Fleiss' Kappa
8	0.782	0.538	0.527
9	0.62	0.216	0.207
10	0.508	0.319	0.308
11	0.466	0.254	0.244
12	0.490	0.403	0.392
13	0.454	0.734	0.726
14	0.548	0.223	0.214
15	0.391	0.512	0.501
16	0.664	0.670	0.661
17	0.589	0.452	0.441
18	1.000	1.000	1.000
19	0.537	0.748	0.740
20	0.663	0.218	0.209
21	1.000	1.000	1.000
22	0.602	0.449	0.438
23	0.422	0.579	0.569
24	NA	NA	−0.006
25	1.000	1.000	1.000
26	1.000	1.000	1.000

9.5　内部一致性信度实例分析及结果比较

我们知道，ICC受调查对象之间的变异大小影响，调查对象间差异大，则ICC大，因此使用ICC评价信度需要考虑调查对象人群特征。多水平模型的优势是：不仅可以将调查对象的特征作为协变量纳入模型，而且还可以将评分者信度中的评分者特征纳入模型，从而观察评分者特征对ICC的影响，有助于评分者培训工作。我们将以一个内部一致性信度评价的数据为例，展示利用多水平模型校正协变量前后的信度。

为比较使用电子和纸质版问卷调查的基层医务人员工作情况量表结果的信度，采用来自2013年四川省卫生服务调查中的424名乡镇卫生院医生的纸质版现场调查数据和2017年四川省9个乡镇卫生院220名医务人员的电子版手机调查数据。该量表包含9个条目：“我的工作对他人的生活或幸福产生较大影响”“我的工作需要我集中注意力”“我工作完成得好坏会对很多人产生影响”“我觉得工作对我的能力有许多要求”“我的工作很有意义，非常重要”“我有很多任务需要完成”“我的工作需要我付出很多时间和精力”“单位给我安排了很多工作”“我经常无法按时完成工作任务”。每个条目均采用李克特五级尺度，评分1－5对应如下：1. 非常不符合，2. 比较不符合，3. 不能确定，4. 比较符合，5. 非常符合。经统计学检验，两种调查方式的调查对象的部分人口学特征差异具有统计学意义。

填电子问卷的医务人员与填纸质问卷的人相比，有较多的女性、更年轻、学历和职称更高、注册护士更多、从业年限较低、工资更高而每天工作时间较短（赵凯佳 等．2018）。

为评价这 9 个条目的内部一致性，我们可以构建以医务人员为水平 2 单位、量表条目为水平 1 单位的两水平模型，条目分数为因变量。没有校正协变量的模型如下：

$$x_{ij} = (b_0 + u_{0j})\,intercept + \sum_{j=1}^{k} b_j z_{ij} + e_{0ij} \tag{9.19}$$

其中 $u_{0j} \sim N(0,\sigma_{u0}^2)$，$e_{0ij} \sim N(0,\sigma_0^2)$，$z_{ij}$ 是第 i 个人在第 j 个条目上的指示变量，例如当 x_{ij} 为第 k 个条目上得分时，对应的 $z_{ik}=1$，其他条目对应的 $z_{ij}(j \neq k)=0$。

校正协变量后的两水平模型如下：

$$x_{ij} = b_{0j} + \sum_{j=1}^{k} b_j z_{ij} + \sum_{a=1}^{b} b_a c_{ia} + e_{0ij} \tag{9.20}$$

其中新增 1，…，b 个协变量 c_{ia}，对应系数为 β_a。

根据公式(9.10)评价相对一致性的 ICC 的计算公式为：

$$\mathrm{ICC}_{(C,9)} = \frac{\sigma_{u0}^2}{\sigma_{u_0}^2 + \sigma_0^2/9} \tag{9.21}$$

首先纳入条目指示变量为自变量，计算未校正 ICC，将其与其他常用评价内部一致性系数计算方法的结果进行对比，结果如表 9.10，显示四种方法计算结果基本一致，计算方法的比较过程可见参考文献（刘霖芯 等．2018）。

表 9.10　不同方法计算一致性系数的结果比较(未校正协变量)

	Cronbach's alpha 公式	ICC 公式	Spearman-brown 公式	两水平模型公式计算 ICC
纸质版	0.687	0.687	0.688	0.688
电子版	0.748	0.748	0.748	0.748

再将性别、年龄、学历、职称、执业资格、从业年数、月收入和日工作时长纳入两水平模型进行校正后，计算的结果如表 9.11。表中的置信区间是通过表 9.4 双向混合模型(相对一致型 ICC)的计算公式得到。

表 9.11　两水平模型计算内部一致性系数及其置信区间的结果

	校正前		校正后	
	纸质版	电子版	纸质版	电子版
σ_{u0}^2	0.162	0.219	0.141	0.193
σ_0^2	0.662	0.663	0.664	0.648
ICC	0.688	0.748	0.656	0.728
95%置信区间	(0.641,0.731)	(0.695,0.795)	(0.605,0.704)	(0.671,0.779)

由表可见，校正后的纸质版和电子版的内部信度的点估计值均略低于校正前的内部信度；无论是校正前或后电子版内部信度均高于纸质版，差距略有增大。但是，校正前后纸质版或电子版的置信区间均有所重叠，提示校正前后的相应的纸质版或电子版结果差异不具统计学意义；另外，无论校正与否纸质版和电子版间的置信区间均有所重叠，提示纸质版和电子版间的结果差异也不具统计学意义。

综上所述，较之传统方法，利用多水平模型计算 ICC 或信度指标有两个优势：①可以将有缺失值的调查对象或评分者、测量时间、条目纳入分析；②可以纳入其他可能影响评分的协变量，从而可在不同的人群中比较信度，或是分析影响评分者信度的因素，针对发现的问题进一步完善调查。

9.6　用 MLwiN 拟合多水平模型及计算 ICC

可利用不同软件建立两水平模型估计水平 1 和水平 2 的方差，进而计算 ICC 值。以 9.4.1 中未填补缺失的原始连续型变量数据作为展示，数据变量说明如下表 9.12。

表 9.12　数据变量说明

变量名	变量标签	取值
case	调查对象编号	1—25
ranum	评分者编号	1—13
reactive	被动暴力评分	1—5

MLwiN 的操作步骤

(1) 进入 MLwiN 后，打开数据文件"dat9-1. wsz"；case 为调查对象编号，ranum 为评分者编号，reactive 为评分，intercept 为截距。模型方差估计方法如下。

点击 Model 显示下滑窗列表，点击列表中的 Equations 项弹出公式窗口。

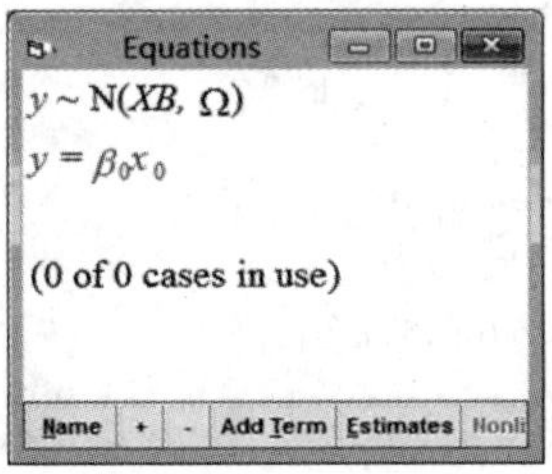

定义结局变量和水平结构，点击 Equations 对话框中的 y，指定模型的结果变量(reactive)，水平数(2)，水平 2 单位(case)和水平 1 单位(ranum)。完成后点击 done 按钮。因 MLwiN 内定结果变量的分布为正态分布，这里就不用再指定。

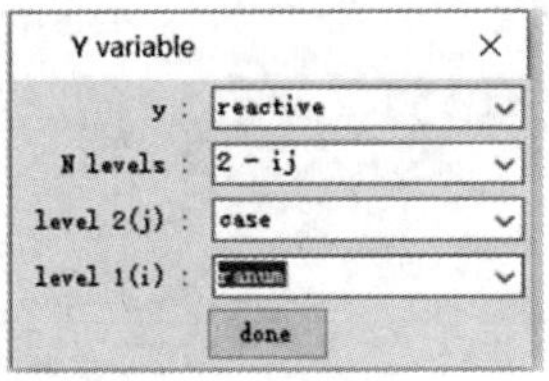

设置固定效应和随机效应，模型中固定效应的设置：在 Equations 对话框的下方点击 Add Term，在弹出窗口 Specify term 添加 intercept。

模型中随机效应的设置：在 Equations 对话框的中，点击 intercept，在弹出窗口 X variable 中选择水平 2 和水平 1 的随机效应。点击 Done，模型就设定好了。

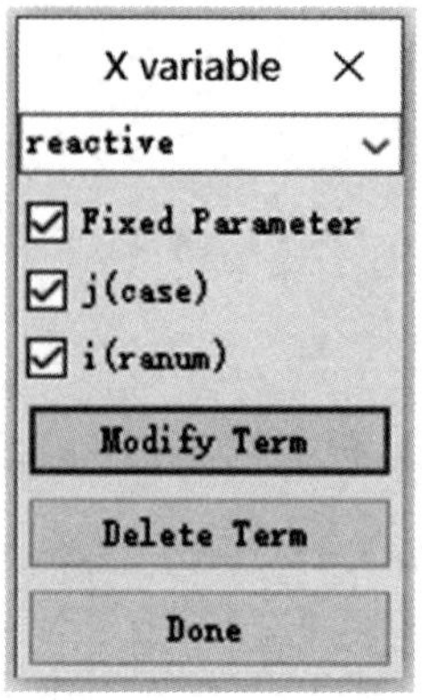

模型参数，在 Equations 对话框的下方点击 Estimates，就可以看到设定的二水平模型。这是例 1 中的两水平模型。

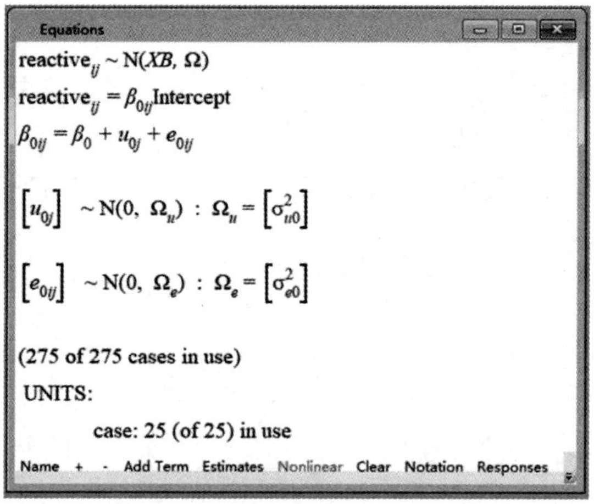

参数估计，在 Estimation 对话框的下方选择 RIGLS 参数估计方法。

在 Equations 对话框的下方再次点击 Estimates，并点击 Start 按钮，就可以看到例 1 中模型的拟合过程，以及最后收敛的结果。由此可计算 $\text{ICC} = \dfrac{1.433}{1.433 + 0.516} = 0.735$

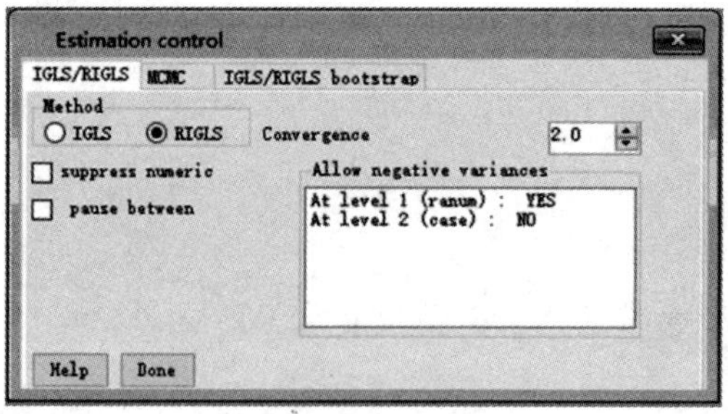

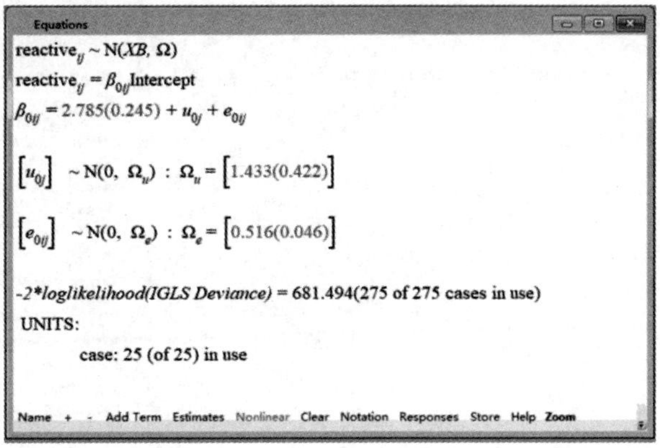

（2）置信区间的估计

MCMC 法：当前模型的固定效应和方差估计结果已分别自动存放在 c1098 及 c1096，可直接用作 MCMC 迭代的初始值。点击 Data Manipulation，选择 View or edit data。

c1096(2)	c1097(3)	c1098(1)
1.433	0.178	2.785
0.516	-0.000	
	0.002	

点击菜单栏的 Estimation control 命令，点击 MCMC 命令，Burn-in Length 设置成 5000，并单击 Done 命令。点击菜单栏 Model，选择 MCMC 中的 Random Number Seed 可设置随机种子，此处设为 13。

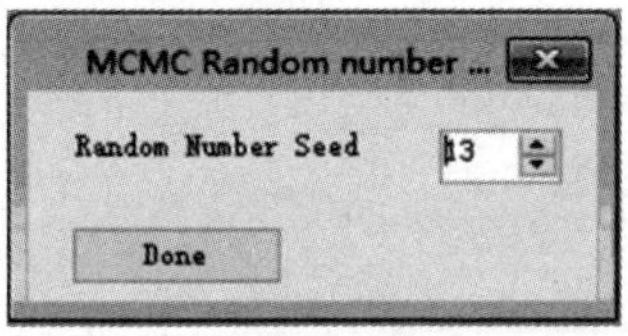

点击 Estimation 中的 start 命令，开始 MCMC 预烧阶段，之后自动保存抽样数据，结束后可点击 Estimates 命令可查看 MCMC 结果。抽样估计出的参数结果保存在 c1090 column。

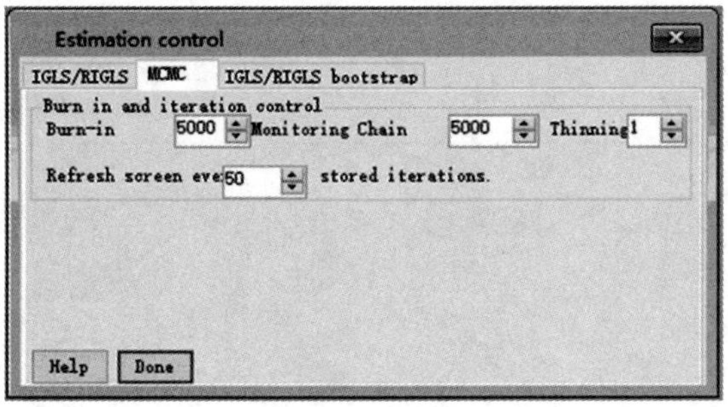

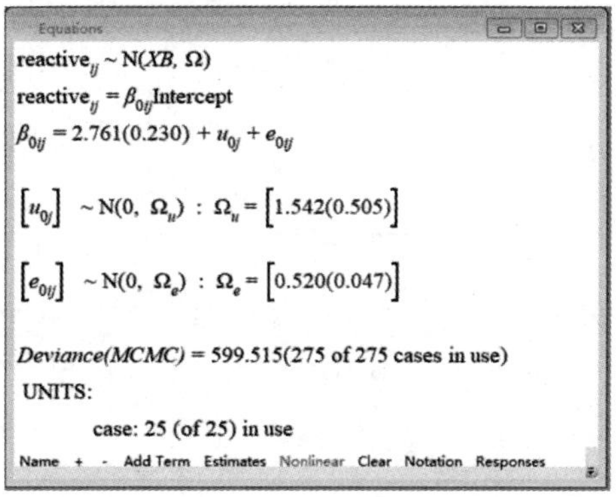

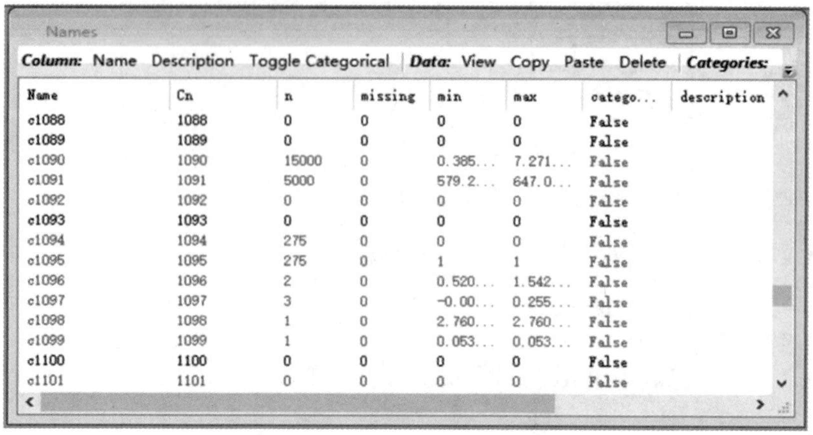
Names

Column: Name Description Toggle Categorical | Data: View Copy Paste Delete | Categories:

Name	Cn	n	missing	min	max	catego...	description
c1088	1088	0	0	0	0	False	
c1089	1089	0	0	0	0	False	
c1090	1090	15000	0	0.385...	7.271...	False	
c1091	1091	5000	0	579.2...	647.0...	False	
c1092	1092	0	0	0	0	False	
c1093	1093	0	0	0	0	False	
c1094	1094	275	0	0	0	False	
c1095	1095	275	0	1	1	False	
c1096	1096	2	0	0.520...	1.542...	False	
c1097	1097	3	0	-0.00...	0.255...	False	
c1098	1098	1	0	2.760...	2.760...	False	
c1099	1099	1	0	0.053...	0.053...	False	
c1100	1100	0	0	0	0	False	
c1101	1101	0	0	0	0	False	

c1090 中的数据为按 β_0，σ_u^2，σ_e^2 的次序存储的 5000 次估计结果（即第一次得到的 β_0，σ_u^2，σ_e^2，第二次得到的 β_0，σ_u^2，σ_e^2，…）。使用以下指令将 σ_u^2，σ_e^2 的结果提出分别放在第 c20 和 c21 列，再根据公式计算出 5000 个 ICC 的值放在 c23 列。指令如下：

代码	注释
name c20 'var1'	将 c20 列命名为'Var1'，代表 σ_u^2
count c1090 b1	将 c1090 列的最大行数赋给 b1
loop b2 2 b1 3	建立循环，从 2 至 b1 值范围内的数中，每隔三个数字取相应值：2，5，8，11，14……，即第一次取 2 赋给 b2，第二次取 5 赋给 b2，以此类推
pick b2 c1090 b3	从 c1090 列取 b2 相应行数对应的值，赋给 b3，如第一次将第 2 行的值即第一次估计得到的 σ_u^2 赋给 b3，第二次将第 5 行的值即第二次估计得到的 σ_u^2 赋给 b3
join c20 b3 c20	将新的 b3 值合并到 c20 列，替换原来的 c20 列
endloop	达到 b1 值结束循环
name c21 'var2'	将 c21 列命名为'Var2'，代表 σ_e^2
count c1090 b4	将 c1090 列的最大行数赋给 b4
loop b5 3 b4 3	建立循环，从 3 至 b4 值范围内的数中，每隔三个数字取相应值：3，6，9，12，15……，即第一次取 3 赋给 b5，第二次取 6 赋给 b5，以此类推
pick b5 c1090 b6	从 c1090 列取 b5 相应行数对应的值，赋给 b6，如第一次将第 3 行的值即第一次估计得到的 σ_e^2 赋给 b6，第二次将第 6 行的值即第二次估计得到的 σ_e^2 赋给 b6
join c21 b6 c21	将新的 b6 值合并到 c21 列，替换原来的 c21 列
endloop	达到 b4 值结束循环
calc c23 = c20/(c20+c21)	计算 ICC= $\sigma_u^2/(\sigma_u^2+\sigma_e^2)$，存入 c23 列

再点击菜单栏 Basic Statistics，选择 Column diagnostics，选择 c23，点击 Apply，可得到均值及第 2.5、97.5 百分位数，对应 ICC 点估计值和 95% 置信区间。

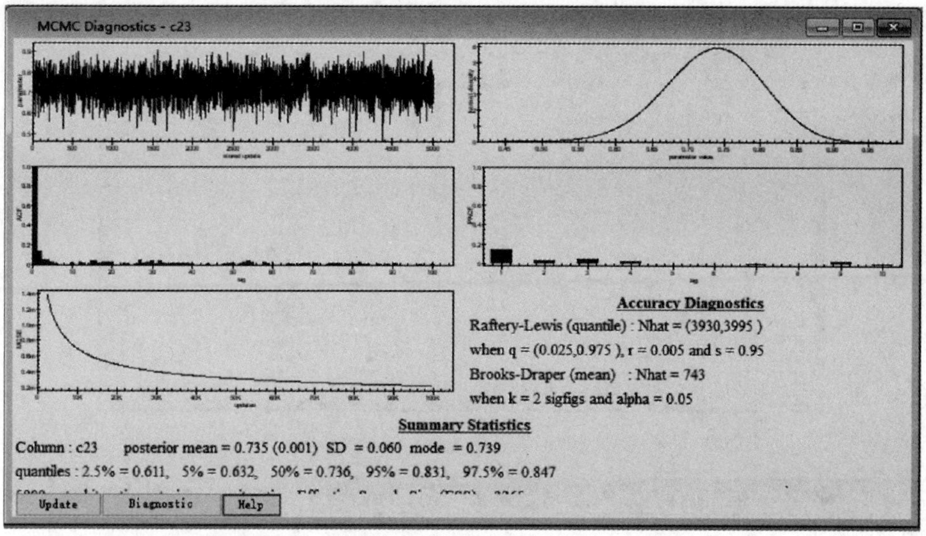

Bootstrap 法：点击菜单 Estimation ，选择 Bootstrap ，将 replicate set size 设置为 500，单击 Done 命令。再点击 Estimation 中的 start 命令。模型运行结束后，参数估计结果存储在 c1090 column，依次存放了 500 次估计的截距、水平 2 方差、水平 1 方差的结果。同上述 MCMC 计算方法一样，可获取 ICC 点估计和 95%置信区间。

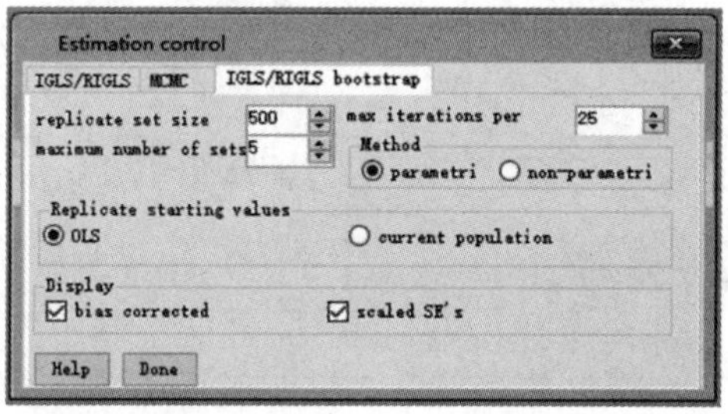

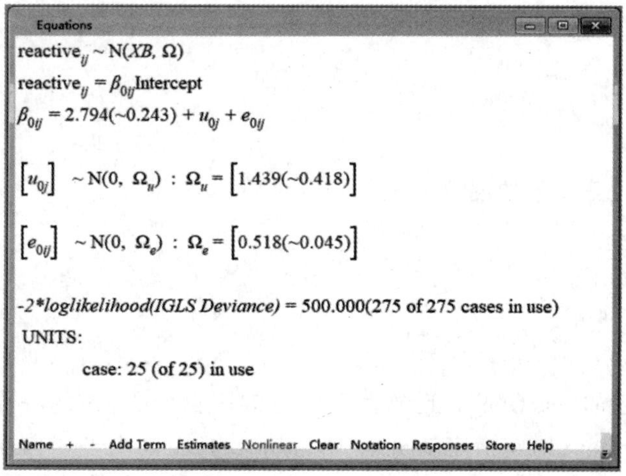

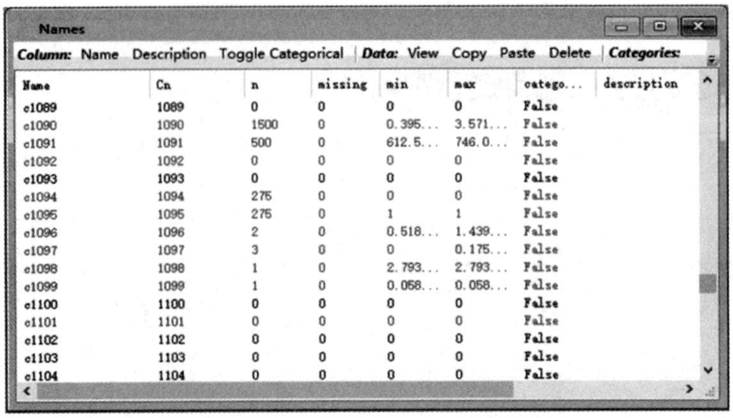

Name	Cn	n	missing	min	max	catego...	description
c1089	1089	0	0	0	0	False	
c1090	1090	1500	0	0.395...	3.571...	False	
c1091	1091	500	0	612.5...	746.0...	False	
c1092	1092	0	0	0	0	False	
c1093	1093	0	0	0	0	False	
c1094	1094	275	0	0	0	False	
c1095	1095	275	0	1	1	False	
c1096	1096	2	0	0.518...	1.439...	False	
c1097	1097	3	0	0	0.175...	False	
c1098	1098	1	0	2.793...	2.793...	False	
c1099	1099	1	0	0.058...	0.058...	False	
c1100	1100	0	0	0	0	False	
c1101	1101	0	0	0	0	False	
c1102	1102	0	0	0	0	False	
c1103	1103	0	0	0	0	False	
c1104	1104	0	0	0	0	False	

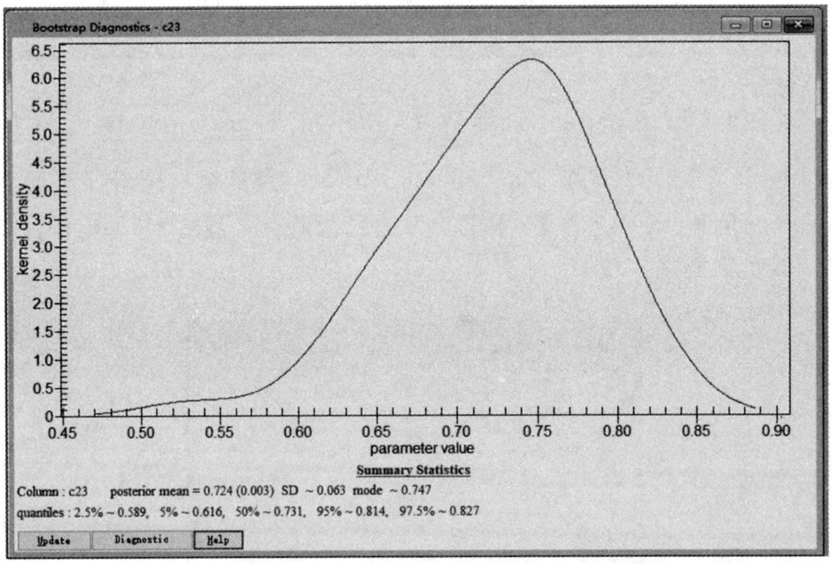

9.7 用其他软件拟合多水平模型

9.7.1 SAS 的操作步骤

用 **SAS** 建立未加入校正因素的混合模型的指令如下：

```
proc mixed method=REML;
model reactive=/solution;
random intercept/ subject = case;
run;
```

model 语句指定因变量“reactive”，此模型无固定效应自变量，因此等号后为空，solution 语句输出固定效应估计参数，random 语句指定随机效应，subject 指定高水平结构变量。σ_r^2 及 σ_e^2 结果展示在如下“协方差参数估计(Covariance Parameter Estimates)”表中，分别为 1.433 和 0.156。建立校正模型时，即在 *reactive*=后加入校正变量名。

Covariance Parameter Estimates		
Cov Parm	Subject	Estimate
Intercept	case	1.4330
Residual		0.5156

Fit Statistics	
-2 Res Log Likelihood	682.5
AIC (Smaller is Better)	686.5
AICC (Smaller is Better)	686.5
BIC (Smaller is Better)	688.9

Solution for Fixed Effects					
Effect	Estimate	Standard Error	DF	t Value	Pr > |t|
Intercept	2.7848	0.2447	24	11.38	<.0001

9.7.2 Stata 的操作步骤

用 **Stata** 建立未加入校正因素的混合模型的指令及结果如下：

- use “path\dataset. dta”
- mixed reactive || case:,reml dfmethod(kroger)

Stata 中建立多水平模型的命令为“mixed”，后接因变量 reactive，“||”符号后为高水平指示变量，指定参数估计方法为 reml，以及自由度的估计方法。σ_r^2 及 σ_e^2 结果展示在如下“随机效应参数(Random-effects parameters)”中，分别为 1.433 和 0.516。建立校正模型时，即在 reactive 后加入校正变量名。

```
Mixed-effects REML regression                   Number of obs     =        275
Group variable: case                            Number of groups  =         25
                                                Obs per group:
                                                              min =          1
                                                              avg =       11.0
                                                              max =         13
DF method: Kenward-Roger                        DF:           min =      23.94
                                                              avg =      23.94
                                                              max =      23.94
                                                F(0,          .  )   =       .
Log restricted-likelihood = -341.23594          Prob > F          =          .

------------------------------------------------------------------------------
    reactive | Coefficient  Std. err.      t    P>|t|     [95% conf. interval]
-------------+----------------------------------------------------------------
       _cons |   2.784809   .2447493    11.38   0.000     2.279599    3.290019
------------------------------------------------------------------------------

------------------------------------------------------------------------------
  Random-effects parameters  |   Estimate   Std. err.     [95% conf. interval]
-----------------------------+------------------------------------------------
case: Identity               |
                  var(_cons) |   1.433307    .438449      .7869672     2.61049
-----------------------------+------------------------------------------------
               var(Residual) |   .5156361   .0461834      .4326181     .614585
------------------------------------------------------------------------------
LR test vs. linear model: chibar2(01) = 254.06        Prob >= chibar2 = 0.0000
```

9.7.3 SPSS 的操作步骤

用 SPSS 建立未加入校正因素的混合模型的指令如下：

```
mixed reactive
  /fixed=
  /method=reml
  /print= solution
  /random= intercept | subject(case).
```

mixed 语句指定模型因变量和自变量，fixed 指定固定效应，此处忽略，random 指定随机效应，本模型仅设置截距项 intercept 为随机变量，subject 指定高水平结构变量，solution 代表输出固定效应和随机效应的估计参数。σ_e^2 及 σ_r^2 结果展示在如下“协方差参数估计值”表中，分别为 0.516 和 1.433。建立校正模型时，可在 ***fixed*** 后加入校正固定效应变量名。

Estimates of Covariance Parameters[a]

Parameter		Estimate	Std. Error
Residual		.515636	.046183
Intercept [subject = case]	Variance	1.433306	.438448

a. Dependent Variable: reactive.

9.7.4 R 的操作步骤

用 **R** 建立未加入校正因素的混合模型的指令及结果如下：

```
library(lme4)
summary(lmer(reactive ~(1|case), dataset))
```

需首先使用 library 命令调用 R 中的多水平模型包“lme4”。利用 lmer 函数建立线性多水平模型，其参数主要包括模型公式及指定数据集，上述公式代表建立以 case 为水平 2，截距项有随机效应的两水平模型。σ_r^2 及 σ_e^2 结果展示在如下“随机效应(random effects)”中，case 行对应水平二残差方差结果，为 1.433，Residual 行对应水平 1 随机误差方差结果，为 0.516。建立校正模型时，即在 *reactive*～后加入校正变量名。获得随机效应估计值后即可手工计算 ICC 值。

```
Linear mixed model fit by REML ['lmerMod']
Formula: reactive ~ (1 | case)
   Data: conti

REML criterion at convergence: 682.5

Scaled residuals:
    Min      1Q  Median      3Q     Max
-3.4026 -0.4061 -0.0669  0.6710  2.5098

Random effects:
 Groups   Name        Variance Std.Dev.
 case     (Intercept) 1.4333   1.1972
 Residual             0.5156   0.7181
Number of obs: 275, groups:  case, 25

Fixed effects:
            Estimate Std. Error t value
(Intercept)   2.7848     0.2447   11.38
```

（刘霖芯）

第 10 章　阶梯设计试验效果评价中的多水平模型

10.1　阶梯设计试验的定义和应用背景

20 世纪初，随机对照试验(randomized controlled trials，RCTs)由于引入了“随机化”“对照”，被公认为评价干预措施的金标准。随机对照试验的对象通常是个体，而公共卫生干预措施的实施对象通常是群体，故在 20 世纪后期，Cornfield 首次提出了卫生研究领域的“整群随机化”，能够减少沾染及降低产生伦理问题的可能性，因此整群随机对照试验(cluster randomized trials，CRTs)应运而生。然而随着实验对象所处环境的复杂化，CRTs 也体现出局限性，如当研究者想开展某项试验，却不能一次性投入足够的人力、物力和财力支撑对大量受试对象平行给予干预措施，需要分阶段性的投入，那该如何开展试验呢？又如当实施干预是一项“利大于弊”的措施时，在对照组中不实施干预措施所产生的严重伦理问题可能使得试验方案不得通过；此时，CRTs 可能不再适用。因此，国际上出现了一种针对这种复杂干预情况的研究设计—阶梯设计试验(stepped wedge trials，SWTs)。阶梯设计试验经历了多个发展阶段，早期阶梯设计始于 20 世纪 60 年代，当时 Tom Chalmers、Cook 等人称之为“设计延迟”(designed delay)、“阶段实现”(phased implementations)或“实验式分阶段引入”(experimentally staged introduction)，后来在 1986 年冈比亚肝炎干预研究中，首次正式提出了目前广泛认同的名称—“阶梯设计试验”(1987)。

阶梯设计试验多用于整群随机试验，又称阶梯楔形随机对照试验，是一种特殊的整群随机对照试验，多用于评价“利大于弊”的干预措施，主要应用于医疗卫生服务和卫生政策评价等领域(Ren，Yang et al. 2017，Wu，Li et al. 2019，Buchet-Poyau，Occelli et al. 2021)。2007 年 Hussey 等人发表了该试验关于样本量计算及其分析方法的文章，2017 年程亮亮硕士论文采用实例分析和模拟研究手段，介绍和对比已有应用的阶梯设计试验数据分析方法(程亮亮. 2017)，对阶梯设计试验的定义为：本质上是交叉设计的扩展，是不同的组在不同时间上的交叉，并且这种交叉是单方向的，也就是说只从对照到干预(Mdege，Man et al. 2011)。最常见的阶梯设计试验方案在试验开始时所有群组均为对照，干预措施在一定时间内按照顺序实施，干预时间分成均匀的间隔时间，干预结束时所有群组均接受了干预，具体示意图如图 10.1。

在现实世界中，大型临床措施、公共卫生政策和医药政策等干预试验通常是从部分机构或地区开始，以此作为试点，然后根据实施情况逐步进行推广，直至所有的机构或地区都进入试验。通常在政策逐步实施过程中，为了达到政策实施目的以及政策实施的方便性，往往没有随机化分配研究组群，故称之为“类阶梯设计试验”。阶梯设计试验通常经历了多个时间段，试验对象在每个时间段都会重复测量其结局变量。另外，阶梯设计试验常应用于大型干预项目，干预群组实施的单位多为医院、地区、学校等，因而该试验的数据通常存在多水平结构(如医院→个体→重复测量)，其数据具有明显的层次结构。传统的统计方法如采用配对 t 检验、方差分析和回归等进行横向分析、纵向分析只能用于关注整体干预效果的评估，揭示部分组间(时间间)或组内(群组间)效应。所以本章节应用实例介绍 Hussey 等提出的适用于阶梯设计试验的多水平模型(Li，Hughes et al. 2021)。

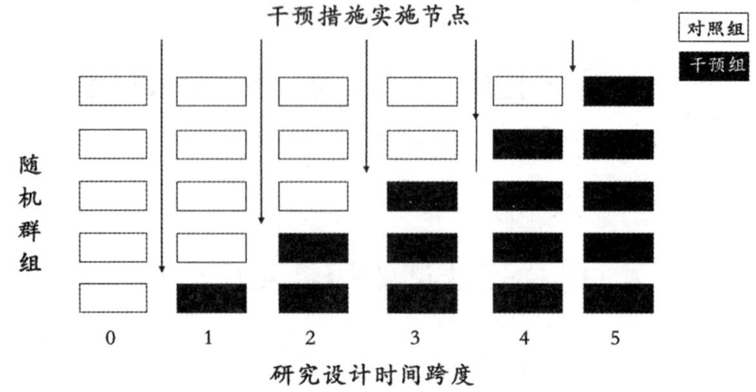

图 10.1　阶梯设计试验示意图

10.2　阶梯设计试验的实例数据结构

例 10.1　本章节的实例数据为基本药物制度干预试验数据(Ren，Yang et al. 2017)，来自国家卫生健康委统计信息中心，共计 31 个省份、2675 个县、34506 家基层医疗卫生机构(含乡镇卫生院、乡镇中心卫生院、社区卫生服务中心和社区卫生服务站)2008—2012 年间的年报数据。我们从中提取了每个基层医疗卫生机构各年的诊疗人次数服务量作为结局变量，并定义为服务利用量，由于该变量不服从正态分布，对其进行了对数化处理。对服务利用量有影响的潜在协变量包括省份层次变量：地区变量(东部、中部和西部)；医疗机构层次变量：卫生技术人员占总人员比例、床位人员比、总资产与医院人员比对数值和基层医疗卫生机构类型；时间变量：年份，即反映时间效应的分类变量(2008—2012 年)；干预相关变量：干预时长，即判断有无"剂量反应"关系的连续变量(研究机构直接暴露或接受干预的年数)，是否干预变量(研究机构接受干预或接受对照)和群组分类变量(试验开始前划分的组别)。此外，本案例对于敏感的基层医疗卫生机构名称、县编码等进行了处理。具体变量及其变量赋值见表 10.1。图 10.2 为国家基本药物制度实施的示意图，由于其实施过程中地区的选择不是随机的，所以为类阶梯设计试验。

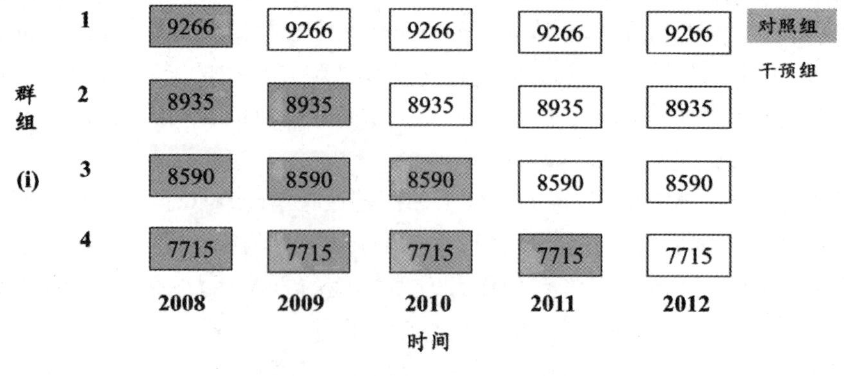

图 10.2　基本药物制度实施示意图(类阶梯设计试验)

2008 年，没有基层医疗卫生机构实施基本药物制度，即所有基层医疗卫生机构均处于对照状态；2009 年，9266 家(27%)基层医疗卫生机构(群组 1)开始实施了该制度；2010 年、2011 年、2012 年分别有 8935 家(26%)、8590 家(25%)、7715 家(22%)机构(群组 2、3、4)跟随实施，到 2012 年所有的基层医疗卫生机构均已实施该制度。这就意味着到2012年,9266家基层医疗卫生机构接受了4年的干预,8935家基层医疗卫生机构接受了3年的干预,8590家基层医疗卫生机构接受了2年的干预,7715家基层医疗卫生机构接受了1年的干预。

基本药物制度的数据存在多水平的结构(图10.3),多个时间点(年份)上的重复测量嵌套于医疗机构,不同医疗机构嵌套于同一县,不同县嵌套于同一省份,从而存在年份(水平1)→基层医疗卫生机构(水平2)→县/区(水平3)→省份(水平4)的数据结构。此外,也可以根据情况考虑三水平的数据结构如:年份(水平1)→基层医疗卫生机构(水平2)→省份(水平3)。

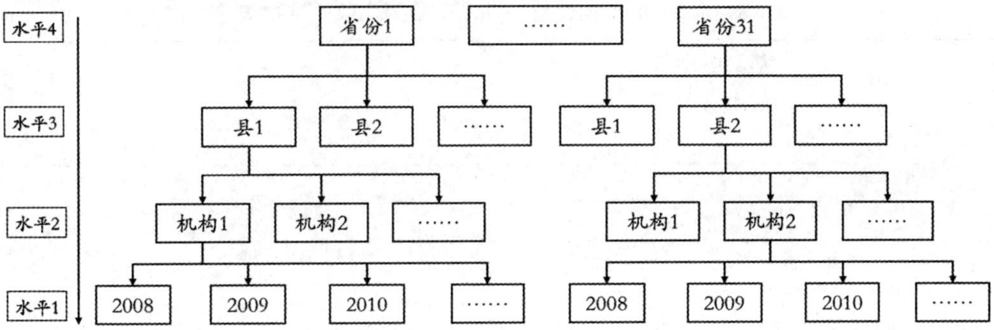

图10.3 基本药物制度"类阶梯设计试验"多水平(四水平)数据结构

表10.1 基本药物制度数据变量编码

变量分类	变量	变量含义	变量赋值
结局变量	*lg_zlrc*	服务利用量(年门诊服务量):年诊疗人次数对数	
省份层次协变量	*district*	地区分类	1=东部;2=中部;3=西部
医疗机构层次协变量	*wjbl*	该机构卫生技术人员与机构总人员数之比	
	lg_zcbl	总资产与医院人员比对数值	
	cwbl_grp	床位人员比(医院床位数与医院人员比)	0=比例<5;1= 5≤比例<10; 2= 10≤比例≤20;3= 比例>20
	center_type	基层医疗卫生机构类型	0=社区卫生服务中心; 1=乡镇卫生院; 2=中心乡镇卫生院
时间变量	*year*	年份	1=2008;2=2009;3=2010;4=2011; 5=2012
干预相关变量	*time*	干预时长	0—4年
	intervention	是否干预	0=未干预;1=干预
	cluster	群组分类	1=2009年进入干预的一组;2=2010年进入干预的一组;3=2011年进入干预的一组;4=2012年进入干预的一组
水平变量	*province*	省份	
	region	县/区	
	id	医疗机构	
	year	年份	

10.3 估计阶梯设计试验效果的基本多水平模型

利用基层医疗机构年报数据作为实例，针对三个研究问题，构建三种不同方式的多水平模型显示多水平模型的应用。为了方便理解，表 10.2 列出了用于构建三种不同方式多水平模型的案例数据结构，主要包括省、县、基层医疗卫生机构、时间、干预(*intervention*)、群组(*cluster*)、干预时长(*time*)以及其余协变量。

表 10.2 类阶梯试验—基本药物制度数据结构表

省 *province*	县 *region*	基层医疗卫生机构 *id*	年份 *year*	干预 *intervention*	群组 *cluster*	干预时长 *time*	其余协变量 *X*
1	1	1	1	0	1	0	…
1	1	1	2	1	1	1	…
1	1	1	3	1	1	2	…
1	1	1	4	1	1	3	…
1	1	1	5	1	1	4	…
⋮	⋮	⋮	⋮	⋮	⋮	⋮	⋮
10	858	5714	1	0	2	0	…
10	858	5714	2	0	2	0	…
10	858	5714	3	1	2	1	…
10	858	5714	4	1	2	2	…
10	858	5714	5	1	2	3	…
⋮	⋮	⋮	⋮	⋮	⋮	⋮	⋮
16	2041	16721	1	0	3	0	…
16	2041	16721	2	0	3	0	…
16	2041	16721	3	0	3	0	…
16	2041	16721	4	1	3	1	…
16	2041	16721	5	1	3	2	…
⋮	⋮	⋮	⋮	⋮	⋮	⋮	⋮
28	3322	32945	1	0	5	0	…
28	3322	32945	2	0	5	0	…
28	3322	32945	3	0	5	0	…
28	3322	32945	4	0	5	0	…
28	3322	32945	5	1	5	1	…
⋮	⋮	⋮	⋮	⋮	⋮	⋮	⋮

10.3.1 评价基本药物制度的总体实施效果

若我们的研究问题是评价全国 2008—2012 年基本药物制度实施的总体效果，即实施与未实施基本药物制度相比，基层医疗卫生机构服务量总体差异为多少？

针对这个研究问题，以年门诊服务量的诊疗人次数的对数作为评价指标，首先构建最简单的四水平模型(10.1)，该模型是将所有实施与未实施基本药物制度的基层医疗卫生机构做比较。在此模型中，重复测量时间点为水平 1 单位，机构为水平 2 单位，县为水平 3 单位，省为水平 4 单位，令 i 、j 、k 和 l 分别代表水平 1、2、3 和 4，总方差分解为四个水平上的方差：$\sigma^2_{f_0}$、$\sigma^2_{v_0}$、$\sigma^2_{u_0}$ 和 $\sigma^2_{e_0}$，分别代表省份/县/机构/时间点上平均门诊服务量的随机效应。干预变量(*intervention*)是一个二分类变量，“0”表示未实施基本药物制度，“1”表示已实施基本药物制度。模型中 β_1 效应值揭示的是所有实施基本药物制度的诊疗服务量与所有未实施基本药物制度的诊疗服务量之间的差异。模型(10.1)如下：

$$
\begin{gathered}
Y_{ijkl}=\beta_{0ijkl}+\beta_1 intervention_{ijkl} \qquad (10.1)\\
\beta_{0ijkl}=\beta_0+f_{0l}+v_{0kl}+u_{0jkl}+e_{0ijkl}\ ,\\
f_{0l}\sim N(0,\sigma^2_{f_0})\ ,\ v_{0kl}\sim N(0,\sigma^2_{v_0})\ ,\\
u_{0jkl}\sim N(0,\sigma^2_{u_0})\ ,\ e_{0ijkl}\sim N(0,\sigma^2_{e_0})\\
cov(f_{0l},v_{0kl},u_{0jkl},e_{0ijkl})=0\ ,\ var(y_{ijkl})=\sigma^2_{f_0}+\sigma^2_{v_0}+\sigma^2_{u_0}+\sigma^2_{e_0}
\end{gathered}
$$

其中，$i=1,2,\cdots,n$ 代表水平 1 上的时间点，$j=1,2,\cdots,m$ 代表水平 2 上的基层医疗卫生机构，$k=1,2,\cdots,p$ 代表水平 3 上的所处县，$l=1,2,\cdots,q$ 代表水平 4 上的所处省份。β_0 为截距，表示总体均数；β_1 为解释变量 $\text{intervention}_{ijkl}$ 的回归系数，又称为固定效应参数。模型中随机参数 f_{0l},v_{0kl},u_{0jkl} 分别指的是总均数在省份/县/基层卫生机构层次的随机效应，而 $\sigma^2_{u_0},\sigma^2_{v_0},\sigma^2_{f_0}$ 分别代表同一县不同基层医疗卫生机构、同一省份不同县、全国不同省份的变异，其值越大，说明数据在下一级水平的聚集性越明显而导致该水平单位间的变异大。

模型(10.1)中系数 β_1 估计的政策总效应未考虑其他协变量的影响。若考虑年份效应以及卫生人力相关因素为政策对门诊服务量影响的混杂因素，则需要对其加以控制或校正，需进一步在模型(10.1)中加入协变量，即为模型(10.2)：

$$
y_{ijkl}=\beta_{0ijkl}+\beta_1 intervention_{ijkl}+\sum_{h=1}^{4}\beta_{2h}(year)_{hijkl}+\sum\beta_{3f}(X_c)_{jkl} \qquad (10.2)
$$

该模型中，X_c 代表一系列协变量，如床位人员比、技术人员占比、机构类型和地区等。*year* 为协变量年份，以分类变量的形式纳入，以 2008 年为对照组，系数 β_{2h} 代表 2009 年、2010 年、2011 年、2012 年与 2008 年相比的差值。因为阶梯设计试验是随着时间不断进入干预组的过程，所以必须考虑时间因素的影响(Kennedy-Shaffer，de Gruttola et al. 2020，Rennert，Heo et al. 2021)。

采用 MLwiN 拟合模型(10.1)和模型(10.2)，结果如表 10.3 所示。模型(10.2)研究结果表示政策实施总体效果为 0.019，尽管校正后的模型与校正前的在结论上一致，即干预后的年平均门诊服务量有增加，但效应系数上均发生了很大变化，校正后的干预效应值明显减少。将校正时间因素和医疗机构其他协变量后，调整后的模型(10.2)相比模型(10.1)，是否干预变量的系数下降了 0.114(降幅达 86%)，表明大部分门诊服务量的影响归因于这些协变量。另外发现，随着年份的增加，机构的服务量增加；卫生技术人员占比和机构总资产占比越多，机构的服务量越高，而床位人员比没有统计学意义；乡镇中心卫生院及乡镇卫生院的服务量低于社区卫生服务中心；位于中西部的机构服务量低于东部，西部的服务量最低。

表 10.3　基本药物制度的总体实施效果(MLwiN)

参数	估计值(标准误)	
	模型(10.1) (无协变量)	模型(10.2) (含协变量)
固定效应		
截距	9.611(0.150)*	9.611(0.174)*
干预(*intervention*)	0.133(0.002)*	0.019(0.004)*
年份(参照):2008		
2009		0.072(0.004)*
2010		0.075(0.004)*
2011		0.090(0.005)*
2012		0.196(0.005)*
卫生专业人员占比(*wjbl*)		0.314(0.013)*
总资产占比(*lg_zcbl*)		0.032(0.001)*
床位人员比(参照):*cwbl_grp* <5		
5≤*cwbl_grp* <10		0.026(0.033)
10≤*cwbl_grp*≤20		−0.044(0.115)
cwbl_grp >20		−0.133(0.135)
机构类型(*center_type*)(参照):社区卫生服务中心		
乡镇卫生院		−0.152(0.026)*
乡镇中心卫生院		−0.156(0.027)*
地区(参照):东部		
中部		−0.623(0.278)*
西部		−0.845(0.205)*
随机效应		
$\sigma^2_{f_0}$	0.696(0.178)*	0.377(0.097)*
$\sigma^2_{v_0}$	0.351(0.011)*	0.337(0.011)*
$\sigma^2_{u_0}$	0.522(0.004)*	0.504(0.004)*
$\sigma^2_{e_0}$	0.197(0.001)*	0.195(0.001)*

* 表示经 Wald 假设检验 $P < 0.05$。

10.3.2　评价基本药物制度不同群组的实施效果

若我们的研究问题是评价全国 2008—2012 年基本药物制度不同群组实施的效果差异,如实施基本药物制度 4 年的群组与实施基本药物制度 1 年的群组相比,基层医疗卫生机构服务量总体差异多少。不同群组来自不同地区不同机构且在不同时间开始实施政策,这个差异中含有政策实施时间效应和不同群组效应的混合。多水平模型中的随机效应已考虑了不同地区和不同机构的变异,还需要考虑将时间效应与群组效应做差异分析。

针对这个研究问题,首先构建最简单的四水平模型(10.3),该模型是将群组(*cluster*)自变量纳入模型,即不同的群组之间进行比较。*cluster* 中"1""2""3"和"4"分别代表群组 1、2、3 和 4。其中每个群组中既有干预的结局,也有对照的结局。其中群组 1(最先接受干预的组)接受干预时间最多,群组

4(最后接受干预的组)接受干预时间最少。以群组 4 作为对照组,则 β_1、β_2 和 β_3 效应值反应的是相比于 2012 年进入干预的一组,2009 年、2010 年、2011 年进入干预的组效果,模型(10.3)如下：

$$y_{ijkl}=\beta_{0ijkl}+\beta_1 cluster1_{jkl}+\beta_2 cluster2_{jkl}+\beta_3 cluster3_{jkl} \tag{10.3}$$

其中

$$\beta_{0ijkl}=\beta_0+f_{0l}+v_{0kl}+u_{0jkl}+e_{0ijkl}$$

$$f_{0l}\sim N(0,\sigma^2_{f_0}),\ v_{0kl}\sim N(0,\sigma^2_{v_0}),$$

$$u_{0jkl}\sim N(0,\sigma^2_{u_0}),\ e_{0ijkl}\sim N(0,\sigma^2_{e_0}),$$

$$cov(f_{0l},v_{0kl},u_{0jkl},e_{0ijkl})=0$$

$$var(y_{ijkl})=\sigma^2_{f_0}+\sigma^2_{v_0}+\sigma^2_{u_0}+\sigma^2_{e_0}$$

式中,截距项 β_0、随机参数 f_{0l}、v_{0kl} 和 u_{0jkl} 及方差 $\sigma^2_{u_0}$、$\sigma^2_{v_0}$ 和 $\sigma^2_{f_0}$ 的解释同模型(10.1)。另外,系数 β_1、β_2 和 β_3 估计的政策实施效应未考虑其他协变量的影响。因此,为了控制年份效应以及卫生人力相关因素,需要进一步在模型(10.3)中加入时间和其他协变量,即为模型(10.4)：

$$y_{ijkl}=\beta_{0ijkl}+\beta_1 cluster1_{jkl}+\beta_2 cluster2_{jkl}+\beta_3 cluster3_{jkl}+\sum_{h=1}^{4}\beta_{4h}(year)_{hijkl}+\sum\beta_{5f}(X_f)_{jkl} \tag{10.4}$$

该模型中 X_f 和 $year$ 的解释同模型(10.2),采用 MLwiN 拟合模型(10.3)和模型(10.4),结果如表 10.4 所示。从模型(10.4)结果可知,实施基本药物制度 4 年、3 年和 2 年的群组与实施基本药物制度 1 年的群组相比,年门诊服务量(门诊人次数对数值)将分别增加 0.062、0.108 和 0.120,似有实施时间越长,门诊服务增加越多的趋势,即干预效应的"剂量－反应"关系,但这个关系需要进一步检查确定。校正年份及其他协变量后的模型与校正前在结论上一致,但三者效应系数略有一些降低,这说明年门诊服务量增加有一部分是由于时间及其医疗机构的其他因素引起的。

表 10.4　不同年份实施基本药物制度的实施效果

参数	估计值(标准误)	
	模型(10.3) (无协变量)	模型(10.4) (含协变量)
固定效应		
截距	9.601(0.151) *	9.544(0.174) *
群组(参照):*cluster*4		
群组 1(*cluster*1)	0.127(0.014) *	0.120(0.013) *
群组 2(*cluster*2)	0.114(0.014) *	0.108(0.013) *
群组 3(*cluster*3)	0.065(0.013) *	0.062(0.013) *
年份(参照):2008		
2009		0.078(0.003) *
2010		0.084(0.003) *
2011		0.104(0.003) *
2012		0.215(0.003) *
卫生专业人员占比(*wjbl*)		0.313(0.013) *
总资产占比(*lg_zcbl*)		0.032(0.001) *
床位人员比 (参照):*cwbl_grp* <5		
5≤*cwbl_grp* <10		0.026(0.033)

续表

参数	估计值(标准误)	
	模型(10.3) (无协变量)	模型(10.4) (含协变量)
10≤cwbl_grp≤20		−0.043(0.115)
cwbl_grp >20		−0.134(0.135)
机构类型(center_type)(参照):社区卫生服务中心		
乡镇卫生院		−0.154(0.026)*
乡镇中心卫生院		−0.157(0.027)*
地区(参照):东部		
中部		−0.624(0.276)*
西部		−0.851(0.204)*
随机效应		
$\sigma_{f_0}^2$	0.695(0.178)*	0.373(0.096)*
$\sigma_{v_0}^2$	0.348(0.011)*	0.332(0.010)*
$\sigma_{u_0}^2$	0.521(0.004)*	0.504(0.004)*
$\sigma_{e_0}^2$	0.202(0.001)*	0.195(0.001)*

备注:* 表示 $P < 0.05$。

10.3.3 评价基本药物制度实施效果的剂量反应效应

若我们的研究问题是评价全国 2008—2012 年基本药物制度实施效果的剂量反应效应,即是否基本药物制度实施时间越长,基层医疗卫生机构服务量增加得越多。

针对这个研究问题,我们首先构建最简单的四水平模型(10.5),该模型是直接将干预时长(*time*)定义为连续性变量,2008－2012 年分别依次用 0、1、2、3 和 4 表示,这种纳入干预时间的方式比较直接。如图 10.2 中,研究对象在不同的群组及不同的时间点上,分别对应着不同的干预时长,模型中将这些干预时长以连续性变量的形式纳入模型分析,则 β_1 效应值反应的是不同干预时长的影响,以揭示其“剂量反应”关系,模型(10.5)如下:

$$y_{ijkl} = \beta_{0ijkl} + \beta_1 (time)_{ijkl} \tag{10.5}$$

$$\beta_{0ijkl} = \beta_0 + f_{0l} + v_{0kl} + u_{0jkl} + e_{0ijkl}$$

$$f_{0l} \sim N(0,\sigma_{f_0}^2),\ v_{0kl} \sim N(0,\sigma_{v_0}^2),\ u_{0jkl} \sim N(0,\sigma_{u_0}^2),\ e_{0ijkl} \sim N(0,\sigma_{e_0}^2)$$

$$cov(f_{0l}, v_{0kl}, u_{0jkl}, e_{0ijkl}) = 0$$

$$var(y_{ijkl}) = \sigma_{f_0}^2 + \sigma_{v_0}^2 + \sigma_{u_0}^2 + \sigma_{e_0}^2$$

式中截距项 β_0、模型中随机参数 w_{0l}、v_{0kl} 和 u_{0jkl}、方差 $\sigma_{u_0}^2$、$\sigma_{v_0}^2$ 和 $\sigma_{w_0}^2$ 的解释同模型(10.1)。由于模型(10.5)中系数 β_1 估计的政策剂量反应效应未考虑其他协变量的影响,所以为了控制年份效应以及卫生人力相关因素,我们将这些协变量纳入模型,即为模型(10.6):

$$y_{ijkl} = \beta_{0ijkl} + \beta_1 (time)_{ijkl} + \sum_{h=1}^{4} \beta_{2h} (year)_{hijkl} + \sum \beta_{3f} (X_f)_{jkl} \tag{10.6}$$

该模型中 X 和 *year* 的解释同模型(10.2),为了进一步考虑省份/县/基层医疗卫生机构上的政策效应差异,我们利用如下模型(10.7)估计效应系数 β_1 的随机效应:

$$y_{ijkl}=\beta_{0ijkl}+\beta_{1jkl}(time)_{ijkl}+\sum_{h=1}^{4}\beta_{2h}(year)_{hijkl}+\sum\beta_{3f}(X_f)_{jkl} \tag{10.7}$$

$$\beta_{0ijkl}=\beta_0+f_{0l}+v_{0kl}+u_{0jkl}+e_{0ijkl}$$

$$\beta_{1jkl}=\beta_1+f_{1l}+v_{1kl}+u_{1jkl}$$

$$(f_{0l},f_{1l})\sim MN(0,\Omega_f),\ (v_{0kl},v_{1kl})\sim MN(0,\Omega_v),\ (u_{0jkl},u_{1jkl})\sim MN(0,\Omega_u)$$

$$(e_{0ijkl})\sim N(0,\sigma_{e_0}^2)$$

$$\Omega_f=\begin{pmatrix}\sigma_{f_0}^2 & \\ \sigma_{f_{01}} & \sigma_{f_1}^2\end{pmatrix},\ \Omega_v=\begin{pmatrix}\sigma_{v_0}^2 & \\ \sigma_{v_{01}} & \sigma_{v_1}^2\end{pmatrix},\ \Omega_u=\begin{pmatrix}\sigma_{u_0}^2 & \\ \sigma_{u_{01}} & \sigma_{u_1}^2\end{pmatrix}$$

模型(10.7)中存在两个随机效应,该模型不仅考虑了截距项的随机效应,还考虑了实施效果评价的随机效应,f_{0l}、v_{0kl} 和 u_{0jkl} 指的是总均数在省份/县/基层卫生机构层次的随机效应,f_{1l}、v_{1kl} 和 u_{1jkl} 为各层次上的剂量反应效应的随机效应。通过对随机效应 f_{1l}、v_{1kl} 和 u_{1jkl} 的方差系数 $\sigma_{f_1}^2$、$\sigma_{v_1}^2$,和 $\sigma_{u_1}^2$ 进行假设检验,我们可以找到各水平上各单元的剂量反应效应的分布,通过对随机效应 f_{1l}、v_{1kl} 和 u_{1jkl} 进行排序,可以判断哪个做得最好或者最差。

采用 MLwiN 拟合模型(10.5)、模型(10.6)和模型(10.7),结果如表 10.5 所示,从模型(10.6)获得政策剂量反应效应为 0.012,即政策实施时限每增加 1 年,基层医疗机构服务量的对数值增加 0.012,从而政策干预 4 年其政策效应将增加 0.048。此外,没有纳入其余协变量与纳入其余协变量的多水平重复测量模型相比,即模型(10.5)与模型(10.6),剂量反应效应值从 0.064 变为 0.012,表明 81%的剂量反应效应归因于这些协变量。

表 10.5　不同年份实施基本药物制度的实施效果

参数	模型(10.5)(无协变量)	模型(10.6)(含协变量)	模型(10.7)(随机斜率)
固定效应			
截距	9.606(0.154)*	9.610(0.178)*	9.543(0.170)*
剂量反应效应(*time*)	0.064(0.001)*	0.012(0.002)*	0.018(0.011)
年份(参照):2008			
2009		0.074(0.003)*	0.074(0.003)*
2010		0.075(0.004)*	0.075(0.003)*
2011		0.085(0.005)*	0.081(0.004)*
2012		0.183(0.007)*	0.174(0.006)*
卫生专业人员占比(*wjbl*)		0.312(0.013)*	0.292(0.013)*
总资产占比(*lg_zcbl*)		0.032(0.001)*	0.031(0.001)*
床位人员比(参照):*cwbl_grp* <5			
5≤*cwbl_grp* <10		0.027(0.033)	0.023(0.032)
10≤*cwbl_grp*≤20		−0.046(0.115)	−0.067(0.106)
cwbl_grp >20		−0.133(0.135)	−0.113(0.127)
机构类型(*center_type*)(参照):社区卫生服务中心			
乡镇卫生院		−0.170(0.025)*	−0.168(0.025)*
乡镇中心卫生院		−0.174(0.026)*	−0.172(0.026)*

续表

参数	模型(10.5) (无协变量)	模型(10.6) (含协变量)	模型(10.7) (随机斜率)
地区(参照):东部			
中部		−0.631(0.287)*	−0.474(0.256)*
西部		−0.809(0.207)*	−0.679(0.193)*
随机效应			
$\sigma_{f_0}^2$	0.725(0.186)*	0.404(0.104)*	0.398(0.102)*
$\sigma_{f_1}^2$			0.003(0.001)*
$\sigma_{f_{01}}$			0.016(0.007)*
$\sigma_{v_0}^2$	0.321(0.011)*	0.309(0.010)*	0.313(0.011)*
$\sigma_{v_1}^2$			0.011(0.000)*
$\sigma_{v_{01}}$			−0.006(0.002)*
$\sigma_{u_0}^2$	0.541(0.005)*	0.522(0.004)*	0.579(0.005)*
$\sigma_{u_1}^2$			0.022(0.000)*
$\sigma_{u_{01}}$			−0.037(0.001)*
$\sigma_{e_0}^2$	0.196(0.001)*	0.195(0.001)*	0.152(0.001)*

备注:* 表示 $P < 0.05$。

随机斜率在不同水平上估计的方差均有统计学意义,这表明不同省份间、同一省份不同县间、同一县不同基层医疗卫生机构间的门诊服务量随政策干预时间增加的增长趋势是不同的,从而可以判断哪个省、县、基层医疗机构政策实施的好与差,如一些省份的门诊服务量增长更快,一些省份的门诊服务量保持平稳。在总的随机斜率方差中,8.3%归因于不同省份间的差异,30.6%归因于不同县间的差异,61.1%归因于不同基层医疗卫生机构的差异。

同时,从多水平重复测量模型(10.7)中,我们可以计算每个省、县和基层医疗卫生机构的剂量反应效应的变异值为 f_{1l}、v_{1kl} 和 u_{1jkl} 。图 10.4 线条的斜率表示各个省的剂量反应效应,是将总体

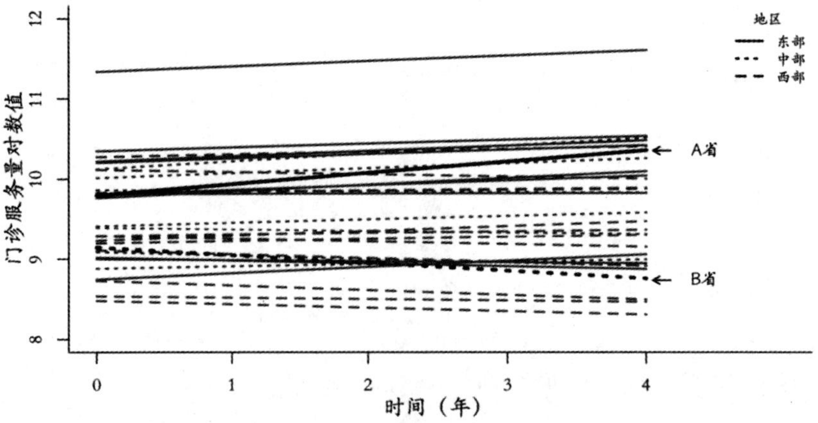

图 10.4　东、中、西部各省份门诊服务量对数值估计基药政策的剂量反应效应趋势

平均剂量反应效应 β_1 加上各省份上效应的变异值 f_{1l}，得到各个省份的剂量反应效应值，可以看出东、中和西部各个省份上政策干预效应的趋势，有的省份增加，有的省份降低，位于中国东部的 A 省实施干预政策所带来的服务量增加最快（每年增加 0.14），说明该省份政策干预实施效果最好；位于中国中部的 B 省实施干预政策所带来的服务量下降（每年下降 0.097），说明该省份政策干预实施效果较差。

10.4　估计阶梯设计试验效果的多水平双重差分模型

10.4.1　多水平双重差分模型

若我们的研究问题是评价基本药物制度不同干预时长的实施效果，即评估政策不同干预时长对基层医疗卫生机构服务量的影响。这个问题与上一节的第三个问题一样（10.3.3）。

针对这个研究问题，如果采用多水平双重差分模型分析，我们需要建立四个多水平双重差分（difference-in-differences，DID）模型，这四个模型基于相同的对照组和干预组但是不同的干预时长，以揭示干预 4 年、3 年、2 年和 1 年的时间效应。将 2008 年定义为时间 1，2009 年及以后定义为时间 2。2009 年实施基药政策的群组（组 1）至 2012 年间共干预了 4 年，定义为干预组，以组 1 作为公共的对照组，建立第一个多水平 DID 模型；2010 年实施基药政策的群组（组 2）至 2012 年间共干预了 3 年，定义为干预组，以组 1 作为公共的对照组，建立第二个多水平 DID 模型；以此类推，得到四个多水平 DID 模型。

DID 模型有一个严格的假设：干预组及对照组在没有实施干预的情况下两者随时间的变化趋势一致，所以就要求干预组和对照组的基线情况尽量一致或匹配。对于非随机数据，干预组和对照组在政策干预之前往往是不匹配的，而简单的多变量回归分析不能进行有效校正。所以 DID 模型分析前，常用的做法是将干预组及对照组的某些关键变量进行倾向得分匹配（propensity score matching），以解决两组间不匹配的问题。最常用的倾向得分匹配法是邻近匹配法（neighbourhood matching），仅用配对成功的对照组和干预组进行多水平 DID 模型分析。

表 10.6 是四个多水平 DID 模型用于评价剂量反应效应时所采用的时间点及匹配后的机构数。未进行倾向得分匹配前，干预组组 4 和对照组组 1 的机构数分别是 9266 及 7715，使用了贪心法（greedy-matching algorithm）的邻近倾向得分（精度范围为 0.00001～0.1）匹配后，干预组和对照组的机构数均为表 10.6 中的 7393。

表 10.6　用多水平 DID 模型分析政策剂量反应效应的数据结构

组别	2008 时间 1 干预前		2009 时间 2 干预后		2010 时间 2 干预后		2011 时间 2 干预后		2012 时间 2 干预后	
	机构数	政策实施时长（年）	机构数	政策实施时长（年）	机构数	政策实施时长（年）	机构数	政策实施时长（年）	机构数	政策实施时长（年）
干预组	7393	0	7393	1	7393	2	7393	3	7393	4
对照组	7393	0	7393	0	7393	0	7393	0	7393	1

注：干预组是 2009 年开始实施基药政策的基层医疗卫生机构，到 2012 年共实施了四年；对照组是 2012 年开始实施基药政策的基层医疗卫生机构。

考虑采用三水平 DID 模型的统计方法，模型中机构为水平 1，县为水平 2，省份为水平 3，根据

MLwiN 软件的设定，i 、j 和 k 代表水平 1、2 和 3，三水平的 DID 模型如下：

$$y_{ijk}=\beta_{0ijk}+\beta_1(time)_{ijk}+\beta_2(intervention)_{ijk}+\beta_3(time\times intervention)_{ijk} \quad (10.8)$$

$$\beta_{0ijk}=\beta_0+v_{0k}+u_{0jk}+e_{0ijk}$$

$$v_{0k}\sim N(0,\sigma_{v_0}^2)\ ,\ u_{0jk}\sim N(0,\sigma_{u_0}^2)\ ,\ e_{0ijk}\sim N(0,\sigma_{e_0}^2)$$

$$cov(v_{0k},u_{0jk},e_{0ijk})=0$$

$$var(y_{ijk})=\sigma_{v_0}^2+\sigma_{u_0}^2+\sigma_{e_0}^2$$

该模型中固定效应系数 β_3 表示两个时间点上的政策干预效应，随机部分 $\sigma_{v_0}^2$、$\sigma_{u_0}^2$ 和 $\sigma_{e_0}^2$ 分别代表省份、县及基层医疗卫生机构水平上服务量平均估计值的方差，随机变量 v_{0k} 表示 k 省份的服务量均数与总体均数 β_0 之差，u_{0jk} 表示 k 省份 j 县的服务量均数与 k 省份的总体均数之差，它们称之为"随机效应"，并且假设服从正态分布。随机效应可归因于各个省份或县的社会经济、卫生体系、卫生资源或者当地政策等因素。

由于模型(10.8)中系数 β_3 估计的政策干预效应未考虑其他协变量的影响，所以为了控制年份效应以及卫生人力相关因素，我们将这些协变量纳入模型，记为模型(10.9)：

$$y_{ijk}=\beta_{0ijk}+\beta_1(time)_{ijk}+\beta_2(intervention)_{ijk}+\beta_3(time\times intervention)_{ijk}+\sum\beta_{4f}(X_f)_{ijk} \quad (10.9)$$

$$\beta_{0ijk}=\beta_0+v_{0k}+u_{0jk}+e_{0ijk}$$

该模型中 X 的解释同模型(10.2)，该模型中 β_3 为固定效应系数，表示两个时间点上的政策干预效应。

采用 MLwiN 拟合模型(10.8)和模型(10.9)，结果如表 10.7 所示，四个多水平 DID 模型结果的随机部分均显示三水平及二水平残差方差均具有统计学意义，说明低水平数据在高水平存在聚集性，即基层医疗卫生机构的数据在不同县上有聚集性、县层级上的数据在不同省份上有聚集性。四个多水平 DID 模型的结果可以看出，干预 1 年、2 年、3 年和 4 年的年门诊服务量(门诊人次数对数值)将分别增加 0.036、0.073、0.068 和 0.097。

研究结果表示模型(10.9)相对于模型(10.8)，控制协变量的影响后，政策效应值减小，表明部分门诊服务量的影响归因于这些协变量。卫生技术人员占比和机构总资产占比越多，机构的服务量越高；而床位人员比没有统计学意义。乡镇中心卫生院及乡镇卫生院的服务量低于社区卫生服务中心；位于中西部的机构服务量低于东部，西部的服务量最低。

表 10.7　不同年份实施基本药物制度的实施效果

参数	模型 10.8				模型 10.9			
	2009－2008	2010－2008	2011－2008	2012－2008	2009－2008	2010－2008	2011－2008	2012－2008
固定效应								
截距	9.605	9.620	9.623	9.637	7.859	6.825	8.039	8.208
	(0.124)*	(0.125)*	(0.126)*	(0.127)*	(0.170)*	(0.159)*	(0.171)*	(0.173)*
干预(*intervention*)	－0.045	－0.052	－0.046	－0.055	－0.053	－0.062	－0.052	－0.059
	(0.015)*	(0.016)*	(0.016)*	(0.016)*	(0.015)*	(0.015)*	(0.015)*	(0.015)*
时间(*time*)	0.069	0.058	0.078	0.176	0.045	0.003	0.027	0.117
	(0.013)*	(0.013)*	(0.013)*	(0.014)*	(0.013)*	(0.013)	(0.013)*	(0.013)*
时间*干预(*time*intervention*)	0.045	0.081	0.083	0.115	0.036	0.073	0.064	0.097
	(0.018)*	(0.019)*	(0.019)*	(0.019)*	(0.018)*	(0.018)*	(0.018)*	(0.019)*
卫生专业人员占比(*wjbl*)			1.288	1.282	1.283	1.286		
			(0.038)*	(0.039)*	(0.039)*	(0.040)*		
总资产占比对数值(*lg_zcbl*)			0.128	0.130	0.118	0.102		
			(0.005)*	(0.005)*	(0.004)*	(0.004)*		
床位人员比（参照）:$cwbl\_grp<5$								
$5\leqslant cwbl\_grp<10$			－0.068	－0.047	－0.067	－0.125		
			(0.104)	(0.110)	(0.126)	(0.121)		
$10\leqslant cwbl\_grp\leqslant 20$			0.027	0.045	－0.177	－0.019		
			(0.409)	(0.368)	(0.372)	(0.342)		
$cwbl\_grp>20$			－2.920	－0.958	－0.644	0.079		
			(0.466)	(0.570)	(0.479)	(0.582)		
机构类型(参照)：社区卫生服务中心								
乡镇卫生院			－0.090	－0.099	－0.116	－0.113		
			(0.030)*	(0.030)*	(0.031)*	(0.031)*		

续表

参数	模型 10.8				模型 10.9			
	2009－2008	2010－2008	2011－2008	2012－2008	2009－2008	2010－2008	2011－2008	2012－2008
乡镇中心卫生院			－0.113 (0.031) *	－0.121 (0.031) *	－0.126 (0.031) *	－0.131 (0.032) *		
地区（参照）：东部								
中部			－0.603 (0.215) *	－0.621 (0.216) *	－0.635 (0.218) *	－0.603 (0.221) *		
西部			－1.024 (0.200) *	－1.064 (0.201) *	－1.080 (0.202) *	－1.079 (0.204) *		
随机效应								
σ_{v0}^2	0.603 (0.139) *	0.618 (0.143) *	0.630 (0.145) *	0.639 (0.147) *	0.305 (0.072) *	0.308 (0.073) *	0.314 (0.074) *	0.324 (0.076) *
σ_{u0}^2	0.381 (0.013) *	0.380 (0.013) *	0.368 (0.013) *	0.364 (0.013) *	0.342 (0.012) *	0.336 (0.012) *	0.322 (0.011) *	0.321 (0.011) *
σ_{e0}^2	0.629 (0.005) *	0.646 (0.006) *	0.666 (0.006) *	0.676 (0.006) *	0.592 (0.005) *	0.610 (0.005) *	0.631 (0.005) *	0.643 (0.006) *

备注：* 表示 $P < 0.05$。

10.4.2　多水平 DID 模型与多水平模型比较

多水平 DID 模型首先是选择了两个时间点作为干预前及干预后，其次再根据暴露于政策与否或者干预时长选择干预组及对照组。然而，时间点以及干预对照组的设定并不是唯一的，这也就意味着研究者可以根据分析目的选择不同的时间点及干预对照组的组合，此时建立的多水平 DID 模型，可能会得到不同的干预效应值。因此在统计学角度，我们不能根据文中的 4 个多水平 DID 模型下出定论，仅能为是否存在干预时长效应提供参考。此外，上文中提到的阶梯试验中通常还需要考虑时间因素，故每次建立多水平 DID 模型，都会放入一些包括时间因素等其他协变量，然而每个 DID 模型的协变量参数不尽相同，这也为系数的解释带来了问题。相比之下，多水平模型建模时将干预时长和时间等协变量一次性纳入模型，不仅方便了系数的解释，从统计学角度来看也是更为高效的。

多水平 DID 模型通常选择了两个时间点的数据，且在考虑干预组和对照组匹配时常常会丢失掉一部分样本量，从而导致多水平 DID 模型系数标准误偏大。而多水平模型可将多个时间点上的数据汇集起来分析，扩大了样本量，提高了检验效能。这也提示，在阶梯试验中，若每个时间点上样本不够大，采用多水平模型分析方法更合适。另外，多水平模型除了能够回答干预是否有效或者是否存在干预时长效应之外，也可以通过估计干预效应在各个水平上的随机效应，反映出哪个基层医疗卫生机构/县/省做得最好或者最差，给卫生政策提供更多有价值的信息，指导某些机构或者地区加强政策的实施。

10.5　用 MLwiN 估计模型参数的操作程序

10.5.1　估计阶梯设计试验效果的基本多水平模型

由于模型(10.1)—(10.4)的拟合过程同模型(10.5)和模型(10.6)，仅纳入的分析政策实施效果的变量不同，其他均一致，所以本章节仅介绍 MLwiN 拟合模型(10.5)—(10.7)的步骤。

(1)进入 MLwiN 后，打开数据文件“dat10-1. ws”

(2)从菜单中的 Model 进入 Equations ，程序弹出 Equations 对话框

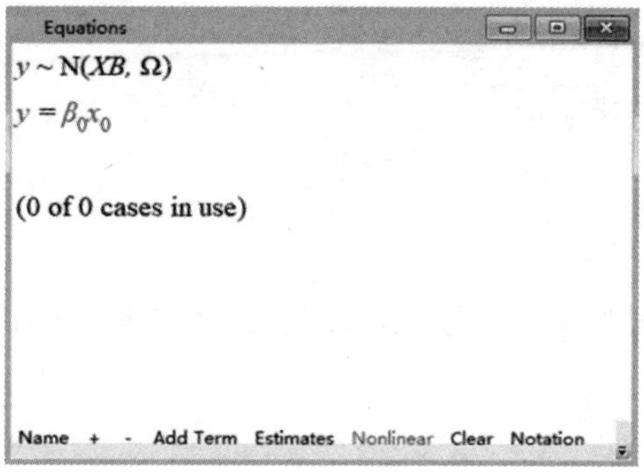

(3)模型的设置

a)设置结果变量及结果变量的分布：点击 Equations 对话框中的 y，指定模型的结果变量(y)为 lg_zlrc，因 MLwiN 内定结果变量的分布为正态分布，这里就不用再指定结果变量的分布。

b)设置数据结构：水平数(4)，水平 4 单位(province)，水平 3 单位(region)，水平 2 单位(id)，水平 1 单位(year)。

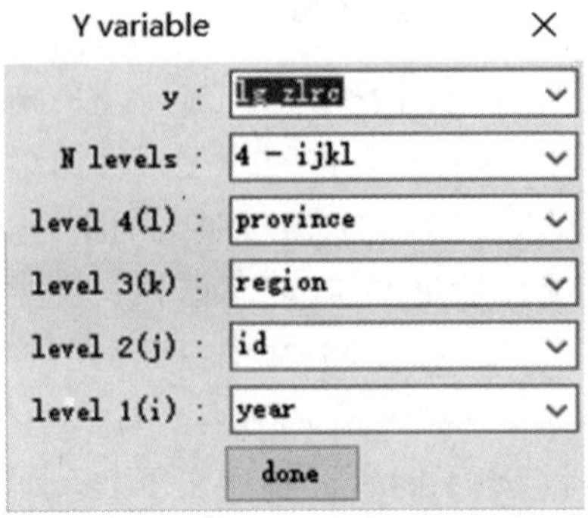

c)设置模型中固定效应：在 Equations 对话框的下方点击 Add Term ，在弹出窗口 Specify term 逐个添加模型中固定部分的解释变量。包括 *cons*，*time*。

d)设置模型中随机效应：在 Equations 对话框中，点击 *cons*，在弹出窗口 X variable 中选择水平4、水平3、水平2和水平1的随机效应。点击 Done ，模型就设定好了。

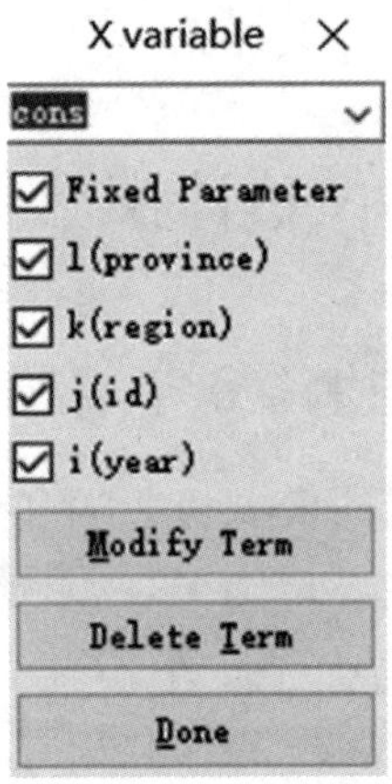

e)在 Equations 对话框的下方点击 Estimates ，就可以看到设定的四水平模型。这是模型(10.5)。

去掉任意解释变量只需在 Equations 对话框中点击该变量，然后在跳出的对话框中选择 Delete Term 。

(4) 模型的估计

f)在 Equations 对话框的下方再次点击 Estimates ，并点击 Start 按钮，就可以看到模型(10.5)的拟合过程，以及最后收敛的结果。

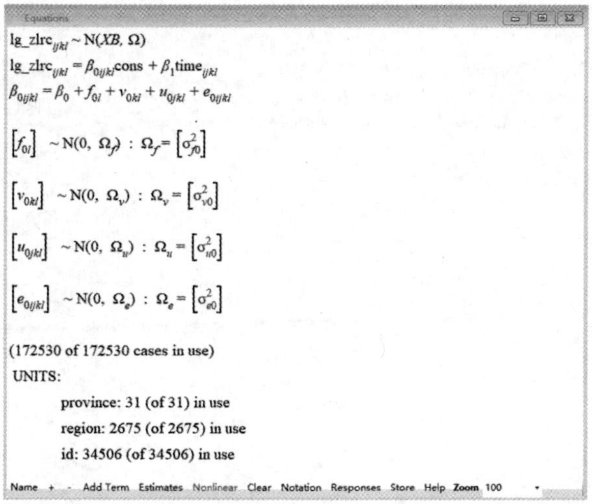

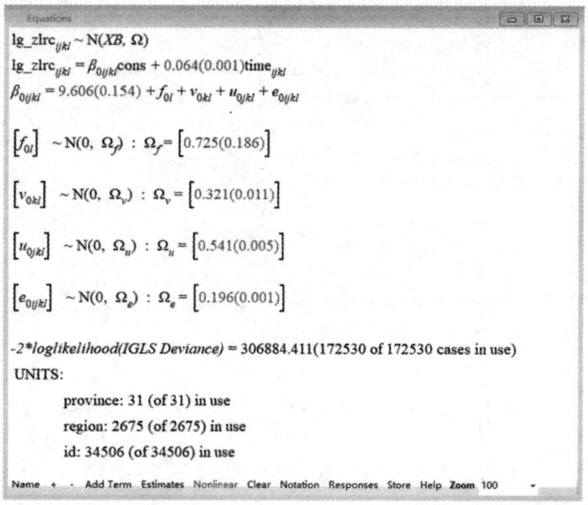

g)在 Equations 对话框的下方点击 Add Term ，在弹出窗口 Specify term 逐个添加需控制的协变量，包括 *year*，*wjbl*，*lg_zcbl*，*cwbl_grp*，*center_type*，*district*。得到模型(10.6)。点击 More 按钮，就可以看到模型(10.6)的拟合过程，以及最后收敛的结果。

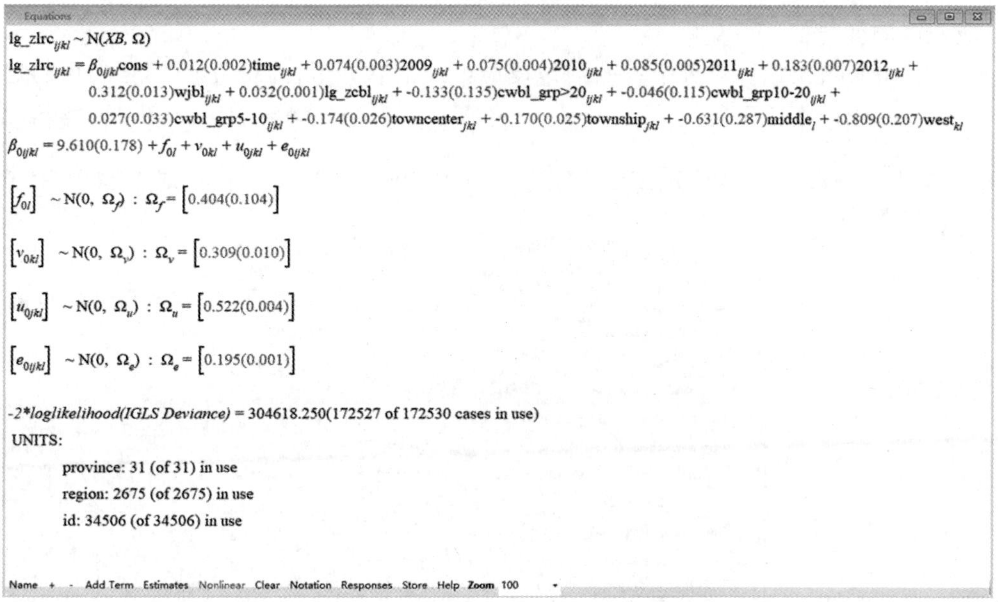

h)进一步点击 *time*，在弹出窗口 X variable 中设定 *time* 在水平 2、3、4 上的随机效应，得到模型(10.7)。点击 More 按钮，就可以看到模型(10.7)的拟合过程，以及最后收敛的结果。

MLwiN 仅显示结果到小数点后三位数，若需显示更多位数，则须在 Options 菜单下选择 Numbers 工具来改变设定的结果显示精度。

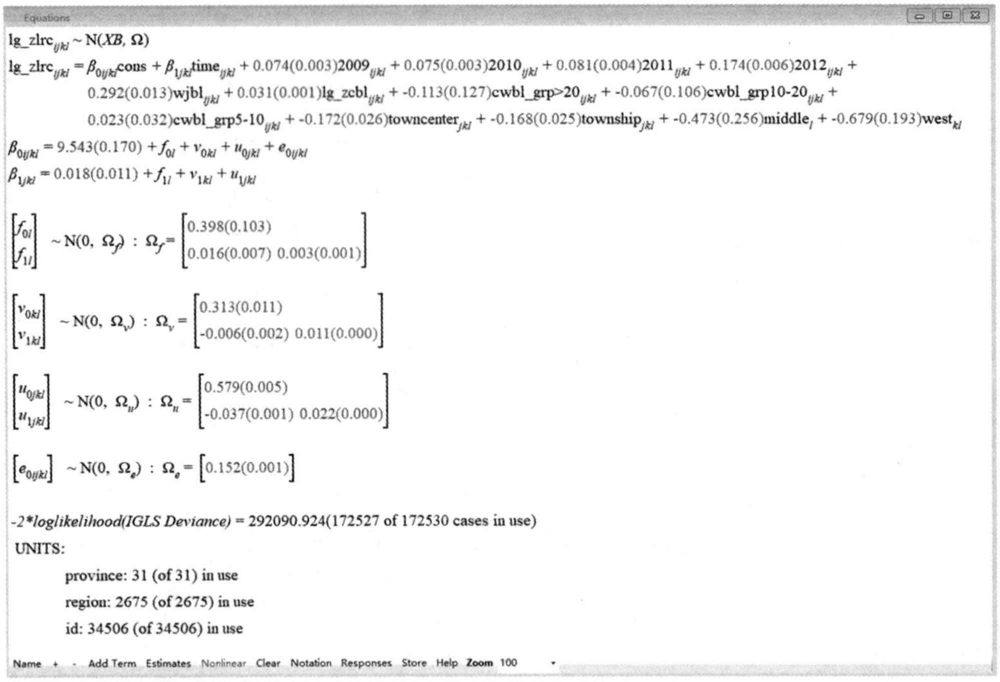

(5)剂量反应效应的变异值

结合本例用 MLwiN 可以计算每个省的剂量反应效应的变异值，即检查水平 4(省份)残差的分布。在Model菜单中选择Residuals，在 Settings 窗口下方中的 *level* 处定义要计算的残差的水平。本例在其下拉菜单中选择 4：*province*，点击Calc按钮完成水平 1 残差值的计算。水平 4 残差值存放在 C101 中。

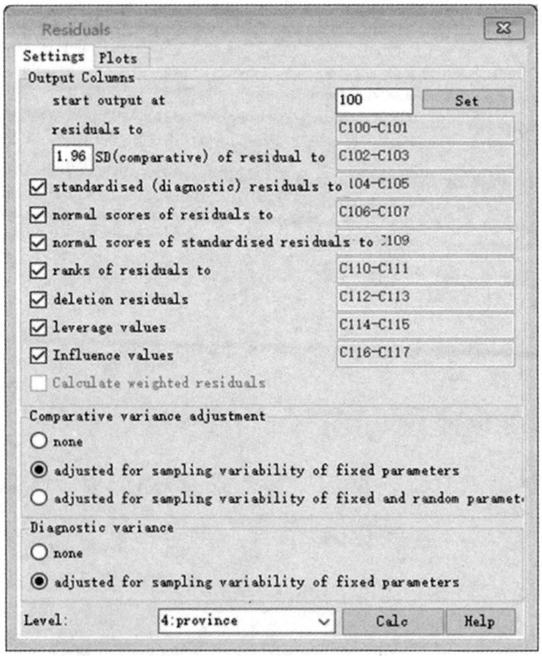

将总体平均剂量反应效应 $\beta_1=0.018$ 加上各省份上效应的变异值，得到各个省份的剂量反应效应值，即可用 R 软件画图 10.4。

10.5.2　估计阶梯设计试验效果的多水平双重差分模型

由于模型(10.9)的拟合过程包含了模型(10.8)，纳入了协变量，所以本节仅介绍 MLwiN 拟合模型(10.9)的步骤。可基于四个数据集拟合模型(10.9)揭示干预 4 年、3 年、2 年、1 年的效应，其软件操作过程一致，进入 MLwiN 后，打开数据文件“dat10.2.ws”。

模型设置的过程同上 10.5.1，设置数据结构有差异，此时设置三水平的数据结构：水平数(3)，水平 3 单位(*province*)，水平 2 单位(*region*)，水平 1 单位(*id*)。

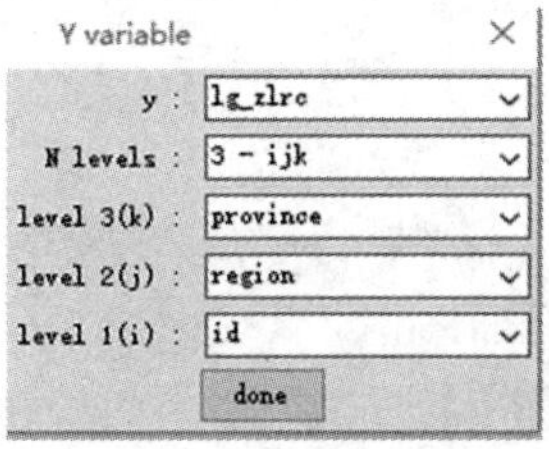

在 Equations 对话框的下方点击 Add Term ，在弹出窗口 Specify term 逐个添加模型中固定部分的解释变量。包括 *cons*，*time*，*intervention* 和 *time* 与 *intervention* 的交互项，得到模型(10.8)。

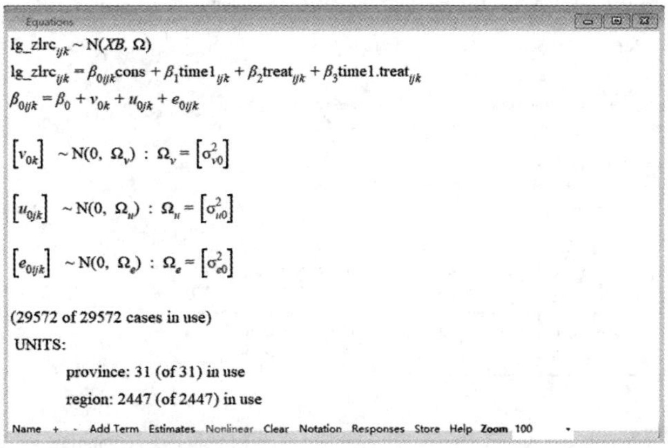

进一步添加需控制的协变量，包括 *wjbl*，*lg_zcbl*，*cwbl_grp*，*center_type*，*district*，得到模型(10.9)的结果。

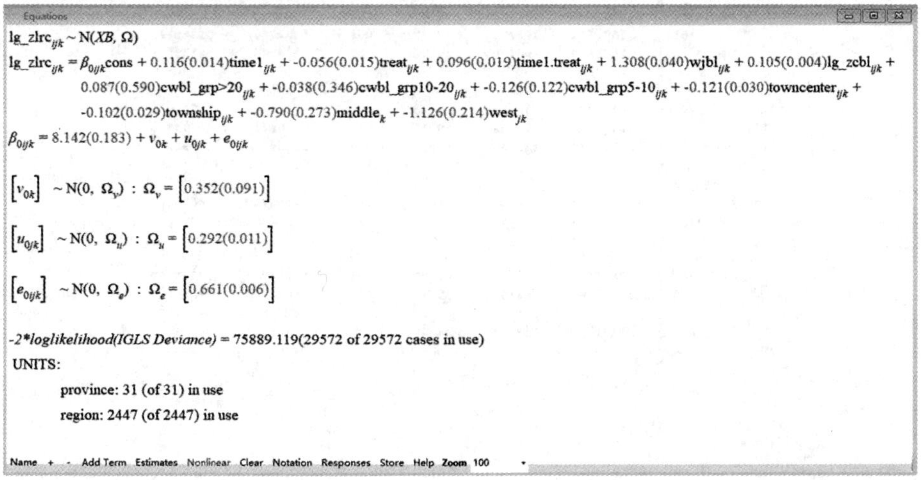

10.6 用其他统计软件拟合多水平双重差分模型

由于 SPSS 不适合用于构建三水平及以上的模型，Stata、SAS、R 软件均不适合用于构建四水平模型，所以本节其他统计软件仅介绍 Stata、SAS、R 软件拟合三水平的双重差分模型。相关的 Stata 数据文件为 dat10-2. dta，是将 MLwiN 软件格式数据 dat10-2. ws 存为 Stata 格式的同源数据。以下用该数据展示如何用其他软件对政策干预 4 年的效应进行分析操作。

10.6.1 Stata

（1）首先导入数据集 dat10-2. dta

```
• use "～/dat10-2. dta", clear
```

（2）生成时间和干预的交互项“interaction”

```
• gen interaction=time * intervention
```

（3）使用命令“mixed”，构建三水平双重差分模型

```
• mixed lg_zlrc time intervention interaction wjbl lg_zcbl i. cwbl_grp i. center_type i. district || province: || region:
```

程序中，|| province：代表纳入水平 3 province 的随机效应，|| region：代表纳入水平 2 region 的随机效应。模型的结果如下：

```
Iteration 0:   log likelihood = -37944.559
Iteration 1:   log likelihood = -37944.559

Computing standard errors:

Mixed-effects ML regression                     Number of obs     =     29,572
```

Group Variable	No. of Groups	Observations per Group Minimum	Average	Maximum
province	31	106	953.9	3,064
region	2,447	2	12.1	54

```
                                                Wald chi2(12)     =    2392.09
Log likelihood = -37944.559                     Prob > chi2       =     0.0000
```

lg_zlrc	Coef.	Std. Err.	z	P>|z|	[95% Conf.	Interval]
time	.1159814	.0135533	8.56	0.000	.0894174	.1425454
intervention	-.0560754	.0154697	-3.62	0.000	-.0863954	-.0257554
interaction	.0961407	.0189211	5.08	0.000	.059056	.1332255
wjbl	1.307641	.0400948	32.61	0.000	1.229057	1.386225
lg_zcbl	.1045095	.0042443	24.62	0.000	.0961908	.1128283
cwbl_grp						
cwbl_grp>20	.0866493	.590008	0.15	0.883	-1.069745	1.243044
cwbl_grp10-20	-.0380915	.3462201	-0.11	0.912	-.7166704	.6404875
cwbl_grp5-10	-.1257999	.1220381	-1.03	0.303	-.3649902	.1133904
center_type						
towncenter	-.1208494	.0302671	-3.99	0.000	-.1801719	-.0615269
township	-.1018478	.0293074	-3.48	0.001	-.1592892	-.0444063
district						
middle	-.7895064	.2728421	-2.89	0.004	-1.324267	-.2547457
west	-1.125561	.2143839	-5.25	0.000	-1.545746	-.7053762
_cons	8.142337	.1833057	44.42	0.000	7.783064	8.501609

```
Random-effects Parameters  |  Estimate   Std. Err.     [95% Conf. Interval]
---------------------------+------------------------------------------------
province: Identity         |
                 var(_cons)|  .3517781   .0929963      .2095293    .5905993
---------------------------+------------------------------------------------
region: Identity           |
                 var(_cons)|  .2915565   .0108034      .2711329    .3135185
---------------------------+------------------------------------------------
              var(Residual)|  .6612387   .0056742      .6502104    .6724539
----------------------------------------------------------------------------
LR test vs. linear model: chi2(2) = 11808.72          Prob > chi2 = 0.0000

Note: LR test is conservative and provided only for reference.
```

Stata 软件得到的随机效应和固定效应结果基本同 MLwiN 软件一致。

10.6.2 SAS

(1)首先导入数据集 dat10-2.dta 程序如下：

```
proc import out=work.a
datafile="dat10-2.dta"
dbms=stata replace;
run;
```

(2) 构建三水平双重差分模型,采用 proc mixed 语句,主要程序如下：

```
proc mixedcovtest data=work.a;
class time(ref=first) intervention(ref=first)center_type(ref=first) district(ref=first) cwbl_grp(ref='cwbl_grp<5') province;
modellg_zlrc=time intervention time * intervention wjbl lg_zcbl cwbl_grp center_type district/solution;
random intercept/subject=province;
random intercept/subject=region(province);
run;
```

得到的随机效应结果如下：

Covariance Parameter Estimates					
Cov Parm	Subject	Estimate	Standard Error	Z Value	Pr > Z
Intercept	province	0.3870	0.1063	3.64	0.0001
Intercept	region(province)	0.2917	0.01081	26.99	<.0001
Residual		0.6615	0.005677	116.52	<.0001

得到的固定效应结果如下：

Solution for Fixed Effects										
Effect	time	intervention	center_type	district	cwbl_grp	Estimate	Standard Error	DF	t Value	Pr > |t|
Intercept						8.1382	0.1899	29	42.85	<.0001
time	time1					0.1160	0.01356	27E3	8.56	<.0001
time	time0					0	.	.	.	.
intervention		treat				-0.05607	0.01547	27E3	-3.62	0.0003
intervention		control				0	.	.	.	.
time*intervention	time1	treat				0.09614	0.01892	27E3	5.08	<.0001
time*intervention	time1	control				0	.	.	.	.
time*intervention	time0	treat				0	.	.	.	.
time*intervention	time0	control				0	.	.	.	.
wjbl						1.3076	0.04010	27E3	32.61	<.0001
lg_zcbl						0.1045	0.004245	27E3	24.61	<.0001
cwbl_grp					cwbl_grp10-20	-0.03793	0.3463	27E3	-0.11	0.9128
cwbl_grp					cwbl_grp5-10	-0.1257	0.1221	27E3	-1.03	0.3030
cwbl_grp					cwbl_grp>20	0.08671	0.5901	27E3	0.15	0.8832
cwbl_grp					cwbl_grp<5	0	.	.	.	.
center_type			towncenter			-0.1204	0.03028	27E3	-3.98	<.0001
center_type			township			-0.1014	0.02932	27E3	-3.46	0.0005
center_type			CHC			0	.	.	.	.
district				middle		-0.7856	0.2852	27E3	-2.75	0.0059
district				west		-1.1172	0.2214	27E3	-5.05	<.0001
district				east		0	.	.	.	.

SAS 软件与 R 软件得到的结果基本一致，与 R 软件一样，得到的三水平 *province* 的随机效应与 MLwiN 软件有一点细微的差异，其他随机效应和固定效应得到的结果基本同 MLwiN 软件一致。

10.6.3 R

（1）首先导入数据集 dat10-2.dta，由于导入的数据集是 Stata 的数据集格式，首先需加载 foreign 包，然后指定具体路径，具体可见 read.dta 的帮助，程序如下：

```
library(foreign)
mydata <-read.dta("dat10-2.dta")
```

（2）构建三水平双重差分模型，需加载 lme4 和 Matrix 包，为了方便显示 P 值，同时加载 lmerTest，主要程序如下：

```
library(Matrix)    #帮助运行 lme4#
library(lme4)#构建多水平模型#
library(lmerTest)   #显示 P 值#
model <-lmer(lg_zlrc~time * intervention+wjbl+lg_zcbl+cwbl_grp
+center_type+district+ (1|province:region)+ (1|province), data=mydata )
```

程序中 *time * intervention* 表示纳入 *time*、*intervention* 和 *time* 与 *intervention* 的交互项，若为 *time*:*intervention* 表示仅纳入交互项，(1|*province*:*region*)表示设置截距项二水平 *region* 的随机效应，(1|*province*)表示设置截距项三水平 *province* 的随机效应。

summary(model)，得到结果如下：

```
Random effects:
 Groups          Name        Variance Std.Dev.
 province:region (Intercept) 0.2917   0.5401
 province        (Intercept) 0.3872   0.6223
 Residual                    0.6615   0.8133
Number of obs: 29572, groups:  province:region, 2447; province, 31
```

```
Fixed effects:
                              Estimate Std. Error        df t value Pr(>|t|)    
(Intercept)                  8.138e+00  1.900e-01 4.766e+01  42.838  < 2e-16 ***
timetime1                    1.160e-01  1.356e-02 2.725e+04   8.557  < 2e-16 ***
interventiontreat           -5.607e-02  1.547e-02 2.945e+04  -3.624 0.000291 ***
wjbl                         1.308e+00  4.010e-02 2.902e+04  32.607  < 2e-16 ***
lg_zcbl                      1.045e-01  4.245e-03 2.949e+04  24.612  < 2e-16 ***
cwbl_grpcwbl_grp>20          8.671e-02  5.901e-01 2.754e+04   0.147 0.883177    
cwbl_grpcwbl_grp10-20       -3.793e-02  3.463e-01 2.873e+04  -0.110 0.912770    
cwbl_grpcwbl_grp5-10        -1.257e-01  1.221e-01 2.796e+04  -1.030 0.302976    
center_typetowncenter       -1.204e-01  3.028e-02 2.532e+04  -3.976 7.02e-05 ***
center_typetownship         -1.014e-01  2.932e-02 2.470e+04  -3.458 0.000544 ***
districtmiddle              -7.856e-01  2.852e-01 3.093e+01  -2.754 0.009764 ** 
districtwest                -1.117e+00  2.214e-01 5.965e+01  -5.045 4.54e-06 ***
timetime1:interventiontreat  9.614e-02  1.892e-02 2.715e+04   5.080 3.79e-07 ***
---
Signif. codes:  0 '***' 0.001 '**' 0.01 '*' 0.05 '.' 0.1 ' ' 1
```

R 软件得到的三水平 *province* 的随机效应与 MLwiN 软件有一点细微的差异，其他随机效应和固定效应得到的结果基本同 MLwiN 软件一致。

（任燕）

第 11 章　多水平生存时间的统计模型

生存分析统计方法在医学研究中广泛应用于比较不同治疗或手术方案后病人的生存或复发时间和结局，用于评价治疗或手术方案的疗效好坏。常用的统计分析包含：(1)用非参数或参数函数方法描述生存过程，如 Kaplan-Meier 曲线或指数分布族的应用；(2)比较不同组别病人的生存过程或中位生存时间，如对数秩(log-rank)或 Mantel-Haenszel 检验；(3)确定生存过程的影响因素，如多变量的 Cox 比例风险模型(Cox proportional hazards model)或脆弱回归模型(frailty regression model)的应用。对这些方法和应用的介绍有大量的理论教材和研究文献可供阅读。在此，我们假定读者具有生存分析的基本概念，了解基本术语并有过应用上述部分方法的经历。

本章旨在介绍生存时间分析中正在发展的方法领域：多水平生存时间的统计模型及其在医疗卫生研究中应用。

11.1　具有多水平结构的生存时间数据和实例

医学研究中有很多需要采用生存分析的实例。例如，接受器官移植术病人的存活时间或新器官的存活时间的研究；研究癌症病人接受药物或手术治疗后的生存时间可评价治疗方法的有效性；用队列设计探讨个体暴露某危险因素后到疾病发生时间的因果关系等。这些研究获得的关键数据是：(1)观察对象从开始时点 T_0 到所关心事件 C 发生的时点 T_c 的时间长度变量 Y_t；(2)事件 C 发生或因固定 T_c 终止时点还没有发生。这种类型的数据中每个人的生存时间是随机变量，即个体在每个时点上的死亡概率或风险在不断变化，分析中需要考虑个人特点和状况对不同时点上的死亡率或死亡风险的影响。这显然与传统流行病学中分析固定时间区间人群的死亡率有所区别。

对于少见情况如器官移植，一个医院实施器官移植的病人数量通常有限，采用多医院或多中心研究设计成为普遍方法，即将各医疗中心的手术病人数据合并分析以提高研究结果的信度。由于各医疗中心的医疗条件、病人种类和手术方案等的不同，病人的术后存活时间在各中心之间必然存在很大差异。简单合并各中心数据来计算平均存活时间易导致估计值的偏差。此时数据亦具有两水平的层次结构：医疗中心是水平 2 单位，每个单位中有若干个病人作为水平 1 单位。术后存活时间的变异中除了病人之间的个体差异外，还有医疗中心之间综合因素不同导致的异质性(heterogeneity)。

在某些临床疾病的疗效研究中，如果以疾病症状的缓解时间为结果，且该疾病还有可能反复发作，而两次发作之间的时间越长则可认为疗效越好。这时所收集的数据则是一个病人的多次缓解的时间。该数据具有两水平的层次结构：缓解时间(水平 1)嵌套于病人(水平 2)内。

又如，期望寿命(life expectancy)是评价群体健康水平和医疗卫生质量的重要指标之一。国家卫生行政部门关心期望寿命在不同地区间的差异，以便确定重点需要医疗卫生资源的地区和干预方案。世界卫生组织则关心健康公平性，通过比较不同国家之间的期望寿命，发现健康公平性好或差的国家来确定改善全球医疗卫生质量的重点。传统的期望寿命指从出生到死亡的估计年数，分析方法是采集各地区或各国家的分年龄分性别的死亡率算出分地区或分国家的期望寿命做比较。这种方法有助于发现处于健康不利状态下的国家或某一特定群体，如经济不发达的国家或低收入人群。但当需要确定与健康不公平性有关的个人危险因素时，传统方法用群体指标则存在很大局限。二十一世纪开始,世界卫生组织研究人员提出了用个人资料研究健康不公平性的危险因素,提议了含随机效应的生存分析方法,用以校正各国家或各地区数据间的变异(Gakidou E, Murray CJI, Frenk J, 2000)。他们主要采用此方法分析了多个国家与儿童死亡有关的危险因素。从多水平分析的角度,国家或地区为水平 2 单位,个体则为水平 1 单位。

另外,在社会科学领域中亦有相似的多水平的生存数据。例如评价不同避孕方法的使用频率,其关心的事件是从接受某避孕措施到避孕终止所经历的时间(数天或数月),数据可能来自不同地区或不同国家,同一地区内尤其是农村的社区内,所使用的避孕方法和使用频率常具有相似性或数据的聚集性。这时的生存数据可能来自三个水平:国家、社区和个人。

例 11.1 数据来自中国老年人健康长寿影响因素调查追踪队列(CLHLS,1998－2019)(Zeng Y ed. 2008),记录每个老人从初次调查时间到死亡或终止调查事件时间段、部分个人特征变量和认知障碍测量。本章将结合此实例介绍多水平的生存分析模型(multilevel survival model)及应用。

表 11.1 中国老人健康长寿调查数据部分信息 ($n=9053$)

变量名	变量标签	最小值	最大值
id	个人编号	1	9053
prov	省份编号	1	23
death	死亡(1＝是,0＝其他)	0	1
year_end	最后调查年度	2000	2019
followyr_cr	随访时长粗略年数	1	20
followyrs	随访时长精确年数	1.27	19.78
year_1st	第一次调查年度	1998	2014
residence	居住地(0＝城市,1＝农村)	0	1
male	性别(0＝女,1＝男)	0	1
ethnicity	民族(1＝汉,2＝回,3＝藏,4＝瑶,5＝朝鲜,6＝满,7＝蒙古,8＝其他)	1	8
schoolyr	在学校受教育年数	0	26
trueage	死时或最后随访时年龄(岁)	52	124
agecat	初次调查时年龄分组(初始年龄)	1	5
age_T0	第一次调查时年龄(岁)	47	122
MMSE	认知障碍评分	1	30
CI	认知障碍状态(1＝有,0＝没有)	0	1

数据来源:(Zeng Y ed. 2008)

表 11.1 显示 9053 名调查对象分布在全国 23 个省,数据呈两水平结构。他们的首次调查年龄在 47－122 岁之间,按年龄分组 45－59、60－69、70－79、80－89 和 90 及以上的频数分布分别为 58(0.64%)、2578(28.48%)、2781(30.72%)、2677(29.57%)和 959(10.59%)。随访时间从 1 年到 20 年不等,调查截止时间在 2019 年底,人口学协变量和认知水平变量都在个体水平。到 2019 年止,记录到 4118(45.5%)例随访对象已经死亡,其余仍存活或失访或因调查截止而删失(censored)。该调查是混合追踪设计,每一波随访都有新调查对象加入、已有的调查对象退出或失访,因此存在较大数

量的删失对象。加上没有每个个体确切的删失时间记录，我们在分析中将存活（即死亡编码＝0）的对象定为删失，假定到随访截止时他们仍然活着，这对于混合追踪人群基本符合实情。针对此数据可以探讨以下几个问题：

（1）中老年人死亡风险的地区差异？

（2）中老年人死亡风险的性别和年龄差异？

（3）认知障碍影响死亡风险吗？

（4）城乡群体间死亡风险的差异？

（5）个人不同文化程度和不同民族间死亡风险的差异？

研究问题(1)针对数据的两水平结构，了解死亡风险有无地区内聚集性，从而确定使用多水平模型分析此数据的合理性。其余四个问题都与可能影响死亡风险的相关因素有关。比如，以往研究表明正常人群女性的期望寿命高于男性，即同年龄下男性的死亡风险高于女性；且年龄越大，死亡风险越高。故问题(2)旨在验证已知的死亡风险认知是否在此数据中成立。认知障碍随年龄增加而增加，是否会增加死亡风险是个有意义的研究问题。而问题(4)和(5)更关注健康结局是否在城乡、不同教育水平和不同民族等群体间具有公平性，其结果有民生改善和卫生决策应用价值。

为更准确地构建模型和对相关协变量的影响关系的估计，可先不考虑随访删失截止因素，以死亡发生与否(*death*)为分子，随访年数(*followyrs*)为分母，按前瞻性调查设计获得人年死亡发生率(mortality incidence /person year)，并对此结果变量进行描述性分析如表 11.2。可见，男性人年死亡率高于女性；死亡率随年龄上升、与教育参与时间呈反比；死亡率城镇高于农村；有认知障碍的高于无认知障碍的，在不同民族间亦有差别。计算各省的人年死亡率可知其分布在 3.08%～10.51%范围，提示死亡率在省间有差别或地区差别。虽然此分析没有考虑协变量间的相关关系，如认知障碍亦随年龄增加，其死亡率也没有对随访删失截止时间作校正，但结果仍可为后续拟合生存分析模型提供参考。

表 11.2　例 11.1 死亡数据的描述性分析

变量名	随访人数	死亡人数	随访年数	人年死亡率(%)	缺失值
总和	9053	4118	63145	6.52	
性别					0
男	5490	2660	38057	6.99	
女	3563	1458	25088	5.81	
初始年龄					0
45—59	58	37	532.51	6.95	
60—69	2578	682	22182	3.07	
70—79	2781	1340	21225	6.31	
80—89	2677	1448	14701	9.85	
90 及以上	959	611	4504.4	13.56	
城乡					0
城市	3874	1960	26769	7.32	
农村	5179	2158	36376	5.93	
民族					944
汉	7713	3851	52742	7.30	

续表

变量名	随访人数	死亡人数	随访年数	人年死亡率(%)	缺失值
回	68	27	382.3	7.06	
藏	219	147	1717.3	8.56	
其他	109	45	746.4	6.03	
学校教育年数					877
0	3142	1703	21036	8.10	
1—6	3501	1784	24192	7.37	
7—9	737	301	5128.5	5.87	
10—14	563	228	3716.6	6.13	
15 年及以上	233	89	1513.6	5.88	
认知障碍					70
有	239	164	1690	9.70	
无	8744	3909	61022	6.42	

11.2　比例风险模型

11.2.1　分段指数(piece-wise exponential)比例风险模型

比例风险模型(proportional hazard model)又称为半参数模型或 Cox 模型(Cox model),是应用最广泛的估计死亡风险及其影响因素的生存分析模型。它的基本定义是设 t 时刻第 i 个体的风险函数有如下形式:

$$h_i(t)=(e^{x_i\beta})h_0(t) \tag{11.1}$$

式中,t 为连续时间变量,h_0 为基线风险函数(baseline hazard function),即协变量 x 的值为 0 时的死亡风险。在任意时刻 t,第 i 个体在 $t_{g+\Delta}-t_g$ 时间段内的观察死亡率可表示为:

$$h_i(t_g)=\frac{d_{gi}}{n_{gi(t_{g+\Delta}-t_g)}} \tag{11.2}$$

式中,d_{gi} 为第 i 个体在该时间段内死亡(1=死亡,0=其他),n_g 为 t_g 时刻的死亡总数,Δ 为时间增量。式(11.2)实际上是风险率的 Kaplan-Meier 估计式。合并式(11.1)和(11.2),第 i 个体在 t_g 时刻的死亡风险可由式(11.3)表达:

$$d_{gi}\approx n_{gi}\times(t_{g+\Delta}-t_g)\times h_0(t_g)\times e^{x_i\beta} \tag{11.3}$$

对式(11.3)两边取自然对数得:

$$\ln(d_{gi})\approx\ln(n_{gi})+\ln[(t_{g+\triangle}-t_g)h_0(t_g)]+x_i\beta$$

或重新表达为:

$$y_{gi}=\ln(d_{gi})\approx(offset)+\varphi(t_g)+x_i\beta \tag{11.4}$$

$$y_{gi}\sim Poisson(\pi_{gi})$$

式(11.4)中的 $\ln(n_{gi})$为区间内死亡总数的对数是一常数项,无须在模型中进行估计,可作为权重的成分在模型中加上或减除,故又称平衡值(offset)。当在某时间区间只有一人死亡,$\ln(n_{gi})=0$,否则则作为多个死亡数的校正值。而 $\varphi(t_g)$ 是与基线风险有关的时间变量的函数,它可有不同的函数形式,我们将在后面进行介绍。若式中要估计的是与协变量 x_i 有关的参数值 β,那么这里的比例风险函数模型就转化成了瞬时死亡率的 Poisson 模型。可见本书第 7 章多水平 Poisson 模型的定义和拟合的详细介绍。也可以将 $\ln(t_{g+\triangle}-t_g)$ 作为 offset，$\ln[n_{gi}h_0(t_g)]$ 成为 $\varphi(t_g)$ 拟合此模型。

拟合模型(11.4)，首先需要确定时间区间 $(t_{g+\triangle}-t_g)$ 和在各区间上的死亡数 d_{gi} 以及每一个体在该区间上的生命状态。下面以一个简单的例子来说明模型中各部分的定义以及如何构造分段时间区间死亡风险的新数据结构。

假设现有 5 个个体的生存时间数据(2,5,10 * ,11,30 *)，即有三个人分别在 2、5 和 11 时间单位上观察到某事件(如死亡)发生，* 指示截尾或删失时间，表示两人分别在 10 和 30 时间单位上没有观察到死亡。将数据按各时间段整理如下表，可见个体数据扩展到按时间区间分组以便估计该时段的死亡风险。

表 11.3　生存时间数据整理表

开始时间 t_g	个体编号 i	生命状态	死亡总数 n_{gi}	个体死亡与否 d_{gi}	时间区间 $t_{g+\triangle}-t_g$
2	1	死亡	1	1	3
2	2	生存	1	0	3
2	3	生存	1	0	3
2	4	生存	1	0	3
2	5	生存	1	0	3
5	2	死亡	1	1	5
5	3	生存	1	0	5
5	4	生存	1	0	5
5	5	生存	1	0	5
10	3	截尾	0	0	10
10	4	生存	0	0	10
10	5	生存	0	0	10
11	4	死亡	1	1	11
11	5	生存	1	0	11
30	5	截尾	0	0	30

MLwiN 中有指令 SURVival 实施此数据扩展，并输出上表中的 d_{gi}(因变量)，n_{gi}(死亡总数)，风险时间指示变量，t_g(生存时间) 和开始时刻总人数。可见扩展后的表中数据为拟合模型(11.4)提供了全部信息。根据扩展数据拟合的比例风险模型(11.4)具有多个重要特征：

(1) 在观察时间段 $t_{g+\triangle}-t_g$ 内，假设风险率具有连续性；

(2)广义线性模型的 Poisson 模型可直接用于估计模型参数；

(3) 可用于多水平结构数据的生存时间分析；

(4) 在同一时段内的多个死亡数可由平衡值校正；

(5) 只有截尾数据的时间段不含死亡信息，可以忽略；

(6) 时间依存协变量(time-dependent covariates)可直接进入模型拟合；

(7) 基线风险函数可通过时间函数 $\varphi(t_g)$ 的对数形式来近似估计。

时间函数 $\varphi(t_g)$ 可以有很多形式，常用的有以下几种：

——多项式函数：$\alpha_1\log(t_g)+\alpha_2[\log(t_g)]^2+\cdots+\alpha_p[\log(t_g)]^p$

——阶梯函数或时间区间函数：$\alpha_1 z_1+\alpha_2 z_2+\cdots+\alpha_g z_g$

——Weibull 分布：$\log(\lambda)+\log(p)+\log(p-1)+(p-1)\log(t_g)$

——指数分布：$\alpha\log(t_g)$

当实际资料有很多个观察时间点时，多项式函数是较为有效的形式，而且其阶数越高，对基线风险率的近似性就越好。当实际资料的观察时间点不太多时，阶梯函数则对每个时区设一哑变量 z 进入模型，对基线风险率会有更好的近似。用 Weibull 分布则需要对参数 λ 和 p 有一较好的估值。

这种将观察时间分成若干时间段计算风险率，假设每个时段内的风险率为指数函数 $f(t)$ 的分段指数模型（PWE），是拟合 Cox 比例风险模型的方法之一，由 Goldstein（1995）提出。当时还没有可以处理多水平模型的生存数据分析工具，PWE 模型的提出对处理大于两水平的数据结构是非常有效的。如果有时间依存协变量，也可以直接构造该协变量与时间函数的交互项纳入模型分析。

11.2.2 拟合两水平 PWE 比例风险模型

结合本章实例关注的死亡风险的地区或省间差异，首先拟合简单的方差成分模型，允许模型截距在地区间有随机效应，然后对随机效应的方差估计值做假设检验后判断地区间差别是否有统计学意义。

以 j 指示水平 2 单位（省份），i 指示水平 1 单位（个体），g 指示时点，$\varphi(t)$ 代表基线风险率的时间函数，基本两水平模型为：

$$y_{gij}=\ln(n_{gij})+\varphi(t)+\beta_0+u_j,\ u_j\sim N(0,\sigma_u^2),\ y_{gij}\sim Poisson(\pi_{gij}) \tag{11.5}$$

为简略明确起见，从式（11.5）中忽略下标 g，$\ln(n_{gij})$ 实为瞬时风险率的分母或权重值即 $offset$，用多项式函数拟合基线风险率，式（11.5）可表达为式（11.6）：

$$y_{ij}-(offset)=(\beta_0+u_j)+\sum_{h=1}^{4}\alpha_h\log(t),\ u_j\sim N(0,\sigma_u^2),\ y_{gij}\sim Poisson(\pi_{gij}) \tag{11.6}$$

通常情况下用 4 次方多项式函数已比较合适。在式（11.6）基础上可直接添加任意协变量 X 估计其与死亡风险的相关性。对本章实例拟合无协变量和含协变量的两水平 Poisson 模型结果如表 11.4。

表 11.4 例 11.1 数据拟合两水平比例风险模型结果（MLwiN）

	无协变量 （M1）PQL1	加性别和年龄效应 （M2）PQL1	加其他人口学特征 （M3）PQL1
固定效应 $\hat{\beta}$（SE）			
时间风险函数			
截距	−5.914（1.164）＊＊＊	−13.134（1.172）＊＊＊	−12.578（1.174）＊＊＊
log（t）	−10.054（3.092）＊＊	−7.444（3.076）＊	−7.816（3.074）＊
$\log^2 t$	10.915（2.911）＊＊＊	8.005（2.893）＊＊	8.510（2.888）＊＊
$\log^3 t$	−4.881（1.159）＊＊＊	−3.491（1.151）＊＊	−3.766（1.147）＊＊
$\log^4 t$	0.819（0.166）＊＊＊	0.600（0.164）＊＊	0.653（0.164）＊＊
男性 vs 女性		0.208（0.033）＊＊＊	0.274（0.035）＊＊＊
初始年龄		0.078（0.002）＊＊＊	0.072（0.002）＊＊＊
农村 vs 城镇			0.222（0.032）＊＊＊
学校教育年数			−0.022（0.004）＊＊＊
随机效应			
省水平方差 $\hat{\sigma}_u^2$（SE）	0.015（0.007）＊	0.008（0.004）＊	0.005（0.003）

注：对固定参数估计值做 Z 检验，随机效应参数估计值做 Wald 检验，＊$P<0.05$，＊＊$P<0.01$，＊＊＊$P<0.001$。

无协变量两水平模型(M1)显示死亡风险在省区域间存在随机效应,拟合两水平模型是合理的。添加个体性别和初始年龄没有消除此随机效应(M2),但考虑到个体的城乡差别和受教育程度后(M3),省域间随机效应已无统计学意义,提示各地居住老年人的人口学特征是导致省间死亡风险差异的主要原因。

模型 M3 中人口特征变量对死亡风险的影响是相互校正后的独立关联估计。对协变量估计值取反自然对数可知老年男性死亡风险是老年女性的 1.32 倍(95%置信区间 1.23－1.41);开始进入调查的年龄每增加 1 岁,则死亡风险变为基线状态的 1.075 倍(95%置信区间 1.070－1.079);而每增加 1 年学校教育,则死亡风险变为基线状态的 0.978 倍(95%置信区间 0.971－0.986)。这些结果都是我们预知的。而农村老人比城镇老人的死亡风险高 1.25 倍(95%置信区间 1.17－1.33),与单因素分析结果(表 11.2)相反。这是因为农村老人的受教育年数比城镇老人更少(平均 2.6 年比 4.3 年),且男性多 2.5%,相互调整后农村老人的死亡风险就高于城镇老人了。这个结果更符合已有的文献证据。民族属性因没有显示统计学意义,所以没有纳入最后的模型中。

将常用统计软件拟合 M3 的结果与 MLwiN 拟合结果做对比(表 11.5),而模型 M3 在省水平上的随机效应无统计学意义,可视为单水平模型。可以发现各软件估计的固定参数值都非常相近,细小的差别来自不同软件采用不同的模型估计近似算法。其中 Stata、SAS 和 R 均可在 Cox 模型拟合中估计随机效应(仅限于水平 2)。SPSS 却只能分析单水平的 Cox 比例风险模型。

表 11.5　例 11.1 不同统计软件拟合两水平 Cox 比例风险模型(M3)结果比较

	Stata	IBM SPSS	SAS	R
固定效应 $\hat{\beta}$ (SE)				
男性 vs 女性	0.273 (0.035)	0.270 (0.035)	0.284 (0.035)	0.284 (0.035)
初始年龄	0.072 (0.002)	0.072 (0.002)	0.078 (0.002)	0.078 (0.002)
农村 vs 城镇	0.222 (0.032)	0.219 (0.032)	0.227 (0.033)	0.238 (0.005)
学校教育年数	−0.022 (0.004)	−0.022 (0.004)	−0.022 (0.004)	−0.024 (0.005)
随机效应				
省水平方差 $\hat{\sigma}_u^2$	0.005	无	0.0078	0.01013
备注	常规 Cox 比例风险模型,设 Gamma 为随机效应分布	常规 Cox 比例风险单水平模型	常规 Cox 比例风险模型,设 Gamma 为随机效应分布	常规 Cox 比例风险模型,设 Gamma 为随机效应分布

注:各个软件对固定参数估计值做 Z 检验结果 P 值均小于 0.001。随机效应方差的估计值个软件间差别大,随机效应 Gamma 分布下的方差估计值均有统计学意义。

进一步分析老年认知障碍或老年痴呆前期病变对死亡风险的影响,拟合三个模型如表 11.6。结果显示认知障碍与增加死亡风险的关联不受性别、居住环境和教育年数的影响,但在考虑个体年龄下,此关联消失。因为认知障碍随年龄变化,两个非独立变量在同一模型中存在共线性问题,而信息量更少的认知障碍变量的影响被年龄的影响替代。

表 11.6　例 11.1 数据估计认知障碍对死亡风险影响的模型（MLwiN）

	无协变量 （M4）PQL1	加性别和年龄效应 （M5）PQL1	加其他人口学特征 （M6）PQL1
固定效应 $\hat{\beta}$（SE）			
时间风险函数			
截距	−5.861（1.170）* * *	−5.823（1.171）* * *	−12.535（1.179）* * *
$\log(t)$	−10.260（3.105）* *	−10.583（3.104）*	−8.066（3.087）*
$\log^2 t$	11.129（2.924）* * *	11.569（2.919）* *	8.776（2.900）* *
$\log^3 t$	−4.75（1.163）* * *	−5.209（1.160）* *	−3.883（1.151）* *
$\log^4 t$	0.834（0.166）* * *	0.879（0.166）* *	0.671（0.164）* *
认知障碍（有 vs 无）	0.390（0.080）* * *	0.328（0.081）* * *	−0.082（0.081）
男性 vs 女性		0.331（0.035）* * *	0.276（0.035）* * *
农村 vs 城镇		0.157（0.033）* * *	0.223（0.033）* * *
学校教育年数		−0.039（0.005）* * *	−0.022（0.004）* * *
初始年龄			0.073（0.002）* * *
随机效应			
省水平方差 $\hat{\sigma}_u^2$（SE）	0.014（0.007）*	0.008（0.004）*	0.005（0.003）

注：对固定参数估计值做 Z 检验，随机效应参数估计值做 Wald 检验，$*P<0.05$，$**P<0.01$，$***P<0.001$.

11.2.3　估计风险函数和生存函数

基于生存时间分析的特点，根据模型估计值计算风险函数以及生存函数可以更好地解释模型结果。通常意义下的 Cox 比例风险模型假设协变量影响与基线风险函数成比例，即 $h_i(t)/h_0(t)=(e^{x_i\beta})$，其方法只估计 β 值而不对基线风险函数 $h_0(t)$ 做估计，故结果报告中没有直接的基线风险函数和生存函数。但可以通过预测点风险率和累计风险率，再利用累计风险函数与生存函数的关系间接估计生存函数。

根据式(11.5)和上述实例中对基线风险时间函数 $\varphi(t_g)$ 的多项式选择，g 时刻的基线风险函数可近似表达为：

$$\hat{h}_0(t_g)=\exp[\beta_0+\sum_{h=1}^{4}\alpha_h\log^h(t_g)] \tag{11.7}$$

而 g 时刻的基线生存函数为：

$$\hat{S}_0(t_g)=\exp[-\hat{h}_0(t_g)] \tag{11.8}$$

基线总生存函数为：

$$\hat{S}_0(t)=\exp[-\hat{H}_0(t)] \tag{11.9}$$

这里累积风险函数 H_0 由 $h_0(t_g)$ 各时间段 g 的累加获得。

若要估计各省的生存函数，则将式(11.5)中获得的水平 2 随机效应 u_j 的估计值代入 $\hat{h}_0(t_g)$ 的计算

$$\hat{h}_0(t_g)_j=\exp[\beta_0+u_j+\sum_{h=1}^{4}\alpha_h\log^h(t_g)] \tag{11.10}$$

结合表 11.4 中模型 2 固定效应估计值，忽略省间的随机效应，群体的基线风险函数估计值为：

$$\hat{h}_0(t_g) = \exp[-13.134 - 7.444\log(t_g) + 8.005\log^2(t_g) - 3.491\log^3(t_g) + 0.600\log^4(t_g)],\ (g = 1, 2, \cdots, 20) \tag{11.11}$$

根据式(11.2)，时间区间 t 不相等情况下，个体 i 在时间区间 $(t_{g+\Delta} - t_g)$ 的死亡风险或死亡率为 $h_0(t_g) \times (t_{g+\Delta} - t_g)$，将各区间的风险率累计风险函数相加则获得累计或总风险函数 $\hat{H}_0(t)$，应用式(11.9)得到基线生存函数估计。结果如图 11.1。本章第 5 节详细介绍 MLwiN 的计算过程。

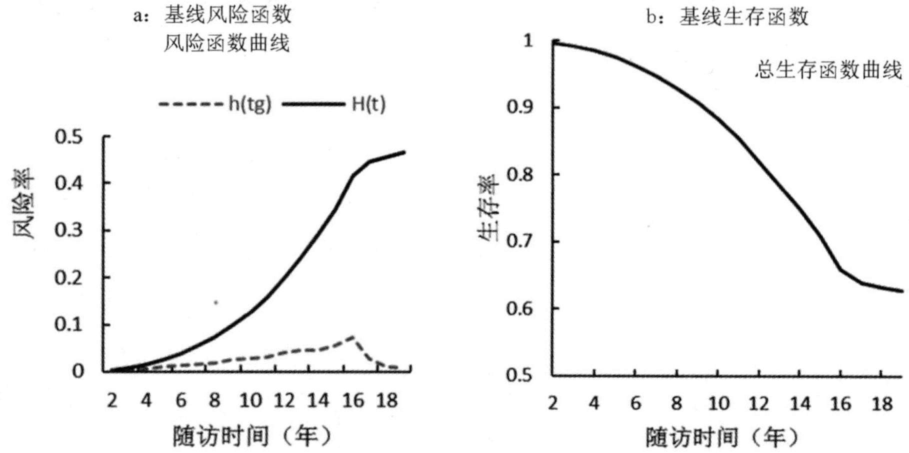

图 11.1　例 11.1 根据模型 2(M2)估计的基线死亡风险函数、累计基线死亡风险函数和基线总生存函数

模型 2 显示男性比女性有更大的死亡风险，按式(11.3)引入协变量 x 值后第 i 个体在 g 时刻的估计死亡风险为：

$$\hat{h}_{i(x)}(t_g) = [\hat{h}_0(t_g)]\exp(\beta x) \tag{11.12}$$

已知男性的死亡风险比女性大 1.235 倍(=exp(0.211))，按式(11.12)估计男性的死亡风险，再按式(11.8)和式(11.9)获得男性的总生存函数估计如图 11.2，图中女性的总生存函数即是图 11.1 的图 b。老年女性总生存率随时间逐渐大于老年男性的规律清晰可见。根据相同原理，也可以分性别估计不同年龄组的生存函数。例如模型 2 估计的年龄效应为每增加 1 岁其死亡风险增加 0.077 倍，每增加 10 岁则死亡风险增加 0.77 倍。将此估计效应代入式(11.12)可逐步算出按 10 岁分组的生存

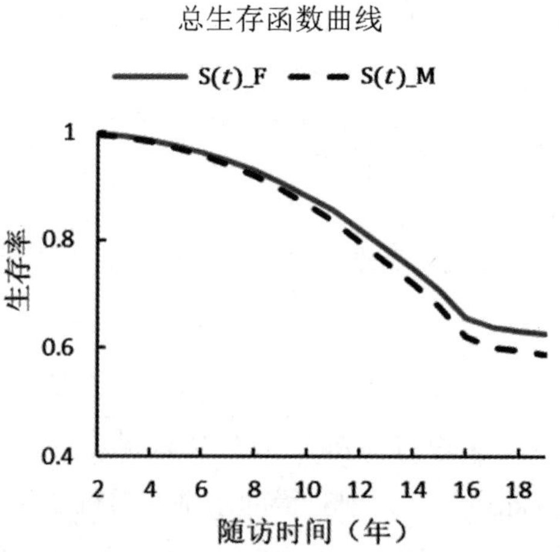

图 11.2　例 11.1 根据模型 2(M2)估计的分性别总生存函数

函数估计值。在此不一一细举。

这里的生存曲线基于多项式的基线风险函数估计而来，而多项式不是概率函数，其风险曲线也不是单调递增或递减变化，故预测的生存曲线不如基于概率分布假设（如 Weibull、Log-Normal 和 Gamma 等）的风险函数条件下的准确合理，只是用于呈现不同组别人群的相对死亡风险和生存率。

以上两图的估计结果是基于模型 2，即对个体进入研究的初始年龄做了校正。

11.2.4　Cox 模型中随机效应的解释和应用

多水平模型与单水平模型的区别就在于前者含有随机效应，使得模型不仅有数据的平均水平的信息，还有变异度的信息。生存时间模型中的随机效应与书中前几章节介绍的随机效应的意义相同，并具有特定的解释和应用的意义。

根据前面的方法学介绍，我们已知多水平下的 Cox 模型与多水平 Poisson 模型拟合死亡事件的发生率（incidence rate，IR）的模型原理没有本质的区别，但前者的结局变量是个体的瞬时死亡率亦称死亡风险（death hazard），而后者的结局变量是个体在固定时间上的死亡率（incidence rate），故在对固定效应和随机效应的解释上需体现不同模型结局变量的特征。

前面对例 11.1 的多个两水平模型分析已显示多个协变量与老人死亡风险有显著关联，这些协变量几乎解释了跨省地域间老人死亡风险的差别（见表 11.4 M3 和表 11.6 M6），此时的模型结果与单水平模型分析一致（见表 11.5 SPSS 拟合单水平结果），高水平的随机效应就失去实际解释和应用意义。换句话说，减少老人的死亡风险需要关注的是他们的年龄、个人社会经济、文化和健康等特征而不是生活在哪个省。

如果省水平的随机效应有统计学意义，我们就可以利用模型分析获得的该效应的估计值 $\hat{u}_j$ 代入式（11.10）去计算协变量值为 0 时各省的基线风险函数，进而获得总风险和生存函数以及这些统计量的置信区间做省间比较。本书前面介绍的关于高水平残差估计值的应用，如“毛毛虫图”及其分析均可用于本章模型的分析。

11.2.5　检查比例风险模型的假设

与单水平的 Cox 风险模型一样，多水平比例风险模型也含有同样的假设，协变量 x 效应独立于时间变量 t，即 $h_i(t)/h_0(t)=e^{\beta x_i}$。

当协变量 x 的效应与时间 t 不独立时，以上风险比例的假设则不成立。其结果无疑会影响模型估计值的统计推断。解决问题的办法是通过对假设的检查了解所拟合模型的有效性，以便谨慎地应用和解释模型。

可考虑以下几种方法来检查此假设：

（1）检查基线时间函数

可以简单地通过引入协变量 x 和时间函数各项间的交互作用，检验该变量是否与时间变量独立。考虑最简单的两水平模型：

$$y_{ij}=(\beta_0+u_{0j})+\sum_h \alpha_h \log^h(t)+\beta x+\sum_h \gamma^h x \log^h(t) \tag{11.13}$$

式中 γ^h 为协变量 x 与时间 t 对数各项的交互项系数。对 γ^h 的估计值的统计检验可确定 x 是否独立于时间函数。对 γ^h 作广义的 Wald 检验可确定 x 与基线风险函数是否独立。值得注意的是，时间函数多项式各项间具有相关性，单独对各 γ^h 系数的无效假设做检验无统计学意义时，联合检验仍可能具有统计学意义，这时可忽略联合检验结果。

以例 11.1 数据中协变量性别和城乡为例检查比例风险假设结果（表 11.7）显示比例风险假设对

这两个变量均可接受。

表 11.7　检验性别和城乡变量的比例风险假设(Wald 检验)

固定效应	$\hat{\beta}$(SE)	P 值	固定效应	$\hat{\beta}$(SE)	P 值
截距	−3.67(1.89)	0.052	截距	−6.99(1.55)	0.000
$\log(t)$	16.02(5.05)	0.002	$\log(t)$	−6.56(4.14)	0.113
$\log^2 t$	16.16(4.75)	0.001	$\log^2 t$	7.27(3.91)	0.063
$\log^3 t$	−6.86(1.89)	0.000	$\log^3 t$	−3.40(1.56)	0.030
$\log^4 t$	1.10(0.27)	0.000	$\log^4 t$	0.61(0.22)	0.007
男性 vs 女性	−3.61(2.40)	0.134	农村 vs 城镇	2.15(2.35)	0.361
男性 * $\log(t)$	9.64(6.40)	0.132	农村 * $\log(t)$	−7.08(6.24)	0.256
男性 * $\log^2 t$	−8.56(6.03)	0.156	农村 * $\log^2 t$	7.43(5.86)	0.205
男性 * $\log^3 t$	3.27(2.39)	0.172	农村 * $\log^3 t$	−3.03(2.33)	0.194
男性 * $\log^4 t$	0.46(0.342)	0.178	农村 * $\log^4 t$	−0.43(0.33)	0.186

(2) 检查累积风险

运用前面 11.2.3 节的方法,可获得基线风险函数 $\hat{h}_0(t)$ 的估计值,进而求得不同时刻下的累积风险 $\hat{H}_0(t_g)$,再计算 x 为不同值时的累积风险 $e^{\hat{\beta}x}\hat{H}_0(t_g)$,然后将它们分别对时间 t 作图,以目测判断各函数曲线的平行性。如对男女分别预测累积风险并作图。

(3)检查生存函数 $S(t)$

检查不同 x 值人群的生存函数是否平行与检查风险函数的原理一样,软件 Stata 中的指令"stphplot"可用于此目的。另外也可检查基于原始数据的 K－M 生存函数与 Cox 模型估计值预测的生存函数是否相近,两者越接近,越认为比例风险假设成立。Stata 中指令"stcoxkm"可实现此目的。

对例 11.1 用 Stata 拟合两水平 Cox 比例风险模型(表 11.4 中 M2)后,对性别效应检查其比例风险假设如下图(变量'male'编码 0 代表女性,1 代表男性),可见性别效应的比例风险假设可以接受。

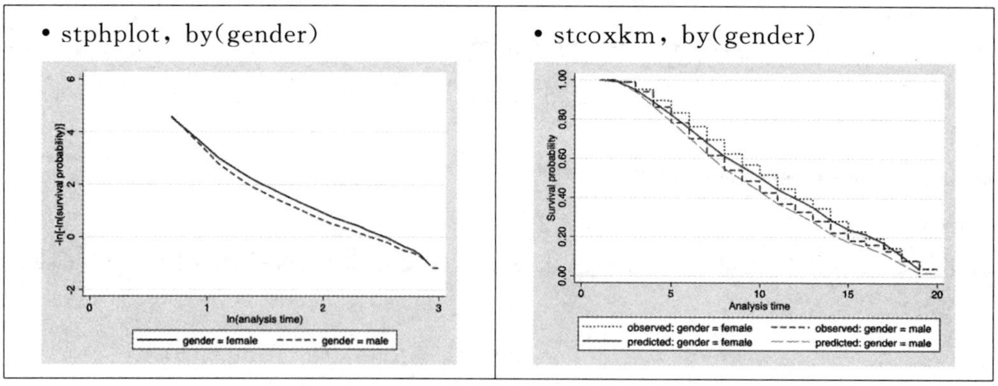

图 11.3　用 Stata 图示法检查性别效应的比例风险模型假设

11.3　离散—时间风险模型

拟合前面的 Cox 比例风险模型,需根据事件发生的时间对数据进行重组,使得在每个时间点上有相应的危险人群和每一个体的生存状况，采用了分段指数模型(PWE)方法。如果原始数据中有 N 个个体，并分别在不同的时间上出现所关心的事件结果，典型的数据重组的结果将产生 $N(N+1)/2$ 个数据点。当 $N=1000$，重组的数据含 500500 个数据点。例 11.1 有 9 千多个体，我们用的时间变量以年算只有 20 个点，即 $t=1,2,\cdots,20$。数据重构后有 5 万多个时间区间。可以想象，当时间数据以月或天计算时，数据重组后要拟合比例风险模型则要求功能很强的计算机，否则有可能出现数值计算的困难。另外在卫生和流行病学研究中，尤其是研究寿命的资料，原始数据就可能是已经分组的时间变量，如 20－29 岁，30－39 岁，……我们可能没有每个对象的确切随访时间变量或确切年龄，事件结束发生在时间段之间，即区间删失(interval censored)生存数据。

如果是以上两种情况，我们可以考虑拟合离散—时间风险模型(discrete-time hazard model)(Steele F，2001)。针对 N 很大而事件发生时间也很多的情况，可以对时间变量分组使时间点的数量减少。而以上现实中的时间变量本身就是分段值时更适合此情景。将原始数据在等距离时间区间上扩展重组后，可拟合各时段的风险模型。让我们用表 11.3 中的 5 个生存时间数据的例子解释此模型的构造和基本原理。

5 个生存时间数据($2,5,10^+,11$，和 30^+)同前，$^+$ 指示删失时间。如果随意设置 4 个时间段：0～9、10～19、20～29 和 30～39，用指示变量 I1、I2、I3 和 I4 标记每一时间段，数据重组有如下形式：

表 11.8　生存时间数据按时间段重组整理表

时间段 t_g	个体编号 i	个体死亡与否 d_{g_i} (1=死亡)	死亡风险集			
			I1	I2	I3	I4
1	1	1	1	0	0	0
1	2	1	1	0	0	0
1	3	0	1	0	0	0
1	4	0	1	0	0	0
1	5	0	1	0	0	0
2	3	0	0	1	0	0
2	4	1	0	1	0	0
2	5	0	0	1	0	0
3	5	0	0	0	1	0
4	5	0	0	0	0	1

与表 11.3 对比，这里获得 10 个新数据点，而前面的是 15 个新数据点。当原始时间点很多的情况下，对时间分段后的数据重组会减少相当多的模型计算量，从这个意义上讲，前面介绍的 Cox 比例风险模型也是构建在离散时间基础上的。但与比例风险模型另一个不同之处是这里要拟合模型的因变量是不同时间段的死亡概率而不是风险率或风险密度。

离散－时间风险模型假设，如果某个体在上一时段存活而在现时段间死亡的概率为：

$$\pi_{gi}=p(d_{gi}=1 \mid d_{(g-1)i}=0) \tag{11.14}$$

用标准的 logistic 连接函数，假设基线风险在每一时段间离散但时段内恒定，可得到以下模型：

$$\log\left(\frac{\pi_{gi}}{1-\pi_{gi}}\right)=\beta_0+\sum_{p=1}^{4}\alpha_p \mathrm{I}_p+\beta x_i \tag{11.15}$$

模型(11.15)中 I 代表时段指示变量，表 11.8 中有 4 个时间段有 3 个指示变量(常以最短时间点为参考值)。推广到两水平数据结构，增加水平 2 的随机效应则有：

$$\log\left(\frac{\pi_{gij}}{1-\pi_{gij}}\right)=(\beta_0+u_j)+\sum_{p=1}^{4}\alpha_p \mathrm{I}_p+\beta x_{ij} \tag{11.16}$$

到此，本书第 5 章中介绍的针对两分变量的多水平 logistic 模型的全部知识均可在此应用。

用 MLwiN 拟合此模型，只需先对时间变量分组，例如将实例中'followyr_crude'变量由原来的 1－20 年每年一组分为每 3 年一组，并赋各组起点时间值：1－3 年＝1，4－6 年＝4，7－9 年＝7，10－12 年＝10，13－15 年＝13，16－18 年＝16，19－20 年＝19。然后用指令 SURVival 后得到的重组数据有 23368 个风险时间点。

对重组的数据拟合两水平 logistic 模型（PQL1）估计性别和进入队列的初始年龄与死亡的关联，对七个时间变量组生成 6 个指示变量，MLwiN 拟合模型结果如下：

$\text{response}_{ij} \sim \text{Binomial}(\text{denominator}_{ij}, \pi_{ij})$

$\text{logit}(\pi_{ij}) = \beta_{0j}\text{intercept} + 1.931(0.059)\text{interval\_id\_2}_{ij} + 2.537(0.065)\text{interval\_id\_3}_{ij} +$
$2.819(0.075)\text{interval\_id\_4}_{ij} + 3.248(0.092)\text{interval\_id\_5}_{ij} +$
$2.503(0.152)\text{interval\_id\_6}_{ij} + 4.378(0.883)\text{interval\_id\_7}_{ij} + 0.263(0.040)\text{Male}_{ij} +$
$0.098(0.002)\text{age\_T0}_{ij}$

$\beta_{0j} = -11.285(0.218) + u_{0j}$

$\left[u_{0j}\right] \sim \text{N}(0,\ \Omega_u)\ :\ \Omega_u = \left[0.027(0.012)\right]$

$\text{var}(\text{response}_{ij}|\pi_{ij}) = \pi_{ij}(1 - \pi_{ij})/\text{denominator}_{ij}$

(23368 of 23368 cases in use)

UNITS:

prov: 23 (of 23) in use

可见此模型与表 11.4 中的 Cox 比例风险模型 2(M2)估计的固定和随机效应结论一致，即死亡率在省间存在随机效应，男性和农村居民较女性和城镇居民有更高的死亡概率。具体参数估计值尤其是省水平随机效应的方差两模型不相等，是因为一个模型用 Poisson 分布估计瞬时死亡风险（incidence rate），另一个模型用二项分布估计时间段的死亡概率。两模型都假设协变量的影响在各时点或时段不变。此模型的阶梯时间函数就是当协变量为 0 时的基线死亡风险率 $\hat{h}_0(t)$ 的估计。我们同样可以通过预测死亡概率来估计生存函数并获得比较组的生存曲线。这种模型构建和分析方法也是能够有效处理有两个及其多个水平的生存数据分析，并有效地分析时间依赖变量的效应。

目前常用统计软件如 Stata、SAS 和 R 也都能拟合此模型，结果如表 11.9。

表 11.9　不同软件拟合离散时间模型结果

	MLwiN (PQL1)	Stata (Gaussian)	SAS (AGQ) *	R (AGQ) *
固定效应 $\hat{\beta}$ (SE)				
时间分组				
截距	−11.330 (0.236)	−10.655 (0.218)	−10.618 (0.218)	−11.330 (0.236)
2	1.962 (0.060)	1.963 (0.060)	1.960 (0.060)	1.963 (0.060)
3	2.614 (0.066)	2.616 (0.066)	2.609 (0.066)	2.616 (0.066)
4	2.965 (0.077)	2.967 (0.077)	2.958 (0.077)	2.967 (0.077)
5	3.616 (0.098)	3.619 (0.099)	3.609 (0.099)	3.619 (0.099)
6	2.963 (0.162)	2.965 (0.162)	2.955 (0.162)	2.965 (0.165)

续表

	MLwiN (PQL1)	Stata (Gaussian)	SAS (AGQ) *	R (AGQ) *
7	4.259 (0.876)	4.263 (0.876)	4.247 (0.874)	4.264 (0.876)
男性 vs 女性	0.359 (0.043)	0.359 (0.043)	0.355 (0.043)	0.359 (0.043)
农村 vs 城镇	0.324 (0.041)	0.324 (0.041)	0.318 (0.041)	0.324 (0.041)
学校教育年数	−0.030 (0.005)	−0.0299 (0.005)	−0.299 (0.005)	−0.0299 (0.005)
初始年龄	0.093 (0.002)	0.093 (0.002)	0.093 (0.002)	0.093 (0.002)
随机效应				
省水平方差 $\hat{\sigma}_u^2$(SE)	0.020 (0.009)	0.1417 (0.035)	0.0199 (0.0099)	0.1417 (n/a)

* Adaptive Gauss-Hermite Quadrature

11.4　加速死亡时间模型和脆弱模型

加速死亡时间模型(accelerated failure time model,AFT),是生存分析中的参数模型(parametric model)族,此模型直接以连续生存时间长度(time duration)为因变量,假设协变量通过某因素加快或减慢生命过程。单水平数据结构下,第 i 个体在 t 时刻时的一般风险函数为:

$$h_i(t)=e^{x_i\beta}h_0(te^{x_i\beta}) \tag{11.17}$$

式中,h_0 表示基线风险函数,它是当协变量 x_i 为 0 时的风险率。$e^{x_i\beta}$ 是以指数函数变化的加速因子(acceleration factor),它通过协变量 x_i 作用于风险率或密度函数。如果 t_0 代表来自基线分布的事件发生时间,即相应的协变量取值为 0 时的生存时间模型为 $T=t_0e^{x_i\beta}$。经过对数转换后的模型有如下简单模型形式:

$$y_i=\log(T_i)=x_i\beta+\log(t_0)\text{ 或 }y_i=x_i\beta+\varepsilon_i,\ \varepsilon_i\sim f(t_0) \tag{11.18}$$

式(11.18)中的时间分布函数随机误差 ε_i 具有分布函数 f_{t_0},与式(11.17)中的加速因子有关。因 T 是生存时间长度变量,故式(11.18)又称为对数时间模型(log-duration model)。模型中的 $\log(t_0)$ 为基线生存时间,可对此检验生存时间变量或误差是否服从指数族下的不同分布函数 $f(t_0)$,如对数正态、极端值分布(extreme value distribution)、Weibull、Logistic 或 Gamma 等。该模型假设生存时间与基线生存率成比例变化,即 $P(T>t\mid x)=P(t_0>te^{x_i\beta})$。根据所假设的分布形式按最大似然法或其他算法求得 β 的估计值。如果 $\log(t_0)$ 与 $e^{x_i\beta}$ 或 ε_i 为独立随机变量,则模型(11.18)就是传统的回归模型。

如果对实例 11.1 中的性别变量估计模型,则式(11.18)可表示为:

$$y_i=\beta_0+\beta_1(male)_i+\varepsilon_i \tag{11.19}$$

因为式(11.19)是对数下的线性模型,则 $e^{\hat{\beta}_0}$ 和 $e^{\hat{\beta}_0+\hat{\beta}_1}$ 分别为女性和男性的中位生存时间的估计值,回归系数的解释就是男性比女性有 β_1 倍的加快或减慢生命时间过程,取决于估计值的符号是正还是负。

将模型(11.19)扩展到两水平的情形,用以了解生存时间在省地域间有无差异,此时有 $T_{ij}=t_0e^{x_{ij}\beta}e^{u_j}$,对 T_{ij} 取对数后:

$$y_{ij}=(\beta_0+u_j)+\beta_1(x_1)_{ij}+\varepsilon_{ij} \tag{11.20}$$

$$u_j\sim N(0,\sigma_u^2),\varepsilon_{ij}\sim f(t_0)$$

式中，j 指水平 2 省单位，i 指水平 1 个体，u_j 为水平 2 随机变量或随机效应(random effects)，可以假定它服从以均数为 0，方差为 σ_u^2 的正态分布，也可以假定服从其他形式的指数族分布如 Weibull、Gamma、Log-logistic 和 Exponential 等。u_j 直接测量第 j 个水平 2 单位(省)的中位生存时间与总生存时间的差异。σ_u^2 的估计值越大，表明生存时间在省间的差别越大。

在 t 的原始量度下：

$$t=e^{\beta_0+u_j+\beta_1 x_{1ij}}=e^{u_j}\cdot e^{\beta x_{ij}}=\alpha_j e^{\beta x_{ij}} \tag{11.21}$$

我们用 α_j 取代与随机效应 u_j 有关的指数项，可见随机效应是原始时间变量与协变量 x 的关系式 $t=e^{\beta x_{ij}}$ 的乘子。当原始数据含有高水平的变量，或者时间变量有多个误差来源，如个体差异和地区间差异，这时的 $e^{\beta x_{ij}}$ 即个体水平协变量本身不足以解释与时间 t 的全部关系和变异。在 t 的误差 ε 里将含有过量的变异度(overdispersion)。于是引入乘子 α_j 有了两重作用：其一是由它吸收模型中过量的变异度，使得时间变量 t 与协变量 x 的关系有更准确的估计值；其二是它自身作为水平 2 单位的平均生存时间与总体生存时间之间差别的一个量度，在实际应用中有现实意义。针对第一个作用，学界称含 α_j 的模型为脆弱模型(frailty model)，因为 α_j 的大小直接影响协变量 x_{ij} 预测生存或风险率的强弱性。由式(11.21)不难看出，当 u_j 为 0，协变量 x_{ij} 与时间有稳定的指数关系；当 $u_j\rightarrow-\infty$，$e^{\beta x_{ij}}\rightarrow 0$，协变量 x_{ij} 与时间的关系趋于无，这并不取决于 β 值的大小；当 $u_j\rightarrow-\infty$，$e^{\beta x_{ij}}\rightarrow\infty$。由此可见脆弱模型对 α_j 有极强的敏感性。针对第二个作用，正是多水平模型感兴趣的，即通过估计高水平的随机效应 u_j 发现生存时间的地理或时间空间的变异源。针对本章实例，用 u_j 的估计值我们可以获得以省为单位的中位生存时间的估计值。当模型含三个水平时，式(11.21)则可扩展到含两个脆弱因子：

$$t=e^{v_k}\cdot e^{u_{ik}}\cdot e^{\beta x_{ijk}} \tag{11.22}$$

从而可得到多个水平的信息。换句话说，脆弱模型就是针对多水平生存时间变量的随机效应的参数模型，而加速生存时间模型仅指与时间变量相关的协变量的固定效应，当含有随机效应时它就是脆弱模型。

MLwiN 没有直接拟合生存数据参数模型的工具，Stata 软件在 14.0 以后的版本有新指令"xt-streg" 和"mestreg"拟合多水平或含随机效应的参数生存分析模型。用 Stata 和 R 可以拟合两或三水平结构数据的参数加速生存时间模型如表 11.10。两软件因为算法和报告结果的方法不同使省水平的随机效应方差值不同，但对固定效应的估计相差甚小。

表 11.10　对例 11.1 数据拟合两水平加速生存时间脆弱模型结果

	Stata (时间变量 Weibull 分布； 随机效应 Gamma 分布)	R (时间变量 Weibull 分布； 随机效应 Gamma 分布)
固定效应 $\hat{\beta}$ (SE)		
男性 vs 女性	−0.110 (0.013)	−0.109 (0.013)
初始年龄	−0.030 (0.0006)	−0.030 (0.0006)
农村 vs 城镇	−0.089 (0.012)	−0.095 (0.012)
学校教育年数	0.008 (0.0017)	0.009 (0.0017)
随机效应		
省水平方差 $\hat{\sigma}_u^2$(SE)	0.0091 (.0053)	0.945(P>0.05)

根据参数生存模型估计生存函数在不同群组间比较更加容易，其风险率的变化单调递增或递减在现实中更加合理，而且生存时间 t 的分布已经在模型拟合时确定。

已知传统的生存函数和累积风险函数的定义为：

$$S(t)=P(T\geq t)=1-F(t) \tag{11.23}$$

$$H(t)=-\log S(t) \tag{11.24}$$

$S(t)$为随机变量生存时间 T 大于或等于特定时间 t 上的概率，$F(t)$是 t 的累积分布函数，而 $S(t)$则是已知分布函数的右侧尾端概率。表 11.11 给出几个指数分布(对数正态、极端值、Gamma 或 Logistic)的生存函数计算公式(Goldstein H，2003)，式中 y 为实际观察时间变量的对数值，$\hat{y}_{1x}$ 为给定协变量 x 值时的 y 的预测值，模型的固定参数估计值确定，σ_ε^2 为时间变量的误差，Ω 为两水平及以上结构的变异的总和，如两水平模型的 σ_n^2 和三水平模型的 $\sigma_n^2+\sigma_v^2$ 。在单水平模型，$\Omega=0$。其他分布形式还有 Weibull 分布和 Log-logistic 分布等。

表 11.11　计算生存函数 $S(t)$的部分公式

分布类型	$S(t)$
正态分布	$\varphi\left(\dfrac{y-\hat{y}_{1x}}{\sqrt{\sigma_\varepsilon^2+\Omega}}\right)$
极端值分布	$1-\exp\left(-\exp\left(\dfrac{1.2826}{\sqrt{\sigma_\varepsilon^2+\Omega}}(\hat{y}_{1x}-y)-0.5772\right)\right)$
Gamma	$Gamma(b,\alpha)$ $b=y/\alpha$ $\alpha=\hat{y}_{1x}/\sqrt{\sigma_\varepsilon^2+\Omega}$
Logistic	$\dfrac{1}{1+[\exp(y-\hat{y}_{1x})/(0.5513x\sqrt{\sigma_\varepsilon^2+\Omega})]}$

而广泛使用的统计软件如 Stata，SAS 或 R 都有现成的工具或指令完成生存函数或累积风险函数的计算并作图。例如用 Stata 拟合的表 11.9 中的两水平模型估计 Weibull 分布下分男女的总生存和累计风险函数如图 11.4。

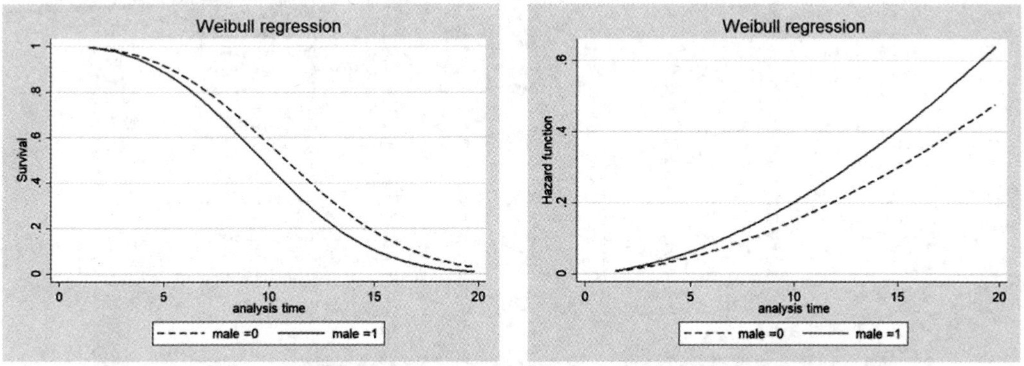

图 11.4　用 Stata 指令"stcurve"估计两水平 Weibull 时间分布下分性别的生存函数和风险函数 (0 为女性，1 为男性)

11.5 用 MLwiN 软件拟合多水平生存时间模型

11.5.1 拟合比例风险模型

(1) 准备工作

拟合比例风险模型的关键在于重建数据结构。一旦完成数据结构重建,下面的步骤则用本书第 7 章中介绍的多水平 Poisson 模型做分析,在 Equations 窗口中完成模型构建和拟合。

用 MLwiN 中指令 SURVival 可实现数据结构重建。该指令依靠两个关键变量:生存时间和删失状态。后者为两分类变量,1 指示删失,0 指示事件已发生。在例 11.1 中,变量'followyr_crude'是个体的生存时间,变量'censor'实为 1－'death'。执行 SURV 指令前须将时间变量从小到大排序,执行后再将数据按水平结构排序,然后可构造和拟合多水平的 Poisson 模型。以下是 SURVival 指令的定义和功能,使用前 4 个字母即可调动指令。

【SURVival times in ＜time column＞, censored flags in ＜censored column＞, input data in ＜input data group＞, response to ＜response column＞, number of failures in interval to ＜failures column＞, risk set indicators to ＜RSI column＞, risk set time to ＜RST column＞, risk set size to ＜RSS column＞, carried data to ＜output data group＞】

指令要求输入 ＜时间变量＞ ＜删失变量＞ ＜其他输入变量组＞,输出＜反应变量＞ ＜时间区间死亡总数＞ ＜风险组指示变量＞ ＜风险时间＞ ＜风险组样本量＞ ＜其他输出变量组＞。反应变量即为 y_g ,时间区间死亡总数即为 n_g ,风险组指示变量按顺序标记每个时间风险区间(g＝1,2,…,G),风险时间变量为($t_{g+\Delta}-t_g$)时段的 $t_{g+\Delta}$ 值,风险组样本量为 t_g 时刻的风险人群总数。其他输出变量组与输入变量组相同。

在 MLwiN 中打开数据文件"dat11-1. ws",可见变量如下表。点开 Command 窗口,从中执行以下指令则可完成对本例拟合比例风险模型的准备工作,其中包含重新组和数据结构、按水平结构对新数据排序、产生时间函数所需变量、变量命名等。

Names

Column: Name Description Toggle Categorical | Data: View Copy Paste Delete | Categories: View Copy

Name	Cn	n	missing	min	max	catego...	description
id	1	9053	0	11001108	61164304	False	id, province code +given no.
death	2	9053	0	0	1	False	death during the survey
year_end	3	9053	0	2000	2019	False	final year (survey/death)
followyr_crude	4	9053	0	1	20	False	follow-up years (crude)
followyrs	5	9053	100	1.270...	19.77...	False	follow-up years
year_1st	6	9053	0	1998	2014	False	first survey year
prov	7	9053	0	1	23	True	province
residence	8	9053	0	1	2	True	residence category2
male	9	9053	0	1	2	True	
ethnicity	10	9053	944	1	8	True	
schoolyr	11	9053	877	0	26	False	schooling years
trueage	12	9053	0	52	124	False	age death or last follow-up
agecat	13	9053	0	1	7	True	age category
age_T0	14	9053	0	47	122	False	age at 1st survey
MMSE	15	9053	70	1	30	False	MMSE score
CI	16	9053	70	0	1	True	cognitive impairment
censored	17	9053	0	0	1	False	
c18	18	0	0	0	0	False	
c19	19	0	0	0	0	False	
c20	20	0	0	0	0	False	

指令	作用
SORT c4 c1－c3 c5－c17 c4 c1－c3 c5－c17	对 c4 的时间变量从小到大排序，携带其他变量同步
SURV c4 c17 c1－c3 c5－c16 c18－c22 c1－c3 c5－c16	产生新结构数据到 c18－c22，携带其他变量同步
NAME c18‘y_var’ c19 ‘failures’ c20 ‘rs_indicater’ c21 ‘rs_time’ c22 ‘rs_size’	c18－c22 新变量赋名
ERAS ‘followyr_crude’ ‘censored’	删除不再需要的变量
MOVE	向上移动变量两行

完成以上指令操作后，点开 NAME 窗口可以看到重新构造后的数据，含 53,707 个数据点，以风险时间段 g 为基础单位。

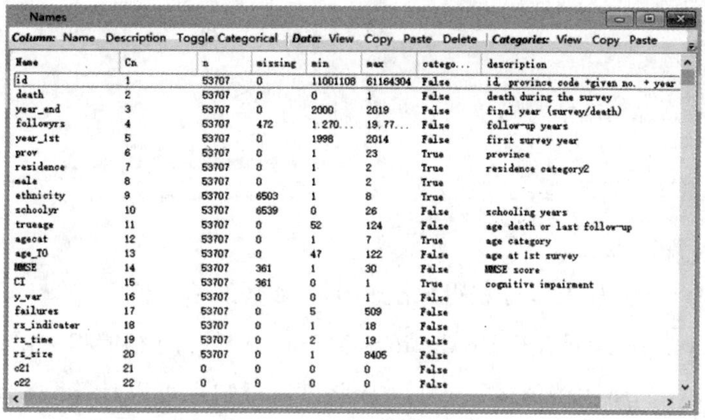

Name	Cn	n	missing	min	max	catego...	description
id	1	53707	0	11001108	61164304	False	id, province code +given no. + year
death	2	53707	0	0	1	False	death during the survey
year_end	3	53707	0	2000	2019	False	final year (survey/death)
followyrs	4	53707	472	1.270...	19.77...	False	follow-up years
year_1st	5	53707	0	1998	2014	False	first survey year
prov	6	53707	0	1	23	True	province
residence	7	53707	0	1	2	True	residence category2
male	8	53707	0	1	2	True	
ethnicity	9	53707	6503	1	8	True	
schoolyr	10	53707	6539	0	26	False	schooling years
trueage	11	53707	0	52	124	False	age death or last follow-up
agecat	12	53707	0	1	7	True	age category
age_T0	13	53707	0	47	122	False	age at 1st survey
MMSE	14	53707	361	1	30	False	MMSE score
CI	15	53707	361	0	1	True	cognitive impairment
y_var	16	53707	0	0	1	False	
failures	17	53707	0	5	509	False	
rs_indicater	18	53707	0	1	18	False	
rs_time	19	53707	0	2	19	False	
rs_size	20	53707	0	1	8405	False	
c21	21	0	0	0	0	False	
c22	22	0	0	0	0	False	

对新数据重新按省/个人两水平结构排序、添加常数项、定义 offset 和多项式时间变量，具体指令操作如下：

指令	作用
SORT 2 ‘prov’‘id’ c2－c5 c7－c20 ‘prov’ ‘id’ c2－c5　c7－c20	整理数据成两水平的层次结构
CALC c21＝loge(‘failures’)	对死亡总数 n_g 取自然对数
NAME c21 ‘offs’	以‘offs’命名的变量将在 Poisson 模型拟合中自动作为平衡值从模型中减去
PUT 53707 1c22	添加常数项
NAME c22 ‘intercept’	命名常数项
CALC c23＝loge(’rs_time’)	对时间变量取自然对数
CALC c24＝c23^2	对数时间变量平方
CALC c25＝c23^3	对数时间变量 3 次方
CALC c26＝c23^4	对数时间变量 4 次方
NAME c23 ‘logt’ c24 ‘logt2’ c25 ‘logt3’ c26 ‘logt4’	命名对数时间变量各项

到此为止就完成了模型准备工作，我们可以点开 Equations 窗口拟合两水平 Poisson 模型，按需

添加各协变量，估计与死亡风险的关系，检验估计值的显著性。具体操作参见第 7 章介绍。

(2)拟合表 11.4 中模型

在 Equations 工具下构建的两水平 Poisson 模型(M2)窗口如下，这里选择的估计方法是 Penalised Quozi Likelihood 加一阶线性化(PQL1)。模型中协变量的添加和参数估计值的检验与前面介绍的任何模型完全一样，故不在此重复。对模型估计值的解释前面章节已有介绍。

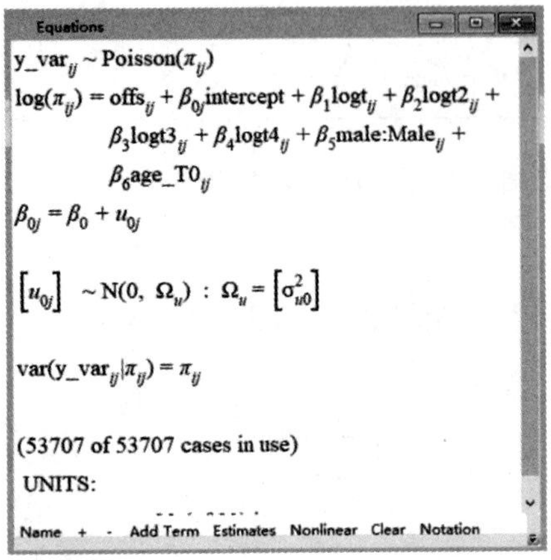

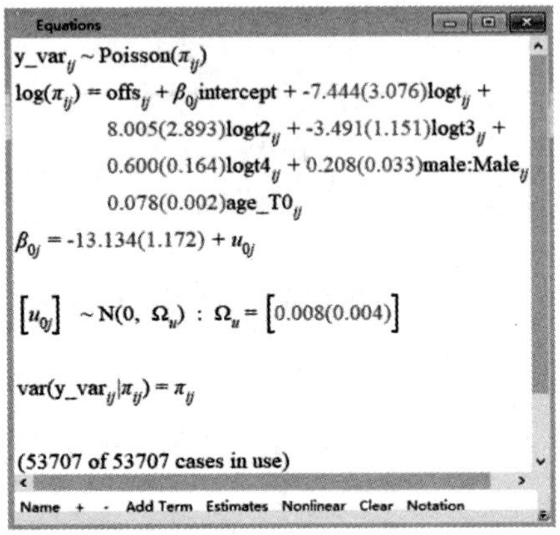

(3) 估计风险函数和生存函数

基于以上模型，按以下步骤操作可获得风险和生存函数的估计值。

第一步，在 Equations 工具下点开 Predictions 窗口计算与时间变量相关的固定效应估计值(不包含水平二随机效应值 u_{0j})，将预测值放入 c29。从此窗口可知也可以计算预测值的标准误，以便计算其置信区间。这里我们仅介绍基于点估计值的计算。

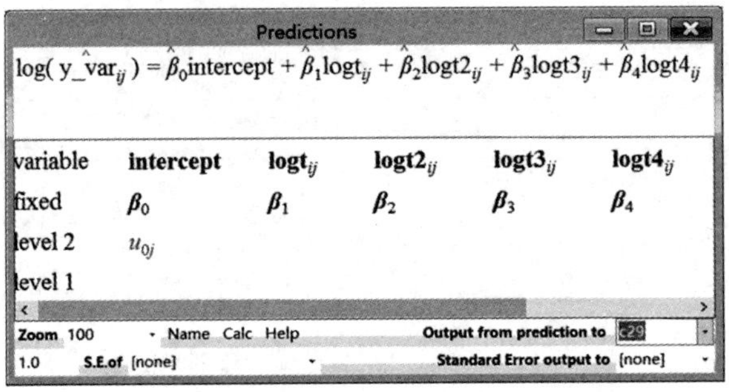

第二步，在 Commond Interface 窗口执行以下指令分别计算出基线时段风险函数 $h_0(t_g)$、累积风险函数 $H_0(t)$、时段 g 生存函数 $S(t_g)$ 和总生存函数 $S(T)$。

指令	作用
NAME c29 'pred_h'	命名时间函数的预测值
CALC c30=expo('pred_h') * 'rs_time'	对预测值取自然对数后乘以时间段长度
SORT 'rs_time' c30 c31 c32	将时段变量从小到大排序，并携带 c30 的变量同步
IDEN 2c31	将排序后的时段变量暂时设为水平 2 单位以便后续的时段内风险概率相加

续表

指令	作用
MLSU c31 c32 c33	时段内风险函数求和,结果放入 c33
TAKE c31 c33 c34 c35	提取每个时段的第一个值并携带其风险函数值,结果依次放入此 c34 和 c35
NAME c35 'hazard_tg' c36 'cumu_H' c37 'survival_tg' c38 'survival_tot'	命名变量
CUMU c35 c36	按时段计算累加风险函数
CALC c37=expo(-c35)	计算时段生存函数
CALC c38=expo(-c36)	计算总生存函数
Iden 2 'prov'	还原水平 2 单位为省编码

第三步,以 c35'hazard_tg',c36'cumu_H',c37'survival_tg'和 c38 'survival_tot'为 y 变量,c34 为 x 作图。以上采用指令 TAKE 后,c34 中含有 18 个时间段(2-19),c35-c38 为相应时间段上的风险和生存函数或概率,也可以将 c35-c38 中估计的概率值乘以 100 用百分数作图。

点击 Graphs 按钮,从下滑列表中点开 Customised graph 得到以下窗口:

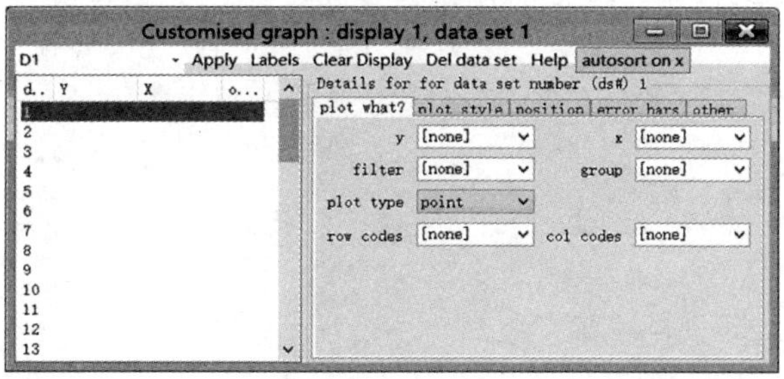

在 D1 表中的 y 窗口选变量'cumu_H',x 选时段变量,点击 Apply 按钮获得右侧风险函数曲线。在 D2 表中的 y 窗口选变量'survival_tot',x 选时段变量,点击 Apply 按钮获得相应的生存函数曲线如下。

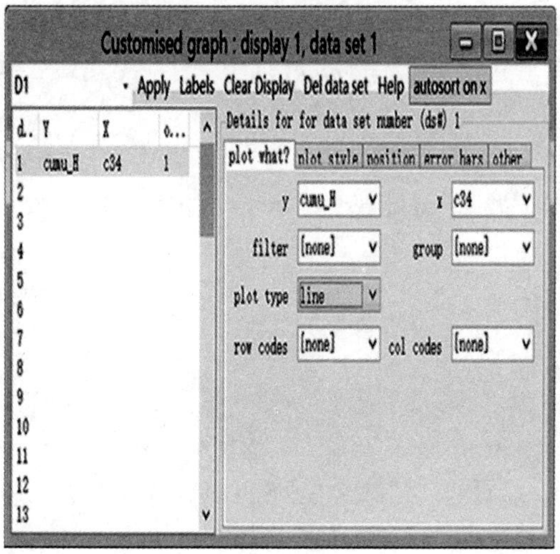

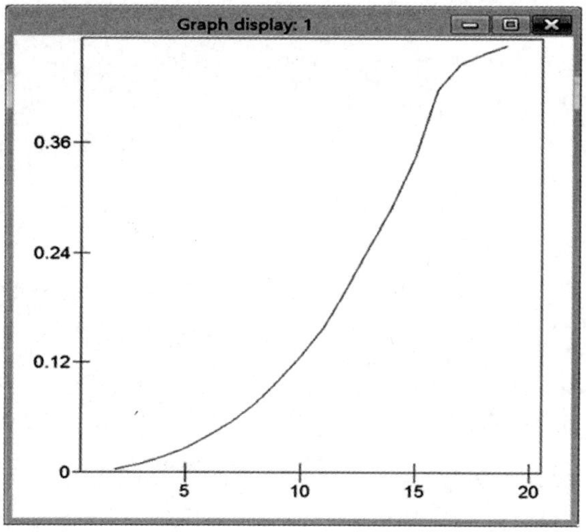

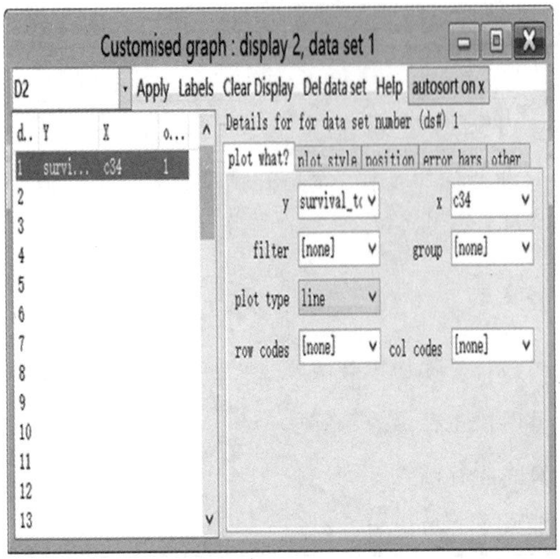

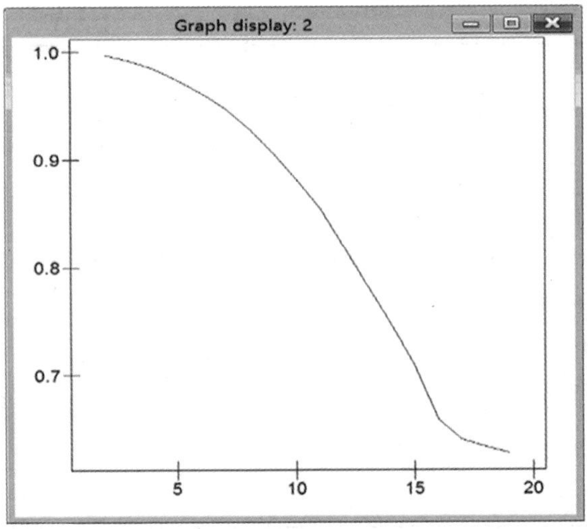

虽然 MLwiN 作图工具也有改变图形色彩、粗细、标记、命名等功能，但不如其他作图软件如 Excel 方便。我们可以从 MLwiN 输出相关数据如此处的 c34－c38，用 Excel 作图。

11.5.2 拟合离散时间模型

在 MLwiN 中打开数据文件“dat11-1. ws”，在 Common Interface 窗口用指令 CHAN 将时间变量‘followyr_crude’由原来的 1－20 年每年一组重新分为每 3 年一组，并赋各组的起点时间值分组获得新时间变量“newTime”，然后用指令 SURVival 后得到的重组数据有 23,368 个风险时间点。

```
NAME c18 ‘newtime’
CHAN 1 3 ‘followyr_crude’ 1 c18
CHAN 4 6 c18 4 c18
CHAN 7 9 c18 7 c18
CHAN 10 12 c18 10 c18
CHAN 13 15 c18 13 c18
CHAN 16 18 c18 16 c18
CHAN 19 20 c18 19 c18
SORT ‘newtime’ c1－c17 ‘newtime’ c1－c17
SURV ‘newtime’ ‘censored’ c1－c17 c19－c23 c1－c17
NAME c19 ‘response’ c20 ‘failures’ c21 ‘time_ind’ c22 ‘rst_interval’ c23 ‘rs_size’
ERAS ‘newtime’
MOVE
```

通过指令操作，对重组的数据重新按省和个体两水平结构排序，并添加截距和两分类变量的分母值。

```
SORT 2 ‘prov’ ‘id’ c2－c22 ‘prov’ ‘id’ c2－c22
PUT 23368 1 c23
CALC c24＝c23
NAME c23 ‘intercept’ c24 ‘denorminator’
```

现在点开 Equations 窗口定义两水平 logistic 模型估计性别、进入队列的初始年龄、城乡居住地和学校教育年限与死亡的关联，对七个时间分组生成 6 个指示变量（以第一组为参照），具体操作为选择“interval_id”行，点击 Name 窗口中的 Toggle Categorical 按钮，在模型中添加变量后，选择估计方法 PQL1，MLwiN 拟合模型结果如下。

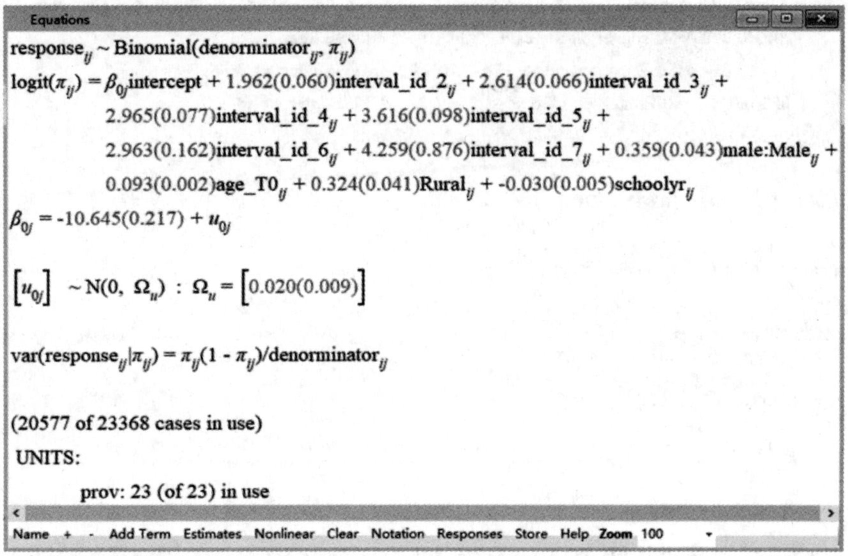

如果再考虑实例数据中的认知障碍连续变量 MMSE 对死亡的影响，而已知认知障碍随时间变化，可将其处理为时间依赖变量纳入模型如下。

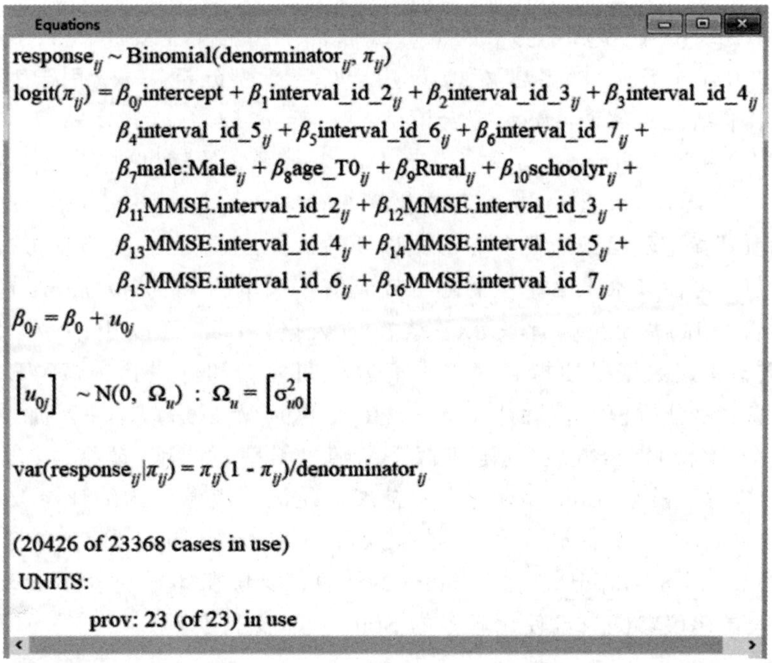

估计结果没有发现认知障碍与死亡相关。各省的随机效应估计值可用 Model 工具下的 Residuals 窗口获得。具体操作在本书第 1 章有详细介绍。

Equations

$$\text{response}_{ij} \sim \text{Binomial}(\text{denominator}_{ij}, \pi_{ij})$$

$$\begin{aligned}\text{logit}(\pi_{ij}) = \beta_{0j}\text{intercept} &+ 2.031(0.229)\text{interval\_id\_2}_{ij} + 2.824(0.290)\text{interval\_id\_3}_{ij} + 3.466(0.397)\text{interval\_id\_4}_{ij} + \\ &4.749(0.632)\text{interval\_id\_5}_{ij} + 2.311(1.347)\text{interval\_id\_6}_{ij} + 42.732(30.386)\text{interval\_id\_7}_{ij} + \\ &0.371(0.044)\text{male:Male}_{ij} + 0.093(0.002)\text{age\_T0}_{ij} + 0.319(0.041)\text{Rural}_{ij} + -0.029(0.005)\text{schoolyr}_{ij} + \\ &-0.003(0.008)\text{MMSE.interval\_id\_2}_{ij} + -0.008(0.011)\text{MMSE.interval\_id\_3}_{ij} + \\ &-0.019(0.014)\text{MMSE.interval\_id\_4}_{ij} + -0.042(0.023)\text{MMSE.interval\_id\_5}_{ij} + \\ &0.023(0.049)\text{MMSE.interval\_id\_6}_{ij} + -1.356(1.065)\text{MMSE.interval\_id\_7}_{ij}\end{aligned}$$

$$\beta_{0j} = -10.619(0.221) + u_{0j}$$

$$\left[u_{0j}\right] \sim \text{N}(0,\ \Omega_u)\ :\ \Omega_u = \left[0.021(0.010)\right]$$

$$\text{var}(\text{response}_{ij}|\pi_{ij}) = \pi_{ij}(1 - \pi_{ij})/\text{denominator}_{ij}$$

(20426 of 23368 cases in use)

UNITS:

prov: 23 (of 23) in use

Name + - Add Term Estimates Nonlinear Clear Notation Responses Store Help Zoom 100

11.6 用其他统计软件拟合多水平生存分析模型

11.6.1 Stata

针对本章中介绍的 Cox 模型和参数模型，Stata 软件中用两个主要指令 stcox 和 streg 来实现。指令中字母 st 代表 survival time，顾名思义 stcox 用于 Cox 模型分析，streg 用于生存时间的参数回归模型分析。对有两水平结构的数据，stcox 拟合模型 $h_{ij}(t)=h_0(t)\exp(x_{ij}\beta+\nu_j)$，其中的 ν_j 是水平 2 的随机效应；streg 拟合模型 $\log t_{ij}=x_{ij}\beta+\nu_j+z_{ij}$，$\nu_j$ 是水平 2 的随机效应，Z_{ij} 为误差，都具有指数分布族密度函数 $f(\ )$。stcox 和 streg 指令都有选项(options)“shared”来定义水平 2 单位的指示变量，同时有选项“frailty”指定随机效应的分布形式以便估计其方差。stcox 模型拟合后用指令“predict variable name，effects”可估计水平 2 单位的随机效应值。这里的 variable name 自定义，effects 则是告诉 Stata 对随机效应做估计。对有三水平结构的数据，streg 可以用两个“shared”选项处理。“stsplit”指令用于重新构建数据以便拟合多水平离散时间模型和分段指数(PWE)模型。Stata 用最大似然估计拟合这些生存分析模型。近几年 Stata 在版本 14 及以后版本中新加了指令 xtstreg、mepoisson、mecloglog 分别针对混合效应(含随机截距和随机斜率)的参数模型，混合效应的 PWE 模型(Poisson 分布)和离散时间模型(Binomial 分布)，扩展了随机效应模型的估计参数方法。本节仅结合例 11.1 介绍 stcox 和 streg 的基本应用。更深入和详细地应用有参考文献供查阅(https://www.stata.com/manuals13/st.pdf)。由于 Stata 的计算工具随版本的更新不断改善和添加新指令，对使用不同版本的人员建议参阅自己使用版本的 Stata 技术支持文件。

(1) 拟合两水平 Cox 模型

从 MLwiN 中将本章的例 11.1 存为 Stata 数据文件“dat11-1.dta”以便在 Stata 打开此数据文件。做生存分析前，Stata 要求指定时间变量(t)和事件变量(failure event)，事件变量编码 0 或 1，1 指示事件已发生。本例时间变量是“followyr_crude”，事件是死亡，用以下 stset 指令完成

```
• stset followyr_crude, failure (death)
```

指令执行后软件自动报告数据信息，如观察人数、总死亡数、总风险时间区间，时间区间长度等。

```
Survival-time data settings

         Failure event: death!=0 & death<.
Observed time interval: (0, followyr_crude]
     Exit on or before: failure

--------------------------------------------------------------------------
      9,053  total observations
          0  exclusions
--------------------------------------------------------------------------
      9,053  observations remaining, representing
      4,118  failures in single-record/single-failure data
     62,761  total analysis time at risk and under observation
                                                At risk from t =         0
                                     Earliest observed entry t =         0
                                          Last observed exit t =        20
```

了解各变量情况，可用 summarize 指令获得变量的描述性统计指标。可见变量列表中对 4 个变量(ethnicity，schoolyr，MMSE，CI)去除了缺失值，并产生出 4 个新变量 _st、_d 、_t 、_t0。_st 取值 1，_t0 取值 1，_t 为时间变量值，本例从 1—20，_d 为死亡与否(0，1)。

• summarize

Variable	Obs	Mean	Std. Dev.	Min	Max
id	9,053	3.72e+07	1.06e+07	1.10e+07	6.12e+07
death	9,053	.4548768	.4979872	0	1
year_end	9,053	2010.219	5.568817	2000	2019
followyr_c~e	9,053	6.932619	3.819544	1	20
followyrs	8,953	6.989425	3.841829	1.270363	19.77823
year_1st	9,053	2003.286	4.274133	1998	2014
prov	9,053	13.50006	5.797428	1	23
residence	9,053	1.427924	.4948052	1	2
male	9,053	1.606429	.4885686	1	2
ethnicity	8,109	1.130966	.683778	1	8
schoolyr	8,176	3.590264	4.151053	0	26
trueage	9,053	83.77831	8.819244	52	124
agecat	9,053	3.934497	.9248232	1	7
age_T0	9,053	76.84569	9.526363	47	122
MMSE	8,983	27.27775	3.547778	1	30
CI	8,983	.0266058	.1609373	0	1
censored	9,053	.5451232	.4979872	0	1
_st	9,053	1	0	1	1
_d	9,053	.4548768	.4979872	0	1
_t	9,053	6.932619	3.819544	1	20
_t0	9,053	0	0	0	0

现在我们拟合 Cox 模型 3(结果见表 11.4)估计 4 个协变量对死亡风险的影响，允许水平 2 省间有随机效应，采用以下指令。注意这里变量名的大小写字母必须与原始数据中的一致。指令中的选项 shared 指定水平 2 单位名，选择 frailty 定义随机效应的概率分布，因为 gamma 分布是预置的唯一选项，也可以忽略。stcox 指令预置是报告协变量的风险比(hazard ratio，HR)的估计值和置信区间，加选项'nohr' 则要求程序报告回归系数估计值和置信区间。

• stcox male residence age_T0 schoolyr, frailty(gamma) shared(prov) nohr

```
Cox regression --
        Breslow method for ties                 Number of obs      =     8,176
        Gamma shared frailty                    Number of groups   =        23
Group variable: prov
                                                Obs per group:
No. of subjects =        8,176                                min =        33
No. of failures =        4,105                                avg = 355.47826
Time at risk    =        55345                                max =     1,011

                                                Wald chi2(4)       =   1850.61
Log likelihood  =   -32048.545                  Prob > chi2        =    0.0000

------------------------------------------------------------------------------
          _t |      Coef.   Std. Err.      z    P>|z|     [95% Conf. Interval]
-------------+----------------------------------------------------------------
        male |   .2729262   .0348249     7.84   0.000     .2046707    .3411817
   residence |   .2223502   .0324327     6.86   0.000     .1587832    .2859172
      age_T0 |    .071882   .0017478    41.13   0.000     .0684563    .0753077
    schoolyr |  -.0217598   .0044619    -4.88   0.000    -.0305049   -.0130147
-------------+----------------------------------------------------------------
       theta |   .0046608   .0038962
------------------------------------------------------------------------------
Likelihood-ratio test of theta=0: chibar2(01) =     2.90 Prob>=chibar2 = 0.044
```

结果中的 theta 代表水平 2 省间随机效应的方差，基于 gamma 分布计算获得。

所有固定效应估计值和标准误与表 11.4 中 MLwiN 估计的结果一致。接着计算省水平的随机效应赋名为 prov_u，然后列表获得每个省随机效应估计值如下。

• predict prov_u, effects

• tabulate prov, summarize(prov_u)

```
            |   Summary of Shared log-frailty
       prov |        Mean   Std. dev.       Freq.
------------+------------------------------------
    Beijing |  -.0340522           0         161
   Tianjing |   .0028619           0          98
      Hebei |  .02566393           0         114
     Shanxi | -.00348015           0         102
   Liaoning |  .03460044           0         383
      Jilin |  .00868195           0         282
  HeilongJ. |  .06644673           0         195
   Shanghai | -.04053277           0         348
    Jiangsu | -.01220827           0         953
   Zhejiang | -.04141346           0         636
      Anhui | -.00289503           0         318
     Fujian |  .00840167           0         188
    Jiangxi | -.02297354           0         180
   Shandong | -.06314086           0         629
      Henan |  .07927275           0         451
      Hebei |  .11106662           0         243
      Hunan | -.03912185           0         255
  Guangdong | -.06453769           0         356
    Guangxi | -.02909721           0       1,011
     Hainan |  .01773318           0          33
  Chongqing | -.01478693           0         301
    Sichuan | -.00971029           0         791
    Shaanxi |   .0022617           0         148
------------+------------------------------------
      Total | -.00979501   .04131717       8,176
```

用指令 stphplot 检查比例风险假设在性别间是否成立获得以下图形，可见此假设可以接受（男性=0，女性=1）。

• stphplot, by (male)

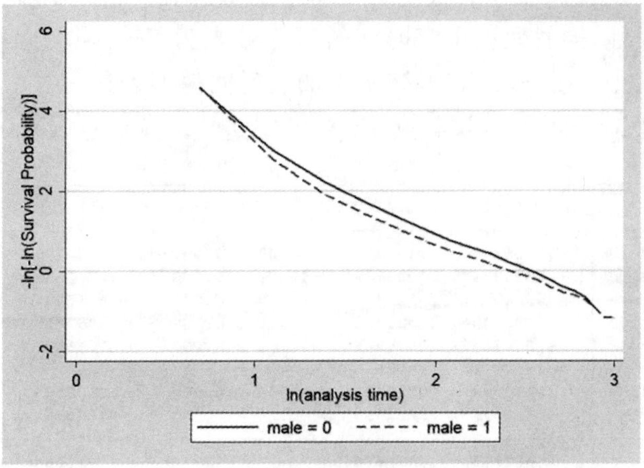

用指令 stcoxkm 分性别比较估计模型生存曲线和原始数据 K-M 生存曲线的差别，结果也提示比例风险假设对性别效应成立。

```
• stcoxkm, by (male)
```

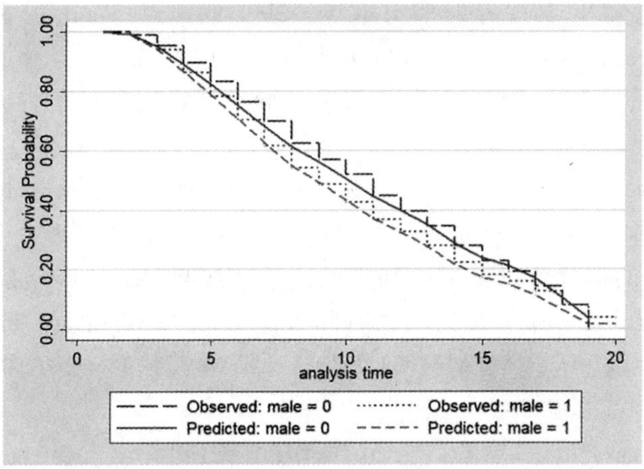

(2) 拟合两水平生存时间参数模型

在前一部分 Cox 模型分析时虽然已经用指令 stset 给出了生存时间变量和事件指示变量。这里我们考虑对例 11.1 中更准确的时间变量"followyrs"拟合模型，故需重新设置模型变量。

```
• stset followyrs, failure(death)
```

结果如下：

```
     failure event:  death != 0 & death < .
obs. time interval:  (0, followyrs]
 exit on or before:  failure

------------------------------------------------------------------------------
      9053  total observations
       100  event time missing (followyrs>=.)                   PROBABLE ERROR
------------------------------------------------------------------------------
      8953  observations remaining, representing
      4019  failures in single-record/single-failure data
 62576.318  total analysis time at risk and under observation
                                                at risk from t =         0
                                     earliest observed entry t =         0
                                          last observed exit t =  19.77823
```

同样估计四个变量性别、初始年龄、城乡居住地和教育年限对生存时间的影响，允许省间的平均生存时间有变异或有异质性，同时假设生存时间的误差分布为 Weibull，随机效应的分布为 Gamma，以下指令拟合此模型。其中选项 time 表示结果用加速时间模型表达。

```
• streg male age_T0 residence schoolyr, d(weibull) time frailty(gamma) shared(prov)
```

_t	Coef.	Std. Err.	z	P>|z|	[95% Conf.	Interval]
male	-.1096444	.0131653	-8.33	0.000	-.1354479	-.0838409
age_T0	-.0301054	.0006189	-48.64	0.000	-.0313185	-.0288923
residence	-.0924251	.0123344	-7.49	0.000	-.1166001	-.0682501
schoolyr	.0091008	.0017038	5.34	0.000	.0057615	.0124401
_cons	4.944435	.0574566	86.06	0.000	4.831822	5.057047
/ln_p	.9868709	.0118784	83.08	0.000	.9635896	1.010152
/ln_the	-4.585623	.5632959	-8.14	0.000	-5.689663	-3.481583
p	2.682827	.0318678			2.621088	2.746019
1/p	.3727412	.0044276			.3641635	.3815209
theta	.0101974	.0057442			.0033807	.0307587

Likelihood-ratio test of theta=0: chibar2(01) = 10.71 Prob>=chibar2 = 0.001

表中结果显示男性和农村居民较女性和城市居民的生存时间更短，而教育年限与生存时间成正相关。而研究初始年龄越大者，其生存时间有减少。表中的 p 为 Weibull 分布的形状或尺度参数亦称辅助参数(ancillary parameters)，$1/p=\sigma$，与所选的分布相关，In_p 为 p 的对数值。theta 是省水平的方差估计，ln_theta 是其对数值。对 theta 的假设检验结果在表的最下方，$P=0.001$，提示水平 2 异质性的存在具有统计学意义。

参数模型也可以用风险率 $h(t)$ 表达，只需从 streg 指令中去掉'time'选项，所得结果与 stcox 估计的接近，其差别来自对时间变量分布的假设不同。若选用其他分布形式如 Log-Normal，Exponential，Log-logistic 等，获得的估计值以及风险和生存函数曲线与 Weibull 分布均有不同程度的差别，但结论不会变。事实上 Weibull 分布下加速死亡时间模型(AFT)估计的协变量影响参数值是以下 PH 风险模型估计的参数值乘以 $-\sigma$，例如 AFT 的性别估计值 $-0.1096=-0.2941/2.6828$、AFT 的年龄估计值 $-0.301=-0.0807/2.6828$。

```
• streg male age_T0 residence schoolyr, d(weibull) frailty(gamma) shared(prov)
```

```
Weibull PH regression
Gamma shared frailty                            Number of obs     =    8,076
Group variable: prov                            Number of groups  =       23
                                                Obs per group:
No. of subjects =        8,076                                min =       33
No. of failures =        4,006                                avg =      351
Time at risk    = 55,018.3436                                 max =    1,000
                                                LR chi2(4)        =  2159.89
Log likelihood = -4165.4686                     Prob > chi2       =   0.0000
```

_t	Coefficient	Std. err.	z	P>|z|	[95% conf.	interval]
male	.2941479	.0353138	8.33	0.000	.2249341	.3633616
age_T0	.0807643	.0016674	48.44	0.000	.0774962	.0840324
residence	.2479525	.0330876	7.49	0.000	.183102	.3128031
schoolyr	-.0244151	.0045706	-5.34	0.000	-.0333733	-.015457
_cons	-13.2647	.1729955	-76.68	0.000	-13.60376	-12.92563
/ln_p	.9868573	.0107091	92.15	0.000	.9658679	1.007847
/lntheta	-4.585668	.5628653	-8.15	0.000	-5.688863	-3.482472
p	2.68279	.0287303			2.627067	2.739695
1/p	.3727463	.0039918			.3650041	.3806527
theta	.0101969	.0057395			.0033834	.0307314

LR test of theta=0: chibar2(01) = 10.71 Prob >= chibar2 = 0.001

用指令 stcurve 估计分性别的生存或风险曲线，结果见图 11.4。若不加后面的 at1() at2()，则获得全样本的生存或风险函数曲线各一条。

- stcurve，survival at1 (male =0) at2 (male =1)
- stcurve，hazard at1 (male =0) at2 (male =1)

运行 streg 后，不能用 Predict 指令估计水平 2 单位的随机效应。streg 亦不能拟合随机斜率(或随机系数)模型。

(3) 拟合离散时间生存模型

Stata 指令“stsplit”可将连续的生存时间变量分成若干区间，其基本形式：

Stsplit {new time variable}，every (interval length) OR at (min (interval) max) id(individual id)。然后以死亡数为 Y 变量拟合多水平 logistic 回归模型。

针对本章例 11.1，首先用指令 stset 指定生存时间变量、事件变量和个人编号 ID，对时间变量 followyr_crude 按每 3 年间隔分组产生新区间变量“interval”。

- stset followyr_crude，failure(death) id(id)
- stsplit interval，every(3)

列表观察新区间变量，可见原来的 9,053 个体的时间变量分成了 7 个时间段共 23,368 个数据点，与 MLwiN 的 SURV 指令分段结果一致。

- tabulate interval

Observation interval	Freq.	Percent	Cum.
0	9,015	38.75	38.75
3	6,783	29.15	67.90
6	4,008	17.23	85.12
9	2,170	9.33	94.45
12	948	4.07	98.53
15	336	1.44	99.97
18	7	0.03	100.00
Total	23,267	100.00	

新的 Y 变量是_d，在每个时间区间的分布如下：

- tabulate interval _d

Observation interval	1 if failure; 0 if censored		
	0	1	Total
0	8,544	471	9,015
3	5,275	1,508	6,783
6	2,901	1,107	4,008
9	1,557	613	2,170
12	624	324	948
15	269	67	336
18	2	5	7
Total	19,172	4,095	23,267

本书 6 章已有介绍，拟合两水平 logistic 模型前，Stata 要求指定水平 2 单位变量，此例是省编码“prov”，用 xtset 指令完成后再用 xtlogit 指令拟合模型。

- xtset prov

对三水平数据，其水平 3 单位变量也需指定，例如“xtset level2_id level3_id”。

用指令 xtlogit 拟合本章 11.6.2 中用 MLwiN 分析的相同模型以便比较结果。此指令可以拟合固定效应(fe)、随机效应(re)和总体一平均(population-average)(pa)的 logit 模型。详细的指令选项可参考 Stata 技术支持文件。

- xtlogit _d i. interval i. male i. residence age_T0 schoolyr, re

模型收敛后的结果如下：

```
Random effects u_i ~ Gaussian                   Obs per group:
                                                              min =         42
                                                              avg =      890.5
                                                              max =      3,000

Integration method: mvaghermite                 Integration pts.  =         12

                                                Wald chi2(10)     =    2724.36
Log likelihood  = -8197.4324                    Prob > chi2       =     0.0000

------------------------------------------------------------------------------
          _d |      Coef.   Std. Err.      z    P>|z|     [95% Conf. Interval]
-------------+----------------------------------------------------------------
    interval |
           3 |   1.965719   .0599361    32.80   0.000     1.848247    2.083192
           6 |   2.613736   .0664409    39.34   0.000     2.483515    2.743958
           9 |   2.968006   .0776722    38.21   0.000     2.815771     3.12024
          12 |    3.61819   .0987781    36.63   0.000     3.424589    3.811792
          15 |   2.966635    .162526    18.25   0.000      2.64809     3.28518
          18 |   4.261043   .8762348     4.86   0.000     2.543655    5.978432
             |
        male |
        Male |   .3566837   .0433182     8.23   0.000     .2717817    .4415857
             |
   residence |
       Rural |   .3273616   .0410761     7.97   0.000     .2468538    .4078693
      age_T0 |   .0941021   .0024245    38.81   0.000     .0893501    .0988541
    schoolyr |  -.0295246   .0054641    -5.40   0.000    -.0402342   -.0188151
       _cons |  -10.70149   .2190333   -48.86   0.000    -11.13078   -10.27219
-------------+----------------------------------------------------------------
    /lnsig2u |  -3.864221   .4864129                     -4.817573    -2.91087
-------------+----------------------------------------------------------------
     sigma_u |   .1448422   .0352265                      .0899243    .2332989
         rho |   .0063365   .0030626                      .0024519     .016275
------------------------------------------------------------------------------
LR test of rho=0: chibar2(01) = 17.86                  Prob >= chibar2 = 0.000
```

与 MLwiN 的结果相比，时间区间、性别、年龄、城乡居住地和学校教育年限的固定效应和标准误估计值在两位小数点内完全一致；省水平上的随机效应方差估计值 MLwiN 估计为 0.020(0.009)与 Stata 估计值 $0.14484^2=0.021$ 几乎相等。

更新的 Stata 版本(17)添加了指令 mecloglog 可以拟合含随机斜率的 logistic 回归，该指令前缀“me”代表 Mixed effects。

(4)拟合分段指数风险模型(PWE)

若将原始生存时间按一年一组分段扩展数据，便获得 PWE 模型结构，可拟合两水平的 Poisson 模型估计协变量的比例风险。

第一步调用例 11.1 后按一年一组构建新数据结构并查看新数据维度，可见有 62,761 个观察点。由于部分协变量有缺失值，实际纳入模型的数会少于次数量。

- stset followyr_crude, failure(death) id(id)
- stsplit interval, every(1)
- tabulate interval _d

```
. tabulate interval _d
```

observatio n interval	1 if failure; 0 if censored 0	1	Total
0	9,010	0	9,010
1	8,905	92	8,997
2	7,992	379	8,371
3	6,282	499	6,781
4	5,551	509	6,060
5	4,767	500	5,267
6	3,576	431	4,007
7	3,049	391	3,440
8	2,691	285	2,976
9	1,936	234	2,170
10	1,422	225	1,647
11	1,216	154	1,370
12	819	129	948
13	467	117	584
14	342	78	420
15	293	43	336
16	57	17	74
17	10	7	17
18	2	5	7
19	1	0	1
Total	58,388	4,095	62,483

第二步指定水平 2 变量，建新变量 logtime，然后拟合 Poisson 模型

- xtset prov
- generate logtime＝ln(_t)
- xtpoisson _d i. interval i. male i. residence age_T0 schoolyr, offset(logtime)

_d	Coef.	Std. Err.	z	P>|z|	[95% Conf.	Interval]
interval						
1	20.18541	3598.799	0.01	0.996	-7033.33	7073.701
2	21.33813	3598.799	0.01	0.995	-7032.178	7074.854
3	21.56518	3598.799	0.01	0.995	-7031.95	7075.081
4	21.56042	3598.799	0.01	0.995	-7031.955	7075.076
5	21.57019	3598.799	0.01	0.995	-7031.945	7075.086
6	21.62406	3598.799	0.01	0.995	-7031.892	7075.14
7	21.66818	3598.799	0.01	0.995	-7031.847	7075.184
8	21.47387	3598.799	0.01	0.995	-7032.042	7074.99
9	21.53117	3598.799	0.01	0.995	-7031.985	7075.047
10	21.6965	3598.799	0.01	0.995	-7031.819	7075.212
11	21.51466	3598.799	0.01	0.995	-7032.001	7075.03
12	21.73958	3598.799	0.01	0.995	-7031.776	7075.255
13	22.02396	3598.799	0.01	0.995	-7031.492	7075.54
14	21.97795	3598.799	0.01	0.995	-7031.538	7075.494
15	21.65525	3598.799	0.01	0.995	-7031.86	7075.171
16	21.8608	3598.799	0.01	0.995	-7031.655	7075.376
17	22.04584	3598.799	0.01	0.995	-7031.47	7075.562
18	22.2954	3598.799	0.01	0.995	-7031.22	7075.811
19	-3.033854	363286.1	-0.00	1.000	-712030.6	712024.5
male						
Male	.2713257	.0349007	7.77	0.000	.2029215	.3397299
residence						
Rural	.2265075	.0326342	6.94	0.000	.1625458	.2904693
age_T0	.0722085	.0017542	41.16	0.000	.0687704	.0756466
schoolyr	-.0212562	.0044705	-4.75	0.000	-.0300182	-.0124941
_cons	-31.40742	3598.799	-0.01	0.993	-7084.923	7022.108
logtime	1	(offset)				
/lnalpha	-5.263912	.7786763			-6.79009	-3.737735
alpha	.005175	.0040297			.0011249	.023808

LR test of alpha=0: chibar2(01) = 3.54　　　　Prob >= chibar2 = 0.030

模型中固定效应的估计值与方差与表 11.4 中 MLwiN 估计的 M3 完全相等。省水平随机效应的方差此处是 Poisson 分布的方差 λ，0.0052(SE 0.0040)，与 MLwiN 估计的 0.005 (0.003)相差不大。也可对时间区间变量 interval 当连续变量估计其线性变量率，其估计值稍有不同但结论一致。

```
• xtpoisson _d interval i. male i. residence age_T0 schoolyr, offset(logtime)
```

```
Random-effects Poisson regression               Number of obs      =     55,084
Group variable: prov                            Number of groups   =         23

Random effects u_i ~ Gamma                      Obs per group:
                                                              min =        100
                                                              avg =    2,395.0
                                                              max =      8,081

                                                Wald chi2(5)       =    1908.18
Log likelihood  = -12616.907                    Prob > chi2        =     0.0000
```

_d	Coef.	Std. Err.	z	P>|z|	[95% Conf.	Interval]
interval	.0632618	.0044974	14.07	0.000	.0544472	.0720765
male						
Male	.2788074	.0348984	7.99	0.000	.2104077	.347207
residence						
Rural	.2372898	.0326526	7.27	0.000	.173292	.3012877
age_T0	.0730708	.0017518	41.71	0.000	.0696372	.0765043
schoolyr	-.0215671	.0044725	-4.82	0.000	-.030333	-.0128012
_cons	-10.38326	.1576438	-65.87	0.000	-10.69224	-10.07428
logtime	1	(offset)				
/lnalpha	-5.170011	.7313098			-6.603352	-3.73667
alpha	.0056845	.0041571			.0013558	.0238333

```
LR test of alpha=0: chibar2(01) = 4.26                Prob >= chibar2 = 0.020
```

指令 predict 在此模型后不能用于估计水平 2 的随机效应。Xtpoisson 不能估计随机斜率模型也不能估计三水平模型。更新的 Stata 版本(17)添加了指令 mepoisson 可以拟合含随机斜率的 Poisson 回归和更多其他功能。

11.6.2 SAS

SAS 中过程 proc phreg 可用于拟合含随机效应的 Cox 半参数比例风险模型、全参数模型，过程 proc glimmix 可用于拟合含随机效应的 PWE 和离散时间模型。phreg 仅能拟合两水平随机截距模型。glimmix 是混合效应的广义线性模型程序包，有大量的参数估计方法可选，但需要编程构建数据后才能拟合 PWE 和离散时间模型。以下的实例运算在 SAS Studio 版本上(https://www.sas.com/en_us/software/on-demand-for-academics.html)实现。

(1) 准备工作

将数据文件读入 SAS，SAS 可读 Stata、SPSS、TXT、CSV 格式，用 import 过程完成。例如本例读入 Stata 格式数据，创建新工作文件名为“work.import”，work 是文库名，import 是数据集名，由 SAS 服务器自动赋名，也可以使用自命名文件，如在 out=work.cox。

```
proc import datafile = '/文件通路/dat11-1.dta'
    dbms=dta
    out=work.import;
run;
```

(2) 拟合 Cox 比例风险模型

模型可假设随机效应的分布为 log-Normal 或 Gamma 分布。

```
proc phreg data=work. import;
  classprov male residence;
  modelfollowyrs * death(0) = male age_T0 residence schoolyr;
  randomprov /dist=gamma;
  run;
```

模型拟合结果中，程序自动将男性(code=1)和农村(code=1)设为参考组，其估计的死亡风险比即为女性相对于男性，城镇相对于农村，估计值系数为负表示前者比后者的死亡风险更低。只需将估计值系数改为正，此解释则反之。亦可以在指令中明确参考组值，class prov gender(ref="1") residence(ref="1") 。结果显示固定效应估计值与 MLwiN，Stata 和 R 估计的都基本一致。水平 2 方差估计值为 0.0078(P=0.0064)，数值上有差别，但结论与 Stata 的一致。

Summary of the Number of Event and Censored Values			
Total	Event	Censored	Percent Censored
8076	4006	4070	50.40

Convergence Status
Convergence criterion (PCONV=0.0001) satisfied.

Marginal Loglikelihood	-34633.0

Testing Global Null Hypothesis			
Test	Chi-Square	Adjusted DF	Pr > ChiSq
Likelihood Ratio	2039.3221	15.34	<.0001
Wald	2107.6832	15.34	<.0001

Covariance Parameter Estimates	
Cov Parm	Estimate
prov	0.008939

Type 3 Tests					
Effect	Wald Chi-Square	DF	Pr > ChiSq	Adjusted DF	Adjusted Pr > ChiSq
male	64.7291	1	<.0001	0.9973	<.0001
age_T0	1907.5244	1	<.0001	0.9976	<.0001
residence	51.9733	1	<.0001	0.9858	<.0001
schoolyr	26.7611	1	<.0001	0.9942	<.0001
prov	28.4523	.	.	11.3423	0.0033

Analysis of Maximum Likelihood Estimates								
Parameter		DF	Parameter Estimate	Standard Error	Chi-Square	Pr > ChiSq	Hazard Ratio	Label
male	1	1	-0.28421	0.03533	64.7291	<.0001	0.753	male 1
age_T0		1	0.07771	0.00178	1907.5244	<.0001	1.081	age_T0
residence	1	1	-0.23763	0.03296	51.9733	<.0001	0.788	residence 1
schoolyr		1	-0.02363	0.00457	26.7611	<.0001	0.977	schoolyr

(3) 拟合两水平 Cox 比例风险 PWE 模型

为方便，我们将 Stata 构建的分段指数(PWE)时间生存数据文件"dat11-sas-PWE. dta"读入 SAS 为 work. import 工作文件，其中的关键数据有 Y 变量死亡状态_d，时间分组指示变量 *interval* 和其他 X 变量。

```
proc means data=work.import; run;
```

Variable	Label	N	Mean	Std Dev	Minimum	Maximum
id	id	62516	37559133.08	10656030.08	11001108.00	61164304.00
death	death	9053	0.4548768	0.4979872	0	1.0000000
year_end	year_end	62516	2012.20	5.0822939	2000.00	2019.00
followyr_crude	followyr_crude	62516	5.0209226	3.4688745	1.0000000	20.0000000
followyrs	followyrs	61961	9.0993948	4.0179610	1.2703627	19.7782345
year_1st	year_1st	62516	2003.17	3.7678093	1998.00	2014.00
prov	prov	62516	13.7311888	5.8355172	1.0000000	23.0000000
residence	residence	62516	1.4224678	0.4939561	1.0000000	2.0000000
male	male	62516	1.6028857	0.4893040	1.0000000	2.0000000
ethnicity	ethnicity	55085	1.1360443	0.6834571	1.0000000	8.0000000
schoolyr	schoolyr	55116	3.5814464	4.0825097	0	26.0000000
trueage	trueage	62516	83.8599079	8.2423026	52.0000000	124.0000000
agecat	agecat	62516	3.9388956	0.8728175	1.0000000	7.0000000
age_T0	age_T0	62516	74.8235652	8.9637784	47.0000000	122.0000000
MMSE	MMSE	62087	27.3188751	3.5215155	1.0000000	30.0000000
CI	CI	62087	0.0269138	0.1618330	0	1.0000000
censored	censored	62516	0.5216425	0.4995354	0	1.0000000
_st	_st	62516	0.9994721	0.0229694	0	1.0000000
_d	_d	62483	0.0655378	0.2474744	0	1.0000000
_t	_t	62483	5.0197014	3.4684666	1.0000000	20.0000000
_t0	_t0	62483	4.0197014	3.4684666	0	19.0000000
interval	interval	62483	4.0197014	3.4684666	0	19.0000000
logtime	logtime	62483	1.3473662	0.7721778	0	2.9957323

另外还需对生存时间取对数作为 offset。

```
datapwe;
  setwork.import;
  logtime = log(_t);
run;
```

以下是拟合含水平 2 随机效应的 Poisson 回归模型的指令。这里将 *interval* 做连续变量纳入模型,也可以将其作为离散变量,在 class 指令行上加 interval(ref=”0”)即可。

```
procglimmix data=pwe method=quad(qpoints=7);
  class provmale(ref="1") residence(ref="1") ;
  model _d =male age_T0 residence schoolyr interval /dist=poisson offset=logtime solution;
  random intercept /subject = prov;
run;
```

以下显示的是 SAS 输出的随机效应和固定效应参数的估计结果,固定效应参数及其标准误与 MLwiN,Stata 和 R 估计一致,但随机效应参数估计值的标准误各软件间有差异,与不同软件非线性模型的优化方法不同有关。当水平 2 单位方差很大时,各软件估计结果的结论应该基本一致。而本例当模型中含有多个能解释地区差异的个体变量后,水平 2 的随机效应大小在接近统计检验水平 α=0.05 附近,故下结论时更应该谨慎。

Covariance Parameter Estimates			
Cov Parm	Subject	Estimate	Standard Error
Intercept	prov	0.005913	0.004229

Solutions for Fixed Effects							
Effect	male	residence	Estimate	Standard Error	DF	t Value	Pr > |t|
Intercept			-10.3864	0.1577	22	-65.85	<.0001
male	2		0.2789	0.03490	55056	7.99	<.0001
male	1		0	.	.	.	.
age_T0			0.07308	0.001752	55056	41.71	<.0001
residence		2	0.2374	0.03266	55056	7.27	<.0001
residence		1	0	.	.	.	.
schoolyr			-0.02157	0.004473	55056	-4.82	<.0001
interval			0.06329	0.004498	55056	14.07	<.0001

(4) 拟合离散时间生存模型

为方便,我们将 Stata 构建的离散时间生存数据文件"dat11-sas-discrete time. dta"读入 SAS 并名为 work. import 工作文件,其中的关键数据有 Y 变量死亡状态_d,时间分组指示变量 *interval* 和其他 X 变量。以下是拟合含水平 2 随机效应的 logistic 回归模型的指令。

```
procglimmix data=work. import method=quad(qpoints=6);
  class provmale(ref='1') residence(ref='1') interval (ref='0');
  model _d =male age_T0 residence schoolyr interval /dist=binomial link=logit
            solution;
  random intercept /subject = prov;
run;
```

以下是收敛后的模型对水平 2 随机效应的方差和固定效应的估计值。

Covariance Parameter Estimates			
Cov Parm	Subject	Estimate	Standard Error
Intercept	prov	0.02090	0.01021

Solutions for Fixed Effects								
Effect	male	residence	interval	Estimate	Standard Error	DF	t Value	Pr > |t|
Intercept				-10.6602	0.2187	22	-48.75	<.0001
male	2			0.3524	0.04328	20449	8.14	<.0001
male	1			0	.	.	.	.
age_T0				0.09371	0.002422	20449	38.69	<.0001
residence		2		0.3215	0.04105	20449	7.83	<.0001
residence		1		0	.	.	.	.
schoolyr				-0.02961	0.005461	20449	-5.42	<.0001
interval			3	1.9625	0.05986	20449	32.78	<.0001
interval			6	2.6071	0.06636	20449	39.29	<.0001
interval			9	2.9581	0.07759	20449	38.12	<.0001
interval			12	3.6077	0.09869	20449	36.56	<.0001
interval			15	2.9568	0.1625	20449	18.20	<.0001
interval			18	4.2453	0.8745	20449	4.85	<.0001
interval			0	0	.	.	.	.

可见模型结果尤其是固定效应参数的估计与其他软件 MLwiN、Stata 和 R 估计的基本相等。

11.6.3　R

R 软件可以拟合两/三水平的比例风险模型以及生存时间参数模型,随机效应可以选择 Gamma、对数正态等多种分布。也可通过指令 SurvSplit 指令构建数据用于拟合多水平离散时间和 PWE 模型。后两个模型是广义线性模型程序模块部分,参数估计方法为 adaptive Gauss-Hermite quadrature (aGHQ)。

(1) 准备工作

用 read 指令将例 11 数据读入,R 可以读入的文件类型有 SAS、Stata、Excel 和 CSV。我们的例子存为 dta 格式,文件名"dat11-1. dta",故用 read_dta 读入并名为"data1"的工作数据库,亦可用任何其他文件名。用 dim(data1)指令显示数据的维度是(9053, 13),即行数(人数)和列数(变量数),再用 head(data1)指令查看前 6 行数据值和变量名,确定数据已正确读入。其他对数据的描述和简单分析可查看 R 软件的介绍。

```
library(haven) #用于读取数据的 R 包
library(lme4) #用于拟合模型的 R 包

data1<-read_dta("C:/…/dat11-1.dta")  #根据路径读取数据文件
dim(data1)
head(data1)
```

(2) 拟合两水平 Cox 比例风险模型

如本章前已介绍,基本模型假定在水平 2 省间有随机效应,亦称随机截距模型,通过 coxme 程序包完成。此程序包名字为 Cox model with Mixed Effects 的简称,其功能也包含拟合随机斜率模型。拟合模型前需保证此程序包已经安装好,否则用 install.packages 指令安装并用 library 指令调用后给出模型拟合指令。这里我们直接检查四个协变量与死亡风险的关联。注意 R 与 Stata 一样,对变量名字母的大小写识别敏感,如 malemale 写成 MaleMale 就会报错。

```
install.packages("coxme")
library(coxme)
coxme(Surv(followyrs,death)~ male male+age_T0+residence+schoolyr+(1|prov), data=
data1)
```

其中的(1|prov)指截距项在省水平有随机效应。若还假设年龄的效应在省水平也有随机效应,则(1+age_T0|prov)。模型收敛后输出结果含固定效应系数估计值及标准误、风险比(HR)、效应系数估计值的显著性检验值及 I 型误差概率。固定效应估计值与 MLwiN 和 Stata 的结果在小数点 2 位后稍有不同,但结论一致。而水平 2 随机效应的方差估计值 0.0103 与其他两个软件的 0.005 出入较大。

```
Cox mixed-effects model fit by maximum likelihood
  Data: data1
  events, n = 4006, 8076 (因为不存在, 977个观察量被删除了)
  Iterations= 9 48
                    NULL Integrated   Fitted
Log-likelihood -31630.34  -30625.09 -30609.3

                   Chisq    df p     AIC     BIC
Integrated loglik 2010.49  5.00 0 2000.49 1969.02
 Penalized loglik 2042.08 15.99 0 2010.09 1909.42

Model:  Surv(followyrs, death) ~ male + age_T0 + residence + schoolyr +      (1 | prov)

Fixed coefficients
                 coef exp(coef)    se(coef)     z       p
male       0.28433748 1.3288813 0.035330087  8.05 8.9e-16
age_T0     0.07774570 1.0808478 0.001779448 43.69 0.0e+00
residence  0.23827238 1.2690548 0.032987561  7.22 5.1e-13
schoolyr  -0.02364285 0.9766345 0.004569198 -5.17 2.3e-07

Random effects
 Group Variable  Std Dev    Variance
 prov  Intercept 0.10134210 0.01027022
```

但如果用 coxph 指令对水平 2 随机(或脆弱)效应的分布假设为 Gamma(或 Gaussion)条件下拟合该模型,并设水平 2 自由度 8,则获得的水平 2 随机效应的方差为 0.00423,与 MLwiN 和 Stata 估计的基本相同,随机效应 Gamma 分布系数的假设检验 $P=0.013$。但显然水平 2 自由度是大于 8 的。否则 coxph 估计的随机系数与 coxme 指令估计的相同为 0.0102,Gamma 分布系数的假设检验 $P=0.0023$。

```
coxph(Surv(followyrs,death)~malemale+age_T0+residence+schoolyr+frailty.gamma
(prov,df=8),data=data1)
```

```
Call:
coxph(formula = Surv(followyrs, death) ~ male + age_T0 + residence +
    schoolyr + frailty.gamma(prov, df = 8), data = data1)

                              coef  se(coef)       se2     Chisq   DF        p
male                      2.83e-01  3.53e-02  3.52e-02  6.43e+01 1.00  1.0e-15
age_T0                    7.77e-02  1.78e-03  1.78e-03  1.91e+03 1.00  < 2e-16
residence                 2.35e-01  3.28e-02  3.26e-02  5.11e+01 1.00  8.6e-13
schoolyr                 -2.35e-02  4.56e-03  4.55e-03  2.66e+01 1.00  2.5e-07
frailty.gamma(prov, df =                                1.96e+01 8.08    0.013

Iterations: 3 outer, 11 Newton-Raphson
     Variance of random effect= 0.00423   I-likelihood = -30626.5
Degrees of freedom for terms= 1.0 1.0 1.0 1.0 8.1
Likelihood ratio test=2030  on 12.1 df, p=<2e-16
n= 8076, number of events= 4006
   (因为不存在，977个观察量被删除了)
```

coxme 给出了水平 2 随机效应方差及其标准误，应该可以做统计假设检验。coxph 则直接提供了水平 2 frailty. gamma 条件小的 χ^2 检验结果。若要获得随机效应 u_j 的估计值和做模型预测生存曲线与 K-M 原始生存曲线的计算和比较，可进一步学习 R 程序包或函数如 Survexp，survfit，plot. survfit 等，需要用户去深入学习更多的 R 指令和模型比较方法而获得，因不是本书的重点故不在此介绍。

（3）拟合参数脆弱生存时间模型

典型的参数脆弱生存时间模型是加速死亡时间（AFT）模型，参数指对生存时间假定某概率分布如 Weibull，Explonential，Logistic，Log-Normal，Log-logistic 等，脆弱特指随机效应成分，也假定服从某概率分布如 Gamma，Gaussion，Log-Normal 等。R 函数 survreg 用于此类模型的分析。用例 11. 1，假设生存时间的分布服从 Weibull，随机效应的分布服从 Gamma 分布，以下是模型拟合指令：

```
survreg(Surv(followyrs, death) ~ malemale + age_T0 + residence + schoolyr + frailty.gamma
(prov), dist='weibull', data1)
```

```
                    coef      se(coef) se2       Chisq   DF p
(Intercept)          4.93116 0.211231 0.058123  544.98  1 0.0e+00
Male                -0.10931 0.013174 0.013174   68.85  1 1.1e-16
age_T0              -0.03008 0.000627 0.000627 2300.32  1 0.0e+00
Rural               -0.09490 0.012438 0.012437   58.22  1 2.3e-14
schoolyr             0.00908 0.001707 0.001707   28.28  1 1.1e-07
frailty.gamma(prov)                                4.17 22 1.0e+00

Scale= 0.372

Iterations: 10 outer, 18 Newton-Raphson
     Variance of random effect= 0.949   I-likelihood = -4197.2
Degrees of freedom for terms=  0.1  1.0  1.0  1.0  1.0 22.0  1.0
Likelihood ratio test=2223  on 25 df, p=0
  n=8076 (977 observations deleted due to missingness)
```

Rsurvreg 估计的固定效应与 Stata streg 估计的不等但很接近，后者依次为 4. 751（0. 0516），－0. 1099（0. 013），－0. 0303（0. 0006），－0. 0889（0. 0122），0. 0084（0. 0017）。Weibull 分布的尺度参数 Stata 为 0. 374 与 R 的 0. 372 相近。随机效应方差估计为 0. 949，但对省水平的随机效应分布检验 χ^2 值为 4. 17（df＝22），P 远大于 0. 05，与 Stata 估计的结果差别大。

（4）拟合离散时间生存模型

MLwiN 和 Stata 拟合的离散时间模型是把例 11 的时间变量“followyr_crude”（1－20 年）分为 7 个时间区间（0－3，4－6，7－9，10－12，13－15，16－18，＞18）后拟合两水平的 logistic 回归模型。R 的 survSplit 函数也可以构造这个新的数据阵。

```
data2<-survSplit(Surv(followyr_crude, death)~., data1, cut=c(3,6,9,12,15,18), episode
='interval')
```

```
> head(data2)
        id year_end followyrs year_1st prov residence male ethnicity schoolyr trueage agecat age_T0 MMSE CI censored tstart followyr_crude death interval
1 11001108     2011  2.773443     2008    1         1    1         1        0      91      5     88   21  0        1      0              3     0        1
2 11001408     2011  2.830938     2008    1         1    1         1       16      87      4     84   29  0        1      0              3     0        1
3 11001508     2011  2.773443     2008    1         1    1         1       16      90      5     87   30  0        1      0              3     0        1
4 11002308     2014  5.560575     2008    1         1    1         1        0      91      5     85   28  0        1      0              3     0        1
5 11002308     2014  5.560575     2008    1         1    1         1        0      91      5     85   28  0        1      3              6     0        2
6 11002908     2019 10.261465     2008    1         1    1        NA       NA      75      3     64   27  0        1      0              3     0        1
> dim(data2)
[1] 23368    19
> dim(data1)
[1] 9053   17
> head(data1)
# A tibble: 6 x 17
        id death year_end followyr_crude followyrs year_1st prov        residence male        ethnicity schoolyr trueage agecat      age_T0 MMSE CI           censo~1
     <dbl> <dbl>    <dbl>          <dbl>     <dbl>    <dbl> <dbl+lbl>   <dbl+lbl> <dbl+lbl>   <dbl+lbl>    <dbl>   <dbl> <dbl+lbl>    <dbl> <dbl> <dbl+lbl>     <dbl>
1 11001108     0     2011              3      2.77     2008 1 [Beijing] 1 [Urban] 1 [Female]  1 [Han]          0      91 5 [90-99]     88    21 0 [Absence]       1
2 11001408     0     2011              3      2.83     2008 1 [Beijing] 1 [Urban] 1 [Female]  1 [Han]         16      87 4 [80-89]     84    29 0 [Absence]       1
3 11001508     0     2011              3      2.77     2008 1 [Beijing] 1 [Urban] 1 [Female]  1 [Han]         16      90 5 [90-99]     87    30 0 [Absence]       1
4 11002308     0     2014              6      5.56     2008 1 [Beijing] 1 [Urban] 1 [Female]  1 [Han]          0      91 5 [90-99]     85    28 0 [Absence]       1
5 11002908     0     2019             11     10.3      2008 1 [Beijing] 1 [Urban] 1 [Female] NA              NA      75 3 [70-79]     64    27 0 [Absence]       1
6 11003008     0     2011              3      2.71     2008 1 [Beijing] 2 [Rural] 1 [Female]  1 [Han]          0      70 3 [70-79]     67    30 0 [Absence]       1
# ... with abbreviated variable name 1: censored
```

新建后的数据(data2)维度为(23368，15)，原数据(data1)为(9053，13)。新数据的长度与前面MLwiN和Stata的重建数据一样。两个新变量分别是与原变量同名“death”的新 y 变量和“interval”时间区间分组变量。已知此模型实质已转变为多水平的logistic回归模型分析不同时段的死亡事件，R的程序包lme4中有glmer函数可用于此目的。以下用glmer函数对data2中的 y 变量拟合logistic回归(logit连接函数为自定义)，设定截距项在省间有随机效应。先将模型设为结果目标‘obj’，拟合模型后用summary指令总结拟合结果。

```
obj<-glmer(death ~ malemale + age_T0 + residence + schoolyr+ factor(interval) +(1|
prov),family=binomial, nAGQ=6, data2)
summary(obj)
```

```
Generalized linear mixed model fit by maximum likelihood (Adaptive Gauss-Hermite
 Quadrature, nAGQ = 6) [
glmerMod]
 Family: binomial  ( logit )
Formula: death ~ male + age_T0 + residence + schoolyr + factor(interval) +
 (1 | prov)
   Data: data2

     AIC      BIC   logLik deviance df.resid
 16509.6  16604.8  -8242.8  16485.6    20565

Scaled residuals:
    Min      1Q  Median      3Q     Max
-3.0382 -0.4970 -0.2734 -0.1159 11.1297

Random effects:
 Groups Name        Variance Std.Dev.
 prov   (Intercept) 0.02007  0.1417
Number of obs: 20577, groups:  prov, 23

Fixed effects:
                   Estimate Std. Error z value Pr(>|z|)
(Intercept)      -11.338260   0.236079 -48.027  < 2e-16 ***
male               0.359238   0.043219   8.312  < 2e-16 ***
age_T0             0.093495   0.002412  38.762  < 2e-16 ***
residence          0.324042   0.040932   7.917 2.44e-15 ***
schoolyr          -0.029888   0.005455  -5.479 4.28e-08 ***
factor(interval)2  1.963354   0.059792  32.836  < 2e-16 ***
factor(interval)3  2.615641   0.066221  39.499  < 2e-16 ***
factor(interval)4  2.967035   0.077440  38.314  < 2e-16 ***
factor(interval)5  3.619437   0.098592  36.711  < 2e-16 ***
factor(interval)6  2.965229   0.162409  18.258  < 2e-16 ***
factor(interval)7  4.264375   0.876421   4.866 1.14e-06 ***
---
Signif. codes:  0 ‘***’ 0.001 ‘**’ 0.01 ‘*’ 0.05 ‘.’ 0.1 ‘ ’ 1
```

以上结果显示无论是固定效应或随机效应的参数估计值都与MLwiN和Stata的结果完全等同。注意R和Stata给出的随机效应参数是标准差(=0.1417)，取平方后与MLwiN给出方差0.02相等。

(5) 拟合分段指数风险模型

首先用survSplit指令将原始生存时间数据在每个时间点扩展形成data3，再检查数据阵维度和变量集：

```
data3<-survSplit(Surv(followyr_crude,death) ~ .,data1, cut = c(2,3,4,5,6,7,8,9,10,11,12,13,14,15,16,17,18,19), episode= 'interval', event= 'event')
dim(data3)
head(data3)
```

```
> dim(data3)
[1] 53723    19
> head(data3)
        id year_end followyrs year_1st prov residence male ethnicity schoolyr
1 11001108     2011  2.773443     2008    1         1    1         1        0
2 11001108     2011  2.773443     2008    1         1    1         1        0
3 11001408     2011  2.830938     2008    1         1    1         1       16
4 11001408     2011  2.830938     2008    1         1    1         1       16
5 11001508     2011  2.773443     2008    1         1    1         1       16
6 11001508     2011  2.773443     2008    1         1    1         1       16
  trueage agecat age_T0 MMSE CI censored tstart followyr_crude event interval
1      91      5     88   21  0        1      0              2     0        1
2      91      5     88   21  0        1      2              3     0        2
3      87      4     84   29  0        1      0              2     0        1
4      87      4     84   29  0        1      2              3     0        2
5      90      5     87   30  0        1      0              2     0        1
6      90      5     87   30  0        1      2              3     0        2
```

新数据有 53,723 个观察点，与 MLwiN 指令 Surv 获得的一致。15 个变量中"event"替代了原来的"death"，"t start"是开始时间点，"followyr_crude"是结束时间点，"interval"为时间区间指示变量。对 followyr_crude 取对数后设为 Poisson 模型的 offset。

```
data3$logtime<-log10(data3$followyr_crude)
summary(data3$logtime)
```

```
> summary(data3$logtime)
   Min. 1st Qu.  Median    Mean 3rd Qu.    Max.
 0.0000  0.4771  0.6990  0.6835  0.9031  1.3010
```

我们先将分段变量"interval"做连续变量纳入模型，获得的固定效应和水平 2 随机效应估计值及其标准误与 Stata 和 MLwiN 的都相近。nAGQ 的取值可以影响模型的估计值，值越大模型估计值精确度越高但运算时间越长且模型不收敛的可能性也越大。

```
obj<-glmer(event ~ male + age_T0 + residence + schoolyr+ interval +(1|prov),family=poisson, offset=logtime, nAGQ=6, data3)
summary(obj)
```

```
Generalized linear mixed model fit by maximum likelihood (Adaptive Gauss-Hermite
  Quadrature, nAGQ = 6) [glmerMod]
 Family: poisson  ( log )
Formula: event ~ male + age_T0 + residence + schoolyr + interval + (1 |      prov)
   Data: data3
 Offset: logtime

     AIC      BIC   logLik deviance df.resid
 17073.1  17134.4  -8529.5  17059.1    47177

Scaled residuals:
    Min      1Q  Median      3Q     Max
-1.2745 -0.3078 -0.2265 -0.1607  8.8154


Fixed effects:
              Estimate Std. Error z value Pr(>|z|)
(Intercept) -10.175398   0.171289 -59.405  < 2e-16 ***
male          0.280853   0.034834   8.063 7.47e-16 ***
age_T0        0.072075   0.001746  41.283  < 2e-16 ***
residence     0.233163   0.032524   7.169 7.56e-13 ***
schoolyr     -0.022160   0.004464  -4.964 6.90e-07 ***
interval      0.131298   0.004465  29.405  < 2e-16 ***
---
Signif. codes:  0 '***' 0.001 '**' 0.01 '*' 0.05 '.' 0.1 ' ' 1
```

亦可将分段变量"interval"做离散变量纳入模型而获得基本相同的模型估计值。

```
obj<-glmer(event ~ malemale + age_T0 + residence + schoolyr+ factor(interval) +(1|prov),family=poisson, offset=logtime, nAGQ=6, data3)
summary(obj)
```

（杨珉）

第 12 章　多水平 Meta 分析模型

Meta 分析思想起源于 20 世纪 30 年代，但直到 1976 年，G. V. Glass 才首次采用“Meta 分析(Meta-analysis)”这一术语。随着循证医学(Evidence-based medicine, EBM)的发展，Meta 分析被公认为整合针对某一特定问题研究证据的最佳手段。David Sackett 等在《Evidence-Based Medicine》中定义 Meta 分析是运用定量方法去概括(总结)多个研究结果的系统评价手段。

其实，Meta 分析自提出，其含义就不局限为一种统计学方法，而是一个完整的科学研究过程，通过严格设计来保证研究结果的科学性、可行性和再现性。Meta 分析针对各领域中不确定或有争议的问题开展研究，其内容包括提出问题、收集相关文献、制定文献纳入和剔除标准、提取数据信息、统计学处理、报告结果等，Meta 分析与一般科学研究的区别在于通常只能收集到既往研究文献的集合数据，而非每个研究对象的原始数据。但 Meta 分析不排斥利用原始数据进行分析。本章内容仅涉及其统计学处理部分，即采用多水平模型的思想进行 Meta 分析。

12.1　Meta 分析原理

例 12.1　吸烟是肺癌关键危险因素之一，但不同文献关于吸烟和肺癌的关联强度结果不一致。1998 年，研究者采用光盘检索 1990 年至 1996 年 MEDLINE 以及 1984 年至 1996 年“中国生物医学”(CBM)收录的有关文献，再根据检索到的文献追踪同类文献至 70 年代，共搜集文献 49 篇。各项研究独立且研究假设相同，提取各项研究的 *OR* 值/*RR* 值(ln*OR* 值/ln*RR* 值)及其标准误、研究水平协变量(包括样本含量、设计类型等)，数据见表 12.1。

表 12.1　49 篇吸烟与肺癌关系研究的数据形式

研究	a	b	c	d	*OR*	ln*OR*	国别	设计类型
1	67	224	4	303	22.66	3.12	外国	病例研究
2	102	6333	14	4255	4.90	1.59	中国	队列研究
⋮	⋮	⋮	⋮	⋮	⋮	⋮	⋮	⋮
49	101	104	12	9	0.73	−0.32	外国	病例研究

注：a、b、c、d 是四格表中的频数，频数为 0 时，四个格子均加 0.5，再计算 *OR* 值；
数据来自刘巧兰 1999 年华西医科大学硕士学位论文。

根据研究设计不同，49 项研究分别采用 *OR* 值或者 *RR* 值反映各项研究暴露因素和反应变量之间的关联大小。*OR* 值或 *RR* 值即所谓效应尺度(effect magnitude)或效应值(effect size)，是个无量纲的统计量。图 12.1 提示 49 项研究的 *OR* 值在 0.73～22.66 之间，范围跨度很大，通过 Meta 分析，可得到吸烟致肺癌危险性的综合效应尺度，即合并 *OR* 值。

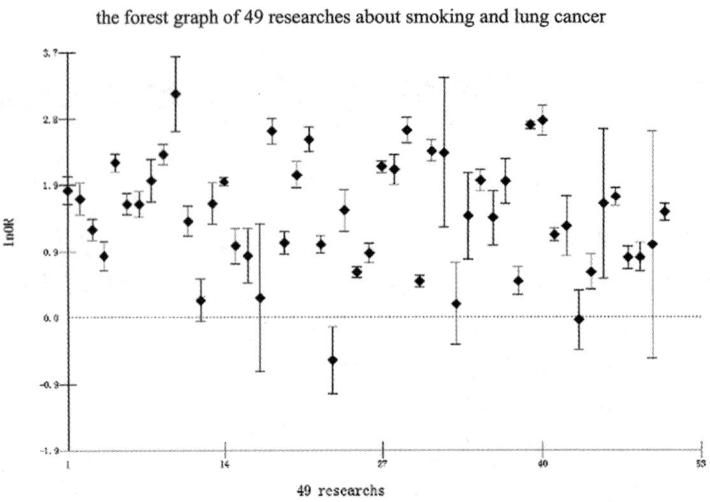

图 12.1　49 项研究结果森林图

传统 Meta 分析中计算综合效应尺度的统计模型分为两类，一类为固定效应模型(fixed effect model)，常用的有 Mantel-Haenszel 法、Peto 法和 Fleiss 法等；另一类为随机效应模型(random effect model)，常用 1986 年 DerSimonian-Laird 提出的 D-L 法等。

若把不同作者对相同问题进行的研究看作从同一总体中抽样得到的随机样本，且各研究设计相同，在获得各项研究结果后，即可采用固定效应 Meta 分析得到更为可靠的综合结果。用 y_j 指示第 j 项研究效应尺度的估计值，即其观察效应尺度，由于固定效应模型假设多项研究具有一个共同效应尺度 θ，各研究效应尺度的差异主要由样本含量不同或随机误差造成。第 j 项研究效应尺度的估计值 y_j 可表示为：

$$y_j = \theta + e_j \tag{12.1}$$

$$y_j \sim N(\theta, \sigma_{e_j}{}^2),\ e_j \sim N(0, \sigma_{e_j}^2)$$

通常，y_j 的估计方差 $var(y_j)$ 被视为真实方差 $\sigma_{e_j}^2$，也就是说，不考虑计算项 $var(y_j)$ 的误差。在此情形下，若用第 j 项研究误差方差的倒数作为其权重 w_j，则有 $y_j \sim N(\theta, w_j^{-1})$，在所有 k 个研究有共同效应尺度的假设下，则有 $\sum_{j=1}^{k} y_j w_j \sim N(\theta \sum_{j=1}^{k} w_j, \sum_{j=1}^{k} w_j)$，继而得加权综合效应尺度 y_a：

$$y_a = \frac{\sum_{j=1}^{k} w_j y_j}{\sum_{j=1}^{k} w_j} \tag{12.2}$$

实际情形中，即使是同一研究问题，若研究时间、地点、作者等不同，在制定设计方案、选择研究对象、实施研究过程等诸多方面都可能存在实质性差异，各项研究效应尺度的差异不能仅仅归因于样本含量和随机误差。此时，各研究可能不同质，各项研究效应有自己的分布和参数，即 k 个研究有不同子总体效应尺度，其各自参数 θ_j ($\theta_1, \theta_2, \cdots, \theta_k$)，$\theta_j$ 来自总体效应为 θ，方差为 τ^2 的总体，表示为：$\theta_j \sim N(\theta, \tau^2)$，这里 $\tau^2 \neq 0$，表示各项研究子总体效应 θ_j 间存在异质性(heterogeneity)。此情形下，应采用随机效应模型估计所有研究的综合效应尺度。反之，当 $\tau^2 = 0$ 时，表明 θ_j 没有变异，即各项研究的总体效应是相同的，即可用固定效应模型计算综合效应尺度。因此，通过检验 τ^2 是否为零，可以判断各项研究是否具有异质性，从而决定计算综合效应尺度时是采用固定效应模型还是采用随机效应模型。

若仍用 y_j 表示第 j 项研究效应尺度的估计值或观察效应尺度，则 D-L 随机效应模型中 y_j 可表示为：

$$y_j = \theta_j + e_j \tag{12.3}$$

假定 δ_j 为各研究真实效应尺度 θ_j 与平均效应尺度 θ 的差值，则各研究真实效应尺度 θ_j 可以表示为：

$$\theta_j = \theta + \delta_j \tag{12.4}$$

则式(12.3)可表示为：

$$y_j = \theta + \delta_j + e_j \tag{12.5}$$

$$y_j \sim N(\theta, \tau^2 + \sigma_{e_j}^2),\ \delta_j \sim N(0, \tau^2),\ e_j \sim N(0, \sigma_{e_j}^2)$$

在固定效应模型中，用第 j 项研究误差方差的倒数作为权重 w_j，可获得合并效应尺度 y_a。在随机效应模型中，沿用此思想，但此时第 j 项研究的权重 $w_j{}^*$ 为随机误差方差和 τ^2 之和 $(\tau^2 + \sigma_{e_j}^2)$ 的倒数，即 $w_j{}^* = (w_j{}^{-1} + \tau^2)^{-1}$。因此随机效应模型合并的效应尺度 y_a^* 为：

$$y_a^* = \frac{\sum w_j^* y_j}{\sum w_j^*} \tag{12.6}$$

如何检验各研究是否存在异质性是选择固定效应模型或随机效应模型的关键。1954 年 Cochran 提出用 Q 统计量进行各研究尺度的异质性检验或齐性检验：

$$Q = \sum_{j=1}^{k} w_j (y_j - y_a)^2 \tag{12.7}$$

从式(12.7)可见，Q 为各研究效应尺度与综合效应尺度的加权离差平方和，Q 服从自由度为 $v = k - 1$ 的 χ^2 分布，若 $P < 0.05$，可认为各研究间效应尺度存在异质性，需要进一步探索异质性的原因或采用随机效应模型计算综合效应尺度。实际应用中，Q 检验时常将检验水准调整为 0.1 或 0.2。

异质性检验或 Q 检验的实质是检验各研究的子效应尺度 θ_j 的方差 τ^2 是否为 0，其无效假设为 $H_0: \tau^2 = 0$。1986 年 D-L 提出采用矩法估计 τ^2：$\tau^2 = \dfrac{Q - (k-1)}{\sum_{j=1}^{k} w_j - \sum_{j=1}^{k} w_j{}^2 / \sum_{j=1}^{k} w_j}$。从上式可见，如果 Q 统计量大于 Meta 分析的研究个数减 1，可以认为 $\tau^2 > 0$，此时应采用随机效应模型。反之，可认为 $\tau^2 = 0$，应采用固定效应模型。从 w_j^* 的计算式中可知，τ^2 很小或趋近于零时，w_j^* 近似等于 w_j，但当 $\tau^2 > 0$ 时，w_j^* 小于固定效应模型时的权重 w_j，随机效应模型和固定效应模型估计结果会有较大差异。

由于 Q 检验容易受到 Meta 分析时纳入的研究数量的影响，且只能提供定性的结果，即有无异质性存在，不能提供异质性程度的大小。τ^2 虽然是定量评估研究间异质性的指标，但受到效应尺度特性的影响。因此，2003 年，Higgins 提出了一个定量的评估异质性的指数 I^2，$I^2 = \dfrac{Q - \nu}{Q} \times 100\%$，用于描述各研究中由于异质性而非偶然性造成的变异占总变异的百分比。计算 I^2 的 Q 为 Cochran$Q$ 检验的统计量，v 为其自由度。若 Q 小于自由度，则令 I^2 为零，以保证 I^2 在 0%到 100%之间，I^2 越大表示异质性越大，通常，按照 25%、50%、75%将异质性分为不同等级，若 I^2 大于 50%，则提示有明显异质性存在。

例 12.1 资料中 $\tau^2 = 0.460$，$Q = \sum_{j=1}^{k} w_j (y_j - y_a)^2 = 1056.67$，$Q$ 服从自由度为 $v = k - 1 = 48$ 的 χ^2 分布，$P < 0.05$，I^2 约为 95%，故采用随机效应模型得到合并效应尺度为 $\ln\overline{OR} = 1.435$，$s_{\ln\overline{OR}} =$

0.102。合并的 OR=4.195,95%置信区间为(3.408, 5.164)。

12.2 正态资料多水平 Meta 分析模型

剖析 Meta 分析所用数据结构发现,数据具有至少两个层次结构(hierarchical structure)。如图 12.2 所示,各项研究可视为高水平单位,每项研究中的研究对象视为低水平单位。尽管 Meta 分析中纳入的各项研究都针对同一问题或相同的研究假设开展研究,但各研究间可能在研究设计或实施时存在差别。例如不同研究间纳入和排除标准、样本含量、偏倚控制等方面存在差异,导致同一项研究的个体具有相似性或聚集性,这是层次数据的典型特征。因此,Goldstein、Yang 等(2000 年)与 Tuner 和 Omar 等(2000 年)提出了针对不同数据类型的多水平 Meta 分析模型,并与传统随机效应 Meta 分析模型进行了对比。

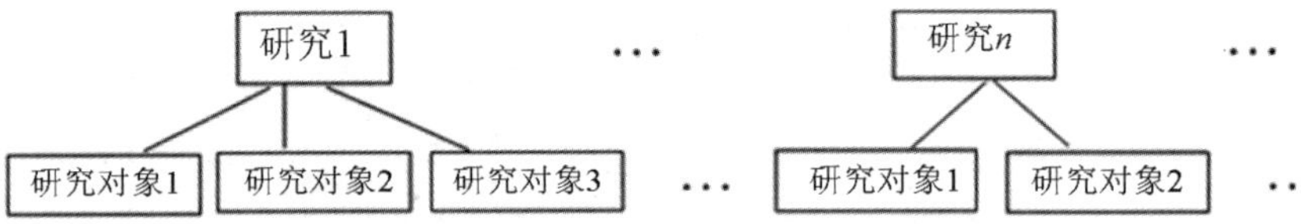

图 12.2 Meta 分析资料层次结构示意图

多水平 Meta 分析中,若能获得各项研究中个体数据,则采用与数据形式相适应的多水平模型分析即可。但 Meta 分析时,通常难以获得各研究中的个体数据,只能得到水平 2 单位聚集数据,如各研究的均数或比例等,因此,在构建多水平 Meta 分析模型时,与一般多水平模型有所不同。我们首先考虑基本的两水平模型如下:

$$y_{ij}=\beta_0+u_{0j}+e_{0ij} \tag{12.8}$$

$j=1,2,\cdots,k$,表示水平 2 单位,$i=1,2,\cdots,n_j$,表示水平 1 单位,水平 2 残差 u_{0j} 为正态随机变量,$u_{0j}\sim N(0,\sigma_u^2)$,水平 1 残差 e_{0ij} 也是正态随机变量,$e_{0ij}\sim N(0,\sigma_e^2)$,这两个变量不具相关性。

Meta 分析时,我们不能得到 y_{ij} ,只能得到各研究的均数 $y_{\cdot j}=\dfrac{\sum y_{ij}}{n_j}$,此时,式(12.8)可表达为:

$$\begin{aligned} y_{\cdot j}&=\beta_{0j}+e_{\cdot j}\\ \beta_{0j}&=\beta_0+u_{\cdot j}\\ \beta_{0j}&\sim N(\beta_0,\sigma_u^2)\\ u_{\cdot j}&\sim N(0,\sigma_u^2)\end{aligned} \tag{12.9}$$

$$var(e_{\cdot j})=var(e_{ij}/n_j)=var(e_{ij})/n_j=\sigma_e^2/n_j$$

反应变量 $y_{\cdot j}$ 的总方差为$\sigma_u^2+\sigma_e^2/n_j$,式中 n_j 为第 j 项研究的样本含量,其作用相当于方差的权重因子。这里 $y_{\cdot j}$ 为第 j 项研究的效应尺度,β_{0j} 为各研究的效应尺度,β_0 为各研究合并的效应尺度;$u_{\cdot j}$ 为第 j 项研究的随机效应,其方差为 σ_u^2 。

由于反应变量 $y_{\cdot j}$ 通常是标准化的效应尺度或 Cohen d 值,即比较组间均数之差除以合并组内标准差或 σ_e 估计值,MLwiN 拟合模型时限定水平 1 的方差 σ_e^2 为 1,并给其赋予权重 $z_{1j}=1/\sqrt{n_j}$,即:

$$var(e_{\cdot j})=var(e_{0ij}z_{1j})=1/n_j$$

对随机系数 σ_u^2 做假设检验可判断各研究的效应尺度 $\beta_0+u_{\cdot j}$ 间是否具有异质性。

而且，可在模型中进一步引入研究水平的协变量及其交互项（固定系数），如式（12.10）：

$$y_{\cdot j}=\beta_0+\sum_{h=1}^{k}\beta_h x_{h\cdot j}+u_{\cdot j}z_0+e_{ij}z_{1j} \tag{12.10}$$

$x_{h\cdot j}$ 为引入的协变量，β_h 为其系数，可用似然比检验或 Wald 检验判断模型中各协变量有无统计学意义；$z_0=1$，$z_{1j}=1/\sqrt{n_j}$，其随机系数分别为 σ_u^2 和 σ_e^2。

如果以研究为水平 2 单位，协变量 $x_{\cdot j}$ 的斜率在研究间可能随机变异，这时可进一步将模型改写为式（12.11）：

$$y_{\cdot j}=\beta_0+u_{0j}+(\beta_1+u_{1j})x_{\cdot j}+e_{ij}z_{1j} \tag{12.11}$$

$$\begin{pmatrix}u_{0j}\\u_{1j}\end{pmatrix}\sim MVN(0,\Omega)$$

$$\Omega=\begin{pmatrix}\sigma_{u_0}^2 & \\ \sigma_{u_{01}}^2 & \sigma_{u_1}^2\end{pmatrix},\quad var(e_{ij}z_{1j})=\frac{\sigma_e^2}{n_j}$$

$$var(u_{0j}+u_{1j}x_{\cdot j})=\sigma_{u_0}^2+2\sigma_{u_{01}}x_{\cdot j}+\sigma_{u_1}^2x_{\cdot j}^2$$

可获得超出聚集水平方差的额外贡献：

$$\sigma_{u_1}^2x_{\cdot j}^2,\ 2\sigma_{u_{01}}x_{\cdot j}$$

对比传统 D-L 随机效应模型（12.5）与多水平 Meta 模型（12.9）可看出以下相同点：（1）二者在模型形式上一致；（2）均可以引入协变量，修正综合效应尺度；（3）可以通过对方差成分的假设检验来判断是否存在随机效应。但二者又有以下不同点：（1）当资料存在真实的层次结构，比如某项研究的数据结构为县、乡、村三个层次，D-L 随机效应回归模型就难以处理这种类型的 Meta 分析资料，而多水平 Meta 分析模型可以将高水平的随机效应进一步分解，获得各水平上更详细的随机效应信息；（2）在考虑协变量影响的时候，D-L 随机效应模型只能通过 τ^2 的变化来了解协变量解释了多少变异。而多水平 Meta 模型可以进一步估计协变量的影响在不同研究水平间的变异，获得不同协变量的随机效应值 σ_{ku}^2（$k=1,2,\cdots$），更好地校正综合效应尺度，提供更多的分析信息；（3）D-L 随机效应分析方法通过齐性检验（Q 统计量）来确定是否采用随机效应模型；而多水平 Meta 模型直接估计高水平单位的随机效应 $\sigma_{u_0}^2$，并检验其是否有统计学意义，来确定是否选择随机效应模型。下面以例 12.2 为例，展示传统 Meta 分析与多水平 Meta 分析模型的联系。

例 12.2　在一项关于氟含量 FI 与儿童骨生长的医学文献系统综述中（方积乾，2005），搜集了以连续性变量“掌骨皮层厚度”为结果变量的 11 项调查研究的数据，见表 12.2，$\bar{x}_{1j}$，$\bar{x}_{2j}$，s_{1j}^2，s_{2j}^2，n_{1j} 和 n_{2j} 分别表示第 j 项研究中正常氟含量区域和高氟含量区域的均数、方差和样本含量，两组合并方差为 s_j^2，其分布范围为 0.32～0.51。第 8 列为效应尺度 d_j，本例中是标准化均差。第 9 列权重系数 $w_j=n_{2j}+n_{1j}$。

表 12.2　11 项研究中女童掌骨 II 皮层厚度

研究编号	高 FI 区域			合适 FI 区域			合并 s_j	效应尺度 d_j	组合权重		
	n_{2j} (1)	$\bar{x}_{2j}$ (2)	s_{2j}^2 (3)	n_{1j} (4)	$\bar{x}_{1j}$ (5)	s_{1j}^2 (6)	(7)	(8)	w_j (9)	w_jd_j (10)	$w_jd_j^2$ (11)
1	26	2.26	0.32	42	2.33	0.33	0.326	−0.215	68	−14.62	3.143
2	55	2.39	0.31	40	2.49	0.32	0.314	−0.318	95	−30.21	9.607
3	46	2.50	0.30	50	2.67	0.35	0.327	−0.520	96	−49.92	25.958

续表

研究编号	高 FI 区域			合适 FI 区域			合并 s_j	效应尺度 d_j	组合权重		
	n_{2j} (1)	$\bar{x}_{2j}$ (2)	s_{2j}^2 (3)	n_{1j} (4)	$\bar{x}_{1j}$ (5)	s_{1j}^2 (6)	(7)	(8)	w_j (9)	$w_j d_j$ (10)	$w_j d_j^2$ (11)
4	45	2.64	0.26	50	2.90	0.45	0.372	−0.699	95	−66.41	46.417
5	45	2.81	0.35	45	2.93	0.36	0.355	−0.338	90	−30.42	10.282
6	52	2.95	0.46	55	3.27	0.37	0.416	−0.769	107	−82.28	63.276
7	46	3.15	0.39	42	3.48	0.48	0.435	−0.759	88	−66.79	50.695
8	45	3.47	0.46	51	3.73	0.54	0.504	−0.516	96	−49.54	25.561
9	45	3.63	0.38	45	3.81	0.40	0.390	−0.462	90	−41.58	19.210
10	42	3.81	0.41	45	4.16	0.42	0.415	−0.843	87	−73.34	61.826
11	44	3.99	0.56	25	4.18	0.41	0.511	−0.372	69	−25.67	9.584
Total									981	−530.78	325.523

*：摘自方积乾主编"*Medical Statistics and Computerized Experiment*"。

用传统 Meta 分析方法首先对 d_j 进行齐性检验 $\chi^2=9.24$， $\upsilon=10$， $P>0.50$，得出不拒绝 H_0 的结论，可选择固定效应模型计算加权综合效应尺度 $\bar{d}=-0.541$，综合效应尺度的标准误 $s_{\bar{d}}=0.065$，研究间总方差 $s_{\bar{d}}^2=0.039$，效应尺度 95%置信区间为(−0.67，−0.41)。结果提示高氟含量区域女童第二掌骨皮层厚度低于正常氟含量区域，其两类区域女童第二掌骨皮层厚度之差值的范围是其标准误的 0.41～0.67 倍。

在多水平模型中可以通过不同的方式构造模型进行 Meta 分析，以例 12.2 为例，在 MLwiN 中可用两种方法构造多水平 Meta 分析模型，计算综合效应尺度。

(1)以效应尺度 d_j 为反应变量

此时效应尺度为标准化均差 $d_j=\dfrac{\bar{x}_{处理j}-\bar{x}_{对照j}}{合并\ s_j}$，以 d_j 为反应变量拟合两水平模型，结果见表 12.3。

表 12.3 以效应尺度 d_j 为反应变量的模型拟合结果(MLwiN)

	估计值	标准误	χ^2 值	P
固定参数				
β_0	−0.532	0.063	70.000	0.0000
随机参数				
σ_u^2 (水平 2)	0.032	0.019	3.012	0.0827
σ_e^2 (水平 1)	1.000	0.000	—	—

表 12.3 模型中 wt_j 为水平 1 方差的权重因子，即式 12.10 中的 z_{1j}，为 $1/\sqrt{n_{2j}+n_{1j}}$，σ_e^2 限定为 1。模型中 β_0 为综合效应尺度估计值，u_{0j} 为水平 2 的随机项，或各研究的效应尺度与综合效应尺度之差，反映效应尺度在水平 2 单位(不同研究间)的分布离散度，用随机系数或 u_{0j} 的方差 σ_u^2 估计，因此对 σ_u^2 的假设检验相当于传统 Meta 分析中的齐性检验。

两水平模型估计的综合效应尺度及标准误为 $-0.532(s_{\bar{d}}=0.063)$，与传统 Meta 分析固定效应模型估计值 $-0.541(s_{\bar{d}}=0.065)$ 基本接近。两水平模型估计的研究间效应尺度的方差（即 τ^2）为 0.032，Wald 检验结果 $P=0.0827$，提示尚不能认为各研究间具有异质性。

(2)以各组别 $\bar{x}_{gj}/s_j$ 为反应变量

将(1)中 Cohen d_j 稍做变化得对照组标化均数和处理组标化均数之差，则 $y_{.j}=d_j=\frac{\bar{x}_{处理j}}{s_{组间j}}-\frac{\bar{x}_{对照j}}{s_{组间j}}=d_{处理j}-d_{对照j}$，以对照组为基数，用指示变量"$group$"定义组别(0 为对照，1 为处理)，则可获得新的数据结构如下，其中 1 为处理组，0 为对照组：

$$\begin{bmatrix} 研究\ j & 组别\ group & 反应变量\ d_{gj} & 样本含量\ n_{gj} \\ 1 & 0 & d_{01} & n_{01} \\ 1 & 1 & d_{11} & n_{11} \\ \vdots & \vdots & \vdots & \vdots \\ J & 0 & d_{0J} & n_{0J} \\ J & 1 & d_{1J} & n_{1J} \end{bmatrix}$$

新的两水平模型为：

$$\begin{aligned} y_{.j} &= \beta_{0j}+\beta_{1j}group+e_{ij}/n_{gj} \\ \beta_{0j} &= \beta_0+u_{0j} \\ \beta_{1j} &= \beta_1+u_{1j} \end{aligned} \tag{12.12}$$

$$u_{0j}\sim N(0,\sigma_{u_0}^2),\ u_{1j}\sim N(0,\sigma_{u_1}^2),\ var(e_{ij})=\sigma_e^2/n_j=1/n_j\ (限制\ \sigma_e^2=1)$$

其中组别变量($group$)的系数 β_1 即为综合效应尺度估计值，$\sigma_{u_1}^2$ 为 β_1 在研究间的随机效应值的方差。如果对 $\sigma_{u_1}^2$ 的假设检验结果有统计学意义，则说明随机效应模型适合此数据。β_0 为对照组标准化均数的综合值，$\sigma_{u_0}^2$ 为该综合值的随机效应的方差。传统 Meta 分析中不估计 β_0 和 $\sigma_{u_0}^2$。在两水平模型中则反映数据的真实特征，使得综合效应尺度的估计值更加准确。

采用此模型对例 12.2 进行估计，结果如表 12.4 所示。结果显示所估计的综合效应尺度及标准误与传统方法的估计值相等。效应值在各研究间的差别无统计学意义，但对照组的结果在研究间有差异。

表 12.4　以 $\bar{x}_{gj}/s_j$ 为反应变量的模型拟合结果(MLwiN)

	估计值	标准误	χ^2 值	P
固定参数				
β_0	8.238	0.262	987.291	0.000
β_1	−0.543	0.064	71.395	0.000
随机参数				
$\sigma_{u_0}^2$ (水平 2)	0.733	0.316	5.400	0.020
$\sigma_{u_1}^2$ (水平 2)	0.000	0.000	0.000	1.000
σ_e^2 (水平 1)	1.000	0.000		

对比两种模型的构造方法和对综合效应尺度的估计，方法(1)更直接简单，结果便于解释。但如

果需要在模型中加入协变量，则综合效应尺度(截距)的估计值将受到协变量基线值的影响。而且，如果实验组和对照组具有不同协变量，需分别进行调整时，方法(1)则无法处理，方法(2)却不易受协变量取值的影响。由于方法(2)在构造模型时将实验组和对照组视为一个研究中的两个数据观察点，更充分地利用了数据信息，提高估计结果的精度。方法(2)估计的综合效应尺度及标准误 (−0.543±0.064) 与传统方法的结果 (−0.541±0.065) 更相近。

以上实例结果显示，多水平统计模型能有效地把两个水平的随机误差进行分解，从而得到固定效应或随机效应模型下的综合效应尺度；而且可以探讨协变量不同时，对综合效应尺度的影响。两水平模型可直接推广到三水平以及更多水平的数据结构形式，对观察效应尺度的方差做更细致的分解和解释。

例 12.2 没有协变量数据，尚无法以此实例拟合具有协变量的多水平 Meta 分析模型。但正态资料中具有协变量的多水平 Meta 分析模型可参见 12.4 节对例 12.1 资料 *OR* 进行对数转换后拟合的正态效应尺度的多水平 Meta 分析模型。

12.3 疾病危险因素队列研究资料的 Meta 分析模型

队列研究是病因研究中常采用的一种研究设计类型。通过对暴露和非暴露于某危险因素的人群足够长时间的追踪观察，测量并比较两组人群中特定疾病的发病率或死亡率，从而达到检验病因假说的目的。队列研究常采用相对危险度(*RR*)来估计暴露和疾病的关联强度。

$$RR=\frac{\pi_+}{\pi_-}=\frac{m_+/n_+}{m_-/n_-} \tag{12.13}$$

其中，π_+ 为暴露组发病率，π_- 为非暴露组发病率，m_+ 和 m_- 分别为暴露组和非暴露组新发病例数，n_+ 和 n_- 分别为两组的观察人数。

根据 Meta 分析中收集到的队列研究数据形式的不同，所构建多水平 Meta 分析模型略有不同。

(1)个体数据已知

假设能收集到 J 项研究的全部个体数据集，包括它们的协变量，形式如下数据阵：

$$\begin{bmatrix}
\text{研究编号} & \text{暴露情况(暴露}=1) & \text{研究对象(病例}=1) & \text{协变量} \\
1 & 1 & 1 & w_{11} \\
1 & 1 & 0 & w_{12} \\
1 & 0 & 0 & w_{13} \\
\vdots & \vdots & \vdots & \vdots \\
2 & 0 & 1 & w_{21} \\
2 & 1 & 0 & w_{22} \\
\vdots & \vdots & \vdots & \vdots \\
\text{j} & 1 & 0 & w_{j1} \\
\text{j} & 1 & 1 & w_{j2} \\
\vdots & \vdots & \vdots & \vdots \\
\text{J} & 0 & 1 & w_{J1} \\
\text{J} & 1 & 1 & w_{J2} \\
\vdots & \vdots & \vdots & \vdots
\end{bmatrix}$$

这是最理想的情形，此数据构建的 Meta 分析模型统计效率最大。这里各研究为水平 2 单位，个体为水平 1 单位，是典型的两水平数据结构，可根据数据特点拟合两水平 Logistic 或 Poisson 回归模型。具体参见本书第 5 章或第 7 章内容。

(2)只有相对危险度和样本含量

假定收集到 $j=1,2,\cdots,J$ 个具有相同研究假设的队列研究数据，文献中只能提取到各研究的总样本含量 n_j 和相对危险度 RR_j，数据阵如下。

$$\begin{bmatrix} \text{研究} & \text{样本含量} & RR \\ 1 & n_1 & RR_1 \\ 2 & n_2 & RR_2 \\ \vdots & \vdots & \vdots \\ j & n_j & RR_j \\ \vdots & \vdots & \vdots \\ J & n_J & RR_J \end{bmatrix}$$

可以将 RR_j 取对数，假定 $\ln(RR_j)$ 为正态分布可拟合下列模型：

$$y_{\cdot j}=\ln(RR_j)=(\beta_0+u_{0j})+e_{0ij}/n_j$$

$$u_{0j}\sim N(0,\sigma_{u_0}^2),\quad var(e_{0ij})=\sigma_e^2(\text{限制为 }1) \tag{12.14}$$

式中 β_0 为综合相对危险度对数值 $\ln(RR)$，其估计值为 $\hat{\beta}_0$，取其反对数则得到综合的 RR 估计值。u_{0j} 为各研究效应尺度与综合相对危险度对数值 $\ln(RR)$ 的离差。拟合模型后可计算 $(\hat{\beta}_0+\hat{u}_{0j})$ 获得各项研究的对数相对危险度。随机系数 $\sigma_{u_0}^2$ 则反映对数相对危险度在研究间的变异或随机效应的方差，对其估计值进行 Wald 检验，可推断采用随机效应模型是否合适。由于没有水平 1 个体数据，水平 1 误差 σ_e^2 不可测，通过设置权重 $1/n_j$ 而限制 σ_e^2 为 1 可有效地估计模型中其他参数的标准误。

此种数据形式下的模型简单直接，但效应尺度的估计会受到协变量的影响，即当模型中引入协变量时，综合效应尺度(截距)的估计值将只代表其他协变量取值均为 0 时的特殊情况。此外，当研究的个数太少时，对 $\ln(RR)$ 的正态分布假设可能会不成立。

(3)有暴露与非暴露组的观察结果

多数情况下，Meta 分析能够收集到的各研究的数据形式如下数据阵所示，

$$\begin{bmatrix} \text{研究} & \text{组别} & \text{病例} & \text{观察人数} & \text{发病率} \\ 1 & 1 & m_{1+} & n_{1+} & \pi_{1+} \\ 1 & 0 & m_{1-} & n_{1-} & \pi_{1-} \\ 2 & 1 & m_{2+} & n_{2+} & \pi_{2+} \\ 2 & 0 & m_{2-} & n_{2-} & \pi_{2-} \\ \vdots & \vdots & \vdots & \vdots & \vdots \\ J & 1 & m_{J+} & n_{J+} & \pi_{J+} \\ J & 0 & m_{J-} & n_{J-} & \pi_{J-} \end{bmatrix}$$

此种情形下，暴露组和非暴露组的病例数、观察数及协变量如平均年龄，即可计算各研究暴露组和非暴露组的发病率和相对危险度 RR_j。此时，根据资料特征可考虑选择以下 3 种模型之一进行分析。

① 直接拟合对数发病率的线性模型

对 π_j 取对数，假设其服从正态分布，构建两水平线性模型如下：

$$y_{\cdot j}=\ln(\pi_j)=(\beta_0+u_{0j})+(\beta_1+u_{1j})group+e_{ij}/n_j \tag{12.15}$$

$$u_{0j}\sim N(0,\sigma_{u_0}^2),\quad u_{1j}\sim N(0,\sigma_{u_1}^2)$$

$$var(e_{ij})=\sigma_e^2\text{（限制为 1）},\quad cov(u_{0j},u_{1j})=\sigma_{u_{01}}$$

式中变量“$group$”取值为 0 或 1，分别指示非暴露组和暴露组；固定系数 β_1 估计两组的对数发病率之差，取其反对数则获得综合的 RR 估计值。该系数在各研究间的随机效应或变异度由随机系数 $\sigma_{u_1}^2$ 估计，对 $\sigma_{u_1}^2$ 作 Wald 检验或对数似然比检验可判断随机效应模型的合理性；固定系数 β_0 及其随机效应变量 u_{0j} 代表非暴露组的对数发病率及其在研究间变异度，用以反映数据的特征并使其他系数的估计值更准确。权重因子 $1/n_j$ 的使用同模型(12.14)。

引入协变量可对 β_1 和 $\sigma_{u_1}^2$ 的估计值进行有效的调整，但不会改变其系数的意义。

各研究的相对危险度可由 $\exp(\hat{\beta}_1+\hat{u}_{1j})$ 估计；相应的标准误（对数尺度下）为 $(s_{\hat{\beta}_1}+\hat{s}_{\hat{u}_1})$，可以在模型估计时获得。

② 拟合发病率的 Logistic 模型

在研究数不够多或对 $\ln(\pi_j)$ 的正态假设不成立的情况下，上述模型估计的结果可能会有偏差。这时可拟合发病率的 Logistic 模型。仍然用 j 指示水平 2 研究单位，各研究分组样本含量 n_j 为分母值，数据拟合完整的两水平 Logistic 模型：

$$y_j=\ln\left(\frac{\pi_j}{1-\pi_j}\right)=(\beta_0+u_{0j})+(\beta_1+u_{1j})group \tag{12.16}$$

$$u_{0j}\sim N(0,\sigma_{u_0}^2),\quad u_{1j}\sim N(0,\sigma_{u_1}^2),\quad cov(u_{0j},u_{1j})=\sigma_{u_{01}}$$

y_j 在个体水平的误差满足二项分布，即为 $\sqrt{\pi_{ij}(1-\pi_{ij})/n_{ij}}$；式中变量“$group$”同前式(12.15)；固定系数 β_1 取反对数获得暴露组与非暴露组的发病比数比（OR）：

$$\frac{\pi_+/(1-\pi_+)}{\pi_-/(1-\pi_-)}$$

当发病率很小时，估计的比数比将趋近于相对危险度 RR，所以，这里估计的综合 OR 只是 RR 的近似值。模型其他部分的意义同①中。本书第 5 章详细地介绍了多水平 Logistic 模型的原理，估计方法和应用中的注意事项，在这里均适用。

③ 拟合发病数的 Poisson 模型

若对上述 Logistic 模型在某些情况下对 RR 的近似程度不满意，不妨拟合 Poisson 模型直接获得 RR 的估计值。其基本模型为

$$y_j=\ln(n_j\pi_j)=offset+(\beta_0+u_{0j})+(\beta_1+u_{1j})group \tag{12.17}$$

$$u_{0j}\sim N(0,\sigma_{u_0}^2),\quad u_{1j}\sim N(0,\sigma_{u_1}^2),\quad cov(u_{0j},u_{1j})=\sigma_{u_{01}}$$

$$offset=\ln(n_j)$$

模型反应变量为观察死亡数或观察发病数等，可用 $n_j\pi_j$ 表示，模型左边减去 $offset$，可获得对数死亡率或发病率。固定系数 β_1 是暴露组与非暴露组对数死亡率或发病率之差，取反对数则为相对危险度 RR，这里研究间的随机效应由随机系数 $\sigma_{u_1}^2$ 估计。其他系数如 β_0、$\sigma_{u_0}^2$ 的解释与式(12.15)完全相同。$offset$ 为偏移校正量，也相当于 π_j 的权重，当单元观察单位数相等或观察的反应变量为统一单位时间的计数结果，则 $offset$ 可以从模型中省略。

与其他模型一样，模型(12.17)也可以进一步引入协变量，分析控制协变量后综合效应估计值 β_1 和随机误差成分 $\sigma_{u_1}^2$ 的变化；拟合多水平 Poisson 模型的更多实例和注意事项可参考本书第 7 章。

(4)实例演示

例 12.3 为研究阿司匹林预防心肌梗死（MI）的作用，美国的不同机构在 1976－1988 年间进行了 7 项关于阿司匹林预防心肌梗死的队列研究，以患者心肌梗死是否死亡为观察终点，数据整理格式

如表 12.5。

表 12.5　7 个阿司匹林预防心肌梗死的研究结果

研究 j	组别 $group$(1=阿司匹林)	死亡率 π_j	观察总数 n_j
1	1	0.080	615
1	0	0.107	624
2	1	0.058	758
2	0	0.083	771
3	1	0.123	832
3	0	0.148	850
4	1	0.101	317
4	0	0.123	309
5	1	0.105	810
5	0	0.128	406
6	1	0.109	2267
6	0	0.097	2257
7	1	0.183	8587
7	0	0.200	8600

*:数据摘自倪宗瓒主编《医学统计学》。

由表可见收集到的数据可供我们拟合两水平模型(12.15)−(12.17),用 MLwiN2.0(RIGLS)软件估计模型结果如表 12.6。

表 12.6　两水平模型估计阿司匹林预防心肌梗死的相对危险度(标准误)

	反应变量为对数死亡率 $\ln\pi_j$ (12.15)	反应变量为死亡率 π_j Logistic 模型(12.16)	反应变量为死亡数 Poisson 模型(12.17)
固定参数			
β_0(截距)	−2.105(0.111)	−1.992(0.128)	−2.125(0.120)
β_1(组别)	−0.170(0.061)	−0.143(0.063)	−0.133(0.065)
随机参数			
$\sigma^2_{u_0}$	0.085(0.046)	0.103(0.061)	0.089(0.053)
$\sigma^2_{u_1}$	0.023(0.014)	0.009(0.012)	0.012(0.014)
$\sigma^2_{u_{01}}$	0.009(0.018)	0.002(0.021)	0.004(0.020)
$\widehat{RR}$	0.844 (95%CI:0.757～0.942)	0.867 (95%CI:0.742～0.988)	0.875 (95%CI:0.771～0.994)

本例用传统 D-L 法对 $\ln RR$ 进行综合,异质性检验统计量 $Q=9.9285$,$P=0.1277$,提示 RR_j 在各研究间不存在异质性,可采用固定效应模型合并效应尺度,得到综合效应值为−0.0902($s_{\ln\overline{RR}}=0.0275$);若仍然用 D-L 随机效应模型,可得到综合效应值为−0.1133($s_{\ln\overline{RR}}=0.055$),两者接近,同时得到 $\tau^2=0.007$,接近于 0,也表明尚不能认为各研究间 RR_j 具有异质性。

表 12.6 中三种两水平模型拟合的结果与传统 D-L 法对综合相对危险度的估计值及其误差不完全相同,但比较接近,且其 95%置信区间大部分重叠,故在实际应用中,这几种模型均可选择。

12.4 疾病危险因素病例对照研究资料的 Meta 分析模型

病例对照研究是流行病学中另一种用于病因探索的研究设计类型，其资料通常整理成如表 12.7 的形式，采用 OR 来估计暴露和疾病的关联强度，如式(12.18)。

表 12.7 病例对照研究资料形式

	疾病	非疾病	
暴露	a	b	$a+b$
非暴露	c	d	$c+d$
合计	$a+c$	$b+d$	N

$$OR=\frac{\dfrac{a/(a+c)}{1-a/(a+c)}}{\dfrac{b/(b+d)}{1-b/(b+d)}}=\frac{ad}{bc} \tag{12.18}$$

与队列研究类似，在病例对照研究的 Meta 分析中，可能获得三种形式的数据：①每项研究中个体的具体信息；②暴露比值比 OR(或 $\ln OR$)及总的样本含量；③如表 12.7 的四格表形式的数据，同时获得暴露比值比 OR 和暴露率。故可根据获得的数据形式，采用相应方法来获得合并效应尺度。

(1)对第一种数据形式，相当于可获得各研究个体水平数据，各研究为水平 2 单位，个体为水平 1 单位，是典型的两水平层次结构。

(2)对第二种数据形式，如下数据阵。

$$\begin{bmatrix} \text{研究} & \text{样本含量} & OR \\ 1 & n_1 & OR_1 \\ 2 & n_2 & OR_2 \\ \vdots & \vdots & \vdots \\ j & n_j & OR_j \\ \vdots & \vdots & \vdots \\ J & n_J & OR_J \end{bmatrix}$$

以 $\ln OR$ 为效应尺度，假设总体 $\ln OR$ 服从正态分布，采用 12.3 节中的模型(12.14)计算综合效应尺度。采用 MLwiN3.05(RIGLS)和 SAS9.4(REML)对例 12.1 中表 12.1 分别拟合无协变量和引入多个协变量的两水平模型，结果见表 12.8—表 12.9 栏(1)(2)。

表 12.8 吸烟与肺癌关系研究两水平无效模型估计值(标准误)

	反应变量为 $\ln OR$		反应变量为吸烟率
	MLwiN2.0(1)	SAS9.4(2)	MLwiN2.0(3)
固定参数			
β_0(截距)	1.406(0.105)	1.419(0.105)	0.499(0.115)
β_1(组别)			1.441(0.101)
随机参数			
σ_u^2 (水平 2)	0.539 (0.109)	0.511(0.112)	0.414(0.098)
σ_e^2 (水平 1)	1.000(0.000)	1.000(0.000)	1.000(0.000)

*：经过 Wald 检验，固定参数 β_0 和随机参数 σ_u^2 均有统计学意义。

表 12.9　吸烟与肺癌关系两水平含协变量模型的估计值(标准误)

	反应变量为 ln*OR*		反应变量为吸烟率
	MLwiN3.05(1)	SAS9.4(2)	MLwiN3.05(3)
固定参数			
β_0(截距)	1.077(0.265)	1.083(0.272)	0.512(0.287)
β_1(组别)	—	—	1.428(0.103)
国别	0.637(0.196)	0.641(0.203)	0.803(0.205)
设计	0.028(0.323)	−0.035(0.332)	−0.791(0.344)
年龄配比	−0.115(0.235)	−0.119(0.242)	0.300(0.244)
随机参数			
σ_u^2(水平 2)	0.442(0.090)	0.439(0.101)	0.434(0.102)
σ_e^2(水平 1)	1.000(0.000)	1.000(0.000)	1.000(0.000)

*:经过 Wald 检验,固定参数 β_0、β_1 和随机参数 σ_u^2 均有统计学意义;

* *:栏(1)(2)协变量国别有统计学意义,栏(3)协变量国别与设计有统计学意义。

传统随机效应模型 D-L 法所获得综合 ln*OR* 为 1.435(标准误为 0.102),τ^2 为 0.460,与表 12.8 结果比较可知,无协变量的模型结果与 D-L 法结果接近;当引入协变量后,综合 ln*OR* 估计值为 1.077,由于此时的综合 ln*OR* 只代表协变量国别、设计及年龄配比取值均为 0 时研究人群的情况,因此与无协变量的模型及 D-L 法结果差别很大。

可见,若无法得到各项研究详细数据信息,仅利用 *OR* 值和样本含量,多水平 Meta 模型仍然可以获得综合效应尺度,但 D-L 法则不行。不过由于信息不充分,结果非常粗略;另外,引入协变量对综合 ln*OR* 值进行校正时,需结合协变量基线及其取值对综合 ln*OR* 进行解释。

(3)针对第三种数据形式可以获得如下数据阵。

$$\begin{bmatrix} \text{研究 } j & \text{组别} & \text{样本含量} & \text{暴露率} & \text{协变量} \\ 1 & 1 & n_{11} & \pi_{11} & w_{11} \\ 1 & 0 & n_{10} & \pi_{10} & w_{10} \\ 2 & 1 & n_{21} & \pi_{21} & w_{21} \\ 2 & 0 & n_{20} & \pi_{20} & w_{20} \\ \vdots & \vdots & \vdots & \vdots & \vdots \\ j & 1 & n_{j1} & \pi_{j1} & w_{j1} \\ j & 0 & n_{j0} & \pi_{j0} & w_{j0} \\ \vdots & \vdots & \vdots & \vdots & \vdots \\ J & 1 & n_{J1} & \pi_{J1} & w_{J1} \\ J & 0 & n_{J0} & \pi_{j0} & w_{J0} \end{bmatrix}$$

组别中 1 代表病例,0 代表对照。协变量在病例组和对照组可能相同也可能不同,如协变量国别,病例组和对照组是一致的,而协变量平均年龄,在病例组和对照组是不同的。根据病例对照设计思想,欲比较病例组与对照组关于吸烟的暴露与非暴露的比数之比,进而推论吸烟是否与肺癌相关。因此,这里将吸烟与否视为因变量。根据本书第 5 章中介绍的多水平 Logistic 模型的原理和方法,构建两水平 Meta 分析模型,可表达为:

$$\text{logit}(\pi_{ij}) = (\beta_0 + u_{0j}) + (\beta_1 + u_{1j})group + \sum \beta_k w_{j,k} \tag{12.19}$$

$$u_{0j} \sim N(0,\sigma_{u_0}^2), \quad u_{1j} \sim N(0,\sigma_{u_1}^2)$$

π_{ij} 表示第 j 项研究的吸烟率；$group$ 为 0/1 变量，指示病例组与对照组；$w_{j,k}$ 为其他协变量。对固定效应系数 β_1 取反对数则获得综合效应尺度 OR 值。模型中引入反映各研究特征的协变量，可以更精确地校正综合效应尺度的估计值 β_1。这里随机变量 u_{1j} 反映第 j 项研究的 lnOR 值与合并 lnOR 值的离差或随机效应。$\sigma_{u_1}^2$ 则是这些离差值的方差，描述 lnOR 值在研究间的变异。该模型拟合结果见表 12.8—表 12.9 中栏(3)。

无协变量的模型综合 lnOR 估计值和水平 2 残差方差(表 12.8 中栏 (3))，与以 lnOR 为正态反应变量的结果(表 12.8 中栏 (1))非常接近，也与传统 D-L 法结果近似。当引入协变量后，其结果与以 lnOR 为正态反应变量的结果有些差别，这是由于以 lnOR 为反应变量的线性模型具有局限性。在有协变量的情况下，截距所反映的不再是全体研究的综合值，而是协变量基线水平的综合值。相比之下，模型(12.19)的结果更稳定合理。另外，还有两个理由认为模型(12.19)优于以 lnOR 为正态反应变量的模型。其一，以暴露率 (本例吸烟率)作为反应变量，同时有病例和对照的信息，J 项研究，含 $2J$ 个数据点，有更多的信息量；其二，病例组和对照组可能受到不同的协变量影响，引进这样的协变量能有效地调整综合值。

12.5　组合聚集数据和个体数据的两水平 Meta 分析模型

在一项评价罗格列酮盐类药物治疗糖尿病长期效果的研究中，研究者期望得到罗格列酮盐类药物治疗糖尿病患者 1 年后，糖化血红蛋白(HbA1c)的绝对改变量。研究者通过检索文献获取了罗格列酮类药物随机对照临床试验资料(共 8 项研究，24 个组别，见表 12.10)，此外，还获得了制药企业提供的罗格列酮钠临床试验个体资料(4 个中心 129 例患者的数据)。显然，如果只选择 8 项研究的聚集资料进行分析或将个体资料转化为聚集数据进行 Meta 分析都会损失信息。多水平模型可以将个体水平数据和聚集水平数据组合进行 Meta 分析，充分利用了现有数据信息，提高了参数估计的准确性。

表 12.10　9 个罗格列酮盐类研究资料数据

研究 j	组别 g	样本含量 n_{gj}	剂量 x_{1gj}	基线 HbA1c% x_{2gj}	HbA1c%绝对改变 $y_{\cdot gj}$
1	1	166	4	9.0	−0.3
	2	169	8	8.8	−0.6
2	1	180	4	8.9	0
	2	186	4	8.9	−0.1
	3	181	8	8.9	−0.3
	4	187	8	9.0	−0.7
.	.	.	.	.	.
.	.	.	.	.	.
6	1	116	4	8.9	−0.6
	2	110	8	8.9	−0.8

续表

研究	组别	样本含量	剂量	基线 HbA1c%	HbA1c%绝对改变
j	g	n_{gj}	x_{1gj}	x_{2gj}	$y_{\cdot gj}$
7	1	199	2	9.2	−0.5
	2	183	4	9.2	−0.9
8	1	114	2	9.3	−0.0
	2	116	4	9.0	−0.3
9		1	4	9.0	−2.0
9		1	4	5.9	0.6
.		.	.	.	.
9		1	4	6.4	−0.8

该研究收集到的各项研究试验方案存在一定差异，但都包含基线 HbA1c 含量、用药剂量及用药时间等协变量信息。为了便于结果的解释，对基线 HbA1c 含量以 9.0%进行中心化，药物剂量分组按一天服用总剂量计算，分为 2mg，4mg，8mg 组，用药剂量以 4mg/d 进行中心化。表 12.10 研究 2 中不同组别每次服药剂量或服药次数不同，但天用药总剂量 4mg 和天用药总剂量 8mg 的分别有 2 个组，可以看成重复测量的数据。文献资料随访时间均为 26 周，个体数据随访时间是 12 周，用时间 t 加以区别（12 周：$t=0$，26 周：$t=1$）。

构造两类研究数据的组合模型需设计两个指示变量 z_1 和 z_2 区分个体水平数据和聚集水平数据。其基本原理是聚集数据采用本章 12.2 节的多水平 Meta 分析模型，个体数据采用本书第 2、3 章的基本的多水平模型。由指示变量 z_1 和 z_2 将两类数据组合在一个模型中。

本研究主要的目的是估计综合的 HbA1c%的绝对改变量，同时考虑有关协变量如 HbA1c 基线水平、天用药剂量和试验中心等对观察结果的影响，模型应考虑到各研究之间的变异和异质性，使 HbA1c 的综合估计值更精确。

构造模型的基本思路如下：

（1）针对聚集数据的三水平随机效应模型（three-level random effects model）

由表 12.10 可见，反应变量之间的差别可归因于三个水平单位：研究间（水平 3）、研究不同剂量间（水平 2）和有测量值的个体间（水平 1）。参照本章 12.2 节构造最简单的不含协变量的 Meta 分析模型，可表示为：

$$y_{\cdot gj}=(\beta_0+v_{0j}+u_{0gj})+e_{\cdot gj} \qquad (12.20)$$
$$v_{0j}\sim N(0,\sigma_{v_0}^2)$$
$$u_{0gj}\sim N(0,\sigma_{u_0}^2)$$
$$e_{\cdot gj}\sim N(0,\sigma_e^2/n_{gj})$$

式中 v_{0j} 为反应变量在试验研究间的随机效应，u_{0gj} 为不同剂量间或重复测量间的随机效应。误差在三个层次水平的估计值分别为 $\sigma_{v_0}^2$，$\sigma_{u_0}^2$ 和 σ_e^2（限制为 1），下标 g 指示水平二单位，β_0 为 J 个试验结果的综合反应量。

（2）针对个体数据的单水平模型

表 12.10 显示研究 9 的个体数据间无层次结构，故可构造最简单的线性模型为：

$$y_i'=\beta_0'+e_i' \qquad (12.21)$$
$$e_i'\sim N(0,\sigma_{e_0'}^2)$$

β_0' 为该个体研究的平均反应量，e_i' 为独立正态随机误差。

(3)合并模型(12.20)和(12.21)

遵循 Meta 分析的基本思想需将所有研究信息合并估计综合效应尺度。构造指示变量 z_1 和 z_2 定义如下：

$$z_1=\begin{cases}1 & 个体水平数据\\0 & 聚集水平数据\end{cases},\quad z_2=\begin{cases}1 & 聚集水平数据\\0 & 个体水平数据\end{cases}$$

合并后的新模型为：

$$\begin{aligned}y_{igj}&=z_1y_i'+z_2y_{\cdot gj}\\&=z_1(\beta_0'+e_i')+z_2(\beta_0+v_{0j}+u_{0gj}+e_{\cdot gj})\end{aligned}\tag{12.22}$$

对聚集数据的水平 1 误差构造权重因子 $w_{gj}=1/\sqrt{n_{gj}}$，上式可改写为式(12.23)：

$$y_{igj}=(\beta_0'z_1+\beta_0z_2)+(z_2v_{0j}+z_2u_{0gj}+z_1e_i'+z_2w_{gj}e_{\cdot gj})\tag{12.23}$$

固定系数 β_0 和 β_0' 分别代表个体数据和聚集数据的截距或平均反应量。随机系数为 $\sigma_{v_0}^2$（水平 3），$\sigma_{u_0}^2$（水平 2），$\sigma_e^{2'}$ 和 σ_e^2（水平 1），各水平随机效应间均无相关性。各试验研究间的反应变量的差别由 $\sigma_{v_0}^2$ 描述。如果实际工作需要将 β_0 和 β_0' 合并求一个综合指标，则建模中只需要设置一个常数项，得到一个公共截距。

(4)组合模型中增加协变量

模型(12.23)为不含协变量的组合聚集数据和个体数据的多水平 Meta 分析模型，在实际 Meta 分析资料中，有可能收集到一些与反应变量相关的协变量信息，这些协变量在不同研究间会存在差异，为了解协变量对综合效应尺度的影响，可在模型中增加相应的协变量，这些协变量可以是聚集数据和个体数据共有的，也可以是聚集数据或个体数据独有的。如本节的实例中所示，基线 HbA1c 含量、天用药总剂量是聚集数据和个体数据共有的协变量；中心是个体数据独有的协变量。

聚集数据或个体数据独有的协变量可通过乘以各自的指示变量 z_1 或 z_2 进行区分，聚集数据和个体数据共有的协变量则无须指示变量。加入协变量后的模型可为：

$$y_{igj}=(\beta_0'z_1+\beta_0z_2)+\beta_1x_{1gj}+\beta_2x_{2gj}z_2+\beta_3x_{2i}z_1+(z_2v_{0j}+z_2u_{0gj}+z_1e_i'+z_2w_{gj}e_{\cdot gj})\tag{12.24}$$

其实，与一般线性模型一样，无论是针对聚集数据还是个体数据都可以纳入更多相应的协变量。

聚集数据和个体数据分别拟合模型，结果见表 12.11，聚集数据水平 2 随机部分方差 $\sigma_{u_0}^2=0.038$，其标准误 0.017，Wald 检验结果 $P<0.05$，提示不同剂量组间效应存在差异，将剂量组作为水平 2 是合理的；而且聚集数据和个体数据分别拟合模型比较结果可知，在基线 HbA1c 均为 9.0%时，聚集数据和个体数据的截距项相差较大，提示，两种数据组合模型中有必要估计各自的均值或综合结果。

表 12.11　聚集数据和个体数据分别拟合模型结果(标准误)

解释变量	聚集数据模型	个体数据模型
固定部分		
截距 β_0(聚集数据)	−0.305(0.144)	
截距 β_1(个体数据)		−0.744(0.185)
基线 HbA1c	0.682(0.316)	−0.396(0.061)
天用药剂量	−0.026(0.024)	
中心(中心 1)		
中心 2		0.091(0.246)

续表

解释变量	聚集数据模型	个体数据模型
中心 3		1.651(0.247)
中心 4		−0.432(0.246)
随机部分		
$\sigma_{v_0}^2$(研究间,水平 3)	0.139(0.079)	
$\sigma_{u_0}^2$(剂量组间,水平 2)	0.038(0.017)	
$\sigma_{e_2}^2$(个体数据)		0.935(0.117)
$\sigma_{e_1}^2$(聚集数据)	1.000(0.000)	

聚集数据和个体数据组合模型拟合结果见表 12.12。含协变量的组合模型比不含协变量的模型在研究水平的随机部分的方差减少了 37%,可见协变量的引入解释了相当部分的研究间的变异。由于研究的目的是得到一个聚集数据和个体数据综合的效应尺度,含两个截距的模型不能达到研究目的,因此,进一步拟合了含公共截距的组合模型。表示在基线 HbA1c 含量为 9%,天用药剂量为 4mg 时用罗格列酮钠治疗半年后 HbA1c 含量平均下降 0.504%。随访时间 t 引入组合模型后无统计学意义,故最终模型中未纳入随访时间。

由表 12.12 还可见含公共截距模型的水平 3 的变异度由 0.261 增加到 0.298,这是因为原来分别计算聚集数据模型截距 β_0 和个体数据模型截距 β_0' 的差别已包含在组合模型的研究水平的变异中。

虽然本实例所有模型中研究水平(水平 3)随机部分的方差经 Wald 检验无统计学意义,但是考虑到数据本身的层次结构,我们依然可将不同研究看成水平 3 单位,拟合三水平模型。

表 12.12　聚集数据和个体数据组合模型拟合结果(标准误)

解释变量	组合模型(无协变量)	组合模型(含协变量)	组合模型(公共截距)
固定部分			
截距 β_0(聚集数据)	−0.322(0.161)	−0.254(0.191)	−0.504(0.136)
截距 β_1(个体数据)	−0.151(0.117)	−0.713(0.184)	
基线 HbA1c		−0.368(0.060)	−0.342(0.058)
天用药剂量		−0.047(0.027)	−0.041(0.026)
中心(中心 1)			
中心 2		0.090(0.246)	0.090(0.222)
中心 3		1.621(0.247)	1.415(0.215)
中心 4		−0.456(0.246)	−0.658(0.215)
随机部分			
$\sigma_{v_0}^2$(研究间,水平 3)	0.186(0.104)	0.261(0.142)	0.298(0.161)
$\sigma_{u_0}^2$(剂量组间,水平 2)	0.046(0.020)	0.049(0.021)	0.048(0.021)
$\sigma_{e_2}^2$(个体数据)	1.753(0.218)	0.937(0.117)	0.945(0.118)
$\sigma_{e_1}^2$(聚集数据)	1.000(0.000)	1.000(0.000)	1.000(0.000)

通过以上实例分析可以看出,组合聚集数据和个体数据的 Meta 分析模型的基本思想是将聚集数据多水平 Meta 分析模型和个体数据的基本多水平模型巧妙地用 2 个指示变量结合起来,除了具有聚

集数据 Meta 分析模型相对于传统 Meta 分析模型的优点之外，还可以分别在模型中纳入聚集数据或个体数据单独具有的协变量，方便解决实际问题。

12.6 多水平网络 Meta 分析模型

网络 Meta 分析作为传统 Meta 分析的拓展，将仅能处理两种干预措施的经典 Meta 分析扩展为可同时处理多个干预措施的 Meta 分析方法，除了 Bayes 网络 Meta 分析(Network Meta-analysis, NMA)之外，采用多水平模型方法可实现频率学派框架下的网络 Meta 分析。

2015 年 Teresa 等提出在频率学派框架下，利用多水平模型进行网络 meta 分析。以临床试验 Meta 分析为例，若把临床试验中嵌套在研究中的组别为称臂(arms)、嵌套在不同设计下的研究看作三水平层次结构数据，处理和样本量分别代表水平 1 和水平 2 的协变量，下面尝试一步步建立多水平网络 Meta 分析模型。

首先定义两水平随机截距模型。假设 N 个臂(水平 1)嵌套在 J 个研究中(水平 2)，研究 j 有 n_j 个臂和 K 个处理。用 y_{ij} 表示研究 j 中第 i 个臂的效应，用 t_{ijk} 表示治疗组的哑变量(有 $k-1$ 个哑变量，另有 1 个参照组)。y_{ij} 表示连续性结果变量的平均值，若结果变量为二分类数据，y_{ij} 可以是 $\ln OR$ 或 $\ln RR$。

y_{ij} 的随机截距模型如下：

$$y_{ij}=\beta_0+\beta_{1k}t_{ijk}+u_j+e_{ij} \quad i=1,2,\cdots,N;j=1,2,\cdots,J;\ k=2,\cdots,K \qquad (12.25)$$
$$u_j\sim N(0,\sigma_u^2)\ ,\ e_{ij}\sim N(0,\sigma_e^2)$$

其中 β_0 为所有研究中参照组中 y_{ij} 的平均值，β_{1k} 表示处理组 k 与参照组之间的疗效差异。

模型(12.25)中假设每个研究的斜率 β_{1k} 相同，但不同研究的治疗效应间可能存在异质性，忽略疗效的异质性，可能会低估疗效的不确定性。若考虑研究之间疗效的异质性后，模型(12.25)可以改写为模型(12.26)，即增加 t_{ijk} 的随机效应项：

$$y_{ij}=\beta_0+\beta_{1k}t_{ijk}+u_{0j}+u_{1j}t_{ijk}+e_{ij}\ i=1,2,\cdots,N;j=1,2,\cdots,J;\ k=2,\cdots,K \qquad (12.26)$$
$$u=\binom{u_{0j}}{u_{1j}}\sim N_2(0,\Omega_u)\ ,\ \Omega_u=\begin{bmatrix}\sigma_{u_0}^2 & \sigma_{u_{01}}\\ \sigma_{u_{01}} & \sigma_{u_1}^2\end{bmatrix}$$

多水平模型中，很容易根据数据的层次结构增加一个额外的水平，从而评估研究设计的效应。包括研究设计在内的三水平随机截距模型(12.27)可表示为：

$$\begin{aligned}&y_{ijl}=\beta_0+\beta_{1k}t_{ijlk}+v_l+u_{0jl}+u_{1jl}t_{ijlk}+e_{ijl}\\&v_j\sim N(0,\sigma_v^2)\ ,\ u_j\sim N(0,\Omega_u)\ ,\ e_{ij}\sim N(0,\sigma_e^2)\\&i=1,2,\cdots,N;\ j=1,2,\cdots,J;\ k=2,\cdots,K;\ l=1,2,\cdots,L\end{aligned} \qquad (12.27)$$

模型(12.27)中，β_0 为所有设计类型的所有研究中参照组 y_{ijl} 的平均值，v_l 表示水平三的残差，β_0+v_l 为设计 l 中 y_{ijl} 的均值，$\beta_0+v_l+u_{0jl}$ 为研究 j 中 y_{ijl} 的平均值。在实际应用中，建议从最复杂的模型(即三水平模型)开始构建模型，对方差成分进行检验，以判断模型中是否该保留该水平的层次结构。

Meta 分析很容易受到发表偏倚的影响，若在模型(12.27)中添加表示精确度的水平 2 解释变量以及精密度和处理组(治疗组)的交互项，即可评估治疗效果是否随研究精确度而变化。虽然精度协变量(主效应和交互项)无统计学意义时，不能排除该偏倚的存在；但精确度和处理组的交互项若有统计学意义，提示可能存在发表偏倚。模型 (12.28)可用于评估是否存在发表偏倚：

$$\begin{aligned}&y_{ij}=\beta_0+\beta_{1k}t_{ijk}+\beta_2P_{ij}+\beta_3t_{ijk}P_{ij}+u_{0j}+u_{1j}t_{ijk}+e_{ij}\\&i=1,2,\cdots,N;\ j=1,2,\cdots,J;\ k=2,\cdots,K\end{aligned} \qquad (12.28)$$

模型(12.28)中 P_{ij} 表示各项研究的精度，常见的用于评估精度的指标包括样本含量的倒数或方差等。

网络 Meta 分析中，一致性检验也是非常重要的部分，既然网络结构中的不一致性定义为不同设计中的治疗效果存在差异，因此可以对治疗和设计两因素的交互项进行检验来判断一致性假设。在模型(12.26)中增加第 d 种设计因素的固定主效应 δ_{ijd}，以及第 k 种治疗 t_{ijk} 与第 d 种设计因素交互作用的固定效应项，得到一致性检验的模型(12.29)如下：

$$y_{ij}=\beta_0+\beta_{1k}t_{ijk}+\beta_{2d}\delta_{ijd}+\beta_{3kd}t_{ijk}\delta_{ijd}+u_{0j}+u_{1j}t_{ijk}+e_{ij}$$
$$i=1,2,\cdots,N;\ j=1,2,\cdots,J;\ k=2,\cdots,K;\ d=2,\cdots,D \qquad (12.29)$$

然而，当 K 和 D 都较大时，模型可能会很复杂，可能会出现模型无法收敛的情况，因此，实际应用时，建议先进行主效应的显著性检验，然后再考虑增加交互项。通常建议使用固定效应来进行一致性检验，但使用随机效应模型也没有错。

下面用一个实例来介绍多水平模型框架下网络 Meta 分析的实现。数据来源于一项发表的探讨地氟醚(desflurane)、异氟醚(isoflurane)、七氟醚(sevoflurane)和全静脉麻醉药(total intravenous anesthetics, TIVA)在最长随访期内对心脏手术患者全因死亡率的影响的贝叶斯 NMA(Landoni, 2013)数据，Teresa 采用 SAS 软件中的 Genmod 和 Glimmix 过程构建多水平 NMA，结果和程序可参见 2015 年 Teresa 发表的文章。该研究包括 1991 年至 2012 年发表的 38 项随机对照试验。研究(study)看作水平 2 单位，每项研究中的 N 个臂，也就是 N 个处理组，看成水平 1 单位，不同的研究可能有相同的设计(Design)，即研究(水平 2)嵌套在设计(水平 3)中。38 项随机对照试验分属于 7 种设计，涉及的处理措施归纳为地氟醚、异氟醚、七氟醚和全静脉麻醉药等 4 种，即公式(12.25)中的 K 为 4。本章将用此数据，采用 MLwiN 软件构建多水平 NMA 模型。首先，构建类似公式(12.25)的两水平随机截距模型，但由于结果变量为不同药物组的患者的死亡率，因此需构建同本章 12.3 节的拟合发病率的 Logistic 模型，而非线性模型，模型结果见表 12.13。由于数据较稀疏，在 MLwiN 中拟合处理措施的两水平随机系数模型，无法收敛。进而拟合包括研究设计在内的三水平随机截距模型，发现两水平模型和三水平模型的估计值相等，且水平三残差方差估计值和标准误均为零，提示尚不能认为不同研究设计下存在聚集性。

表 12.13　两水平随机截距模型拟合结果

解释变量	估计值	标准误	*OR*	*OR* 95%置信区间
固定部分				
Sevoflurane vs TIVA	−1.061	0.357	0.35	0.17−0.70
Desflurane vs TIVA	−0.636	0.327	0.53	0.28−1.00
Isoflurane vs TIVA	−0.584	0.439	0.56	0.24−1.32
Sevoflurane vs desflurane	−0.425	0.429	0.65	0.28−1.52
Sevoflurane vs isoflurane	−0.477	0.504	0.62	0.23−1.67
Desflurane vs isoflurane	0.052	0.514	1.05	0.38−2.88
随机部分				
研究(水平 2)	0.598	0.317	—	—

为了评估发表偏倚，在两水平随机截距模型基础上引入精度(样本含量的倒数)以及精度和处理措施的交互项，构建类似公式(12.28)的 Logistic 模型，模型中各交互项的假设检验均无统计学意义，

提示尚不能认为存在发表偏倚。

同理,在两水平随机截距模型的基础上引入“设计”以及“设计”与处理措施的交互项,可以进行一致性检验,但由于算法的原因,在 MLwiN 中模型无法收敛;在 SAS 软件中,采用 Laplace quasi-likelihood 算法时,模型可收敛。同样由于 MLwiN 所采用算法的原因,无论在两水平模型还是三水平模型中,增加处理措施的随机系数,模型均无法收敛。由于数据的限制,本节仅为读者提供了多水平模型框架下网络 Meta 分析的实现过程。但未能展示完美的 Meta 分析结果。

此外,本章前面涉及的例子都只有一个结果变量,但医学、公共卫生、教育学和社会学研究领域,常有多个结果变量的情形,如教育学领域在对学生成绩进行评估时,不能单独用数学成绩或语文成绩作为效应值,而需同时将两个成绩共同作为结果变量。在多水平模型中,可以采用与组合聚集数据和个体数据的 Meta 分析模型类似的原理拓展出多变量多水平模型,用于多结果变量的分析,得出更合理的结论。2015 年,社会网络模型领域将多水平模型拓展为多水平 Meta 网络模型,可以综合多个网络模型的研究结果,在考虑网络模型中参数在网络内和网络间的相关性的同时,评估网络水平或更高水平的预测变量的影响。

12.7 用统计软件拟合实例的操作

12.7.1 MLwiN

(1)对例 12.2 拟合两水平模型

a)例 12.2 以效应尺度 d_j 为反应变量拟合两水平 Meta 分析模型在 MLwiN 中的数据结构及拟合结果。

数据文件名为 dat12-1. ws,以连续性变量掌骨皮层厚度为结果变量的 11 项调查研究的数据,文件中包括了如下变量:

sn:研究编号(1—11)

indi:个体编号均为 1(因为每个研究仅 1 个数据)

d:实验组和对照组的标准化均差

wt:权重 $1/\sqrt{n_{2j}+n_{1j}}$

cons:常数项,均为 1

具体操作步骤:

①Open worksheet 选择要分析的文件 dat12-1. ws。

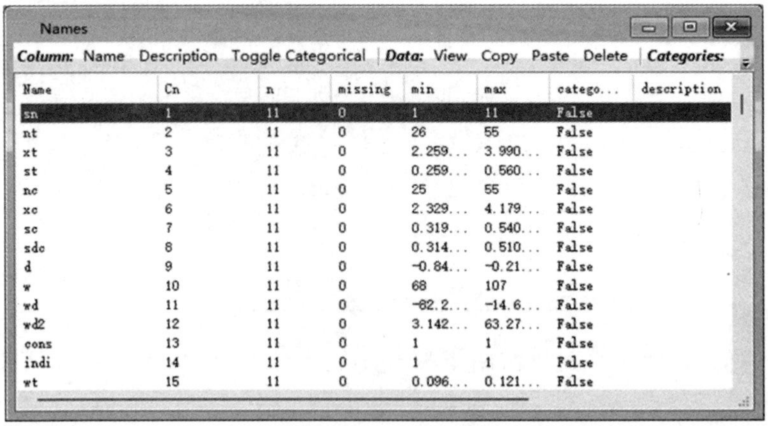

Name	Cn	n	missing	min	max	catego...	description
sn	1	11	0	1	11	False	
nt	2	11	0	26	55	False	
xt	3	11	0	2.259...	3.990...	False	
st	4	11	0	0.259...	0.560...	False	
nc	5	11	0	25	55	False	
xc	6	11	0	2.329...	4.179...	False	
sc	7	11	0	0.319...	0.540...	False	
sdc	8	11	0	0.314...	0.510...	False	
d	9	11	0	-0.84...	-0.21...	False	
w	10	11	0	68	107	False	
wd	11	11	0	-82.2...	-14.6...	False	
wd2	12	11	0	3.142...	63.27...	False	
cons	13	11	0	1	1	False	
indi	14	11	0	1	1	False	
wt	15	11	0	0.096...	0.121...	False	

② 建模型 model →equation 出现 equation 窗口，其中 y 设定为 d ，并设定水平 2 和水平 1 的变量分别为 sn 和 $indi$ ；x_0 →$cons$ ，选取固定参数和水平 2。

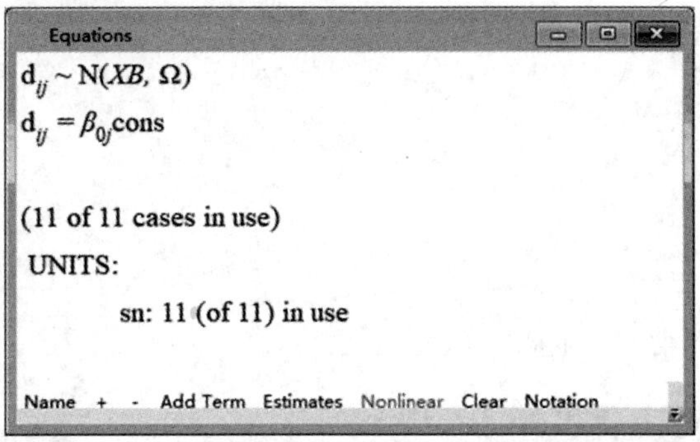

③ 增加水平 1 随机效应项，点击 Add Term ，选择权重变量 wt 为纳入变量，对于权重变量 wt 不设置固定效应和水平 2 随机效应项，只设置水平 1 随机效应项，同时对水平 1 方差限制为 1，点击 model →constrain parameters 出现 parameter constrain 窗口，选中⊙random，限制水平 1 随机项 indi：wt/wt 为 1，则 to equal 也为 1，在 store constraint matrix for random parameters in 选项中任意选择一个空白列，如 c20，点击 attach random ，最后，关闭此窗口。

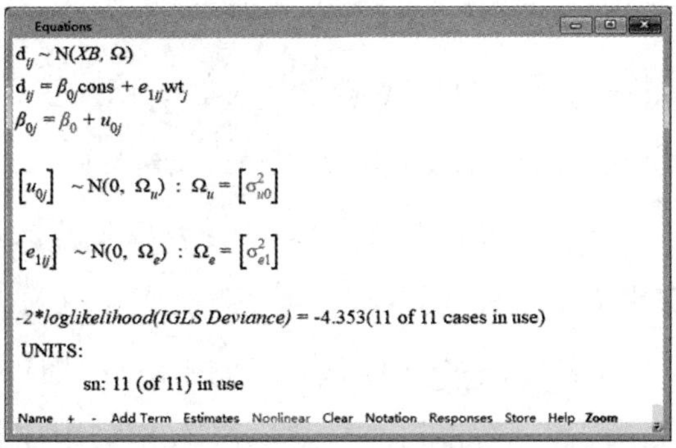

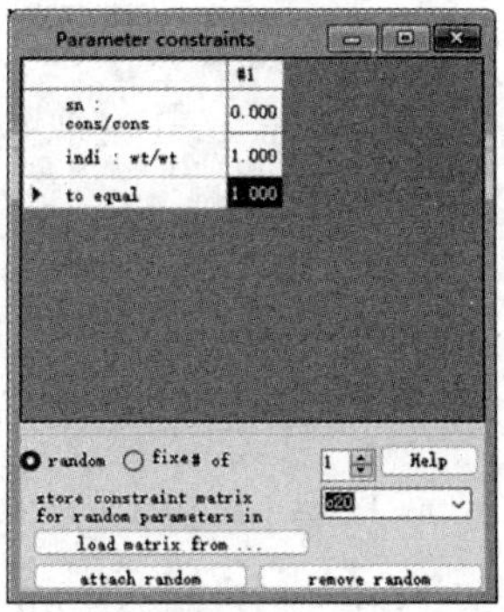

④ 由于本研究为小样本数据，拟合模型时选取限制迭代广义最小二乘法，点击 estimations →RIGLS，然后点击 Start ，最后点击 Estimates ，结果同本章 12.2 节中的表 12.3。

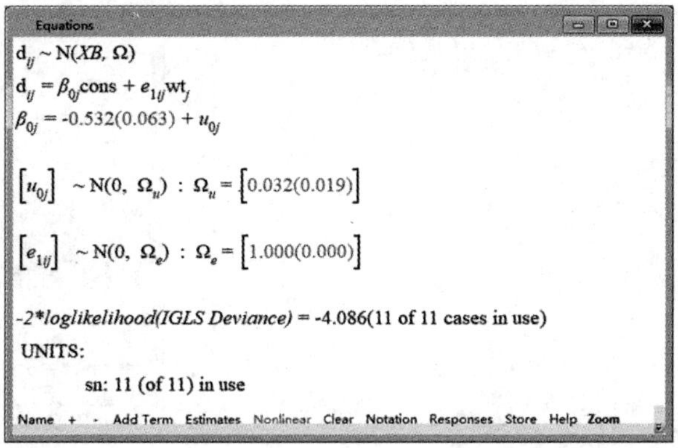

b)例 12.2 以 $\bar{x}_{gj} / s_j$ 为反应变量拟合两水平 Meta 分析模型在 MLwiN 数据结构及拟合结果。

数据文件名为 dat12-2. ws，以连续性变量掌骨皮层厚度为结果变量的 11 项调查研究的数据，文件中包括了如下变量：

sn：研究编号(1—11)

id：个体编号(1—11)

xsdc：$\bar{x}_{gj}\ /\ s_j$

wt：权重 $1/\sqrt{n_{2j}+n_{1j}}$

group：组别

cons：常数项，均为 1

具体操作步骤：

① Open worksheet 选择要分析的文件 dat12-2. ws。

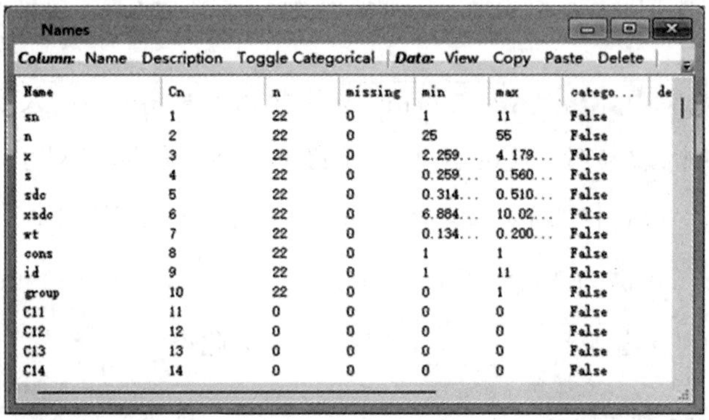

② 建模型 model →equation 出现 equation 窗口，其中 *y* 设定为 xsdc，并设定水平 2 和水平 1 的变量分别为 *sn* 和 *id*；x_0 →*cons*，选取固定参数和水平 2；点击 Add Term ，纳入 *group* 变量，选择固定效应项；增加水平 1 随机效应项：点击 Add Term ，选择权重变量 *wt* 为纳入变量，对于权重变量 *wt* 不设置固定效应和水平 2 随机效应项，只设置水平 1 随机效应项，将水平 1 方差限制为 1：点击 model →constrain parameters 出现 parameter constrain 窗口，选中⊙random，限制水平 1 随机项 id: wt/wt 为 1，则 to equal 也为 1，在 store constraint matrix for random parameters in 选项中任意选择一个空白列，如 C20，点击 attach random ，最后，关闭此窗口。

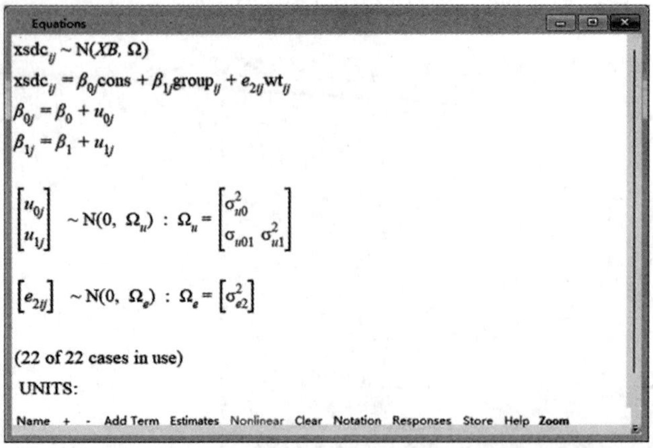

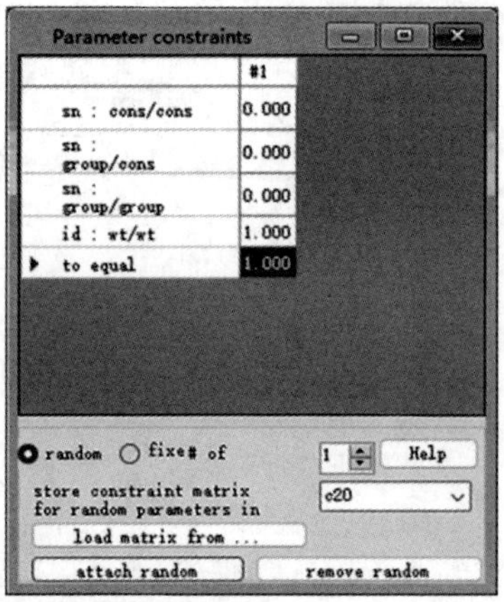

③点击 estimations control →RIGLS，然后点击 Start ，最后点击 Estimates 。

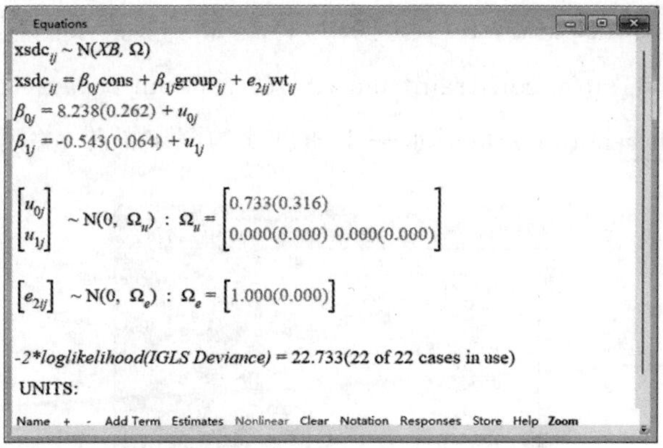

(2)对例 12.3 拟合两水平模型

数据文件为“dat12-3. ws”,变量设置如下：

*level*2 与 *level*1：研究编号

obs：暴露组与非暴露组的死亡例数

n：暴露组与非暴露组的观察总数

pai：暴露组与非暴露组的死亡率

ln_pai：暴露组与非暴露组的死亡率的对数值

group：组别 1 为暴露组,0 为非暴露组

cons：常数项,数值全部为 1

ln_n：暴露组与非暴露组的观察总数的对数值

z：为 n 的平方根之倒数 1/sqrt(n)

a)拟合对数发病率的线性模型(12.15)

① 进入 MLwiN 后,用菜单 File 中的 Open worksheet 打开数据文件“dat12-3. ws”。

② 从 Model 菜单进入 Equations ,程序弹出 Equations 对话框；点击 Equations 对话框中的 y,设定为 *ln_pai*,并设定水平 2 和水平 1 的变量分别为 *level*2 和 *level*1；点击 x_0,在 X variable 设定为 *cons* 并选定固定参数(Fixed Parameter)和水平 2(*j*(*level*2)),然后点 Done 确定。

③ 在 Equations 对话框的下方点击 Add Term 按钮,在弹出窗口 Specify term 选择变量 *group*,并选定固定参数(Fixed Parameter)和水平 2(*j*(*level*2)),然后点 Done 确定。

④ 再次点击 Add Term ,在弹出窗口 Specify term 选择变量 *z*,只设定水平 1(*i*(*level*1))。

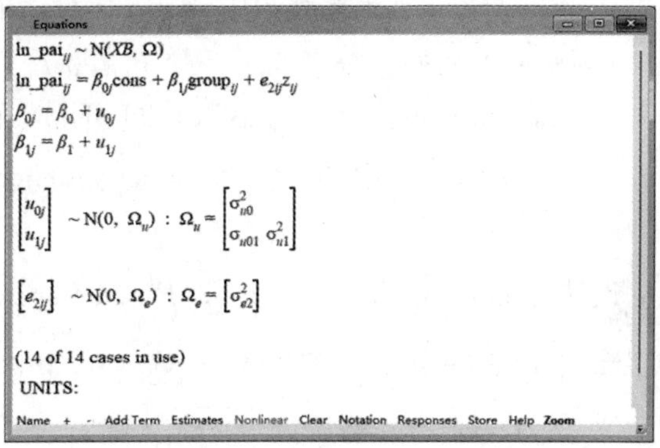

⑤ 在[Model]菜单 constrain parameters 选项中，得到如下参数限制框。选择 random，设定 *level*1:z/z 为 1，to equal 为 1，在 store constraint matrix for random parameters in 选项中任意选择一个空白列，如 C20，点击[attach random]完成对水平 1 随机项的限定操作，关闭此窗口。

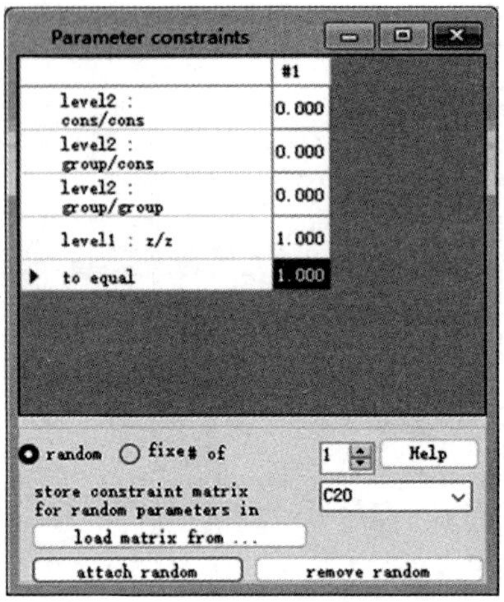

⑥选择有限制的模型估计方法对小样本资料进行参数估计，点击[Estimations control]→RIGLS，然后点击[Start]，最后点击[Estimates]。

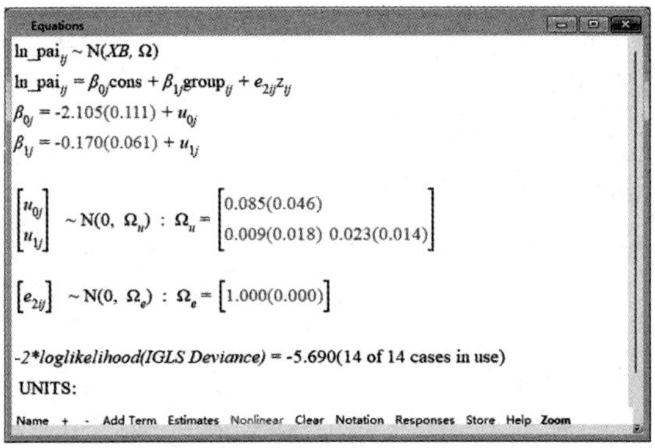

b)拟合发病率的 Logistic 模型(12.16)

① 进入 MLwiN 后，用菜单[File]中的 Open worksheet 打开数据文件“dat12-3.ws”。

② 从菜单中的 [Model] 进入 [Equations] ，程序弹出[Equations]对话框；点击 [Equations]对话框中的 y，设定为 *pai*，并设定水平 2 和水平 1 的变量分别为 *level*2 和 *level*1。

③ 点击 $N(XB,\Omega)$，弹出 Response type 菜单，选 Binomial 分布，在 Select distribution 中选择 logit，点 [Done] 确定；点击 $Binomial(n_{ij},\pi_{ij})$ 中的 n_{ij}，在 specify denominator 中选择 n，点 [Done] 确定。

④ 点击 x_0，在[X variable]设定为 cons 并选定固定参数(Fixed Parameter)和水平 2(j(*level*2))；在 [Equations] 对话框的下方点击 [Add Term] ，在弹出窗口 [Specify term]选择变量 *group*，并选定固定参数(Fixed Parameter)和水平 2(j(level2))，然后点 [Done] 确定。

⑤ 在 Nonlinear 中选择 Binomial，2nd Order，PQL，点 Done 确定。

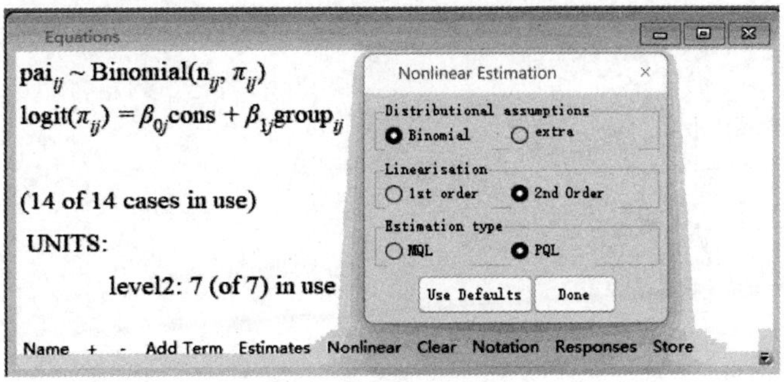

⑥ 点击 Estimations control →RIGLS，然后点击 Start，最后点击 Estimates。结果如下。

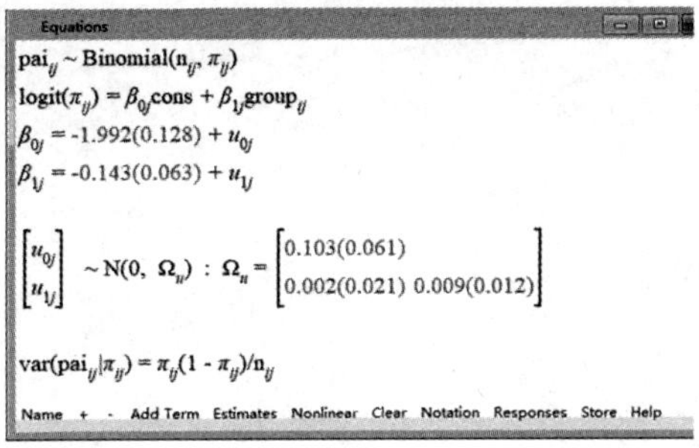

c)拟合发病数的 Poisson 模型(12.17)

① 进入 MLwiN 后，用菜单 File 中的 Open worksheet 打开数据文件“dat12-3.ws”。

② 在 Names 中将 *ln_n* 改名为 *offs*。

③ 从菜单中的 Model 进入 Equations，程序弹出 Equations 对话框；点击 Equations 对话框中的 y，设定为 *obs*，并设定水平 2 和水平 1 的变量分别为 *level2* 和 *level1*；点击 $N(XB, \Omega)$，弹出 Response type 菜单，选 Poisson 分布，点 Done 确定。

④ 点击方程左边的 π_{ij}，弹出 specify offset 菜单，选变量 *offs*，点 Done 确定。点击 x_0，在 X variable 设定为 *cons* 并选定固定参数(Fixed Parameter)和水平 2(*j*(*level2*))；在 Equations 对话框的下方点击 Add Term，在弹出窗口 Specify term 选择变量 *group*，并选定固定参数(Fixed Parameter)和水平 2(*j*(*level2*))，然后点 Done 确定。

⑤ 在 Nonlinear 中选择 Binomial，2nd Order，PQL，点 Done 确定。

⑥点击 Estimations control →RIGLS，然后点击 Start，最后点击 Estimates，结果如下。

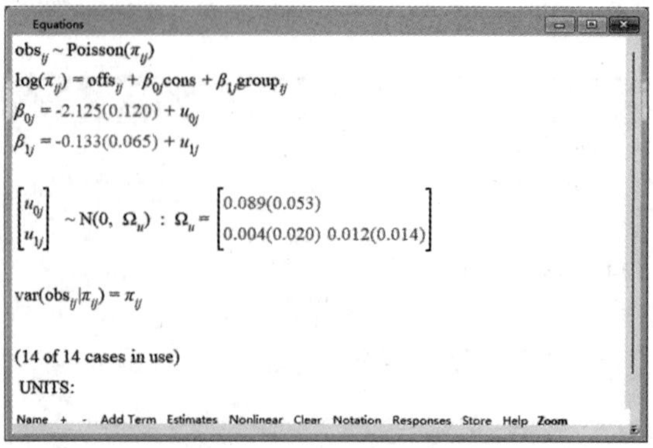

(3)拟合 12.4 节中例 12.1 步骤

a)以 ln*OR* 为反应变量,拟合正态反应变量多水平 Meta 模型,如公式(12.10)

数据文件为"dat12-4.ws",其变量设定为:

*level*2 与 *level*1:研究编号

n:样本含量

or:暴露比数比

lnor:or 的对数值

country:1 为国内,0 为国外

design:1 为病例对照,0 为队列研究

mage:1 为年龄进行了配比,0 为没有进行年龄配比

cons:常数项,数值全部为 1

z:为 n 的平方根之倒数 1/sqrt(n)

①进入 MLwiN 后,用菜单 File 中的 Open worksheet 打开数据文件"dat12-4.ws"。

② 从菜单中的 Model 进入 Equations ,程序弹出 Equations 对话框;点击 Equations 对话框中的 y,设定为 *lnor*,并设定水平 2 和水平 1 的变量分别为 *level*2 和 *level*1;点击 x_0,在 X variable 设定为 *cons* 并选定固定参数(Fixed Parameter)和水平 2(*j*(*level*2))。

③ 在 Equations 对话框的下方点击 Add Term ,在弹出窗口 Specify term 选择变量 z,只设定水平 1(*i*(*level*1))。

④ 在 Model 的 constrain parameters 选项中,选择 random,设定 *level*1:z/z 为 1,to equal 为 1,在 store constraint matrix for random parameters in 选项中任意选择一个空白列,如 c20,点击 attach random constraints ,关闭此窗口。

⑤ 点击 Estimations control →IGLS,然后点击 Start ,最后点击 Estimates 。

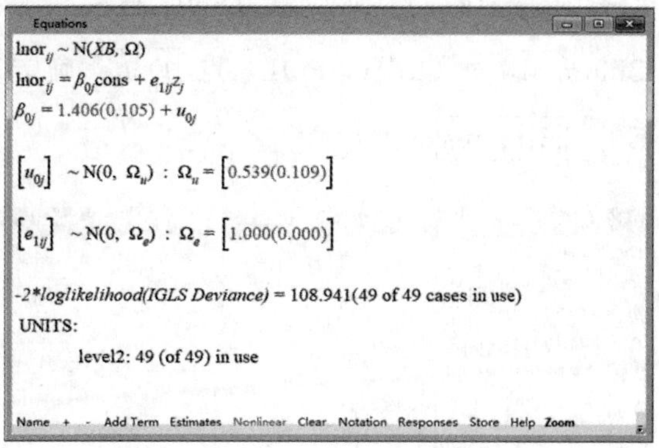

⑥ 在 Equations 对话框的下方点击 Add Term ，增加其他协变量 *country*，*design* 和 *mage*，结果如下。

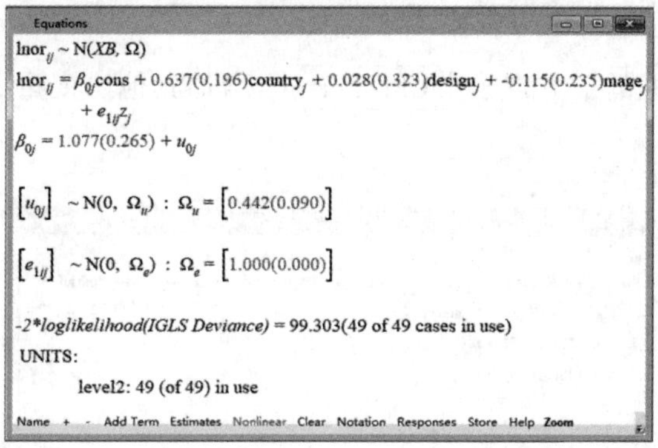

b)以吸烟率为反应变量的多水平 Logistic 模型，公式(12.19)

数据文件为“dat12-5. ws”，变量设置如下：

*level*2 与 *level*1：研究编号

n：病例组与对照组的观察总数

pai：病例组与对照组的吸烟率

group：组别 1 为暴露组，0 为非暴露组

country：1 为国内，0 为国外

design：1 为病例对照，0 为队列研究

mage：1 为年龄进行了配比，0 为没有进行年龄配比

cons：常数项，数值全部为 1

① 进入 MLwiN 后，用菜单 File 中的 Open worksheet 打开数据文件“dat12-5. ws”。

② 从菜单中的 Model 进入 Equations ，程序弹出 Equations 对话框；点击 Equations 对话框中的 y，设定为 *pai*，并设定水平 2 和水平 1 的变量分别为 *level*2 和 *level*1。

③ 点击 $N(XB,\Omega)$，弹出 Response type 菜单，选 Binomial 分布，在 Select distribution 中选择 logit，点 Done 确定；点击 $Binomial(n_{ij},\pi_{ij})$ 中的 n_{ij} ，在 specify denominator 中选择 n，点 Done 确定。

④ 点击 x_0，在 X variable 设定为 cons 并选定固定参数(Fixed Parameter)和水平 2(j($level2$))；在 Equations 对话框的下方点击 Add Term ，在弹出窗口 Specify term 选择变量 *group*，并选定固

定参数(Fixed Parameter)和水平 2(j($level2$)),然后点 Done 确定。

⑤ 在 Nonlinear 中选择 Binomial,1st Order, PQL,点 Done 确定;点击 estimations control → IGLS,然后点击 Start ,最后点击 Estimates 。

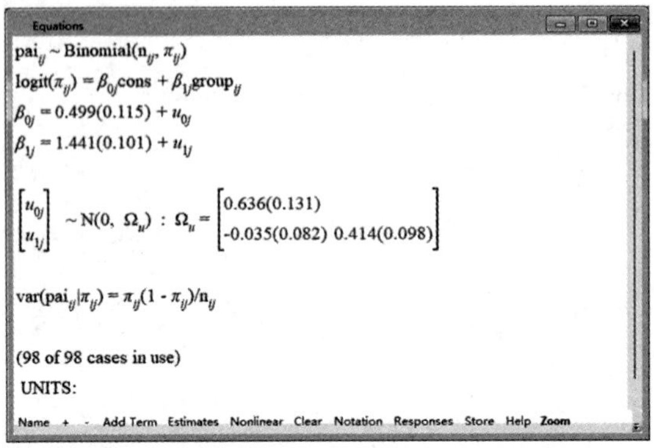

⑥ 在 Equations 对话框的下方点击 Add Term ,增加其他协变量 *country*、*design* 和 *mage*,结果如下。

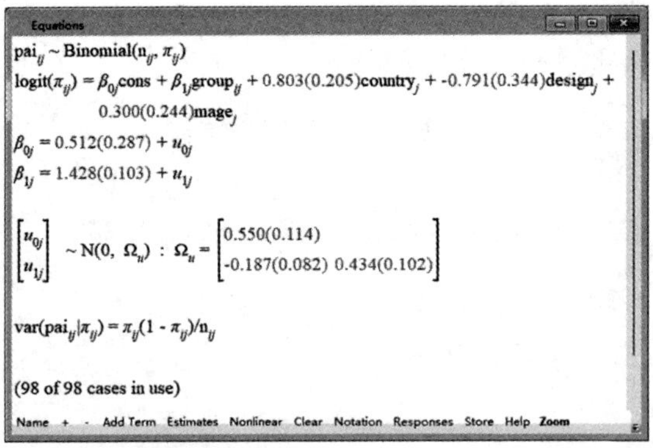

(4)12.5 节中组合聚集数据与个体数据三水平 Meta 分析模型

数据文件名为 dat12-6.ws,为一项评价罗格列酮盐类药物治疗糖尿病长期效果的研究,研究者期望得到罗格列酮盐类药物治疗糖尿病患者 1 年后,糖化血红蛋白(HbA1c)的绝对改变量。文件中包括了如下变量:

study:研究编号(1—9,1—8 为文献数据,研究 9 为个体数据)

group:不同用药剂量组

indi:个体编号

change:实验组和对照组的标准化均差

cbaseline:基线 HbA1c 含量,以 9.0%进行中心化

cdose:天用药剂量,以 4mg/d 进行中心化

wt:权重 $w_{gj}=1/\sqrt{n_{gj}}$

cons:常数项,均为 1

*z*1:个体数据指示变量

*z*2:聚集数据指示变量

CN：中心编号（个体数据有 4 个中心，聚集数据中心编号用 5 表示）

a)对聚集数据分析结果：结果见本章 12.5 节表 12.11 第一列，为了构造聚集数据和个体数据的模型，这里 *z*2 相当于聚集数据的指示变量。这里截距项变量为 *z*2，水平 1 残差权重变量为 *z*2-*wt*。

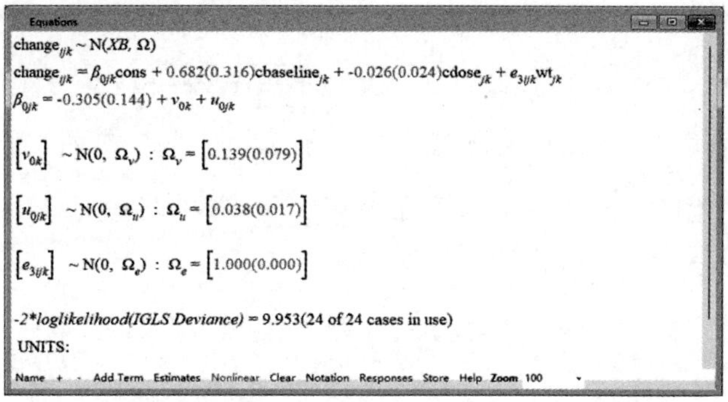

b)个体数据分析结果：数据文件为 dat12-7. ws，结果见本章 12.5 节表 12.11 第二列，这里这里截距项变量为 *z*1。

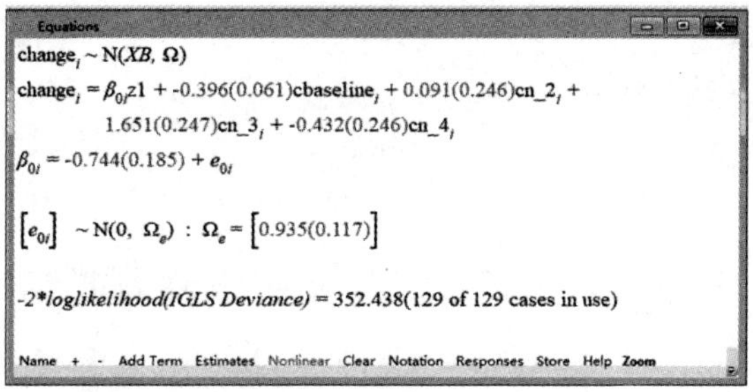

c)组合聚集数据和个体数据模型分析结果。

① Open worksheet 选择要分析的文件 dat12-8. ws。

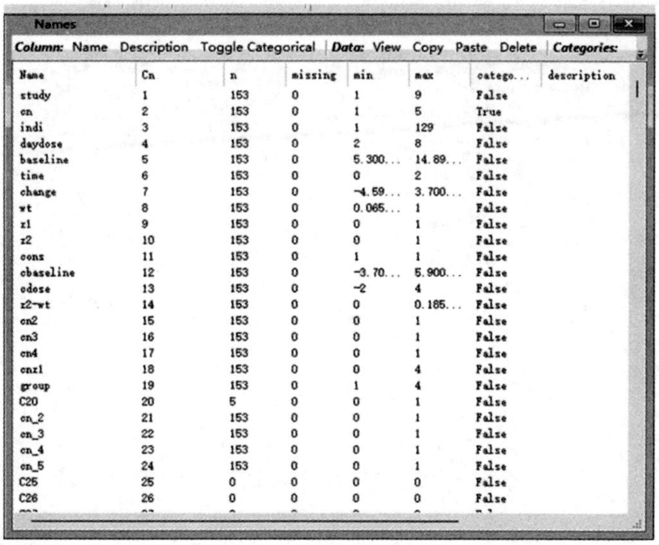
Names
Column: Name Description Toggle Categorical | Data: View Copy Paste Delete | Categories:

Name	Cn	n	missing	min	max	catego...	description
study	1	153	0	1	9	False	
cn	2	153	0	1	5	True	
indi	3	153	0	1	129	False	
daydose	4	153	0	2	8	False	
baseline	5	153	0	5.300...	14.89...	False	
time	6	153	0	0	2	False	
change	7	153	0	-4.59...	3.700...	False	
wt	8	153	0	0.065...	1	False	
z1	9	153	0	0	1	False	
z2	10	153	0	0	1	False	
cons	11	153	0	1	1	False	
cbaseline	12	153	0	-3.70...	5.900...	False	
cdose	13	153	0	-2	4	False	
z2-wt	14	153	0	0	0.185...	False	
cn2	15	153	0	0	1	False	
cn3	16	153	0	0	1	False	
cn4	17	153	0	0	1	False	
cnz1	18	153	0	0	4	False	
group	19	153	0	1	4	False	
C20	20	5	0	0	1	False	
cn_2	21	153	0	0	1	False	
cn_3	22	153	0	0	1	False	
cn_4	23	153	0	0	1	False	
cn_5	24	153	0	0	1	False	
C25	25	0	0	0	0	False	
C26	26	0	0	0	0	False	

② 建模型 model →equation 出现 equation 窗口，其中 *y* 设定为 *change*，并设定水平 3、水平 2 和

水平 1 的变量分别为 *study*、*group* 和 *indi*；定义 $x_0 \to z2$，选取固定参数和水平 3 和水平 2 随机效应项；点击 Add Term，定义 $x_1 \to z1$，选取固定参数和水平 1 随机效应项；点击 Add Term，选择 $x_2 \to z2-wt$，不设置固定效应、水平 3 和水平 2 随机效应项，只设置水平 1 随机效应项，此项为聚集数据水平 1 随机效应项，同时，将此项方差限制为 1，点击 model→constrain parameters 出现 parameter constrain 窗口，选中⊙random，限制水平 1 随机项 indi：z2－wt/z2－wt 为 1，则 to equal 也为 1，在 store constraint matrix for random parameters in 选项中任意选择一个空白列，如 c20，点击 attach random，最后，关闭此窗口。点击 estimations control→RIGLS，然后点击 Start，最后点击 Estimates，此模型为组合聚集数据和个体数据不含协变量模型分析结果。

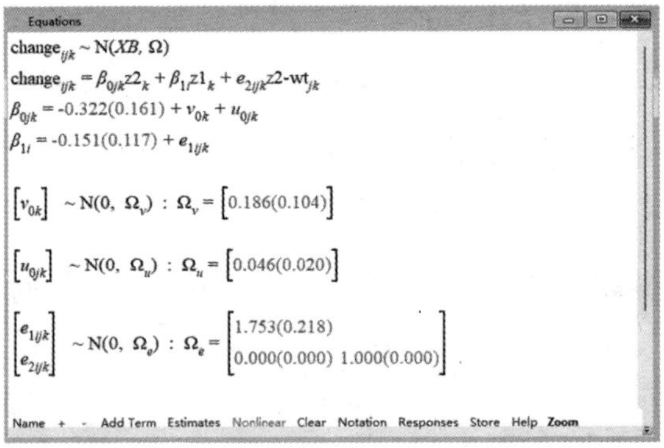

③ 增加协变量，点击 Add Term，定义 $x_3 \to cbaseline$，选取固定参数项；点击 Add Term 定义 $x_4 \to cdose$，选取固定参数项；点击 Add Term 定义 $x_5 \to cn$，*cn* 为 5 分类变量，这里生成 4 个哑变量。由于聚集数据没有中心变量，故对变量 *cn*_5 不选取固定效应项，也不选取任何随机效应项，其他增加的协变量都只选取固定效应项。点击 estimations contro l→RIGLS，然后点击 Start，最后点击 Estimates，此模型为组合聚集数据和个体数据含协变量模型分析结果。

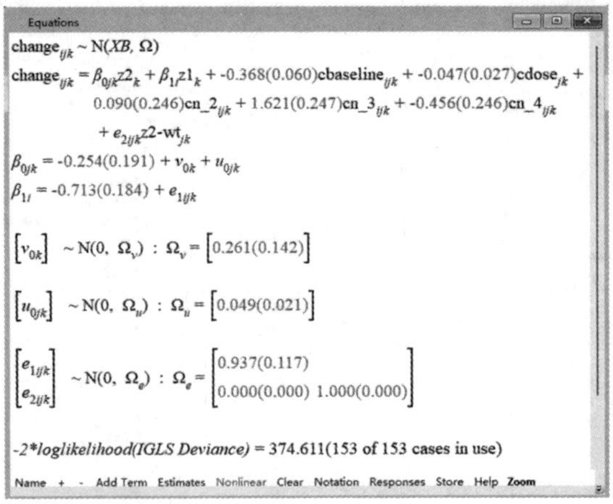

④ 构造公共截距的含协变量模型：点击变量 $z2$，将固定效应项的"√"去掉，同理去掉变量 $z1$ 的固定效应项，点击 Add Term 增加变量 cons，只选取固定效应项，点击 more，此模型即为组合聚集数据和个体数据具有公共截距含协变量模型分析结果。

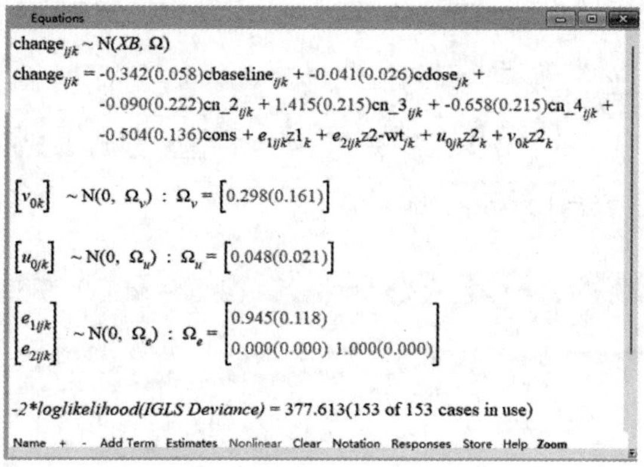

(5)12.6 节中两水平和三水平网络 meta 分析模型

以死亡率为应变量的多水平 logistic 模型

数据文件为"dat12-9. ws",变量设置如下:

id:所有研究的处理措施统一编号

study:研究编号

arm:研究内部处理措施编号

design:设计类型(全称)

designew:设计类型(缩写)

treat:处理措施

n:各组患者数

m:各组死亡数

pai:死亡率 m/n

sample_size:样本含量

precision:精度,样本含量的倒数

cons:常数项,数值全部为 1

①进入 MLwiN 后,用菜单[File]中的[Open worksheet] 打开数据文件"dat12-9. ws";首先按照预先设定的三水平结构进行排序,点击[Data Manipulation]下拉菜单条中的[Sort],弹出[Sort Specification],在[number of case to sort]后面选择数字 3,表明要对 3 个进行排序,依次选入水平 3、水平 2 和水平 1 的变量分别为 designew, study 和 arm;在[Input Columns]中选择所有变量,点击[Output Columns]对话框下面的[Same as],再点击下面的[Add to action list],点击右侧[Action list]对话框下面的[Excute],再点击左侧对话框下的[Sort],完成排序。

②从菜单中的[Model] 进入 [Equations] ,程序弹出[Equations]对话框;点击[Equations]对话框中的 y,设定为 *pai*,并设定水平 2 和水平 1 的变量分别为 *study* 和 *arm*;

③点击 N(XB,Ω),弹出[Response type]菜单,选 Binomial 分布,在 Select distribution 中选择 logit,点[Done] 确定;点击 *Binomial*(n_{ij},π_{ij}) 中的 n_{ij},在 specify denominator 中选择 n,点[Done]确定。

④点击 x_0,在[X variable]设定为 *cons* 并选定固定参数(Fixed Parameter)和水平 2(j(*study*));在

Equations 对话框的下方点击 Add Term，在弹出窗口 Specify term 选择变量 treat，在 ref cat 旁的下拉菜单中选择 TIVA，点 Done 确定。

⑤在 Nonlinear 中选择 Binomial，1nd order，PQL，点 Done 确定；点击 estimations →IGLS，然后点击 Start，点击 more，最后点击 Estimates。

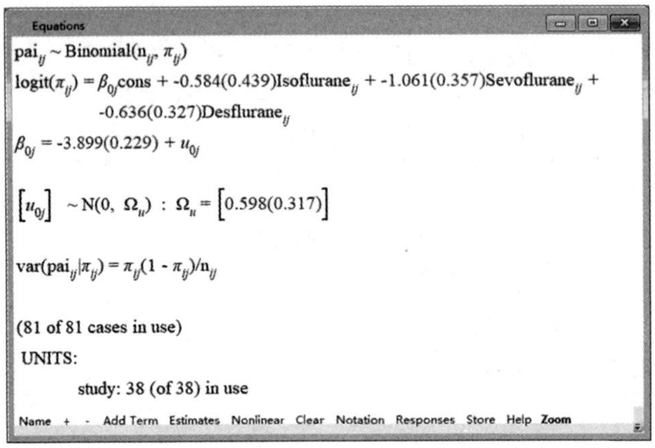

⑥点击 Equations 对话框中的 pai_{ij}，弹出 Y variable，修改为 3 水平模型，设定水平 3 变量 *designew*；点击 *cons* 并勾选水平 3（*k*（*designew*）），点 Done 确定；然后点击 Start，点击 more，最后点击 Estimates。

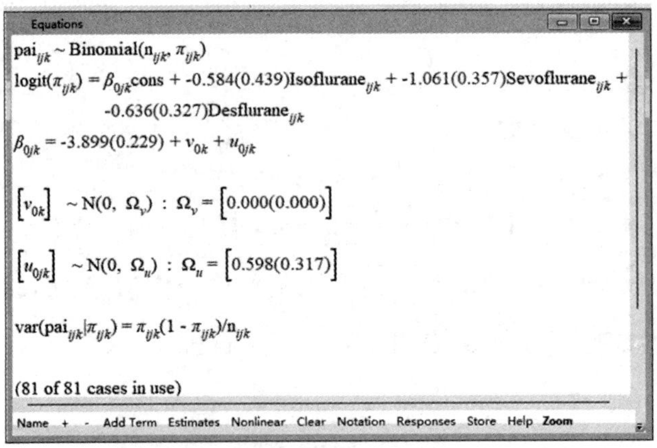

⑦在第⑤步基础上，在 Equations 对话框的下方点击 Add Term，在弹出窗口 Specify term 选择变量 *precision*，继续点击 Add Term，在弹出窗口 Specify term 中 order 对话框右边输入 1，然后选择变量 *precison* 和 *treat*，在 ref cat 旁的下拉菜单中选择 TIVA，点 Done 确定；然后点击 Start，点击 more，最后点击 Estimates。

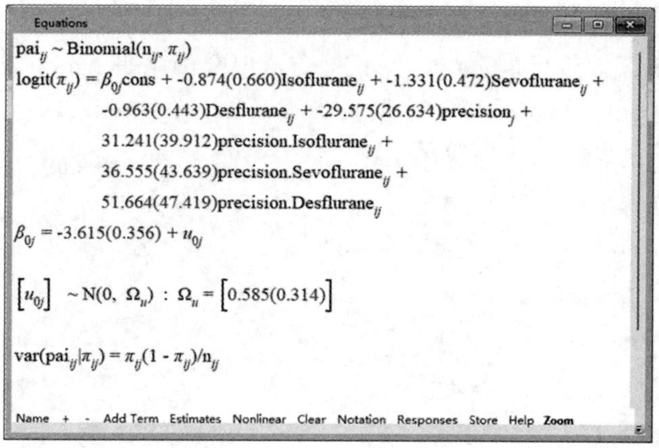

12.7.2　SAS

(1)例 12.2 以效应尺度 d_j 为反应变量拟合两水平 Meta 分析程序

```
data a;
inputnt xt st nc xc sc sn cons;
sdc=sqrt(((nt-1) * st * * 2+(nc-1) * sc * * 2)/(nt+nc-2));
d=(xt-xc)/sdc;
z=1/sqrt(nt+nc);
w=1/z;
cards;
26 2.26 0.32 42 2.33 0.33 1 1
55 2.39 0.31 40 2.49 0.32 2 1
46 2.50 0.30 50 2.67 0.35 3 1
45 2.64 0.26 50 2.90 0.45 4 1
45 2.81 0.35 45 2.93 0.36 5 1
52 2.95 0.46 55 3.27 0.37 6 1
46 3.15 0.39 42 3.48 0.48 7 1
45 3.47 0.46 51 3.73 0.54 8 1
45 3.63 0.38 45 3.81 0.40 9 1
42 3.81 0.41 45 4.16 0.42 10 1
44 3.99 0.56 25 4.18 0.41 11 1
;
run;
proc mixedcovtest data=a;
   classsn;
   weight w;
   model d=cons/s;
   random int/type=un sub=sn;
   parms (0.01) (1)/hold=(2);
run;
```

以上程序拟合结果见本章 12.2 节

(2)12.4 节中例 12.1 以效应尺度 ln*OR* 为反应变量拟合两水平 Meta 分析程序

在 SAS 中将 smoke1_normal.dta 导入数据集为 smoke1_normal.sas;

```
data smoke;
   set smoke1_normal;
   keeplnor level2 n cons country design mage ;
run;
data smoke;
set smoke;
   z=1/sqrt(n);
   w=1/z;
run;
proc mixedcovtest data=smoke;
   class level2;
   weight w;
   modellnor = cons/s;
   random int /type=un sub=level2;
   parms (0.01) (1)/hold=(2);
run;
```

其他协变量 country, design, mage 可以同时引入到模型中。

(朱彩蓉)

第 13 章　多水平模型的参数估计方法简介

13.1　最小二乘估计

最小二乘估计(least squares,LS),又称普通最小二乘估计(ordinary least squares,OLS),是线性模型的基本估计方法。

记 y 为因变量,x_1, x_2,…, x_k 为自变量, β_0,β_1,…,β_k 为回归系数, e_i 为残差($i=1,2,\cdots,n$)且服从正态分布,有:

$$\begin{aligned} y_i &= \beta_0 + \beta_1 x_{1i} + \cdots + \beta_k x_{ki} + e_i \\ e_i &\sim N(0,\sigma_{e_0}^2) \end{aligned} \tag{13.1}$$

用矩阵表示,记:

$$\boldsymbol{Y}=\begin{pmatrix} y_1 \\ y_2 \\ \vdots \\ y_n \end{pmatrix}_{n\times 1}, X=\begin{pmatrix} 1 & x_{11} & \cdots & x_{k1} \\ 1 & x_{12} & \cdots & x_{k2} \\ \vdots & \vdots & \ddots & \vdots \\ 1 & x_{1n} & \cdots & x_{kn} \end{pmatrix}_{n\times(k+1)}, \boldsymbol{E}=\begin{pmatrix} e_1 \\ e_2 \\ \vdots \\ e_n \end{pmatrix}_{n\times 1}, \boldsymbol{\beta}=\begin{pmatrix} \beta_0 \\ \beta_1 \end{pmatrix} \tag{13.2}$$

则回归方程的矩阵形式为:

$$\begin{aligned} \hat{\boldsymbol{Y}} &= \boldsymbol{X}\hat{\boldsymbol{\beta}} + \boldsymbol{E} = \hat{\boldsymbol{Y}} + \boldsymbol{E} \\ \hat{\boldsymbol{Y}} &= \boldsymbol{X}\hat{\boldsymbol{\beta}} \end{aligned} \tag{13.3}$$

其中,$\boldsymbol{X}$ 称为设计矩阵(design matrix)或增广矩阵。它的第 1 列元素均为 1,对应于常数项,其余对应于 x_1, x_2,…,x_k。回归系数的最小二乘估计(least squares estimation,LSE)是

$$\hat{\boldsymbol{\beta}} = (\boldsymbol{X}'\boldsymbol{X})^{-1}\boldsymbol{X}'\boldsymbol{Y} \tag{13.4}$$

由此估计残差 $e_i = y_i - \hat{y}_i$,以及残差方差 $\hat{\sigma}_{e_0}^2$:

$$\hat{\sigma}_{e_0}^2 = \frac{\sum_{i=1}^{n}(y_i - \hat{y}_i)^2}{n-k-1} \tag{13.5}$$

估计系数的方差:

$$var(\beta_k) = \hat{\sigma}_{e_0}^2((\boldsymbol{X}'\boldsymbol{X})^{-1})_{kk} \tag{13.6}$$

这里 $((X'X)^{-1})_{kk}$ 是矩阵 $(X'X)^{-1}$ 的对角线上对应于 x_k 元素。

数理统计已经证明,对于独立正态分布数据,最小二乘估计是方差最小的线性无偏估计(best linear unbiased estimate, BLUE),且是唯一的。这就是著名的 Gauss-Markov 定理。

13.2　广义最小二乘估计

广义最小二乘(generalized least squares, GLS)估计,又称加权最小二乘(weighted least squares,

WLS)估计，是 OLS 估计的扩展，也是多水平模型估计的基本方法之一。

以两水平模型为例。设有 m 个水平 2 单位($j=1,2,\cdots,m$)，每个水平 2 单位有 n_j 个水平 1 单位($i=1,2,\cdots,n_j$)。y 为因变量，考虑一个自变量 x，β_0,β_1 为固定部分回归系数，e_{0ij}，u_{0j} 分别为水平 1 和水平 2 残差，且服从正态分布。有：

$$\begin{aligned} y_{ij} &= \beta_0 + \beta_1 x_{ij} + u_j + e_{0ij} \\ u_{0j} &\sim N(0,\sigma_{u_0}^2) \\ e_{0ij} &\sim N(0,\sigma_{e_0}^2) \end{aligned} \tag{13.7}$$

这是一个最简单的水平 2 方差成分模型。用矩阵表述：

$$\boldsymbol{Y}=\boldsymbol{X\beta}+\boldsymbol{u}+\boldsymbol{e} \tag{13.8}$$

这里

$$\boldsymbol{Y}=\begin{pmatrix} y_{11} \\ y_{21} \\ \vdots \\ y_{n_m m} \end{pmatrix}_{n\times 1},\ \boldsymbol{X}=\begin{pmatrix} 1 & x_{11} \\ 1 & x_{21} \\ \vdots & \vdots \\ 1 & x_{n_m m} \end{pmatrix}_{n\times 2},\ \boldsymbol{\beta}=\begin{pmatrix} \beta_0 \\ \beta_1 \end{pmatrix},\ \boldsymbol{E}=\begin{pmatrix} e_1 \\ e_2 \\ \vdots \\ e_n \end{pmatrix}_{n\times 1},\ \boldsymbol{U}=\begin{pmatrix} u_1 \\ u_2 \\ \vdots \\ u_n \end{pmatrix}_{n\times 1},\ \boldsymbol{\theta}=\begin{pmatrix} \sigma_{u_0}^2 \\ \sigma_{e_0}^2 \end{pmatrix}$$

$\boldsymbol{V}=diag(\boldsymbol{V}_1,\boldsymbol{V}_2,\cdots\boldsymbol{V}_m)$。$\boldsymbol{V}$ 是对角矩阵，这里每个水平 2 单位都是重复 2 次，因此：

$$\boldsymbol{V}_j=\begin{pmatrix} \sigma_{u_0}^2+\sigma_{e_0}^2 & \sigma_{u_0}^2 \\ \sigma_{u_0}^2 & \sigma_{u_0}^2+\sigma_{e_0}^2 \end{pmatrix}=\begin{pmatrix} \sigma_{u_0}^2 & \sigma_{u_0}^2 \\ \sigma_{u_0}^2 & \sigma_{u_0}^2 \end{pmatrix}+\begin{pmatrix} \sigma_{e_0}^2 & 0 \\ 0 & \sigma_{e_0}^2 \end{pmatrix}=\sigma_{u_0}^2\boldsymbol{J}_2+\sigma_{e_0}^2\boldsymbol{I}_2$$

$(j=1,2,\cdots,m)$

这里，$\boldsymbol{I}$ 是单位矩阵，$\boldsymbol{J}$ 是所有元素都为 1 的矩阵(全 1 矩阵)。

如果 $\boldsymbol{V}$ 已知，即 $\sigma_{u_0}^2,\sigma_{e_0}^2$ 已知，则模型固定部分参数的 WLS 估计为：

$$\hat{\boldsymbol{\beta}}=(\boldsymbol{X}'\boldsymbol{V}^{-1}\boldsymbol{X})^{-1}\boldsymbol{X}'\boldsymbol{V}^{-1}\boldsymbol{Y} \tag{13.9}$$

估计系数的方差为：

$$var(\beta_k)=((\boldsymbol{X}'\boldsymbol{V}^{-1}\boldsymbol{X})^{-1})_{kk} \tag{13.10}$$

但事实上，$\sigma_{u_0}^2,\sigma_{e_0}^2$ 往往是未知的，因此 $\boldsymbol{V}$ 也是未知的，则回归系数的估计需要迭代求解。

13.3 迭代广义最小二乘估计

所谓迭代广义最小二乘估计(iterative generalized least squares，IGLS)就是交替迭代固定系数估计和随机系数估计的过程中进行交替迭代。先假设 $\boldsymbol{V}$ 已知，估计 $\boldsymbol{\beta}$；在得到 $\boldsymbol{\beta}$ 的一个估计值后，再根据模型残差估计 $\boldsymbol{V}$；再根据 $\boldsymbol{V}$ 计算 $\boldsymbol{\beta}$；如此往复，直到收敛。

仍以最简单的两水平模型为例，IGLS 的具体步骤如下：

第一步，用最小二乘法估计模型固定部分参数 β_0,β_1，得到固定部分参数的估计值 $\beta_0^{OLS},\beta_1^{OLS}$。其实是假设 $\sigma_{u_0}^2=0$，即先忽略水平 2 结构。

第二步，将固定部分参数 β_0,β_1 的估计值代入模型，计算粗残差：

$$\tilde{y}_{ij}=y_{ij}-\hat{y}_{ij}^{OLS}=y_{ij}-\hat{\beta}_0^{OLS}-\hat{\beta}_1^{OLS}x_{ij} \tag{13.11}$$

根据残差向量来估计随机部分的方差 $\sigma_{u_0}^2,\sigma_{e_0}^2$。记 $\tilde{\boldsymbol{Y}}$ 为残差向量 $\{\tilde{y}_{ij}\}$。残差向量 $\tilde{\boldsymbol{Y}}$ 的交叉乘积矩阵 $\tilde{\boldsymbol{Y}}\tilde{\boldsymbol{Y}}'$ 是矩阵 $\boldsymbol{V}$ 的一个估计。将矩阵 $\tilde{\boldsymbol{Y}}\tilde{\boldsymbol{Y}}'$ 和 $\boldsymbol{V}$ 均做拉直运算(matrix vec operator)，也就是将矩阵的每一行逐行对接为一个向量，得到 $vec(\tilde{\boldsymbol{Y}}\tilde{\boldsymbol{Y}}')$ 与 $vec(\boldsymbol{V})$，有：

$$\begin{pmatrix} \tilde{y}_{11}^2 \\ \tilde{y}\tilde{y} \\ \vdots \\ \tilde{y}_{nn}^2 \end{pmatrix} = \begin{pmatrix} \sigma_{u_0}^2 + \sigma_{e_0}^2 \\ \sigma_{u_0}^2 \\ \vdots \\ \sigma_{u_0}^2 + \sigma_{e_0}^2 \end{pmatrix} + \boldsymbol{R} = \sigma_{u_0}^2 \begin{pmatrix} 1 \\ 1 \\ \vdots \\ 1 \end{pmatrix} + \sigma_{e_0}^2 \begin{pmatrix} 1 \\ 0 \\ \vdots \\ 1 \end{pmatrix} + \boldsymbol{R} \tag{13.12}$$

$\boldsymbol{R}$ 为残差矩阵。理论上，对于已知的固定部分参数 β_0,β_1 得到的 $\tilde{\boldsymbol{Y}}$，有 $\mathrm{E}(\tilde{\boldsymbol{Y}}\tilde{\boldsymbol{Y}}')=\boldsymbol{V}$。因此，将 $vec(\tilde{\boldsymbol{Y}}\tilde{\boldsymbol{Y}}')$ 作为“因变量”，将 $vec(\boldsymbol{V})$ 作为“自变量”，模型中只有 $\sigma_{u_0}^2,\sigma_{e_0}^2$ 未知，故用线性回归模型可估计 $\sigma_{u_0}^2,\sigma_{e_0}^2$。

第三步，根据估计的 $\hat{\sigma}_{u_0}^2,\hat{\sigma}_{e_0}^2$，得到矩阵 $\boldsymbol{V}$ 的一个估计 $\hat{\boldsymbol{V}}$，由此计算得到模型固定部分参数 β_0,β_1 的一个新的估计：

$$\hat{\boldsymbol{\beta}}^{GLS}=(\boldsymbol{X}'\hat{\boldsymbol{V}}^{-1}\boldsymbol{X})^{-1}\boldsymbol{X}'\hat{\boldsymbol{V}}^{-1}\boldsymbol{Y} \tag{13.13}$$

这就是广义最小二乘估计。估计系数的方差为：

$$var(\beta_k^{GLS})=((\boldsymbol{X}'\boldsymbol{V}^{-1}\boldsymbol{X})^{-1})_{kk} \tag{13.14}$$

重复上述步骤，即用新的固定部分参数的 GLS 估计值计算新的残差，重新估计随机部分方差；再用随机部分方差构建新的 $\boldsymbol{V}$ 矩阵，重新计算固定部分参数的 GLS 估计。循环往复，直到收敛为止。这就是迭代广义最小二乘估计（IGLS）。在正态分布假设下，IGLS 估计等价于极大似然估计（maximum likelihood, ML）。

这里以水平 2 方差成分模型为例，介绍多水平模型中参数的 IGLS 估计。

例 13.1　为比较两种黏合剂在缺损牙体修复中的黏结强度，每种黏合剂测试了 6 颗牙，为减少误差，重复测量了两次。结果如下。试比较两种黏合剂的黏结强度。

表 13.1　牙体修复黏结强度（MPa）

传统黏合剂			改良黏合剂		
牙号	第一次测量	第二次测量	牙号	第一次测量	第二次测量
1	11.90	12.45	7	11.91	11.73
2	13.14	13.45	8	11.88	12.19
3	13.16	13.09	9	12.33	11.96
4	12.56	13.23	10	12.20	11.65
5	11.71	11.34	11	11.73	11.72
6	11.99	12.50	12	12.16	11.35

设有 m 个水平 2 单位（$j=1,2,\cdots,m$），每个水平 2 单位有 n_j 个水平 1 单位（$i=1,2,\cdots,n_j$）。用矩阵表示。记：

$$y_{ij}=\beta_0+\beta_1 x_{ij}+u_j+e_{0ij}$$
$$e_{0ij}\sim N(0,\sigma_{e_0}^2)$$
$$u_{0j}\sim N(0,\sigma_{u_0}^2)$$

这是一个最简单的两水平方差成分模型。用矩阵表述：

$$\boldsymbol{Y}=\boldsymbol{X\beta}+\boldsymbol{u}+\boldsymbol{e}$$

这里

$$\boldsymbol{Y}=\begin{pmatrix}11.90\\12.45\\13.14\\13.45\\13.16\\13.09\\12.56\\13.23\\11.71\\11.34\\11.99\\12.50\\11.91\\11.73\\11.88\\12.19\\12.33\\11.96\\12.20\\11.65\\11.73\\11.72\\12.16\\11.35\end{pmatrix},\ \boldsymbol{X}=\begin{pmatrix}10\\10\\10\\10\\10\\10\\10\\10\\10\\10\\10\\10\\11\\11\\11\\11\\11\\11\\11\\11\\11\\11\\11\\11\end{pmatrix},\ \boldsymbol{X}'\boldsymbol{X}=\begin{pmatrix}24&12\\12&12\end{pmatrix},\ (\boldsymbol{X}'\boldsymbol{X})^{-1}=\begin{pmatrix}0.0833&-0.0833\\-0.0833&0.1667\end{pmatrix}$$

回归系数的最小二乘估计为：

$$\hat{\boldsymbol{\beta}}^{OLS}=(\boldsymbol{X}'\boldsymbol{X})^{-1}\boldsymbol{X}'\boldsymbol{Y}=\begin{pmatrix}12.5433\\-0.6425\end{pmatrix}$$

由此算出估计残差 $y_i-\hat{y}_i$，以及残差方差 $\hat{\sigma}_{e_0}^2$：

$$\hat{\sigma}_{e_0}^2=\frac{\sum_{i=1}^{n}(y_i-\hat{y}_i)^2}{n-k-1}=\frac{6.0879551}{24-2}=0.27672523$$

根据矩阵 $(X'X)^{-1}$ 对角线上元素得：

$$se(\beta_0)=\sqrt{0.2767253\times0.0833}=0.15186$$

$$se(\beta_1)=\sqrt{0.2767253\times0.1667}=0.21476$$

根据上述方程估计得到 y 的估计值，实际上是固定效应的估计，并得到其残差：

$$\tilde{y}_{ij}=y_{ij}-\hat{y}_{ij}^{OLS}=y_{ij}-\hat{\beta}_0^{OLS}-\hat{\beta}_1^{OLS}x_{ij}$$

记 $\tilde{\boldsymbol{Y}}$ 为残差向量 $\{\tilde{y}_{ij}\}$，下面根据残差向量来估计随机部分的效应。

本例每个水平 2 单位都是重复 2 次，因此：

$$\boldsymbol{V}_j=\begin{pmatrix}\sigma_{u_0}^2+\sigma_{e_0}^2&\sigma_{u_0}^2\\\sigma_{u_0}^2&\sigma_{u_0}^2+\sigma_{e_0}^2\end{pmatrix}=\begin{pmatrix}\sigma_{u_0}^2&\sigma_{u_0}^2\\\sigma_{u_0}^2&\sigma_{u_0}^2\end{pmatrix}+\begin{pmatrix}\sigma_{e_0}^2&0\\0&\sigma_{e_0}^2\end{pmatrix}=\sigma_{u_0}^2\boldsymbol{J}_2+\sigma_{e_0}^2\boldsymbol{I}_2\ (j=1,2,\cdots,12)$$

这里，$\boldsymbol{I}_2$ 是 2 阶单位矩阵，$\boldsymbol{J}$ 是所有元素都为 1 的 2×2 矩阵 $\begin{pmatrix}1 & 1\\ 1 & 1\end{pmatrix}$ 。

$$\boldsymbol{V}=diag(\boldsymbol{V}_1,\boldsymbol{V}_2,\cdots,\boldsymbol{V}_{12})=\begin{pmatrix}\sigma_{u_0}^2\boldsymbol{J}_2+\sigma_{e_0}^2\boldsymbol{I}_2 & & & \\ & \sigma_{u_0}^2\boldsymbol{J}_2+\sigma_{e_0}^2\boldsymbol{I}_2 & & \\ & & \ddots & \\ & & & \sigma_{u_0}^2\boldsymbol{J}_2+\sigma_{e_0}^2\boldsymbol{I}_2\end{pmatrix}_{24\times 24}$$

$$=\sigma_{u_0}^2\begin{pmatrix}\boldsymbol{J}_2 & & & \\ & \boldsymbol{J}_2 & & \\ & & \ddots & \\ & & & \boldsymbol{J}_2\end{pmatrix}+\sigma_{e_0}^2\boldsymbol{I}$$

$$=\sigma_{u_0}^2\boldsymbol{U}+\sigma_{e_0}^2\boldsymbol{I}_{24}$$

$$\boldsymbol{V}=\sigma_{u_0}^2\begin{pmatrix}
1&1&&&&&&&&&&&&&&&&&&&&&&\\
1&1&&&&&&&&&&&&&&&&&&&&&&\\
&&1&1&&&&&&&&&&&&&&&&&&&&\\
&&1&1&&&&&&&&&&&&&&&&&&&&\\
&&&&1&1&&&&&&&&&&&&&&&&&&\\
&&&&1&1&&&&&&&&&&&&&&&&&&\\
&&&&&&1&1&&&&&&&&&&&&&&&&\\
&&&&&&1&1&&&&&&&&&&&&&&&&\\
&&&&&&&&1&1&&&&&&&&&&&&&&\\
&&&&&&&&1&1&&&&&&&&&&&&&&\\
&&&&&&&&&&1&1&&&&&&&&&&&&\\
&&&&&&&&&&1&1&&&&&&&&&&&&\\
&&&&&&&&&&&&1&1&&&&&&&&&&\\
&&&&&&&&&&&&1&1&&&&&&&&&&\\
&&&&&&&&&&&&&&1&1&&&&&&&&\\
&&&&&&&&&&&&&&1&1&&&&&&&&\\
&&&&&&&&&&&&&&&&1&1&&&&&&\\
&&&&&&&&&&&&&&&&1&1&&&&&&\\
&&&&&&&&&&&&&&&&&&1&1&&&&\\
&&&&&&&&&&&&&&&&&&1&1&&&&\\
&&&&&&&&&&&&&&&&&&&&1&1&&\\
&&&&&&&&&&&&&&&&&&&&1&1&&\\
&&&&&&&&&&&&&&&&&&&&&&1&1\\
&&&&&&&&&&&&&&&&&&&&&&1&1
\end{pmatrix}_{24\times 24}+\sigma_{e_0}^2\boldsymbol{I}_{24}$$

由于残差向量 $\widetilde{\boldsymbol{Y}}$ 的交叉乘积矩阵 $\widetilde{\boldsymbol{Y}}\widetilde{\boldsymbol{Y}}'$ 就是矩阵 $\boldsymbol{V}$ 的一个估计。

$$\widetilde{\boldsymbol{Y}}=\begin{pmatrix}-0.643333\\-0.093333\\0.596667\\0.906667\\0.616667\\0.546667\\0.016667\\0.686666\\-0.833333\\-1.203333\\-0.553333\\-0.043333\\0.009167\\-0.170834\\-0.020833\\0.289166\\0.429167\\0.059167\\0.299167\\-0.250834\\-0.170834\\-0.180833\\0.259167\\-0.550833\end{pmatrix}_{24\times1},\quad \widetilde{\boldsymbol{Y}}\widetilde{\boldsymbol{Y}}'=\begin{pmatrix}.4138779 &&&&&\\ .0600444 & .00871109 &&&&\\ -.3838560 & -.05568889 & .35601185 &&&\\ -.5832890 & -.08462215 & .54097840 & .82204461 &&\\ \vdots & \vdots & \vdots & \vdots & \ddots & \vdots\\ .3543691 & .05141101 & -.32866388 & -.49942174 & \cdots & .30341672\end{pmatrix}_{24\times24}$$

将矩阵 $\widetilde{\boldsymbol{Y}}\widetilde{\boldsymbol{Y}}'$ 和 $\boldsymbol{U}$、$\boldsymbol{I}$ 做拉直变换，得到向量 $vec(\widetilde{\boldsymbol{Y}}\widetilde{\boldsymbol{Y}}')$ 与 $vec(\boldsymbol{U})$ 和 $vec(\boldsymbol{I})$，并将 $vec(\widetilde{Y}\widetilde{Y}')$ 作为“因变量”，将 $vec(U)$ 和 $vec(I)$ 作为“自变量”，用线性回归模型（不含常数项）估计 $\sigma^2_{u_0}$，$\sigma^2_{e_0}$。

$$\begin{pmatrix}\widetilde{y}^2_{11}\\ \widetilde{y}\widetilde{y}\\ \vdots\\ \widetilde{y}^2_{nn}\end{pmatrix}=\begin{pmatrix}\sigma^2_{u_0}+\sigma^2_{e_0}\\ \sigma^2_{u_0}\\ \vdots\\ \sigma^2_{u_0}+\sigma^2_{e_0}\end{pmatrix}+\boldsymbol{R}=\sigma^2_{u_0}\begin{pmatrix}1\\1\\ \vdots\\1\end{pmatrix}+\sigma^2_{e_0}\begin{pmatrix}1\\0\\ \vdots\\1\end{pmatrix}+\boldsymbol{R}$$

得到 $\hat{\sigma}^2_{e_0}=0.1030624$，$\hat{\sigma}^2_{u_0}=0.1506025$。

$$\boldsymbol{V}_j=\begin{pmatrix}0.2536649 & 0.1506025\\ 0.1506025 & 0.2536649\end{pmatrix}$$

$$\begin{aligned}\mathbf{V}&=diag(\mathbf{V}_1,\mathbf{V}_2,\cdots,\mathbf{V}_{12})\\ &=diag\left(\begin{pmatrix}0.2536649 & 0.1506025\\ 0.1506025 & 0.2536649\end{pmatrix},\cdots,\begin{pmatrix}0.2536649 & 0.1506025\\ 0.1506025 & 0.2536649\end{pmatrix}\right)\end{aligned}$$

得广义最小二乘估计：

$$\hat{\boldsymbol{\beta}}^{GLS}=(\boldsymbol{X}'\hat{\mathbf{V}}^{-1}\boldsymbol{X})^{-1}\boldsymbol{X}'\hat{\mathbf{V}}^{-1}\boldsymbol{Y}=\begin{pmatrix}12.543333\\-0.642500\end{pmatrix}$$

计算 $(\boldsymbol{X}'\mathbf{V}^{-1}\boldsymbol{X})^{-1}$：

$$(\boldsymbol{X}'\boldsymbol{V}^{-1}\boldsymbol{X})^{-1}=\begin{pmatrix}0.0336890 & \\ -0.0336890 & 0.0673779\end{pmatrix}$$

根据矩阵 $(\boldsymbol{X}'\boldsymbol{V}^{-1}\boldsymbol{X})^{-1}$ 对角线上元素得：

$$se(\beta_0)=\sqrt{0.0336890}=0.18354563$$

$$se(\beta_1)=\sqrt{0.0673779}=0.25957253$$

与 OLS 估计误差相比，GLS 估计误差相对较大，这是因为 GLS 估计校正了个体内相关。由于本例估计的 $\hat{\boldsymbol{\beta}}^{GLS}$ 与 $\hat{\boldsymbol{\beta}}^{OLS}$ 相同，故重新估计的 $\boldsymbol{V}$ 也相同，迭代结束。

$$\hat{\boldsymbol{\theta}}=(\boldsymbol{Z}'\boldsymbol{V}^{-1}\boldsymbol{Z})^{-1}\boldsymbol{Z}'\boldsymbol{V}^{-1}\boldsymbol{Y}=\begin{pmatrix}0.1030624\\0.1506025\end{pmatrix}$$

$$cov(\hat{\boldsymbol{\theta}})=2(\boldsymbol{Z}'\boldsymbol{V}^{-1}\boldsymbol{Z})^{-1}=\begin{pmatrix}0.00177031 & \\ -0.00088515 & 0.0072525\end{pmatrix}$$

这里，$\boldsymbol{Z}$ 是 $vec(\boldsymbol{U})$ 和 $vec(\boldsymbol{I})$ 构成的解释变量矩阵。

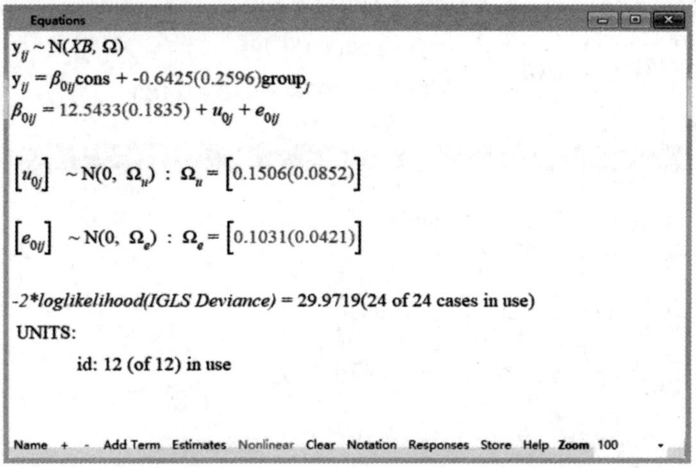

13.4　限制性迭代广义最小二乘估计

一般来说，IGLS 产生有偏估计，这在小样本中尤为重要。Goldstein(1989)提出了一个简单修正，可得到无偏的估计，这就是限制性迭代广义最小二乘估计（restricted iterative generalized least squares，RIGLS）。

理论上，对于已知的固定部分参数 β_0，β_1，得到的 $\tilde{\boldsymbol{Y}}$，有 $\mathrm{E}(\tilde{\boldsymbol{Y}}\tilde{\boldsymbol{Y}}^T)=\boldsymbol{V}$ 。而事实上，固定部分参数 β_0，β_1 是未知的，这里所用的是其估计值，故

$$\mathrm{E}(\tilde{\boldsymbol{Y}}\tilde{\boldsymbol{Y}}')=\boldsymbol{V}-\boldsymbol{X}cov(\hat{\boldsymbol{\beta}})\boldsymbol{X}'=\boldsymbol{V}-\boldsymbol{X}(\boldsymbol{X}'\boldsymbol{V}^{-1}\boldsymbol{X})^{-1}\boldsymbol{X}' \tag{13.15}$$

迭代直到收敛，从而获得 $\boldsymbol{V}$ 的无偏估计。

考虑到固定参数的抽样变异，$\mathrm{E}(\tilde{\boldsymbol{Y}}\tilde{\boldsymbol{Y}}^T)$ 中增加第二项帽子矩阵(hat matrix)，这相当于在一个简单随机样本中估计其方差时，分母除以 $n-1$ 而不是 n，可得到无偏估计的道理一样。

实际计算时，用上一次得到的 $\boldsymbol{V}$ 矩阵，计算 $\mathrm{E}(\tilde{\boldsymbol{Y}}\tilde{\boldsymbol{Y}}')+\boldsymbol{X}(\boldsymbol{X}'\boldsymbol{V}^{-1}\boldsymbol{X})^{-1}\boldsymbol{X}'$，以此为因变量，用最小二乘求解方程：

$$vec(\mathrm{E}(\tilde{\boldsymbol{Y}}\tilde{\boldsymbol{Y}}')+\boldsymbol{X}(\boldsymbol{X}'\boldsymbol{V}^{-1}\boldsymbol{X})^{-1}\boldsymbol{X}')=\sigma_{u_0}^2 vec(\boldsymbol{U})+\sigma_{e_0}^2 vec(\boldsymbol{I}) \tag{13.16}$$

并用迭代法得到 $\mathbf{V}$ 的估计：

$$\hat{\mathbf{V}}=diag\left(\begin{pmatrix}0.2941 & 0.1910\\ 0.1910 & 0.2941\end{pmatrix},\cdots,\begin{pmatrix}0.2941 & 0.1910\\ 0.1910 & 0.2941\end{pmatrix}\right)$$

再根据 $\mathbf{V}$ 的估计，重新估计 $\boldsymbol{\beta}$ 。注意，这里是双迭代。

最后得到固定系数的估计：

$$\hat{\boldsymbol{\beta}}=(\boldsymbol{X}'\mathbf{V}^{-1}\boldsymbol{X})^{-1}\boldsymbol{X}'\mathbf{V}^{-1}\mathbf{Y}=\begin{pmatrix}12.5433\\ -0.6425\end{pmatrix}$$

固定系数的误差方差对应于矩阵 $(\boldsymbol{X}'\mathbf{V}^{-1}\boldsymbol{X})^{-1}$ 的对角元素：

$$var(\hat{\boldsymbol{\beta}})=(\boldsymbol{X}'\mathbf{V}^{-1}\boldsymbol{X})^{-1}=\begin{pmatrix}0.0404 & -0.0404\\ -0.0404 & 0.0809\end{pmatrix}$$

随机系数的估计：

$$\hat{\boldsymbol{\theta}}=(\boldsymbol{Z}'\mathbf{V}^{-1}\boldsymbol{Z})^{-1}\boldsymbol{Z}'\mathbf{V}^{-1}\mathbf{Y}=\begin{pmatrix}0.1030624\\ 0.1910293\end{pmatrix}$$

其误差方差是矩阵 $cov(\hat{\boldsymbol{\theta}})=2(\boldsymbol{Z}'\mathbf{V}^{-1}\boldsymbol{Z})^{-1}$ 的对角元素：

$$cov(\hat{\boldsymbol{\theta}})=\begin{pmatrix}0.00177031 & \\ -0.00088515 & 0.0102485\end{pmatrix}$$

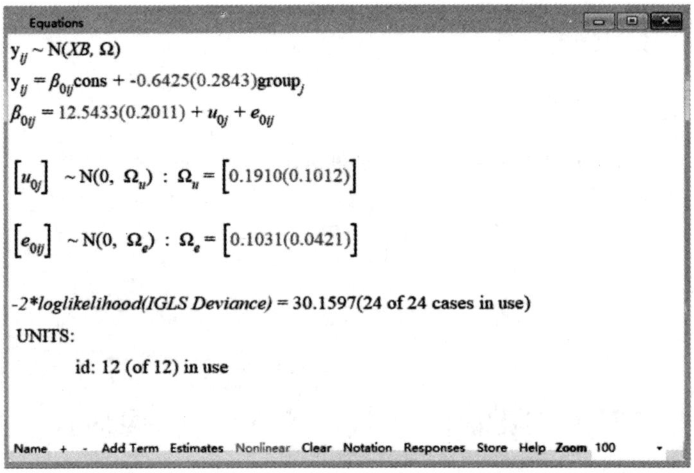

在正态分布假设下，RIGLS 估计近似于限制性极大似然估计(restricted maximum likelihood, REML)。

表 13.2　例 13.1 资料三种不同估计方法所得结果

效应	参数	估计方法，系数(估计误差)		
		OLS 估计	IGLS 估计	RIGLS 估计
固定效应	β_0(常数项)	12.5433(0.1519)	12.5433(0.1835)	12.5433(0.2011)
	β_1($group$)	−0.6425(0.2148)	−0.6425(0.2596)	−0.6425(0.2843)
随机效应				
水平 2 (id)	σ^2_{u0}	—	0.1506(0.0852)	0.1910(0.1012)
水平 1(重复测量)	σ^2_{e0}	0.2767(0.0799)	0.1031(0.0421)	0.1031(0.0421)
−2loglikelihood	(IGLS)	35.2755	29.9719	30.1597

13.5　EM 估计

统计学中,EM 算法(expectation-maximization algorithm)是一种迭代方法,用于含有隐变量(Hidden Variable)的概率参数模型的最大似然估计或极大后验概率估计(maximum a posteriori,MAP)(Raudenbush, S. W. 1995)。

EM 算法分为两步:E 步(求期望值)和 M 步(求最大值)。E 步主要通过观察数据和现有模型来估计参数,然后用这个估计的参数值来计算似然函数的期望值;而 M 步是寻找似然函数最大化时对应的参数。EM 算法是在 E 步和 M 步之间交替迭代进行。由于算法会保证在每次迭代之后似然函数都会增加,所以函数最终会收敛。EM 算法在潜变量分析和缺失数据分析中应用较为广泛。

在两水平模型中,将水平 2 残差向量看作缺失值,因此,"完全的"数据由观察向量 $\boldsymbol{Y}$ 和被处理为反应变量 u_j 组成。在正态性假设条件下,其联合分布为:

$$\begin{bmatrix}\boldsymbol{Y}\\ \boldsymbol{u}\end{bmatrix} \sim N\left\{\begin{bmatrix}\boldsymbol{X\beta}\\ 0\end{bmatrix}, \begin{bmatrix}\boldsymbol{V} & \boldsymbol{J}'\sigma_{u_0}^2\\ \sigma_{u_0}^2\boldsymbol{J} & \sigma_{u_0}^2\boldsymbol{I}\end{bmatrix}\right\} \tag{13.17}$$

相应的正态对数似然函数为:

$$\log(L) \propto -N\log(\sigma_{e_0}^2) - m\log(|\boldsymbol{\Omega}_u|) - \sigma_{e_0}^{-2}\sum_{ij} e_{0ij}^2 - \sum_j \beta_j'\boldsymbol{\Omega}_u^{-1}\beta_j$$
$$\boldsymbol{\Omega}_u = \mathrm{cov}(\boldsymbol{\beta}) \tag{13.18}$$

将随机参数最大化,即 M 步,得:

$$\hat{\sigma}_{e_0}^2 = N^{-1}\sum_{ij} e_{0ij}^2$$
$$\hat{\boldsymbol{\Omega}}_u = m^{-1}\sum_j \beta_j\beta_j' \tag{13.19}$$

这里,m 为 2 水平单位数。利用随机向量 θ 的一般结果得到:

$$E(\theta\theta^T) = cov(\theta) + [E(\theta)][E(\theta)]^T \tag{13.20}$$

这就是 E 步。基于 OLS 的初始值反复迭代,直到收敛。

13.6　贝叶斯推断与 MCMC 算法

13.6.1　贝叶斯公式与贝叶斯推断

贝叶斯推断的核心工具为贝叶斯公式。令 A 和 B 表示随机事件,那么贝叶斯公式可表示为:

$$p(A|B) = p(B|A)\,p(A)\,/\,p(B)$$

式中,$p(A)$为事件 A 的边际概率,也称为 A 的先验概率;$p(A|B)$为给定 B 条件下 A 的条件概率,也称为在考虑 B 取值后 A 的后验概率;$p(B|A)$为给定 A 条件下 B 的条件概率,对应为统计推断中的似然函数;$p(B)$为 B 的边际概率,常作为归一化常数来确保 $p(A|B)$是一个有效概率,$p(B) = p(B|A)p(A) + p(B|\bar{A})p(\bar{A})$。类似的,对模型参数做推断时,贝叶斯公式可表示为:

$$p(\theta|y) = p(y|\theta)p(\theta)/p(y)$$

式中,$p(\cdot)$表示概率密度;$p(\theta)$ 表示待估参数 θ 的先验分布;$p(\theta|y)$ 表示给定数据 y 后 θ 的后验分布;$p(y|\theta)$ 是抽样分布,即给定参数 θ 后 y 的函数,但在统计推断中我们更关注的是已获得观测数

据 y_{obs} 情况下 θ 的函数，即似然函数 $L(\theta|y_{obs}) \equiv f(y_{obs}|\theta)$；$p(y)$ 为归一化常数，$p(y)=\int L(\theta|y)p(\theta)\ d\theta$。因此，后验分布密度正比于似然和先验分布密度的乘积，即 $p(\theta|y)\propto p(y|\theta)p(\theta)$。如图 13.1 所示，可以简单将贝叶斯推断理解为，根据贝叶斯定理综合先验分布与样本信息，从而得出关于后验分布的过程。相比于频率学派，贝叶斯推断充分利用了研究者关于参数的已有知识—先验分布。

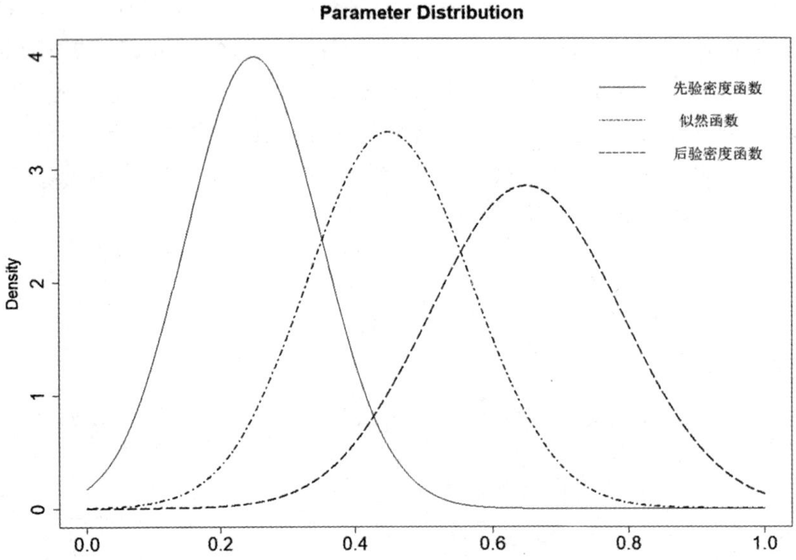

图 13.1　先验分布、似然函数分布与后验分布的关系

13.6.2　先验分布

指定参数的先验分布 $p(\theta)$ 是贝叶斯推断的关键步骤。在贝叶斯框架下，需对所有待估参数指定先验分布。实际分析中，指定先验分布不仅应考虑研究者对参数的先验信念，还应考虑参数的类型、分布的灵活性、分布参数的可解释性，以及后验分布的计算便捷性。在贝叶斯多水平模型中，指定先验分布还要考虑参数所在模型的水平。

当研究者掌握了一定的参数信息时，可采用信息先验(informative prior)分布。例如，对于两水平随机系数模型中的随机斜率，在指定水平 2 模型基础上，可对水平 2 模型的截距采用正态分布的信息先验，并指定均数和标准差的特定取值，以反映研究者对随机斜率取值范围的先验信念。由于信息先验体现了研究者的主观认识，在利用信息先验估计参数时需要采用一系列敏感性分析评估结果的稳健性，避免对不确定性的模糊描述。

当研究者缺乏参数信息时，可采用无信息先验(non-informative prior)或弱信息先验(weakly informative prior)分布。对于随机截距模型，可指定 $N(0,100^2)$ 作为先验分布。对于方差参数，可指定逆 gamma 分布；对于协方差矩阵，可指定逆 Wishart 分布。大多数执行贝叶斯模型的软件采用无信息先验分布作为默认先验分布指定。

13.6.3　MCMC 算法

(1) MCMC 算法简介

如何求解后验分布有关的积分是贝叶斯统计推断中的难点。复杂高维模型中，在整个参数空间求积分难度非常大，导致贝叶斯方法难以实现。随着马尔科夫链蒙特卡洛（Markov Chain Monte Carlo，MCMC）算法发展，贝叶斯方法才得以广泛应用。MCMC 是一种蒙特卡洛抽样技术，用于从任意分布中近似生成目标样本。其基本思想是使马尔科夫链运行足够长的时间，使其极限分布接近于目标分布。下面分别简要介绍蒙特卡洛方法和马尔科夫链。

1）蒙特卡洛方法

蒙特卡洛方法（Monte Carlo methods）一种基于随机数的计算方法，其基本思想是通过随机抽样来近似求解问题，并利用大量的随机抽样结果进行统计分析。蒙特卡洛方法的核心步骤包括：随机抽样、建立模型、模拟和统计分析。令 θ 表示待估计的未知参数，$y_1,\cdots,y_n$ 表示来自分布 $p(y_1,\cdots,y_n \mid \theta)$ 的样本数值。从后验分布 $p(\theta \mid y_1,\cdots,y_n)$ 中独立随机抽取 S 个 θ，即 $\theta^{(1)},\cdots,\theta^{(S)} \sim$ i. i. d $p(\theta \mid y_1,\cdots,y_n)$。随着 S 增大，样本 $\{\theta^{(1)},\cdots,\theta^{(S)}\}$ 的经验分布将近似 $p(\theta \mid y_1,\cdots,y_n)$。该经验分布被称为 $p(\theta \mid y_1,\cdots,y_n)$ 的蒙特卡洛近似（Monte Carlo approximation）。进一步地，令 $\boldsymbol{g}(\theta)$ 表示任意函数，根据大数定律可得出，若 $\theta^{(1)},\cdots,\theta^{(S)}$ 是来自 $p(\theta \mid y_1,\cdots,y_n)$ 的独立同分布样本，那么当 $S \to \infty$ 时，

$$\frac{1}{S}\sum_{s=1}^{S} g(\theta^{(s)}) \to \mathrm{E}[g(\theta \mid y_1,\cdots,y_n)] = \int g(\theta)p(\theta \mid y_1,\cdots,y_n)\, d\theta .$$

也就是说，我们可以通过足够大的蒙特卡洛样本来任意地近似后验分布的任何特征。蒙特卡洛方法的关键步骤是如何按照指定的概率分布采集样本。经典的采样策略有直接采样、重要性采样（importance sampling）、拒绝采样（rejection sampling）。然而，当未知参数维度较高时，联合后验分布往往没有标准密度，经典采样策略的蒙特卡洛方法不适用，因此采用马尔科夫链蒙特卡洛方法（Levy，R.，& Mislevy，R. J. 2016）。

2）马尔科夫链

马尔科夫链可形象理解为一串有序的随机向量（或随机变量）。令 $\{\theta^{(1)},\cdots,\theta^{(T)}\}$ 表示组成链的 T 个向量，上标表示序列中的位置。给定任一序号 t，该序号之后的随机向量与该序号之前的随机向量相互独立，即 $p(\theta^{(t+1)} \mid \theta^{(1)},\cdots,\theta^{(t)}) = p(\theta^{(t+1)} \mid \theta^{(t)})$。换句话说，序号 $t+1$ 的随机向量只取决于序号 t 的随机向量，这一依赖性遵循马尔科夫性质。

马尔科夫链的每一步都将根据条件概率保持现有状态或转为其他状态。状态的改变叫作转移，状态改变概率称为转移概率（transition probability）。理想的马尔科夫链将收敛到唯一的稳态分布（stationary distribution）。马尔科夫链达到的唯一稳态分布就是我们希望得到的后验分布 $p(\theta \mid y_1,\cdots,y_n)$。当链条收敛至稳态分布后，我们再从该分布中抽取样本，从而计算样本平均值来近似后验分布的概率和期望。当然，并非所有 MCMC 最终都能达到稳态分布。要使马尔科夫链收敛至唯一的稳态分布有三个条件：①时序稳态性：从一种状态到另一种状态的转移概率是一致的；②不可约性：分布中任何一个给定的点，链都有正概率经过迭代到达另一个点；③常返性：经过很长的迭代，链将访问每个状态无数次。此外，链应该是非周期性的，这意味着它不会在有规律的时间内在不同状态之间震荡（Gelman，A.，& Hill，J. 2006）。

马尔科夫链的构造步骤可分为：①从初始分布 f_{θ_0} 采样 θ_0，并令 $t=0$；②从转移密度 $q(\cdot \mid \theta_t)$ 采样 θ_{t+1}，并令 $t=t+1$；③当 $t=N$ 时停止该过程；否则重复第②步。进行 MCMC 的第一步时要确定采样方案，常见采样方法包括 Gibbs 采样、Adaptive-rejection 采样、Metropolis（Hastings）采样等。在条件分布已知的情况下，常采用 Gibbs 采样方法；在条件分布未知时，采用 Metropolis（Hastings）采样方法。具体采用哪一类采样方法可由分析人员决定并编制相应程序，当然也可交由 WinBUGS 等统计软件自动选择采样方法。

（2）收敛及收敛的诊断

MCMC 算法中马尔科夫链最终会收敛到目标(后验)分布,但无法保证何时达到收敛,因此收敛诊断是 MCMC 算法的一个重要部分。

对于单链 MCMC 样本,收敛诊断的评价指标包括:①相对数值效率(relative numerical efficiency),对采样值的经验方差和相关一致方差估计量做比较;②Raftery-Lewis 指标,提供达到参数估计值的特定精度所需的 MCMC 样本数估计;③Geweke 卡方检验,比较 MCMC 输出的不同部分(如前 10%和后 50%)以判断它们是否来自同一分布(Lunn, D. et al. 2012)。

对于两条或多条链的 MCMC 样本,Gelman-Rubin 诊断指标可用于比较采样参数值在链条内和链条间的变异程度。第 j 条链内部样本 $\theta_j^{(t)}$ 的变异为 $w_j=(\theta_j^{(t)}-\bar{\theta}_j)^2/(T-1)$,其中 T 表示迭代次数;链间变异为 $B=\frac{T}{J-1}\sum_{j=1}^{J}(\bar{\theta}_j-\bar{\theta})^2$,其中 $\bar{\theta}$ 表示 $\bar{\theta}_j$ 的均值。计算 V = B/T+TW/(T−1),当指标(V/W)0.5 小于 1.2 则说明链条收敛。影响链条收敛速度的因素较多,例如缺失的数据速率,平均向量和协方差矩阵的起始值的选择(Enders, C. K. 2010)。在大多数情况下,运行几千个周期的数据增强算法足矣,但是具有很大比例的缺失值的数据集需要更长的链才能达到收敛。

13.6.4 贝叶斯多水平模型

贝叶斯多水平模型结合了贝叶斯统计理论和多水平模型的优点。在贝叶斯统计框架下构建本书前面章节所介绍的模型,赋予未知参数先验分布,采用 MCMC 等算法推断模型参数,从而实现贝叶斯多水平模型。该类模型的优势是可以直接指定和分析复杂的层次模型,回答更多的科学问题,以及借助 MCMC 算法优势估计模型参数(Kruschke, J. 2014)。

13.6.5 软件操作

例 13.2 研究人员关心反映肥胖的指标腰臀比与人血压之间的关系在不同乡镇之间的变化,调查了 89 个乡镇共计调查了 2376 位观察对象,并记录研究对象的收缩压、腰臀比、乡镇平均食盐摄入。整理数据结构如下:

town:乡镇编号(1～89)

id:参与者编号 (1～2376)

whr:参与者腰臀比,已进行标准化

sbp:个体收缩压(mmHg)

salt:各乡镇平均盐摄入量(g/w)

下图为 name 窗口展示上述各变量。

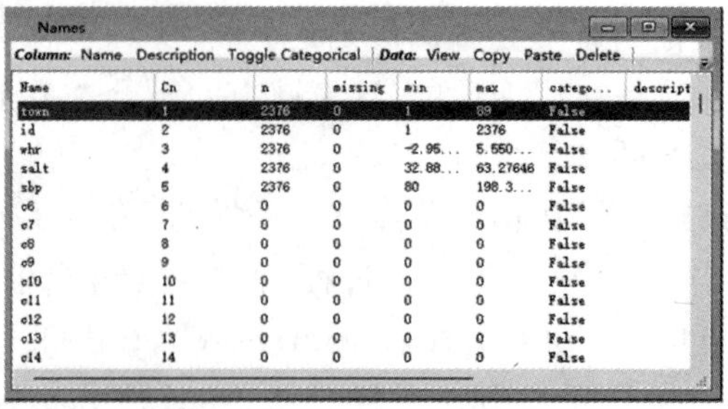

Name	Cn	n	missing	min	max	catego...	descript
town	1	2376	0	1	89	False	
id	2	2376	0	1	2376	False	
whr	3	2376	0	-2.95...	5.550...	False	
salt	4	2376	0	32.88...	63.27646	False	
sbp	5	2376	0	80	198.3...	False	
c6	6	0	0	0	0	False	
c7	7	0	0	0	0	False	
c8	8	0	0	0	0	False	
c9	9	0	0	0	0	False	
c10	10	0	0	0	0	False	
c11	11	0	0	0	0	False	
c12	12	0	0	0	0	False	
c13	13	0	0	0	0	False	
c14	14	0	0	0	0	False	

(1) 用 MLwiN 实现

MLwiN 中的参数估计方法是 LGLS 和 RIGLS。这两种方法基于频率学派似然理论,找到未知参数的最大似然估计值。该类方法基于迭代过程,在两个确定性步骤之间迭代,直到邻近两个估计值足够接近，从而实现收敛。MLwiN 中，这两种方法都可给出所有参数的点估计、标准差的估计值以及大样本假设检验和置信区间。对于较为复杂的模型，这两类方法可能会出现模型参数估计不收敛问题(详细信息可以查看《MLwiN 用户指南》)。

MLwiN 中 MCMC 方法的计算原理如 13.6.3 节所介绍的，是基于蒙特卡洛模拟过程，采用吉布斯抽样，运行多次迭代，且每次迭代都生成未知参数的估计值，最终收敛到后验分布，从而可对参数取值作推断。MCMC 方法可以在一定程度上解决复杂模型不收敛问题，但由于要设置参数的先验分布，因此对于不熟悉贝叶斯统计理论的使用者来说，掌握 MCMC 方法更为困难。

1）拟合随机截距模型

读取数据 dat13-1. ws 之后，按照第 1 章第 9 节内容拟合随机截距模型如下：

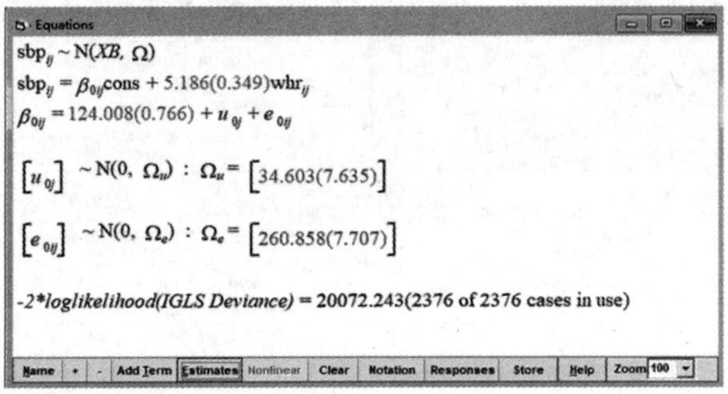

2）对多水平模型进行 MCMC 估计和收敛判断

当前模型的估计结果用作 MCMC 迭代的初始值。运行 MLwiN，点击菜单栏的 Estimation control 命令，点击 MCMC 命令，Burn-in Length 设置成 5000，并单击 Done 命令。

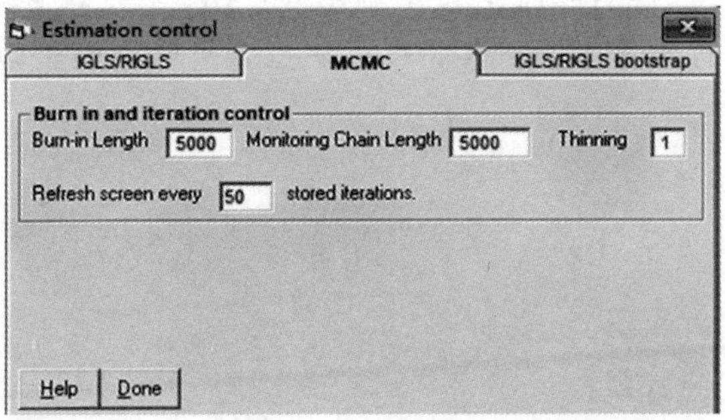

点击 start 命令，开始 MCMC 抽样，之后自动保存抽样数据，结束后可点击 Estimates 命令可查看 MCMC 结果。在 MCMC 模型运行结束后，运行 Model 中的 Trajectories 命令，MLwiN 将会把估计参数的轨迹图长线给出来。

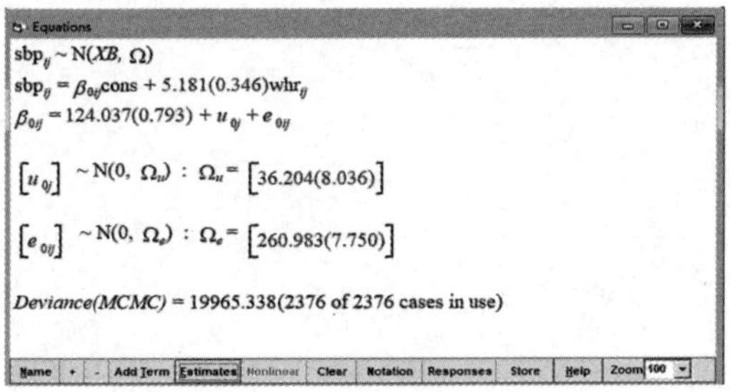

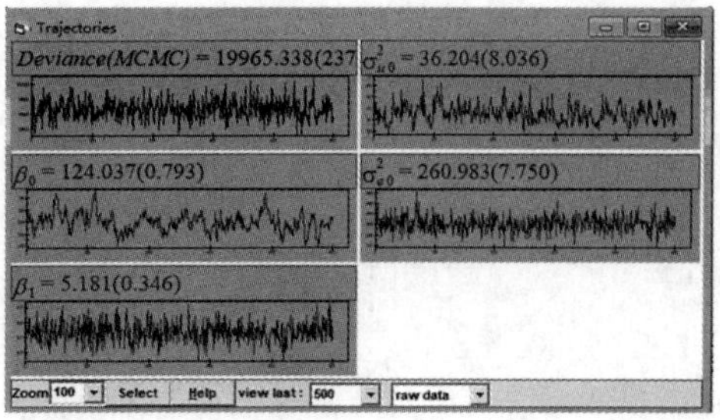

点击 β_0 的轨迹图，点击弹出窗口的 Yes 命令即可检查 β_0 估计值的后验分布及收敛情况。该参数后验分布均值为 124.037，贝叶斯可信区间为（122.474，125.585），可见该参数轨迹平缓，ACF 和 PACF 很快接近 0，说明该参数估计基本收敛。右上图显示该参数的后验分布密度图，表明该参数后验分布接近正态分布。（Browne，W. J. 2009）

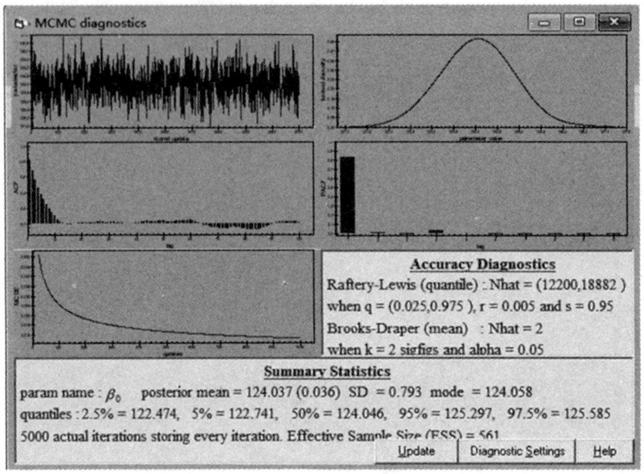

（2）用 R 调用 MCMC 算法集成软件

常用的 MCMC 算法集成软件有 WinBUGS、OpenBUGS、JAGS，其中 WinBUGS 和 OpenBUGS 都有图形化操作界面，可直接在软件界面运行 MCMC 算法，JAGS 没有图形化操作界面，需要实用 R 或 Python 等软件调用。目前更为主流的做法是从 R 软件中调用上述 MCMC 算法集成软件，从 R 中调用上述软件所对应的 R 包分别是 R2WinBUGS、R2OpenBUGS 和 rjags。

下面以 R 调用 JAGS 为例，说明如何在 R 中调用 MCMC 算法集成软件。JAGS 是用 C++编写的一个可以执行吉布斯抽样的软件，使用 MCMC 方法拟合贝叶斯模型，可以移植到所有主要的操作系统。

步骤一：加载 R 包。

```
# load packages
library(rjags)
library(coda)
library(mcmcplots)
library(haven)
```

步骤二：设定工作路径，读入数据文件。

```
setwd("…")
data <-read_dta('dat13-1. dta')
```

步骤三：定义模型。

```
model= "
  model {
  for (i in 1:2376) {
    sbp[i]~ dnorm(mu[i], invers. sigma)
    mu[i]<- beta0[town[i]]+ beta1 * whr[i]
  }
  for (j in1:89){
```

```
    beta0[j]~dnorm(mub0, inv.taua1)
  }
  beta1 ~dnorm(0, 0.0001)
  mub0 ~dnorm(0, 0.0001)
  sigma ~dunif(0, 100)
  invers.sigma <- 1/pow(sigma, 2)
  taua1 ~dunif(0, 100)
  inv.taua1 <- 1/pow(taua1, 2)
}"
```

将以上模型文本保存为 txt 文件，再使用 R 调用。

```
writeLines(model, "model.txt")
```

步骤四：运行 MCMC，查看参数值及其分布图

在 R 中调用模型，设置预烧的长度为 5000，使用一条链。

```
BristolJags.indpendt <- rjags::jags.model(
  file = "model.txt",
  data = data,
  n.chains = 1,
  n.adapt = 5000)
```

更新 MCMC 链。

```
update(BristolJags.indpendt, n.iter = 5000)
```

从参数的后验分布中选择参数的抽样结果。

```
BristolCoda.indpendt <- coda.samples(BristolJags.indpendt,
                                     variable.names =
c("beta0","mub0","beta1","inv.sigma.squared"), n.iter = 2000)
```

步骤五：查看结果。

```
summary(BristolCoda.indpendt)
```

```
> summary(BristolCoda.indpendt)

Iterations = 10001:15000
Thinning interval = 1
Number of chains = 1
Sample size per chain = 5000

1. Empirical mean and standard deviation for each vari
   plus standard error of the mean:

         Mean     SD Naive SE Time-series SE
beta1   5.188 0.3503 0.004955       0.005852
mub0  124.020 0.7855 0.011108       0.016359

2. Quantiles for each variable:

         2.5%     25%     50%     75%  97.5%
beta1   4.499   4.951   5.189   5.426   5.87
mub0  122.465 123.499 124.030 124.527 125.53
```

R 结果同 MLwiN 基本一致。

模型参数的轨迹图展示。

```
plot(BristolCoda. indpendt)
```

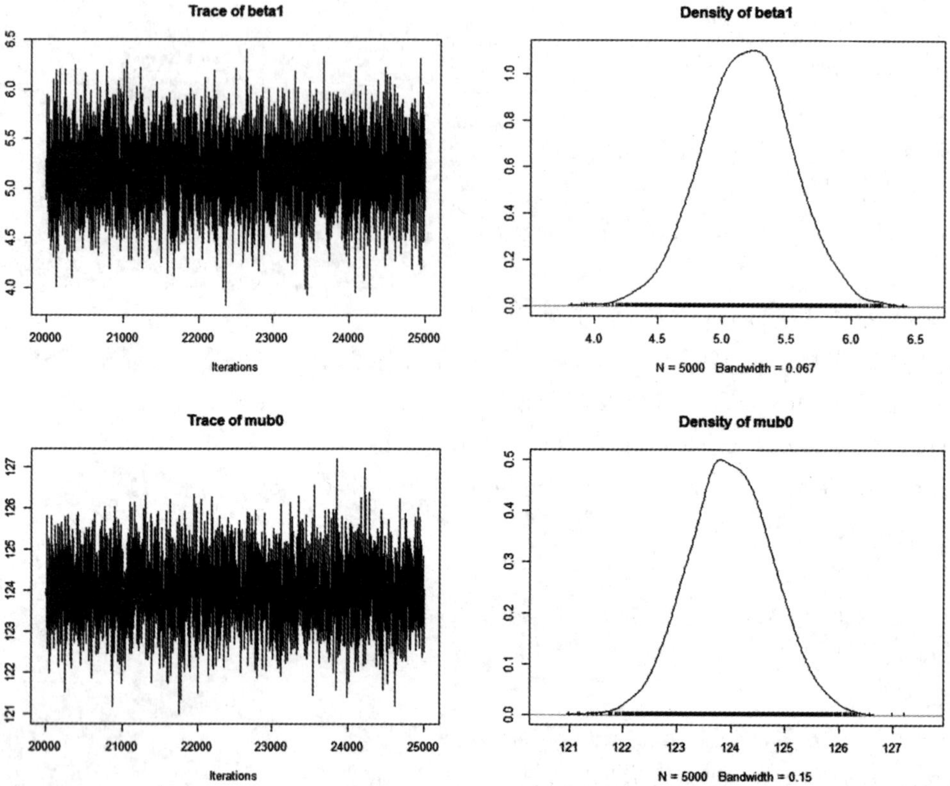

除了上述采用 MLwiN 和 JAGS 执行 MCMC 算法外,也可以采用 WinBUGS 软件构建贝叶斯多水平模型。WinBUGS 是 BUGS 项目的一部分,该项目旨在为应用统计学家提供便捷实用的 MCMC 方法实现软件,即利用 MCMC 方法对复杂统计模型进行贝叶斯分析。该项目于 1989 年在剑桥的 MRC 生物统计学部门开始,后来与伦敦圣玛丽帝国理工学院医学院联合开发出 WinBUGS 软件。WinBUGS 可以拟合的模型类型范围非常大,包括各类线性和非线性模型形式;也可以为随机效应指定多种分布形式,如多变量正态分布和 T 型分布;还可以拟合空间模型和潜在变量模型等。此外,WinBUGS 还提供一系列默认的先验分布选择。WinBUGS 软件本身提供丰富的图形工具,同时也提供一套 CODA 程序,可以为 WinBUGS 在 R 软件中的输出提供额外的绘图功能。当然,由于 WinBUGS 中有大量的嵌入式统计理论,对缺乏统计经验的用户提出了相当大的要求。更详细的信息可以查询 WinBUGS 帮助文档。(Spiegelhalter, D. et al. 2002) OpenBUGS 是在 WinBUGS 基础上开发的软件另一款可以免费下载使用的软件,功能与 WinBUGS 几乎一致。

(陈峰,郭冰)

参考文献

[1]ZHAO X, HONG F, YIN J, et al. Cohort profile: the China Multi-Ethnic cohort (CMEC) study[J]. Int J Epidemiol, 2021, 50(3):721—721l.

[2]MEEKER WQ, ESCOBAR LA. Teaching about approximate confidence regions based on maximum likelihood estimation[J]. Am Stat, 1995, 49(1):48—53.

[3]NING M, ZHANG Q, YANG M. Comparison of self-reported and biomedical data on hypertension and diabetes: findings from the China Health and Retirement Longitudinal Study (CHARLS)[J]. BMJ Open. 2016;6(1).

[4]GELMAN A, HILL J. Data Analysis Using Regression and Multilevel Hierarchical Models[J]. 1rd ed. Columbia University. New York, 2007.

[5]GOLDSTEIN H. Multilevel Statistical Models[M]. 4rd ed. Amold. London, 2010.

[6]GOLDSTEIN H. Multilevel Mixed Linear Model Analysis Using Iterative Generalized Least Squares[J]. Biometrika, 1986(1):43—56.

[7]GOLDSTEIN H. Restricted unbiased iterative generalized least-squares estimation[J]. Biometrika, 1989, 76(3):622—623.

[8]LINDSTORM M J and BATES D M. Nonlinear mixed effects models for repeated measures data [J]. Biometrics, 1990, 46:673—687.

[9]GOLDSTEIN H, HEALY M, RASBASH J. Multilevel time series models with applications to repeated measures data[J]. Statistics in Medicine, 2010, 13(16):1643—1655.

[10]YANG M, LEUNG SS F. A comparison of the growth patterns of Chinese infants in Chengdu and Hong Kong: 0years[J]. Journal of Paediatrics and Child Health, 1994, 30(4).

[11]YANG M, LEUNG, et al. Weight and length growth of two Chinese infant groups and the seasonal effects on their growth[J]. Annals of Human Biology, 1994, 21(6):547—562.

[12]RASBASH, BROWNE, GOLDSTEIN, YANG, et al. A user's guide to MLwiN[M]. Institute of Education. London. 2000.

[13]RASBASH, GOLDSTEIN, BROWNE, YANG. et al. The MLwiN Command Reference. Institute of Education[M]. London. 2000.

[14]DOMÉNECH M, ROMANN P, LAPETRA J, et al. Mediterranean diet reduces 24-hour ambulatory blood pressure, blood glucose, and lipids: one-year randomized, clinical trial[J]. Hypertension, 2014, 64(1): 69—76.

[15]DESSIE Z G, ZEWOTIR T, MWAMBI H, et al. Multivariate multilevel modeling of quality of life dynamics of HIV infected patients[J]. Health and quality of life outcomes, 2020, 18 (1): 80.

[16]ALAMOLHODA M, HEYDARI S T, AYATOLLAHI S, et al. A multivariate multilevel analysis of the risk factors associated with anthropometric indices in Iranian mid-adolescents[J].

BMC pediatrics, 2020, 20(1): 191.

[17]GOLDSTEIN H, BROWNE W, RASBASH J. Partitioning Variation in Multilevel Models[J]. Understanding Statistics, 2002, 4(4):10.

[18]LONGFORD N T. Afast scoring algorithm for maximum likelihood estimation in unbalanced mixed models with nested random effects[J]. Ets Research Report, 1987, 74(4):817—827.

[19]GOLDSTEIN H. Nonlinear Multilevel Models, with an Application to Discrete Response Data [J]. Biometrika, 1991, 78(1):45—51.

[20]GOLDSTEIN H. RASBASH J. Improved Approximations for Multilevel Models with Binary Responses[J]. Journal of the Royal Statistical Society Series A (Statistics in Society), 1996, 159(3):505—513.

[21] RAUDENBUSH SW, CHEONG YF, FOTIU PR. Synthesizing cross-national classroom effects data: Alternative models and methods. In M Binkley, K Rust & M Winglee (Eds.), Methodological issues in comparative international studies: The case of reading literacy[M]. Washington, DC: National Centre for Educational Statistics. 1994.

[22]LIANG K Y, ZEGER S L. Longitudinal data analysis using generalized linear models[J]. Biometrika, 1986, 73(1):13—22.

[23]BRESLOW NE, CLAYTON DG. Approximate inference in generalized linear mixed model[J]. Journal of the American Statistical Association, 1993, 88, 9—25.

[24]CROWDER M J. Inference About the Intraclass Correlation Coefficient in the Beta-Binomial Anova for Proportions[J]. Journal of the Royal Statistical Society. Series B: Methodological, 1979, 41(2):230—234.

[25]PIERCE DA, SANDS BR. Extra-Bernoulli variation in binary data[R]. Technical Report 46, Department of Statistics, Oregon State University, 1975.

[26]MAURITSEN RH. Logistic Regression with Random Effects[D]. Ph. D Thesis, Department of Biostatistics, University of Washington, 1984.

[27]YANG M, GOLDSTEIN H, Heath A. Multilevel models for repeated binary outcomes: attitudes and voting over the electoral cycle[J]. Journal of the Royal Statistical Society, 2000, 163 (1):49—62.

[28]BARBOSA M F, GOLDSTEIN H. Discrete Response Multilevel Models for Repeated Measures: An Application to Voting Intentions Data [J]. Quality & Quantity, 2000, 34 (3):323—330.

[29]YANG M. Multinomial Regression, in Multilevel Modelling of Health Statistics, edited by LEYLAND AH, GOLDSTEIN H[M]. John Wiley & Sons. England. 2001.

[30]FIELDING A, YANG M, GOLDSTEIN H. Generalized linear mixed models for ordered responses in complex multilevel structures: effects beneath the school or college in education[J]. Journal of the Royal Statistical Society, 2010, 168.

[31]YANG M, COID J, TYRER P. Personality pathology recorded by severity: national survey [J]. British Journal of Psychiatry, 2010, 197:193—199.

[32]KUN Z, LI Z, YANJUN F, LIHUA J, JINCHENG H, YUNQI M, CHUNSONG Y, MIN

Y. Ear mold for congenital ear malformation: a randomised controlled trial[J]. Medicine, 2020, 99 (30): pe21313.

[33]HEDEKER D. A mixed-effects multinomial logistic regression model[J]. Statistics in Medicine,2003. 22:1433－1446.

[34]New in Stata 18. https://www. stata. com/new-in-stata/panel-data-multinomial-logit/.

[35]KATHLEEN KIERNAN, SAS Institute Inc, Insights into Using the GLIMMIX Procedure to Model Categorical Outcomes with Random Effects. https://www. sas. com/content/dam/SAS/support/en/sas-global-forum-proceedings/2018/2179－2018. pdf.

[36]PAPAGEORGIPOUS G, HINDE J. Multivariate generalized linear mixed models withsemi-nonparametric and smooth nonparametric random effects densities[J]. Statistics and Computing, 2012, 22(1):79－92.

[37]SAS/STAT © 9.1 User's Guide[M]. SAS Institute Inc. 2004.

[38]STATA REFERENCE. Release 9, A Stata Press Publication, StataCorp LP[M]. College Station, Texas. 2005.

[39]MCCULLAGH P, NELDER J A. Generalized Linear Models[M]. 2nd Edition. Chapman and Hall, London. 1989.

[40]ANDERSON S, W W Hauck. Consideration of individual bioequivalence[J]. Journal of Pharmacokinetics and Biopharmaceutics. 18(3): 259－273, 1990.

[41]SCHUIRMANN D J. A comparison of the two one-sided tests procedure and the power approach for assessing the equivalence of average bioavailability[J]. Journal of Pharmacokinetics and Biopharmaceutics. 15(6): 657－680, 1987.

[42]FDA, U. S. Draft guidance onprogester one. 2010-04-30.

[43]PATTERSON S D, B Jones. Bioequivalence and the pharmaceutical industry[J]. Pharmaceutical Statistics: The Journal of Applied Statistics in the Pharmaceutical Industry . 1(2): 83－95, 2002.

[44]Services, FDA, U. S. FDA Guidance for Industry, Statistical Approaches to Establishing Bioequivalence [EB/OL]. http://www. fda. gov/cder/guidance/index. htm. 2001.

[45]HYSLOP T, F HSUAN, et al. A small sample confidence interval approach to assess individual bioequivalence[J]. Statistics in Medicine 19(20): 2885－2897, 2000.

[46]JONES B, M G KENWARD. Design and Analysis of Cross-Over Trials, Second Edition[M]. CRC Press. 2003.

[47]MCCARTHY W F. An Example of How to Write the Statistical Section of a Bioequivalence Study Protocol for FDA Review. 2007.

[48]GHOSH P, G L ROSNER. A semi-parametric Bayesian approach to average bioequivalence [J]. Statistics in Medicine. 26(6): 1224－1236, 2007.

[49]CARRASCO J L, L JOVER. Assessing individual bioequivalence using the structural equation model[J]. Statistics in Medicine 22(6): 901－912, 2003.

[50]MCNALLY R J, H IYER, et al. Tests for individual and population bioequivalence based on generalizedP-values[J]. Statistics in Medicine. 22(1): 31－53. 2003.

[51]BROWNE W J, D DRAPER. A comparison of Bayesian and likelihood-based methods for fitting multilevel models[J]. Bayesian analysis. 1(3): 473—514, 2006.

[52]CHOW S C, S K TSE. Outlier detection in bioavailability/bioequivalence studies[J]. Statistics in Medicine . 9(5): 549—558, 1990.

[53]LEYLAND A H A review of multilevel modelling in SPSS. University of Glasgow. 2004.

[54]BRUTON A, CONWAY J H, HOLGATE S T. 2000. Reliability: What is it, and how is it measured? [J/OL]. Physiotherapy, 86(2): 94—99. https://doi.org/10.1016/S0031—9406(05)61211—4.

[55]COHEN J. 1960. A Coefficient of Agreement for Nominal Scales[J/OL]. Educational and Psychological Measurement, 20(1): 37—46. https://doi.org/10.1177/001316446002000104.

[56]COID J, YANG M, ROBERTS A, et al. 2006. Violence and psychiatric morbidity in a national household population — A report from the British household survey[J/OL]. American Journal of Epidemiology, 164(12): 1199—1208. https://doi.org/10.1093/aje/kwj339.

[57]CRONBACH L J. 1951. Coefficient alpha and the internal structure of tests[J/OL]. Psychometrika, 16(3): 297—334. https://doi.org/10.1007/BF02310555.

[58]FLEISS J L. 1971. Nominal Scale Among Many Rater[J]. Psychological Bulletin, 76(5): 378—382.

[59]FLEISS J L, COHEN J. 1973. The equivalence of weighted kappa and the intraclass correlation coefficient as measures of reliability[J/OL]. Educational and Psychological Measurement, 33(3): 613—619. https://doi.org/10.1177/001316447303300309.

[60]KOO T K, LI M Y. 2016. A Guideline of Selecting and Reporting Intraclass Correlation Coefficients for Reliability Research[J/OL]. Journal of Chiropractic Medicine, 15(2): 155—163. http://dx.doi.org/10.1016/j.jcm.2016.02.012.

[61]MCGRAW K O, WONG S P. 1996. Forming Inferences about Some Intraclass Correlation Coefficients[J/OL]. Psychological Methods, 1(1): 30—46. https://doi.org/10.1037/1082—989X.1.1.30.

[62]SHROUT P E, FLEISS J L. 1979. Intraclass correlations: Uses in assessing rater reliability [J/OL]. Psychological Bulletin, 86(2): 420—428. https://doi.org/10.1037/0033—2909.86.2.420.

[63]BUCHET-POYAU K, OCCELLI P, TOUZET S, et al. 2021. Improving patient self-reporting of antihypertensive adverse drug events in primary care: a stepped wedge cluster randomised trial[J]. BMC Family Practice, 22(1): 165.

[64]GAMBIA HEPATITIS STUDY GROUP. 1987. The Gambia hepatitis intervention study[J]. Cancer Research, 47(21): 5782—5787.

[65]KENNEDY-SHAFFER L, DE GRUTTOLA V, LIPSITCH M. 2020. Novel methods for the analysis of stepped wedge cluster randomized trials [J]. Statistics in Medicine, 39 (7): 815—844.

[66]LI F, HUGHES J P, HEMMING K, et al. 2021. Mixed-effects models for the design and analysis of stepped wedge cluster randomized trials: an overview[J]. Statistical Methods in Med-

ical Research, 30(2): 612—639.

[67]MDEGE N D, MAN M S, TAYLOR C A, et al. 2011. Systematic review of stepped wedge cluster randomized trials shows that design is particularly used to evaluate interventions during routine implementation[J]. Journal of clinical epidemiology, 64(9): 936—948.

[68]REN Y, YANG M, LI Q, et al. 2017. Assessing dose - response effects of national essential medicine policy in China: comparison of two methods for handling data with a stepped wedge-like design and hierarchical structure[J]. BMJ open, 7(2): e013247.

[69]RENNERT L, HEO M, LITWIN A H, et al. 2021. Accounting for confounding by time, early intervention adoption, and time-varying effect modification in the design and analysis of stepped-wedge designs: application to a proposed study design to reduce opioid-related mortality [J]. BMC Medical Research Methodology, 21: 1—14.

[70]WU Y, LI S, PATEL A et al. 2019. Effect of a quality of care improvement initiative in patients with acute coronary syndrome in resource-constrained hospitals in China: a randomized clinical trial[J]. JAMA cardiology, 4(5): 418—427.

[71]GAKIDOU EE, MURRAY CJL, FRENK J: Defining and measuring health inequality: an approach based on the distribution of health expectancy[J]. Bulletin of the World Health Organization 2000, 78:42—54.

[72]KALBFLEISCH J D, R L Prentice. The Statistical Analysis of Failure Time Data, 2nd ed[M]. New York: Wiley. https://www.stata.com/manuals13/st.pdf, 2002.

[73]PETER C. AUSTIN A Tutorial on Mutilevel Survival Analysis: Methods, Models and Application [J]. International Statistical Review, 2017, 85(2): 185—203. doi:10.1111/insr.12214.

[74]Zeng Y (ed.) Introduction to the Chinese Longitudinal Healthy Longevity Survey (CLHLS) [M]. Dordrecht, Netherlands: Springer, 2008.

[75]STEELE F. Multilevel discrete-time event history models with applications to the analysis of recurrent employment transitions [J]. Australian & New Zealand J. Stat. 2001, 53, 1—26.

[76]Statistical Software for Data Science. https://www.stata.com/manuals13/st.pdf.

[77]JOESPH RICKERT, Survival Analysis with R. Survival Analysis with R · R Views (rstudio.com). 2013.

[78]GAKIDOU E E, MURRAY C J, FRENK J. Defining and measuring health inequality: an approach based on the distribution of health expectancy [J]. Bulletin of the World Health Organization, 2000, 78(1): 42—54.

[79]GEORGE LLJT. The Statistical Analysis of Failure Time Data [J]. 2003, 45: 265 — 6.

[80]AUSTIN PCJISRRIDS. A Tutorial on Multilevel Survival Analysis: Methods, Models and Applications [J]. 2017, 85: 185—203.

[81]YI Z. Introduction to the Chinese Longitudinal Healthy Longevity Survey (CLHLS), F, 2008 [C]. Netherland: Springer Netherlands, 2008.

[82]STEELE F J A, STATISTICS NZJO. Multilevel discrete-time event history models with applications to the analysis of recurrent employment transitions [J]. 2011, 53(1): 1—20.

[83]STATACORP. Stata statistical software: Release 13 [M]. College Station, TX: StataCorp

LP. 2013.

[84]FREEDMAN D, LANE D, ZEILEIS A. Multinomial Logit Models: A SAS © Example [EB/OL]. Cary, NC:SAS Institute Inc, 2018.

[85]RAUDENBUSH S W. Maximum likelihood estimation for unbalanced multilevel covariance structure models via the EM algorithm[J]. British Journal of Mathematical and Statistical Psychology, 1995, 48, 359−370.

[86]LEVY R, MISLEVY R J. Bayesian Psychometric Modeling (1st ed.)[M]. Chapman and Hall/CRC. 2016.

[87]GELMAN A, HILL J. Data Analysis Using Regression and Multilevel/Hierarchical Models (Analytical Methods for Social Research)[M]. Cambridge: Cambridge University Press. 2006.

[88]LUNN D, JACKSON C, BEST N, THOMAS A, SPIEGELHALTER D. The BUGS Book: A Practical Introduction to Bayesian Analysis (1st ed.)[M]. Chapman and Hall/CRC. 2012.

[89]KRUSCHKE J. Doing Bayesian Data Analysis: A Tutorial with R, JAGS, and Stan (2nd ed.)[M]. Academic Press 2015.

[90]ENDERS C K. Applied Missing Data Analysis[M]. Guilford Press. 2010.

[91]BROWNE W J. MCMC Estimation in MLwiN (Version 2.13) Centre for Multilevel Modelling [M]. University of Bristol. 2009.

[92]SPIEGELHALTER D, BEST N, CARLIN B P, VAN DER LINDE A. Bayesian measures of model complexity and fit (with discussion) [J]. Journal of the Royal Statistical Society, 2002, B64: 583−640.

[93]杨珉. 多元分析的发展——多水平模型简介[J]. 中国卫生统计,1994,11(5):32−35.

[94]杨珉. 多水平统计模型在生长发育研究中的应用(一)[J]. 中国卫生统计, 1997, 14(3):5−60.

[95]杨珉. 多水平统计模型在生长发育研究中的应用(二)[J]. 中国卫生统计, 1997, 14(4):61−64.

[96]陈峰,任仕泉,陆守曾. 非独立计量数据的内部相关性研究[J]. 现代预防医学,1998,25,269−271.

[97]周立波,罗家有,方俊群,等.长沙市农村中学生暴力遭遇影响因素多元多水平分析[J]. 中华流行病学杂志,2009(4):331−334.

[98]叶小华,许雅,周舒冬,等. 广东省高中生健康素养影响因素多元多水平分析[J].中华流行病学杂志,2011(09):873−876.

[99]唐程梦. 西部地区青少年压力性事件与自杀倾向的关系:有调节的中介模型[D]. 2022.

[100]陈佳怡,赵颖,李可晗,等.儿童青少年网络欺凌现状及其与焦虑、抑郁症状的关联性分析[J].现代预防医学,2022,49(05):808−813.

[101]杨珉,李晓松. 医学和公共卫生研究常用多水平统计模型[M]. 北京:北京大学医学出版社,2007.

[102]郭伯良. 多水平模型应用[M]. 北京:北京师范大学出版集团,2020.

[103]余松林,向惠云. 重复测量资料分析方法与 SAS 程序[M]. 科学出版社,2004.

[104]国家药品监督管理局药物评审中心. 生物等效性研究的统计学指导原则[EB/OL],[2018-06-12]. https://www.cde.org.cn/main/news/viewInfoCommon/acb693c2c181c34a0dda4e736ea8c96d.

[105]沈卓之,杨珉(2015). 生物等效性研究中的统计学问题[J]. 中国卫生统计. 32(4):

716－720，2015.

[106]沈卓之. 具有水平 1 复杂方差结构的两水平随机斜率模型在生物等效性评价中的应用研究[D]，四川大学，2012.

[107]刘霖芯，张韬，杨珉. 2018. 利用多水平模型计算及校正 Cronbach alpha 系数[J]. 中国卫生统计，35(6)：838－842.

[108]赵凯佳，刘丹萍，杨珉. 对基层医务人员基本工作情况进行纸质与电子问卷调查的对比研究[J]. 中国卫生信息管理杂志，2018，15(5)：568－574.

[109]程亮亮，任燕，李亚茜等. 阶梯设计试验在干预试验效果评价中的应用研究[C]//2017 年中国卫生统计学学术年会论文集，2017.

[110]R 语言中的生存分析包 Survival Analysis with R 的应用. [EB/OL]. (2018). [2021-08-30]. https://rviews.rstudio.com/2017/11/06/survival-analysis-with-r/.